内镜鼻窦外科学

解剖学基础、CT 三维重建和手术技术

第 4 版（附视频）

Peter-John Wormald

MD, FRACS, FCS(SA), FRCS(Ed), MBChB

Chairman and Professor of Otolaryngology-Head and Neck Surgery

Professor of Skull Base Surgery

University of Adelaide

Adelaide, South Australia

Australia

主　译　张　罗

译　者　（按姓氏汉语拼音排序）

段　甦　高云博　韩新玲　刘承耀　娄鸿飞　马思远　孟一帆　青　卉

佘文煜　宋晓红　万连琪　王成硕　王奎吉　王向东　吴　迪　羡　慕

许庆庆　玄丽佳　张　媛　张云云　赵延明　郑　铭

人民卫生出版社

·北京·

版权所有，侵权必究！

图书在版编目（CIP）数据

内镜鼻窦外科学：解剖学基础、CT三维重建和手术
技术 /（澳）皮特·J. 沃莫尔德（Peter-John Wormald）
原著；张罗主译. — 北京：人民卫生出版社，2021.5（2024.8重印）
ISBN 978-7-117-31669-9

Ⅰ.①内… Ⅱ.①皮… ②张… Ⅲ.①鼻窦疾病－内
窥镜检－耳鼻喉外科手术 Ⅳ.①R765.4

中国版本图书馆 CIP 数据核字（2021）第 095262 号

| 人卫智网 | www.ipmph.com | 医学教育、学术、考试、健康，购书智慧智能综合服务平台 |
| 人卫官网 | www.pmph.com | 人卫官方资讯发布平台 |

图字：01-2018-6490 号

内镜鼻窦外科学：解剖学基础、CT 三维重建和手术技术
Neijing Bidou Waikexue: Jiepouxue Jichu，CT Sanwei
Chongjian he Shoushu Jishu

主　　译：张　罗
出版发行：人民卫生出版社（中继线 010-59780011）
地　　址：北京市朝阳区潘家园南里 19 号
邮　　编：100021
E - mail：pmph @ pmph.com
购书热线：010-59787592　010-59787584　010-65264830
印　　刷：北京建宏印刷有限公司
经　　销：新华书店
开　　本：889×1194　1/16　　印张：21
字　　数：591 千字
版　　次：2021 年 5 月第 1 版
印　　次：2024 年 8 月第 2 次印刷
标准书号：ISBN 978-7-117-31669-9
定　　价：168.00 元

打击盗版举报电话：010-59787491　E-mail：WQ @ pmph.com
质量问题联系电话：010-59787234　E-mail：zhiliang @ pmph.com

译者前言

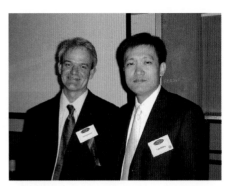

主译张罗教授（右）与主编 Peter J. Wormald（左）

我从 2003 年开始关注和研究内镜额窦手术的问题。在通过文献学习额窦临床解剖和手术技术的过程中，发现 2003 年发表在 *Otolaryngology Head and Neck Surgery* 上的一篇文章 "The agger nasi cell: the key to understanding the anatomy of the frontal recess"，对我的帮助最大，于是第一次关注到了该文作者——人称 "PJ" 的 Peter J. Wormald。反复钻研字字珠玑的文献，将我引入了额窦手术的大门：首先将学习的收获撰写成综述类文章[1]，然后完成了尸头和颅骨内镜解剖和 CT 影像研究[2]，随后是大样本国人 CT 额筛气房研究[3]。完成了理论准备后，开始临床实践，即将中鼻甲前穹窿径路用于额窦开放术[4-5]。随着手术经验的积累，逐渐应用于治疗复杂病变，如眶上筛房和内翻性乳头状瘤[6-7]。

2005 年，我读到了 PJ 的 *Endoscopic Sinus Surgery*（1st ed），其中的理论和技术核心正是源于上述 2003 年的文献，充分体现了作者条理清晰、图文并茂、言简意赅和力透纸背的撰写风格。当时翻译的中文版《内镜鼻窦外科学》于 2006 年 9 月出版，当年 10 月底到 11 月初，我将中文版带到了 PJ 在阿德莱德的内镜手术技术学习班，并观摩了手术，交流了临床研究的成果。*Endoscopic Sinus Surgery*（2nd ed）于 2007 年更新，我们再次组织翻译，于 2010 年 5 月正式出版了其中文版。*Endoscopic Sinus Surgery*（3rd ed）于 2012 年出版，遗憾的是，国内尚没有中文版问世。

PJ 笔耕不辍，*Endoscopic Sinus Surgery*（4th ed）于 2018 年全面更新为第 4 版，与上一版的时间间隔是最长的，篇幅也是最多的。全书的图片超过 1000 幅，配有手术短视频，是集 PJ 这位蜚声全球的鼻内镜外科大师的大成之作。2019 年，北京同仁医院耳鼻咽喉头颈外科和变态反应科二十余位青年鼻科医生组成翻译团队，启动翻译工作，由王成硕教授、王向东教授和段甦副教授领衔的翻译工作于 2020 年 3 月完成。

由于团队大多数成员未参加前两版的翻译工作，加上欠缺临床实操经验，难免出现疏漏差错。我对全书多数章节进行了编译和审校，确定了部分词汇的中文译法。由于中英文词汇表达的差异，直译部分英文单词，与中文传统表达习惯不完全符合，故为便于理解而进行了意译。例如：axillary of middle turbinate 译为中鼻甲前穹窿，考虑了解剖结构的位置和形态；microdebrider 译为吸引切割器，临床常称为"切割器吸

3

引器"或简称为"钻"，与器械特点和词汇原意差距较大；frontal drillout 译为额窦钻孔开放术。在词汇原意基础上，根据其临床操作的目的做了适当延展，但总体原则是尽量保留 PJ 原文的表述内容。PJ 在得知第 4 版的中文版即将出版的消息后，也高兴地给广大中国读者留下了他的寄语和祝愿。

　　感谢编写团队的辛勤付出，希望我们的努力能为读者朋友们带来良好的阅读体验。

主任医师　教授

首都医科大学附属北京同仁医院耳鼻咽喉头颈外科

北京市耳鼻咽喉科研究所鼻病研究北京市重点实验室

2020 年 3 月

参考文献

1. 张罗，周兵，韩德民．额隐窝临床解剖和额窦手术径路．中国耳鼻咽喉头颈外科，2004，11(4)：262-268.

2. Zhang L, Han D, Ge W, et al. Anatomical and computed tomographic analysis of the interaction between the uncinate process and the agger nasi cell. Acta Oto-Laryngologica, 2006, 126(8): 845-852.

3. Han D, Zhang L, Ge W, et al. Multiplanar computed tomographic analysis of the frontal recess region in Chinese subjects without frontal sinus disease symptoms. ORL J Otorhinolaryngol Relat Spec, 2008, 70(2): 104-112.

4. 张罗，周兵，葛文彤，等．鼻丘在鼻内镜下额窦开放术中的作用．中华耳鼻咽喉头颈外科杂志，2005，40(7)：493-497.

5. 张罗，韩德民．鼻内镜额窦手术．中华耳鼻咽喉头颈外科杂志，2006，41(12)：960-964.

6. Zhang L, Han D, Ge W, et al. Computed tomographic and endoscopic analysis of supraorbital ethmoid cells. Otolaryngol Head Neck Surg, 2007, 137(4): 562-568.

7. Zhang L, Han D, Wang C, et al. Endoscopic management of the inverted papilloma with attachment to the frontal sinus drainage pathway. Acta Otolaryngol, 2008, 128(5): 561-568.

原版前言

第 4 版《内镜鼻窦外科学：解剖学基础、CT 三维重建和手术技术》在第 3 版的基础上，对一些概念和插图进行了优化。与此同时，对外科技术做了规范调整与补充。每一个章节都进行了仔细的修改，有的章节变化不大，但有的章节进行了彻底修改与调整。近期发表的文章[1]简化额隐窝气房命名，因此我们对额窦章节有大幅度修改。新的额隐窝气房分类方法既简单又符合逻辑，我们希望它能够作为本领域的世界标准被大家接受。此外，对额窦手术的范围制定新分类方法的呼声已久。对于既往的分类方法，不同的解释给学者们带来很多困惑。额窦外科（extent of frontal sinus surgery，EFSS）的新分类方法具有简单、逻辑性强的特点，我们希望能够将其作为外科技术分级的世界标准。衷心感谢 Rowan Valentine 提供了高质量的解剖图片。在佛罗里达 Gainesville 的实验室，Albert L. Rhoton 教授对图片制作进行了指导。这些图片体现了 Rowan 工作的高标准。在新版中，将继续开发和优化外科技术。我们加入了扩大上颌窦开放术与泪前入路手术，在 EFSS 6 级手术中引入前部带蒂瓣，更新了许多其他的外科技术。

不同于其他解剖外科技术书籍，因为本书内容完全集中在解剖与手术操作方面，没有涵盖疾病病理或者药物治疗，这些内容可以参阅其他的著作。在本书中呈现了一些新颖的手术技术，此前这些技术成果已经过检验，并且发表在同行评议期刊上。希望相关解剖与外科技术的描述能足够清楚，以便于读者在日常临床实践中予以应用。文中广泛使用示意图、CT 和 MRI 扫描影像图、术中和术后照片等形式阐述相关理论。此外，相关手术视频解释了术中的外科技术。这种文字与视频结合的方法能够增强术者对于解剖的理解，使其能够自信地应对鼻窦和颅底手术中的解剖变异与技术挑战。

参考文献

1. Wormald PJ, et al. The International Frontal Sinus Anatomy Classification [IFAC] and Classification of the Extent of Endoscopic Frontal Sinus Surgery [EFSS]. Int Forum Allergy Rhinol, 2016, 6(7):677-696.

致谢

　　本书是多年来我的老师授予我的所有知识积累的结晶。但是，我特别需要向已故的 Mike McDonogh 致谢，他是对我鼻科医生职业生涯影响最大的老师。Mike 是一个非常有创新精神的杰出人物，他的幽默、机智与智慧令人怀念。正是基于他的理念，才有了"摇门式"钩突切除术和"浴缸塞法"脑脊液鼻漏修补技术的产生。我将永远感激他的教育、引导和友谊。

　　特别感谢 Andrew van Hasselt 多年的支持。此外，我还要感谢澳大利亚耳鼻咽喉科学会的会员们，感谢他们对我的支持及其对耳鼻咽喉科学术事业发展的持续支持。

中文版前言

致我的中国读者：

感谢大家喜欢本书所呈现的手术技术。我非常希望这些手术技术能为患者带来裨益，也希望大家喜欢本书，经常用到它。

感谢张罗教授和他的团队完成了中文版的翻译，使大家能通过本书提高手术技能。

祝福。

Peter J. Wormald

2020 年 2 月

正文目录

视频目录

1 内镜鼻窦手术基本配置及优化

【前言】

从头灯下的鼻外径路手术到内镜鼻窦手术（endoscopic sinus surgery，ESS）是跨越式的进步。这一巨变始于 Messerklinger 的开拓性研究，证实鼻窦黏液纤毛清除的方式均按照预设形式向鼻窦自然开口方向引流，而并不引流到手术造成的其他开口[1]。随后，Stammberger[2] 与 Kennedy[3] 将开放病变鼻窦自然口作为内镜鼻窦手术的基本原则广泛推行。现在，内镜鼻窦手术用于治疗慢性鼻窦炎；此外，随着我们在鼻窦解剖领域知识的拓展和延伸，其他相关手术技术，如内镜泪道手术[4] 和眶减压术[5] 等，也得到相应发展。同时，专用手术器械的开发也促进了内镜手术治疗鼻部良性肿瘤[6-7] 以及鼻腔、鼻窦和颅内恶性肿瘤[8]。内镜鼻窦手术、其他辅助技术以及新兴的经鼻内镜颅内手术，均需要大量专门设计的内镜手术器械。

【手术器械】

> **免责声明**
>
> 本书中部分手术器械由 Medtronic ENT 公司及 Integra 公司制造和销售。用"*"标记的手术器械由作者本人设计，并从销售中获取一定酬劳，其余器械与作者之间无经济关联。

作者在内镜鼻窦手术中使用的手术器械见表 1-1，如果多家公司均可生产同一手术器械，则不标明制造商的名称。如果某种手术器械仅独家生产，则标明制造商的名字。在常规鼻窦手术中的重要器械如下：

- 小号旋转反向咬钳
- 镰状刀
- 小号（2.5mm）Blakesley 直钳和 Blakesley 45° 上翘钳
- 小号（2.5mm）Blakesley 直咬切钳和 Blakesley 45° 上翘咬切钳
- 内镜剪
- 双头直角球形探针
- 45°、90° 长颈杯口钳，45°、90° 长颈咬切钳
- Hajek Koeffler 咬钳
- Freer 吸引剥离子
- 0°、45°、90° 刮匙
- Freer 可调式吸引剥离子（Integra，Plainsboro，NJ，USA）
- 可调式吸引刮匙 *（Integra）
- 可调式额窦探针 *（Integra）

表 1-1 内镜鼻窦手术器械一览表

类别	英文名称	中文名称
器械名称	Jacobson angled 7-Inch needle holder	17.78cm（7 英寸）Jacobson 带角度持针器
	6-inch fine needle holder	15.24（6 英寸）细持针器
	Small Luc forceps	小号 Luc 钳
	Angled Heyman turbinectomy scissors	Heyman 带角度鼻甲剪
	Tilley Henkel forceps	Tilley Henkel 钳
	Tilley packing forceps	Tilley 填塞钳
	Mosquito curved artery clips	蚊式弯头动脉夹
	Backhaus towel dips	Backhaus 巾钳
	Sponge holder	持绵器
	Mclndoe forceps	Mclndoe 钳
	Adson toothed OR Adson Brown forceps	Adson 齿钳或 Adson Brown 钳
	Adson plain OR tungsten tip forceps	Adson 平头或钨头钳
	Suture scissors	线剪
	Iris curved scissors	弯虹膜剪
	No. 7 scalpel blade handle	7 号手术刀柄
	Freer's dissector Freer	剥离器
	Frazier 9 French gauge sucker and stiletto	9-FG Frazier 吸引器和钻孔针
	Frazier 10 French gauge sucker and stiletto	10-FG Frazier 吸引器和钻孔针
	Dental syringe	牙科注射器
	Heath's mallet	Heath 锤
	Small Killian's speculum	小号 Killian 鼻镜
	Medium Killian's speculum	中号 Killian 鼻镜
	Large Killian's speculum	大号 Killian 鼻镜
鼻镜器械	Medium straight Blakesley forceps	中号 Blakesley 直钳
	Medium upturned Blakesley forceps	中号 Blakesley 上翘钳
	Blakesley forceps straight through cut	Blakesley 直咬切钳
	Blakesley forceps upturned through cut	Blakesley 上翘咬切钳
	Right ostrum punch downcut	右上颌窦口下咬钳
	Left ostrum punch downcut	左上颌窦口下咬钳
	Sinus short sucker	鼻窦短吸引器
	Sinus long sucker	鼻窦长吸引器
	Sickle knife	镰状刀
	Freer's dissector Freer	解剖器
	Double-ended probe	双头探针
	Kuhn Bolger frontal ostium seeker Kuhn Bolger	额窦口探针

续表

类别	英文名称	中文名称
	Kuhn Bolger frontal sinus curette 55 degrees	55° Kuhn Bolger 额窦刮匙
	Antrum curette	鼻窦刮匙
	90-degree curette	90° 刮匙
	Sucker Freer's and stiletto	Freer 吸引管和钻孔针
	Rotating microbite backbiter	可旋转微型反咬钳
	Hajek Koffler sphenoid punch upcut forward Hajek	Koffler 上翘蝶窦咬骨钳
特殊器械	Sinoscopy scissors-straight	内镜剪 - 直
	Sinoscopy scissors-curved left	内镜剪 - 左弯
	Sinoscopy scissors-curved right	内镜剪 - 右弯
	Kuhn Bolger giraffe forceps horizontal	Kuhn Bolger 长颈钳（水平）
	Kuhn Bolger giraffe forceps vertical	Kuhn Bolger 长颈钳（垂直）
	Kuhn Bolger forceps 60 degrees	60° Kuhn Bolger 钳
	Kuhn Bolger forceps 90 degrees	Kuhn Bolger 直角钳
	Kuhn Bolger forceps 90 degrees right angled Kuhn	Bolger 右向直角钳
	Kuhn Bolger forceps 90 degrees left angled Kuhn	Bolger 左向直角钳
	Ligature clip carrier	血管夹夹持器
可吸引双极电凝器 *（Integra）	Wormald's suction bipolar forceps-straight*	Wormald 可吸引双极电凝钳 - 直 *
	Wormald's suction bipolar forceps-upturned*	Wormald 可吸引双极电凝钳 - 上翘 *
	Sterilization case	消毒柜
	Bipolar cable	双极导线
美敦力 FNT 额窦环钻组套	Medtronic frontal trephine set	美敦力额窦环钻组套
	Drill guide	钻柄
	Drill pin	钻头
	Irrigation cannula (reusable; keep six in stock)	冲洗套管（可重复使用；6 个备用）
	Sterilizing tray	消毒盘
可调式额窦手术器械 *（Integra）	Wormald malleable frontal sinus probe	Wormald 可调式额窦探针
	Wormald malleable frontal sinus suction	Wormald 可调式额窦吸引器

续表

类别	英文名称	中文名称
	Wormald malleable elevator blunt	Wormald 可调式钝头剥离子
	Wormald malleable frontal sinus curette	Wormald 可调式额窦刮匙
	Sterilization tray	消毒盘
Wormald 泪囊鼻腔造孔器械 *（Integra）	Sickle knife	镰状刀
	Spear knife	尖刀
	Lusk microbite forceps	Lusk 微型咬钳
Wormald 显微前颅底及垂体手术器械 *（Integra）	5-mm fine scissors: left, right, and straight	5mm 显微剪：左弯剪，右弯剪和直剪
	5-mm fine scissors: up	5mm 显微剪：上翘剪
	8-mm fine scissors: left, right, and straight	8mm 显微剪：左弯剪，右弯剪和直剪
	8-mm fine scissors: up	8mm 显微剪：上翘剪
	1-mm forceps straight and 45 degrees	1mm 直钳及 45° 钳
	Malleable probe straight	可调式直探针
	Malleable probe right-angled hook	可调式探针，右直角钩
	Malleable suction dissector	可调式吸引剥离子
	Malleable suction	可调式吸引器
	Malleable suction cage	可调式吸引器架
	Malleable small and large 45-degree ring curettes	可调式小号和大号 45° 环状刮匙
	Malleable small and large 90-degree ring curettes	可调式小号和大号 90° 环状刮匙
	Bending tool	弯制工具
Medtronic 显微止血器械 *Integra	Clamp straight rotatable	可旋转直夹
	Clamp curved small	小弯夹
	Clamp curved long	长弯夹
	Clamp 45-degree straight	45° 直夹
	Clamp 45-degree curved small	45° 小弯夹
	Clamp 45-degree curved long	45° 长弯夹
	Clip-applying forceps rotatable straight	可旋转直持夹钳
	Clip-applying forceps rotatable 45 degrees	可旋转 45° 持夹钳
	Needle holder rotatable	可旋转持针器

类别	英文名称	中文名称
设备		
摄像系统	STORZ HD digital camera SPI ES	STORZ 高清 SPI ES 数字摄像机
	0-degree endoscope (4mm × 11mm Hopkins)	0° 内镜（4mm × 11mm Hopkins）
	30-degree endoscope	30° 内镜
	45-degree endoscope	45° 内镜
	70-degree endoscope	70° 内镜
内镜冲洗器	Medtronic Endoscrub Ⅱ	Medtronic Endoscrub Ⅱ 内镜冲洗器
消耗品	0-degree Endoscrub Ⅱ sheath	0° Endoscrub Ⅱ 内镜套
	30-degree Endoscrub sheath	30° Endoscrub Ⅱ 内镜套
吸引切割器	Medtronic IPC（integrated power console）	Medtronic IPC（集成动力系统）
	M5 handpiece	M5 手柄
	Midas Rex Stylus handpiece Midas	Rex Stylus 手柄
	Skull base burs	颅底钻
溶液		
局部用药	Cocaine solution（10% 2ml）	可卡因溶液（10% 2ml）
	Adrenaline（1 ∶ 1000 1ml）	肾上腺素（1 ∶ 1000×1ml）
	Normal saline（0.9% 3ml）	生理盐水（0.9% 3ml）

注：用"*"标记的手术器械由作者本人设计。

吸引切割器

吸引切割器已成为内镜鼻窦手术及颅底手术中必不可少的器械之一。术者可以借助吸引切割器顶端开放的刀头，将术野中的出血吸走。而其内藏式旋转刀头，可以精确地切除组织。准确去除黏膜可以将黏膜剥离所造成的损伤降到最小，最大限度地保护黏膜，促进术后的恢复，从而提高手术疗效。尽管吸引切割器在去除病变组织方面非常有效，但是如果将它放置在错误的地方，诸如眶纸板，就会在很短的时间内造成严重损伤[9-10]。眶内脂肪质软而连续，因此容易被吸引切割器刀口所吸引，进而被旋转刀片以极快的速度切割。如果术者没有意识到吸引切割器已经穿透眶骨膜，那么仅需几秒钟，就可导致严重损伤。不幸的是，文献中已有许多使用吸引切割器导致眶内容物和眼内直肌误伤的病例报道[9-10]。

多数手术中，吸引切割器刀头采用正 - 反双向振荡旋转模式，大多数设备旋转速度自动设置为3000r/min 或 5000r/min。其踏板上有速度控制开关，术者可以通过它来调节刀头旋转速度。如果将踏板踩到底，刀头旋转速度就达 3000r/min 或5000r/min。刀头的旋转速度决定了切除的组织量，认识到这一点非常重要。转速越快，刀头开放的时间越短，吸入刀头的组织量就越少，切除的也就越少。相反，转速越慢，吸入的组织量就越多，刀头就越具有侵袭性。图 1-1a 显示刀头处于开放状态，图 1-1b 显示在旋转的刀头切割组织前，组织正在被吸入刀头内。

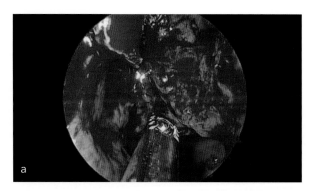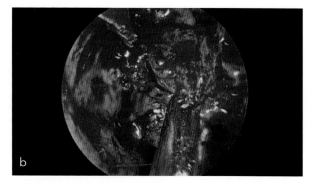

图 1-1　图 a 示刀头处于开放状态，图 b 示内藏式刀头切割组织旋转前，组织正被吸入刀头内

正 - 反双向振荡旋转模式下，刀头的旋转速度从 3000r/min 到 12 000r/min 不等，因此刀头开放的时间非常短。所以这种模式切除的组织量也非常少。当用其他钻头替代切割刀头的时候，通常选择正向旋转模式。然而，轻柔的磨除纸样板或颅底骨质时，也可用正向旋转模式。这些操作需要术者熟知解剖结构并且谨慎操作，任何疏忽导致的损伤都将是灾难性的。当操作完毕，骨质间隔可用旋转刀头轻轻去除。

内镜高速钻

Medtronic ENT 公司（Minneapolis，MN）生产了吸引切割系统标准套装，包括了一个转速可达 30 000r/min 的电动吸引切割系统手柄及标准的刀头及钻头。新钻头设计可以在 30 000r/min 运行，可进行多角度切割磨除。它在快速磨除大量骨质时非常高效，可使去除骨质操作过程的时间缩短。需要注意的是，高速运转的磨钻会增加手术风险，快速的磨骨操作可能会导致颅底破坏，使其与颅内或眶内沟通。所以使用高速钻需要有经验，且要谨慎操作。除此之外，这个标准套装还有一个内镜高速钻头（Stylus），为弯曲的、有冲洗系统的金刚砂钻头，转速高达 60 000r/min。术者仅通过踩踏足板上的控制按钮便可使手柄在标准模式（M5）与高速钻模式之间切换。此高速电钻的冲洗系统并不是普通吸引切割器的内置吸引系统，它更适宜两位术者同时操作，其中一位术者需要在钻磨过程中进行吸引。

内镜清洗器

许多公司可提供内镜清洗器。内镜清洗器用来清洗被血液污染的镜头。如果术野出血较多，内镜清洗器可以使内镜镜头不沾染血迹，术者也就不需要经常地将内镜从鼻内取出进行人工冲洗，从而达到保持手术顺利进行的目的。内镜清洗器不但可以缩短手术时间，还通过保持镜下视野清晰而提高手术的安全性，另外还有助于缓解术者的疲劳。

摄像头和显示器

最初术者通过内镜的目镜直接观察术野，但这一传统技术现已基本不用。目前，大多数术者将摄像头与内镜连接起来，通过显示器观察术野。通过显示器观察术野的明显优势在于从人体工程学原理减轻术者的身体负担，术者坐或站在患者旁边就能够观察鼻腔，无须弯腰或低头。这在额隐窝手术中尤为重要。传统技术通过目镜观察，为了获得足够良好的手术视野，术者头部常常几乎与患者的胸部相贴，特别是同时使用吸引切割器时，在狭小的空间里，手术器械就很有可能碰到术者头部。而显示器可以提供放大的图像，在进行复杂精细的手术时有明显优势（诸如视神经、颅底和颅内手术）；并且，显示器允许两名术者同时进行手术操作（诸如垂体瘤手术、颞下窝和颅内手术）。显示器在手术中还有另一个主要优势：受训医生可以在上级医生的指导下亲自操作，所有在手术室的受训医生能够观看上级医生的手术全过程。护士可以提前准备下一步操作所需要的手术器械，麻醉师通过显示器了解术野情况，适时调整麻醉方案，以改善术野的可视程度。如果术者要借助显示器进行手术，那么就需要有良好的光源、高质量的数码摄像头和医用显示器。单晶片摄像头在术腔出血较多时，位置感和组织对比很差。对术者而言，如果使用这类低档摄像头，则观察术野和分辨方向的难度增加，也就意味着手术出现并发症的风险随之增加。

【患者和术者的位置】

术者通常选择坐在患者的右侧，可以选择站立位，但是如果他的肘部在操作台上没有支撑，握持内镜的手不稳定，显示器的图像就容易产生晃动。患者采用仰卧位，其头板侧向上倾斜15°～30°，呈反头低足高位（Trendelenburg position）。患者头部应该处于自然体位（既不是屈曲状态也不是伸展状态）。这样有利于术者在与患者颅底平行的位置操作，减小器械和颅底之间的夹角，从而可以减少颅底损伤的风险。显示器、术者、患者头部应保持在一条直线上（图1-2）。

患者头部的旁边通常放置一个薄臂托板，以增加手术台头端的空间，从而使术者能够舒服地将肘部放置在托板上。如果托板位置太低，可以将消毒布巾折叠成正方形放置在托板上，增加其高度。为了降低术者肘部的高度以保持稳定性，可以将患者的头转向手术医生。刷手护士负责的器械台可以放置与手术台床头相平行的远端位置，以便让显示器、患者头部、术者处于一条直线上（图1-3）。

【术中内镜和手术器械的摆放原则】

术者肘部放在垫高的托板上，将内镜置入患者

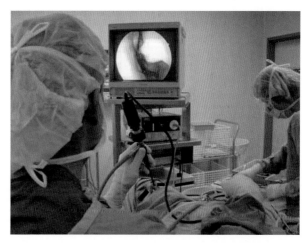

图1-2　手术过程中，术者、患者头部、显示器处于一条直线上。刷手护士位于术者对侧，既要看清显示器，也要方便将手术器械递给术者

鼻腔。尽可能将内镜向上推，上提鼻前庭，使其变形，从而增加鼻前庭空间，便于其他手术器械沿内镜下方进入鼻腔（图1-4）。

术中内镜与手术器械不应交叉。除非是在使用70°内镜解剖额窦时，才将内镜置于器械的下方。如果术者看不到器械头端，也就不能执行精确而仔细的操作，带有一定的盲目性。术中应尽可能选择0°内镜，本书中所涉及的手术技术，除个别单独提及，几乎全部使用0°内镜完成。使用0°内镜手术简化了手术过程，减少了内镜和手术器械经过区域黏膜所受到的不必要的损害，此外，还降低了使用带角度内镜时可能产生的定位不清的风险。当

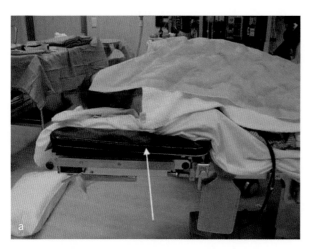

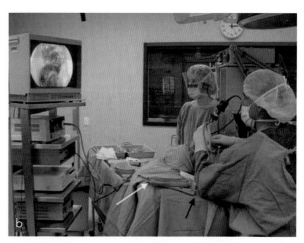

图1-3　放置在手术台上的托板（a，白色箭头所示）可以让术者放置肘部（b，黑色箭头所示）、稳定摄像头。这可以使术者的前臂和手腕伸直，既保证了监视画面的稳定性（b），也可增加术者的舒适度。如果需要，可将消毒方巾放在托板上以增加其高度

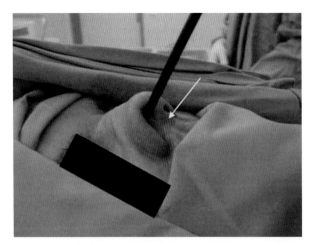

图 1-4　内镜向上撑开鼻前庭，手术器械可经内镜下面增大的空间（白色箭头所示）进入鼻腔

使用带角度内镜时，选用的手术器械也应该是带角度的，这样可以使得器械的头端处于内镜视野的中心（见第 7 章）。内镜的角度越大，手术器械的弯曲度也就越大。内镜和手术器械的角度越大，手术操作的困难也就越大。因此，术中应尽量避免使用带角度的内镜，特别是 70° 镜。

参考文献

1. Messerklinger W. Endoscopy of the nose. Munich: Urban and Scharzenberg; 1978:52–54
2. Stammberger H. Endoscopic endonasal surgery—concepts in treatment of recurring rhinosinusitis. Part I. Anatomic and pathophysiologic considerations. Otolaryngol Head Neck Surg 1986;94(2):143–147
3. Kennedy DW. Functional endoscopic sinus surgery. Technique. Arch Otolaryngol 1985;111(10):643–649
4. Wee DTH, Carney AS, Thorpe M, Wormald PJ. Endoscopic orbital decompression for Graves' ophthalmopathy. J Laryngol Otol 2002;116(1):6–9
5. Wormald PJ. Powered endoscopic dacryocystorhinostomy. Laryngoscope 2001;112:69–72
6. Wormald PJ, Ooi E, van Hasselt CA, Nair S. Endoscopic removal of sinonasal inverted papilloma including endoscopic medial maxillectomy. Laryngoscope 2003;113(5):867–873
7. Wormald PJ, Van Hasselt A. Endoscopic removal of juvenile angiofibromas. Otolaryngol Head Neck Surg 2003;129(6):684–691
8. Knegt PP, Ah-See KW, vd Velden LA, Kerrebijn J. Adenocarcinoma of the ethmoidal sinus complex: surgical debulking and topical fluorouracil may be the optimal treatment. Arch Otolaryngol Head Neck Surg 2001;127(2):141–146
9. Graham SM, Nerad JA. Orbital complications in endoscopic sinus surgery using powered instrumentation. Laryngoscope 2003;113(5):874–878
10. Bhatti MT, Giannoni CM, Raynor E, Monshizadeh R, Levine LM. Ocular motility complications after endoscopic sinus surgery with powered cutting instruments. Otolaryngol Head Neck Surg 2001;125(5):501–509

2 内镜鼻窦手术术野

【前言】

术野出血多少是影响内镜鼻窦手术成败的重要因素[1-4]。出血严重时，解剖标志难以辨认[2-4]，鼻窦引流通道不易识别，气房间隔与眶纸板或颅底也难以区分，出现并发症的风险提高[3-4]。若鼻窦因慢性感染或脓液、真菌团块刺激而存在明显的炎症反应，炎症所致的血液供应增多亦会导致出血增加[2,5]。如果术者在充满血液、解剖不清的术野中操作，不仅出现并发症的风险加大，还可能产生更严重的手术损伤和气房残留，术后瘢痕化及手术操作失败的概率也会增高。因此，保持术野清晰以方便手术操作十分重要[2-4]。

为探索控制术野出血的策略，我们完成了多项随机双盲对照试验研究。迄今为止，虽尚未对所有方法进行科学的评估，但已有证据表明下面介绍的方法是有价值的。首先要介绍的是评估术野出血情况的分级系统，Boezaart 和 van der Menwe 提出的五级分级评估法，如表 2-1 所示[3]。尽管此分级方法很有价值，但我们注意到应用此系统进行分级时，大部分术野出血都在 3 级左右，部分出血为 2 级或 4 级[2]，1 级或 5 级术野出血很少见。这使得 Boezaart 和 van der Menwe 的分级系统呈偏态分布，无法进一步区分术野中的细微变化，因此，该分级系统中的 3 级应进一步细化以便于准确区分[2]。近来，我们提出并在临床实践中应用了一种内镜鼻窦手术术野出血分级系统，该系统细化了中间级，可以精确评估术野出血情况（表 2-2）。

表 2-1 Boezaart 与 van der Menwe 内镜鼻窦手术术野出血分级系统

分级	术野出血情况
1 级	出血极少，几乎不需吸引
2 级	微量出血，需要很少的吸引
3 级	出血较多，需要频繁吸引
4 级	停止吸引后，器械操作未进行之前术野即被血液淹没
5 级	出血不能控制，停止吸引后血液立即流出鼻孔

表 2-2 Wormald 内镜鼻窦手术术野出血分级系统

分级	术野出血情况
0 级	无出血
1 级	1 ~ 2 个渗血点（蝶窦内无血液）
2 级	3 ~ 4 个渗血点（蝶窦内无血液）
3 级	5 ~ 6 个渗血点（蝶窦内少量血液潴留）
4 级	7 ~ 8 个渗血点（蝶窦内中等血液潴留，90s 后充满）
5 级	9 ~ 10 个渗血点（蝶窦内 60s 后充满血液）
6 级	10 个以上渗血点，表面模糊（蝶窦内 40 ~ 60s 充满血液）
7 级	全术野轻度出血或渗血，鼻后部较慢的血液积聚（蝶窦 40s 内充满血液）

续表

分级	术野出血情况
8级	全术野中度出血或渗血,鼻后部中度血液积聚(蝶窦内30s内充满血液)
9级	中重度出血,鼻后部迅速血液积聚(蝶窦20s内充满血液)
10级	重度出血,血液迅速充满鼻腔(蝶窦内10s内充满血液)

【局部麻醉和全身麻醉】

局部麻醉的优点在于不会引起全身血管舒张,同时,血液循环中儿茶酚胺增多后,可持续作用于微小动脉前括约肌和毛细血管前括约肌而改善术野情况。但局部麻醉也有如下几点局限性:

1. 在精细手术操作过程中,患者可能出现情绪紧张和突然体位变动,影响手术。

2. 手术通常需要1~2h,部分患者(特别是老年人)难以保持如此长时间的制动状态。

3. 所有鼻腔和鼻窦术中均需得到充分麻醉。

4. 若手术出血较多,患者将难以忍受流到咽部的血液,而在镇静的状态下,则可能发生误吸。

5. 内镜冲洗增加了患者咽部的分泌物。

6. 在患者清醒状态下,增加了培训住院医师的难度。

在作者所在科室,局部麻醉应用于操作局限于中鼻道的内镜鼻窦手术,而涉及额隐窝、后组筛窦和/或蝶窦的内镜鼻窦手术,倾向于全身麻醉。

【内镜鼻窦手术的鼻腔常规准备】

喉罩和气管内插管的比较

目前我们所有的内镜鼻窦手术患者均选用喉罩而非气管内插管,因为应用喉罩可以使患者处于较浅的全身麻醉状态,血管舒张反应小,术中出血减少。此外,患者复苏过程中不会有因为气管内插管引起的咳嗽,可减少复苏过程中的波动,降低出血风险。喉罩的潜在缺点之一是血液可能污染上呼吸道,防范方法是在喉罩上方的喉咽部放置一个喉垫,以截留来自鼻腔的血液。另一个可能的缺点是术中患者有潜在通气困难的可能。对于非偏瘫患者,麻醉标准方案是全静脉麻醉配合应用喉罩。瑞芬太尼(全静脉麻醉的用药组分)可以抑制自主通气,使患者通过喉罩通气。非偏瘫患者可以安全地防范术中清醒,因为麻醉程度过浅时,患者可出现移动。

患者体位

患者体位详见第1章。患者保持30°头高位很重要,因其可以促进头颈部血液回流。头部高于胸部的体位还可以降低动脉压和防止静脉淤血,有助于改善术野[6]。

局部血管收缩

最近的研究显示,在鼻腔中填塞任何材料都会对鼻黏膜造成损伤[7],且填塞物越粗糙,损伤越严重[6]。据此我们推荐使用粗糙程度最低的填塞物(如:神经外科用脑棉片或将一片Merocel剪开成6小片)。首先需要与麻醉医师沟通患者能否应用可卡因,有禁忌的情况下,可应用1%盐酸羟甲唑啉代替可卡因。对于成年患者,可应用2ml 10%可卡因+1ml 1:1000肾上腺素+4ml盐水配制成混合液,取一半浸泡6片脑棉片或Merocel片,全身麻醉后行鼻腔填塞;另一半混合液浸泡4片脑棉片术中备用。插管完成后,在Freer剥离子的帮助下将脑棉片轻轻放入鼻腔(每侧3片)。第1片放置于蝶筛隐窝,第2片放置于中鼻道,第3片放置于中鼻甲前穹窿上方(图2-1)。在中鼻甲气化或明显外移的情况下,可将脑棉片放置于中鼻甲下缘,不要强行将其填入中鼻道。

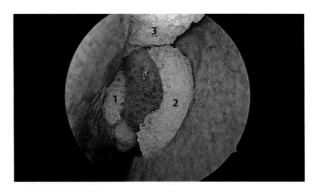

图2-1 手术开始前,在左侧鼻腔放入Merocel片。一片放入蝶筛隐窝(1),一片放入中鼻道(2),一片放置于中鼻甲前穹窿部(3)

手术开始时只使用了一半混合液，患者最多可以应用的可卡因用量约为 100mg。在未联合应用肾上腺素的情况下，可卡因中毒剂量为 3mg/kg。肾上腺素可抑制黏膜吸收功能，同时，脑棉片可以留存一定比例的混合液，所以患者吸收的可卡因用量远低于中毒剂量。而对儿童患者需适当调整用量。

局部浸润麻醉

使用 2% 利多卡因（在英国和澳大利亚称之为利诺卡因）+1 : 80 000 或 1 : 100 000 肾上腺素，用牙科注射器 + 针头局部浸润。铺巾完毕，内镜及摄像系统准备好后即可进行浸润注射。内镜下，在中鼻甲上方和中鼻甲前端分别进行注射，注意钩突前方的区域不要注射，以免注射点出血而影响钩突切除。对于一些出血概率较高的患者，可在中鼻甲后端、蝶腭动脉区域浸润注射。这时需采用椎管穿刺针头，因为牙科针头较短不能达到此区域。图 2-2 显示常规浸润麻醉注射点。

术前应用抗生素和激素

炎症可增加组织的血液供应，对有明显炎症的组织进行手术时，术野出血也会增加。急性鼻窦炎患者由于存在感染性炎症，手术时术野通常出血较多。因此从改善术野的角度出发，有理由在术前对

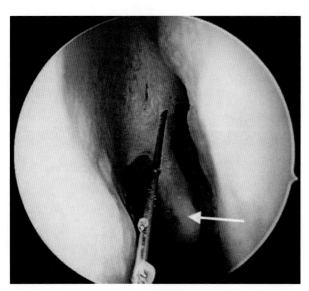

图 2-2　内镜手术开始前，右侧鼻腔进行局部麻醉时选取注射点，针头位于中鼻甲前穹窿部，白色箭头指示中鼻甲前端注射点

有明显炎症的患者应用抗生素。但大多数接受内镜鼻窦手术的患者，术前都已经进行过长期的药物治疗，通常包括多个疗程的抗生素和全身应用激素，因而很少有急性炎症表现。

由于尚无设计严谨的相关研究支持，术前应用抗生素的价值未有定论。目前需要解决的重要问题是术前应用抗生素的种类、疗程以及如何选择适用患者。目前作者并没有把抗生素列为术前应用常规。

有研究表明，严重鼻息肉患者术前应用一个疗程的激素治疗反应良好，其理论依据在于激素能够减少息肉体积及其血液供应。虽然此观点似乎合理，但仍有待设计严谨的对照试验证实。最近发表的一项评价术前应用激素对于鼻窦手术出血影响的前瞻性研究表明：术前应用泼尼松 30mg/d，疗程 5d，可明显改善术野出血程度的视觉模拟评分 [8]。但对于术前激素的用量、疗程及适宜患者还不清楚。经验疗法是泼尼松术前每天 30 ~ 50mg，疗程 5 ~ 7d。

术中血压控制

血压是手术进行过程中麻醉医师可控制的重要因素之一。血压通常描述为平均动脉压，其计算公式为平均动脉压 = 舒张压 +1/3（收缩压 - 舒张压）。低血压麻醉（定义为平均动脉压维持在 50 ~ 70mmHg）是一项成熟的全身麻醉技术，常应用于心脏外科、整形外科以及脊柱外科手术 [9-10]。在内镜鼻窦手术中的应用也有报道 [9]，但考虑到利弊关系，该技术在内镜鼻窦手术中的应用价值仍存在争议 [9-10]。虽然一项近期的研究表明，在内镜鼻窦手术中使用低血压麻醉可获益，但内镜鼻窦手术的最佳平均动脉压及该平均动脉压下术中重要脏器灌注安全等问题仍未得到解答。

我们设计并进行了一项研究，首先研究低血压麻醉是否有助于内镜鼻窦手术的术野处置 [11]，其次研究何种范围的平均动脉压是最佳的，并且通过测量大脑中动脉灌流情况探究器官灌注情况及其安全性 [12]。在第一项研究中，虽然更低的平均动脉压对术野数据有清晰的改善作用，但是稍高的平均动脉压也未表现出明显的出血增多倾向 [11]。在第二项研究中，我们在进行一侧手术时人为升高术中平均动

脉压，在进行另一侧手术时将平均动脉压降低至低血压范围[12]。侧别选择为随机决定的，术野观测者并不知晓平均动脉压的调整。此外，在该项研究中，改变血压的同时使用放置在大脑中动脉的颅外多普勒超声对大脑灌注进行测量。

总结两项研究的结果可见，可控因素中对术野处置影响最显著的因素是血压。麻醉医师应将既往无伴发疾病的健康患者的术中平均动脉压维持在65mmHg上下。当平均动脉压大于60mmHg时，大脑血流灌注几乎不受影响，可视为安全。虽然低于60mmHg的平均动脉压对术野有更进一步的改善，但此改善不甚明显，且此水平平均动脉压不足以保证避免潜在的重要脏器低灌注风险。因此，我们目前制订的规范是希望麻醉医师将术中平均动脉压维持在65mmHg左右。具体实现方法亦很重要，将会在下文详述。

全静脉麻醉和吸入性药物

全身麻醉中使用的吸入性药物会通过舒张小动脉前括约肌致外周血管舒张[6]。这一显著的外周血管舒张通常会导致轻微低血压[3-4,6]。而当进行手术的鼻腔鼻窦黏膜处于炎症状态时，伴有小动脉前括约肌及毛细血管前括约肌麻痹的外周血管舒张或许会导致明显的出血[3-4,6]。任何通过应用外周血管舒张剂降低平均动脉压的方法都会促进术野出血。全身麻醉导致的血管舒张在一定程度上与吸入药物的种类和剂量有关[6]。氟烷可引起明显的血管舒张，不应该被使用[6]。异氟烷和七氟醚的血管舒张作用较小，但如果它们被用于加深麻醉水平和降压时，就会产生明显的血管舒张作用[6]。全静脉麻醉（total intravenous anesthesia，TIVA）通常采用持续输注异丙酚和瑞芬太尼来实现，异丙酚可以加速 γ- 氨基丁酸（GABA）神经递质对 GABA 受体的作用，使氯离子通道开放导致超极化，降低细胞兴奋性，由此产生麻醉作用[13]。异丙酚是短效药物，需要持续输注给药。虽然异丙酚具有抑制心脏的作用，但此作用不是剂量依赖性的，增加输注量并不会进一步抑制脉搏和心输出量。异丙酚不会影响动脉前括约肌和毛细血管前括约肌的肌肉紧张度，不会导致血管舒张和增加出血，这样就可以避免应用吸入性药

物。在应用全静脉麻醉的情况下，如果内镜鼻窦手术中术野出血的问题仍不能解决，则需要加用其他药物如 β 受体阻滞剂或可乐定。

我们最近应用全静脉麻醉和异氟烷进行了一项随机、对照、单盲（对术者）的研究。研究表明，在应用全静脉麻醉的情况下术野更好[14]。术中所有其他因素抑制的情况下，独立分析发现脉率与术野情况相关，这再次突出了控制脉率对改善术野的重要性。鉴于全静脉麻醉较难控制麻醉深度，一些麻醉医师不太喜欢全静脉麻醉，因此一个明智的术者应该在术前同麻醉医师探讨全静脉麻醉的优点。我们的方案未使用肌松剂。瑞芬太尼输注可有效抑制患者自主呼吸和保证患者术中的机械通气。然而当异丙酚输注中断或输注速率不当而造成患者苏醒时，由于患者未处于肌松状态，全静脉麻醉状态失效也可较容易被医护人员发觉。

β 受体阻滞剂

在全身麻醉过程中出现外周血管舒张时，机体会通过加快心率以增大心输出量来代偿因静脉回流减少而导致的心输出量减低[3-4,6]。Boezaart 与 van der Merwe 提出在低血压的情况下，硝普钠的血管舒张作用仍可以导致术野明显的出血。而艾司洛尔，一种高选择性的 β1 受体阻滞剂可以明显改善术野情况，且引起血压下降的作用较小[3]。艾司洛尔是一种短效、心脏选择性的 β- 肾上腺素受体阻滞剂，具有起效快、半衰期短的特点。与那些可以有效降低血压但同时引起心率代偿性增快的药物（如硝普钠）相比，艾司洛尔能有效地降低心输出量，在降低血压的同时减慢心率[6]。艾司洛尔可经静脉输注给药，其半衰期非常短（约 3min），因此可控性好。尽管这是一个很有价值的改善术野的方法，但艾司洛尔价格非常高，从花费角度考虑，限制了其在内镜鼻窦手术麻醉中的作用。药物的花费问题促使我们进行了一项双盲、随机、安慰剂对照的前瞻性研究，探讨在全身麻醉前 20min 口服美托洛尔（以维生素 B 为对照）对术野出血的影响[2]。研究显示，麻醉前服用 β 受体阻滞剂（美托洛尔）的患者心率（平均 59 次 /min）明显低于安慰剂组（平均 69 次 /min），在血压和术野出血方面，两组没有

差异。然而，所有患者的心率与术野分级具有明显相关性[2]。由此，无论患者是否应用β受体阻滞剂，只要心率控制在 60 次 /min 左右，术野分级通常都是良好的[2]。因此对于在麻醉诱导阶段心率大于 60 次 /min 且无禁忌证（如哮喘）的患者，我们推荐使用β受体阻滞剂（阿替洛尔、美托洛尔、艾司洛尔）作为改善术野的有效方法。但哮喘是慢性鼻窦炎患者的常见并发症，这种情况下需要有可供替代的药物，对于这组患者我们选用可乐定。

可乐定

可乐定是一种中枢性的α受体激动剂，其最初的作用是升高血压，随后通过抑制中枢心血管调节机制降低心输出量。应用可乐定要注意小剂量使用，因为其作用是不可逆的。它同时具有轻微的术后镇静作用，其降压作用体现在术后的最初几小时内，这一点对大多数患者是有益的，因为轻度的低血压有助于鼻部小血管的凝固止血，从而减少术后鼻出血的概率。目前还没有设计严谨的对照试验评价可乐定对改善内镜鼻窦手术术野的作用。我们在此强烈推荐在麻醉过程中加用可乐定以控制平均动脉压。

【改善内镜术野的辅助方法】

应用可吸引双极电凝器 * 对孤立出血区域的止血

在内镜鼻窦手术中经常出现由于小血管被切断而形成孤立的出血点，这种持续性出血增加了术野中的出血量，使术野模糊不清[4]。此外，出血经常沾染内镜，需要使用内镜冲洗器或频繁地从鼻腔中取出内镜进行擦拭。在经中鼻甲前穹窿径路进行额隐窝手术时（见第 7 章），黏膜切缘经常出血，这种出血可以用可吸引双极电凝控制。其他常见出血区域在上颌窦口后部、鼻腔外侧壁的蝶腭孔区、蝶窦口平面以下的蝶窦前壁。可吸引双极电凝可以准确查明出血血管并进行电凝止血，其优点在于可以通过吸引辨别出血点，而不必将器械取出鼻腔（图 2-3）。

腭大管解剖和翼腭窝浸润麻醉

翼腭窝局部麻醉可以改善术野[15-16]。鼻部动脉血供主要源于上颌动脉及其分支。翼腭窝浸润麻醉有两种方法：一是直接蝶腭孔周围注射，此方法不太可靠。操作时将针头于中鼻甲后端向下刺入，有时可以感觉到针头划入蝶腭孔，但大部分情况下蝶腭孔的定位很困难，只能注射到蝶腭孔的大致区域，使得蝶腭孔周围的血管发生痉挛而达到止血目的。但由于蝶腭孔定位问题，此方法的止血效果不如经腭大管注射翼腭窝麻醉的方法。

第二种更为可靠的方法是经腭大孔和腭大管行翼腭窝注射。首先需要在硬腭上定位腭大孔（图 2-4）。腭大孔位于硬腭后缘的前面，与第二磨牙相对，通常在第二磨牙和硬腭中线连线的中点[16]。腭大孔呈漏斗形开口于腭大管，腭大管与硬腭约呈 45° 角。

我们采用尸头解剖研究腭大管的解剖：20 例尸头，CT 扫描，轴位，层厚 0.5mm，在腭大管层面进行矢状位重建，测量腭大管的长度和腭大管表面软组织的厚度[16]。此外，有 4 例尸头在 CT 扫描前，把针头分别在距尖端 10mm、20mm、30mm 处弯曲

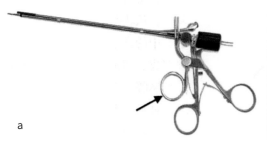
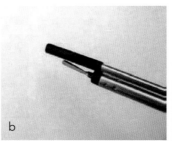
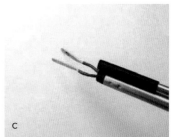

图 2-3　图 a 示可吸引双极电凝器的正常位置。图 b 示吸引头越过双极电凝头前端。图 c 示当操作手柄（a 中黑色箭头）放松时，吸引头回缩到双极电凝头后端

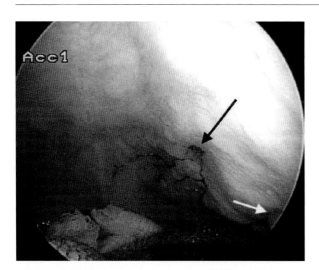

图 2-4　黑色箭头示左侧硬腭行腭大管穿刺后的血迹，白色箭头示第二磨牙

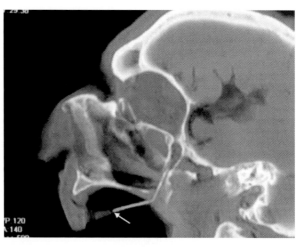

图 2-5　尸头 CT，白色箭头示 20mm 弯曲的针头刺入腭大管

后置入腭大管，探查穿刺时应采用的角度（图 2-5）。

该研究的目的是探讨注射损伤翼腭窝内容物（上颌动脉、上颌神经和蝶腭神经节）和眼眶的可能性。结果：注射针头的弯曲止于硬腭表面的软组织，软组织平均厚度为 6.9mm（95% 置信区间为 6.2 ~ 7.6mm）（图 2-6），腭大管平均长度是 18.5mm（95% 置信区间为 17.9 ~ 19.1mm），翼腭窝平均高度是 21.6mm（95% 置信区间为 20.7 ~ 22.5mm）[16]。因此要使翼腭窝注射麻醉有效，针头应该在自针尖 25mm 处弯曲呈 45° 角，这样针头刚好进入翼腭窝而无损伤翼腭窝内容之虞。

腭大管呈沙漏状，开口向翼腭窝逐渐扩大。正是因为腭大管呈沙漏状进入翼腭窝，所以很难具体判断到底哪里是翼腭窝的终止，哪里是腭大管的开始（白箭）（图 2-6）。

定位腭大孔最简便的方法是用手指触摸硬腭。以压舌板下压舌体，将手指和内镜同时放入口腔，先用手指定位硬腭的后缘，然后向前滑动，可以触到如同陷窝似的腭大孔，其位于第二磨牙和硬腭中线的连线中点，通过显示器可看清此点。用针头（在 25mm 处弯曲）以 45° 角从腭大孔穿刺。如针头触及骨质，则以少量利多卡因浸润注射，然后撤回针头调整注射点后再次穿刺。假如针头稍偏离腭大孔，只需略加调整即可。如果仍不成功，则需重复前述步骤定位腭大孔，直至针头能够没有任何阻力刺入腭大管。抽吸确定针头没有在血管内，就可

以用 2ml 2% 利多卡因 +1∶80 000 肾上腺素混合液浸润麻醉。

我们已经完成了一项关于肾上腺素浸润麻醉翼腭窝对改善术野状况的双盲、随机对照试验，入组 55 例患者，双侧行相同的内镜鼻窦手术，由一位不参与此手术的外科医生随机选择一侧经口行翼腭窝浸润麻醉，而术者不知道哪侧经过浸润麻醉，然后由术者评价术野出血情况。统计学分析表明，接受翼腭窝浸润麻醉的术野（平均分数 2.59 分）明显好于对侧（平均分 2.99 分，$P<0.01$）[17]。

【改善术野的总体策略】

理想的术野应该是 Boezaart 分级的 2 级，或 Wormald 分级的 1 ~ 4 级。但我们大部分患者分级

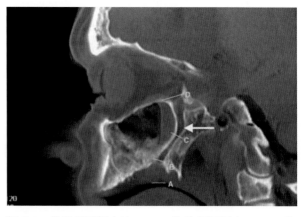

图 2-6　软组织测量方法：A ~ B 为软组织厚度，B ~ C 为腭大管长度，C ~ D 为翼腭窝高度。白色箭头指示腭大管呈漏斗状开口于翼腭窝

处于 2～3 级（Boezaart 分级）或 2～6 级（Wormald 分级）。在出血较多的术野中使用可吸引手术器械 *（见第 1 章），如可吸引刮匙 * 和可吸引剥离子 *，有助于在手术过程中清除血液，避免了为清洁术野而反复更替吸引器和手术器械的麻烦。

1. 术野由 3 级变为 4 级或 5 级（Boezaart 分级）的处理

请注意术野为 5 级（Boezaart 分级）或 8～10 级（Wormald 分级）时不应进行手术。

（1）检查患者体位。

（2）检查是否已经正确地应用利多卡因＋肾上腺素行鼻腔外侧壁浸润麻醉。

（3）将浸有可卡因和肾上腺素的脑棉片置于术野止血。

（4）检查患者脉率，如 >60 次 /min，请麻醉医师调整脉率 <60 次 /min（无禁忌证时应用 β 受体阻滞剂）。

（5）若患者血压水平高，请麻醉医师将平均血压降至 65～75mmHg，不要增加吸入性药物用量（考虑 β 受体阻滞剂或可乐定）。

2. 再次检查术野

（1）如果存在明显出血点，用可吸引双极电凝钳 * 止血。

（2）如果出血点来自鼻腔后部，考虑更换脑棉片和蝶腭孔阻滞。

（3）如果出血仍不能控制或来自鼻腔前部，请麻醉医师小剂量增加可乐定以进一步降低脉率。注意维持在安全的平均动脉压水平范围（>60mmHg）[6,11-12]，特别是需要考虑患者年龄和既往平均血压水平的时候。如果已知患者合并高血压，则这个数值应该相应升高。

（4）将吸入麻醉改为全静脉麻醉。

参考文献

1. Stankiewicz JA. Complications of endoscopic intranasal ethmoidectomy. Laryngoscope 1987;97(11):1270–1273
2. Nair S, Collins M, Hung P, Rees G, Close D, Wormald PJ. The effect of beta-blocker premedication on the surgical field during endoscopic sinus surgery. Laryngoscope 2004;114(6):1042–1046
3. Boezaart AP, van der Merwe J, Coetzee A. Comparison of sodium nitroprusside- and esmolol-induced controlled hypotension for functional endoscopic sinus surgery. Can J Anaesth 1995;42(5 Pt 1):373–376
4. Boezaart AP, van der Merwe J, Coetzee AR. Re: Moderate controlled hypotension with sodium nitroprusside does not improve surgical conditions or decrease blood loss in endoscopic sinus surgery. J Clin Anesth 2001;13(4):319–320
5. Mortimore S, Wormald PJ. Management of acute complicated sinusitis: a 5-year review. Otolaryngol Head Neck Surg 1999;121(5):639–642
6. van Aken H, Miller ED. Deliberate Hypotension. In: Miller RD, ed. Anesthesia. Vol. 2. New York, NY: Churchill Livingstone; 1994:1481–1503
7. Shaw CL, Dymock RB, Cowin A, Wormald PJ. Effect of packing on nasal mucosa of sheep. J Laryngol Otol 2000;114(7):506–509
8. Sieskiewicz A, Olszewska E, Rogowski M, Grycz E. Preoperative corticosteroid oral therapy and intraoperative bleeding during functional endoscopic sinus surgery in patients with severe nasal polyposis: a preliminary investigation. Ann Otol Rhinol Laryngol 2006;115(7):490–494
9. Condon HA. Deliberate hypotension in ENT surgery. Clin Otolaryngol Allied Sci 1979;4(4):241–246
10. Cardesin A, Pontes C, Rosell R, et al. A randomised double blind clinical trial to compare surgical field bleeding during endoscopic sinus surgery with clonidine-based or remifentanil-based hypotensive anaesthesia. Rhinology 2015;53(2):107–115
11. Ha TN, van Renen RG, Ludbrook GL, Valentine R, Ou J, Wormald PJ. The relationship between hypotension, cerebral flow, and the surgical field during endoscopic sinus surgery. Laryngoscope 2014;124(10):2224–2230
12. Ha TN, van Renen RG, Ludbrook GL, Wormald PJ. The effect of blood pressure and cardiac output on the quality of the surgical field and middle cerebral artery blood flow during endoscopic sinus surgery. Int Forum Allergy Rhinol 2016;6(7):701–709
13. Sonner J, Zhang Y, Stabernack C, Abaigar W, Xing Y, Laster M. GABAA receptor blockade antagonizes the immobilizing action of propofol but not ketamine or isoflurane in a does-related manner. Anesth Pharm 2003;96(3):706–712
14. Wormald PJ, van Renen G, Perks J, Jones JA, Langton-Hewer CD. The effect of the total intravenous anesthesia compared with inhalational anesthesia on the surgical field during endoscopic sinus surgery. Am J Rhinol 2005;19(5):514–520
15. Wormald PJ, Wee DTH, van Hasselt CA. Endoscopic ligation of the sphenopalatine artery for refractory posterior epistaxis. Am J Rhinol 2000;14(4):261–264
16. Douglas R, Wormald PJ. Pterygopalatine fossa infiltration through the greater palatine foramen: where to bend the needle. Laryngoscope 2006;116(7):1255–1257
17. Wormald PJ, Athanasiadis T, Rees G, Robinson S. An evaluation of effect of pterygopalatine fossa injection with local anesthetic and adrenalin in the control of nasal bleeding during endoscopic sinus surgery. Am J Rhinol 2005;19(3):288–292

3 内镜鼻窦外科影像学

【前言】

内镜鼻窦外科（endoscopic sinus surgery，ESS）伴随着计算机体层成像（computed tomography，CT）的发展而进步。在 CT 出现之前，鼻腔和鼻窦的解剖和病变范围通过普通 X 线平片评估。目前，由于普通 X 线片无法准确显示鼻腔鼻窦精准解剖和病变范围而不再应用。CT 可准确详细地评估鼻窦解剖，在本书中我们使用 CT 来重建鼻窦解剖，术前制订手术方案。本书的手术操作理论是以高质量的三维重建 CT 为基础的。

【CT 扫描】

三维 CT 扫描的价值

CT 既可用于辅助诊断慢性鼻窦炎，也可用于制订手术方案。对部分完全没有症状的患者，CT 检查也能发现黏膜异常[1]。因此在对患者进行鼻窦 CT 扫描前，应接受足够的药物治疗[2]。评估鼻窦解剖主要通过冠状位 CT 进行[3]，相邻的扫描层面要足够接近，以便对每一个气房进行逐层的观察，还可进行解剖结构的三维重建[4-6]。轴位 CT 对于判断额窦引流很有价值，特别是额隐窝开放时，有助于确定刮匙和探针的位置。我们近期针对矢状位 CT 分析额隐窝及设计手术入路的价值进行了研究[7]，发现矢状位 CT 能够明显提高术者分析额隐窝的能

力。通过 10 分制视觉模拟评分，术者对解剖结构的辨认能力平均提高了 57%。矢状位 CT 使 50% 以上患者的手术方案发生了改变。因此，我们建议所有接受内镜鼻窦手术的患者都应接受三个层面的高分辨率 64 排螺旋 CT 扫描。图 3-1 显示了高分辨率鼻窦 CT 应达到的质量。

> **免责声明**
>
> Scopis 软件可以同时观察三个平面的 CT 扫描，进行气房解剖的三维重建。作者通过购买该软件获得了使用权。

CT 扫描方案

高质量的 CT 扫描对于术者重建鼻窦的解剖及引流通道至关重要。理想的扫描应该包括冠状位、轴位和矢状位，而且扫描层面的间距应足够薄，以便于对每一个气房进行逐层追踪。我们目前采用的 64 排螺旋 CT 扫描方案是：轴位扫描，层间距 0.5 ～ 1mm，重建冠状位和矢状位图像。三个层面的扫描图像都打印出来提供给术者，术者还可下载数字图像并通过 Scopis 软件来观察细微的解剖结构（见免责声明）。骨窗图像的窗宽为 1500 ～ 2000，窗位为 +100 ～ +300。如果怀疑真菌性鼻窦疾病，窗宽和窗位设定则应设为软组织窗，通过两个密度来评估慢

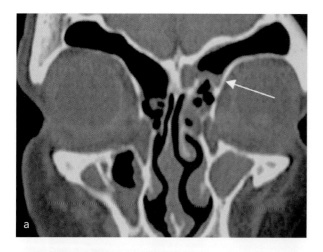

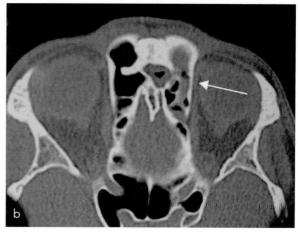

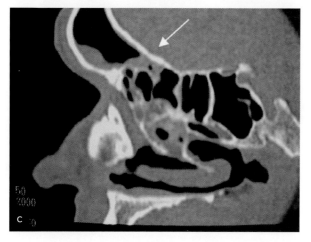

图 3-1　CT示：冠状位（a）、轴位（b）、矢状位（c）。通过三维影像，可以更好地理解左侧额隐窝（白色箭头）的气房构成，并更好地对疾病进行评估

性真菌性鼻窦炎的鼻窦病变。

三维图像与"搭积木"概念

部分 CT 配有图像分析软件，当鼠标在同一个层面的不同扫描层次之间移动时，其在另一个层面指示的相应位置也能够显示出来。如果 CT 机没有配套的类似软件，可以单独购买功能相同的软件。Scopis 软件支持在线下载（http://planning.scopis.com），适用于 PC 和 MAC 系统。它允许加载来自 CT 机的 DICOM 图像，并在具有可移动十字准线的所有三个平面中创建图像。此外，所有影像导航（computer-aided surgical，CAS）系统也具有此功能。应用这些功能，CT 图像可以在特定层面滚动，根据所观察图像中鼠标位置的变化，其他层面的图像也可随之改变。Scopis 软件能够在每个气房上绘制"积木"，并展示额窦引流通道。这样术者在充分理解额隐窝的解剖结构的同时，还能够仔细地制订每个手术步骤。图 3-2 显示：将鼠标置于某

个层面的一个位置，通过计算机就可以显示这个位置其他层面的图像。

本书的核心理论是应用三个层面的高分辨率 CT 图像，重建鼻窦三维解剖。在本书中，我们使用 Scopis 软件在每个气房上搭建一个"积木"。图 3-2 显示了标记鼻丘气房的红色"积木"。"积木"每个层面的每两条边构成一个顶点。术者通过移动顶点的角标来确定不同平面中"积木"的边界和范围。当把"积木"的范围全部确定后，顶点的角标就会消失，但是"积木"的边界仍然可以调整。在图 3-3 中，鼻丘气房在轴位上的边界已根据 CT 进行调整。在图 3-4 中，鼻丘上气房（绿色框）在矢状位上的边界也同样被调整。在图 3-5 中，额窦中隔气房（蓝色框）在轴位中的边界被调整。如图 3-6 中，筛泡上气房（粉红色框）在矢状位中被调整。以上解剖结构与额隐窝的终末气房（浅蓝色框）共同构成了患者额隐窝的解剖结构（图 3-7）。在图 3-7 的左下方框中，可以看到构成额隐窝的所有气房的

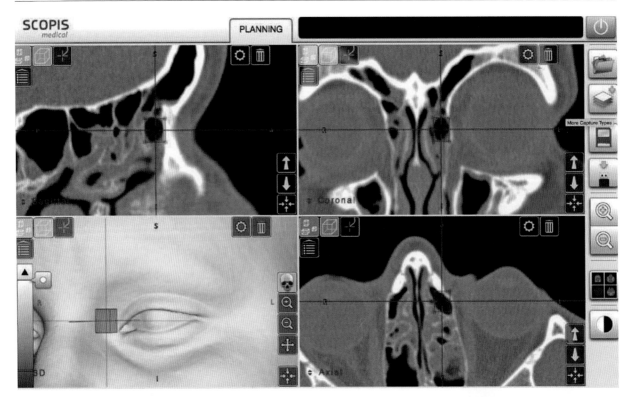

图 3-2　红色方块代表左侧鼻丘气房，在三个平面中方块的顶点用圆点来表示。术者可以在不同的平面来描记方块顶点的位置

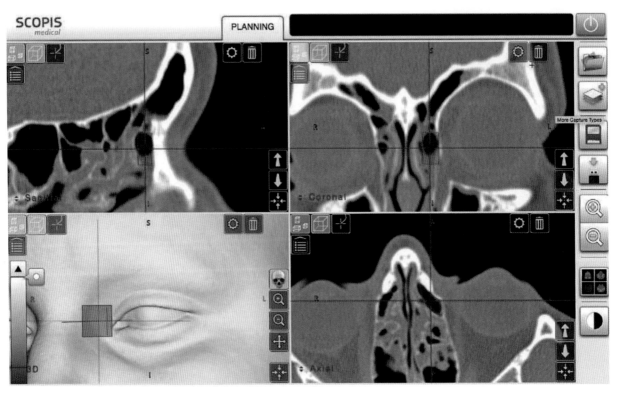

图 3-3　在轴位中修改了方块的顶点后，其他平面中的顶点随即消失。其他层面中方块的边界可以修改但顶点位置只能在轴位层面进行修改

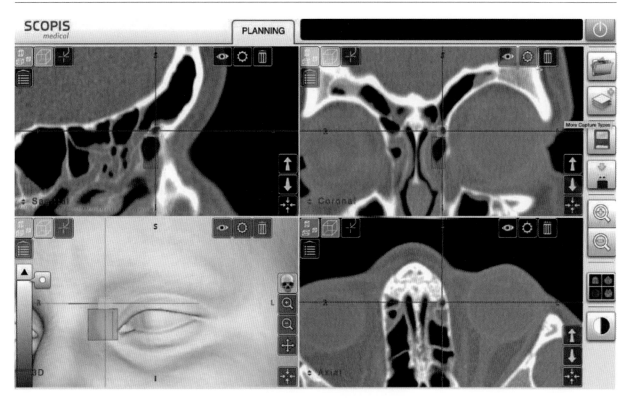

图 3-4　绿色方块代表鼻丘上气房，图中调整了绿色方块在矢状位中的边界

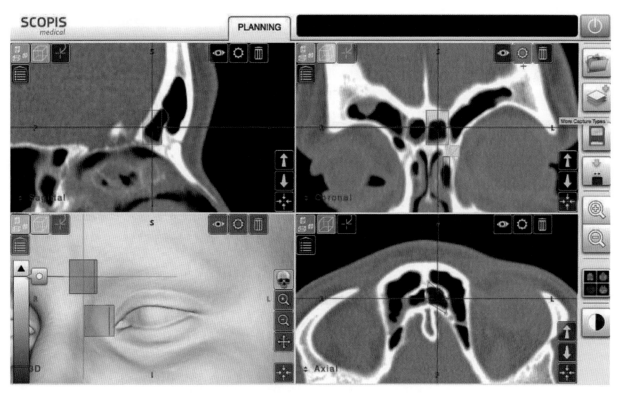

图 3-5　蓝色方块代表额窦中隔气房，图中调整了蓝色方块在轴位中的边界

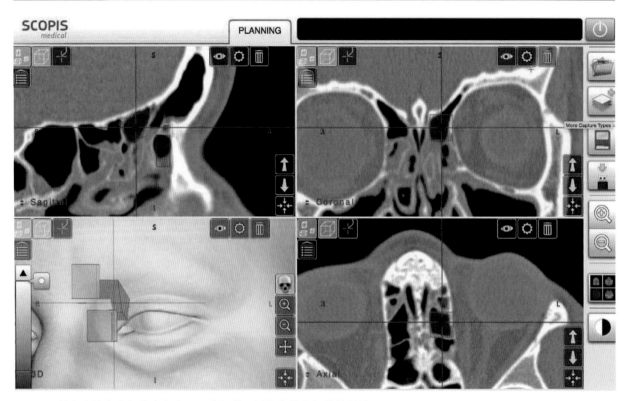

图 3-6　粉色方块代表额泡上气房，图中调整了粉色方块在矢状位的边界

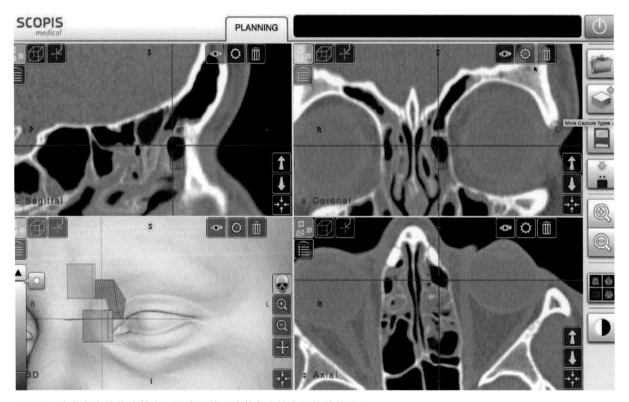

图 3-7　浅蓝色方块代表筛泡，图中调整了浅蓝色方块在矢状位的边界

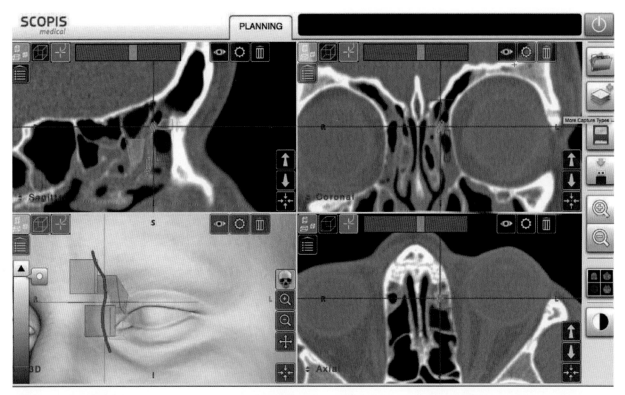

图 3-8 在矢状位中建立的额窦引流通道可以通过其他平面进行验证并更改，以保证正确描绘引流通道

解剖结构。图 3-8 显示了额窦的引流通道。提示引流通道经过额窦中隔气房的外侧同时位于鼻丘气房和鼻丘上气房的后方，并从筛泡上气房和筛泡的前方经过。能够同时理解气房和额窦引流通道对于掌握额隐窝的解剖结构尤为重要（见第 6 章）。在完成额隐窝解剖后，可以通过重复上述步骤重建后组筛窦和蝶窦的解剖结构（见第 8 章）。通过"搭积木"的方式体现三维解剖重建的概念，使用"积木"重建额隐窝和后组筛窦的解剖结构，然后通过外科手术建立引流通道是本书的核心理论。

【磁共振成像扫描】

磁共振成像（magnetic resonance imaging，MRI）不是内镜鼻窦手术前常规的检查，因为 MRI 无法显示骨性结构，而且对鼻腔和鼻窦黏膜增厚非常敏感（特别是血管丰富区域，例如下鼻甲）。部分患者的正常黏膜可以呈现增强改变，甚至呈现病理性改变。但是，MRI 在一些情况下还是很有用的，如对于那些接受骨成形瓣＋额窦填塞手术后仍有持续症状的患者，需要常规行 MRI[8-9]。在这些患者中，MRI 有助于将额窦内脓性分泌物、黏液囊肿和正常脂肪区分

开。所有鼻内肿瘤患者，需要常规行 MRI[10]，MRI 有助于鉴别鼻窦内占位是肿瘤还是潴留黏液，以及是否有硬脑膜或眶骨膜的破坏。图 3-9 显示了 1 例腺癌患者的 MRI 检查在制订手术计划中的作用，CT 显示其额窦和右侧上颌窦内充满软组织密度影，MRI 显示左侧额窦和右侧上颌窦充满了黏液而不是肿瘤。

我们的方案是通过 T₁ 加权脂肪饱和像、钆增强像和 T₂ 加权像对患者进行评估。肿瘤在 T₁ 加权钆增强像中增强，但鼻窦中的液体不增强。在 T₂ 加权像中，液体（黏液）通常显著增强。在图 3-9c 和 d 图像中，纸样板和颅底被侵犯。然而，眶内容物似乎是被肿瘤横向挤压而不是肿瘤侵犯眶内。该患者的双侧眶骨膜都被保留下来，并且在肿瘤和眶骨膜之间建立了良好的手术分界。肿瘤同样向上推压而不是侵及硬脑膜，我们也在肿瘤和硬脑膜之间建立了很好的手术分界，并且在彻底切除肿瘤的基础上保留了硬脑膜。患者术后接受放疗，已无瘤生存 3 年。

MRI 扫描对于评估鼻窦炎并发症也很有用，特别是对于眶骨膜下脓肿等眶内并发症和颅内并发症[11]。MRI 同时也是评估垂体瘤、斜坡肿瘤等颅底病变的必需检查。

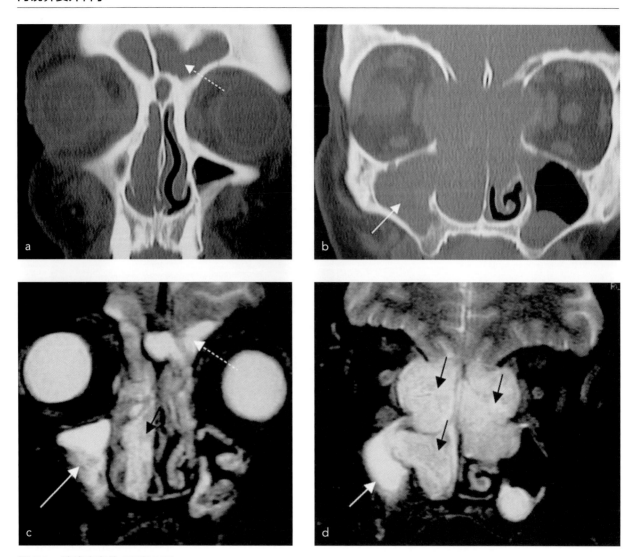

图 3-9　腺癌患者的 CT 和 MRI

CT（a、b）显示左侧额窦（a，白色虚线箭头）和右侧上颌窦（b，白色箭头）中充满软组织密度影。MRI 的 T_2 加权像中（c、d）显示左侧额窦（c，白色虚线箭头）和双侧上颌窦（右侧上颌窦的白色虚线箭头）中充满了黏液而不是肿瘤（在这张 MRI 中看不清右侧额窦）。

【血管造影术】

　　血管造影对于可能患有血管性肿瘤并计划在内镜下切除的患者很有价值[12]。对于这些肿瘤患者而言，应尽可能减少肿瘤的供血，从而有利于内镜下切除肿瘤。未经栓塞的血管性肿瘤在内镜手术中会出现严重出血而无法手术。术前血管栓塞可能有助于对某些肿瘤，特别是纤维血管瘤的治疗[12]（图 3-10）。

【泪囊造影和泪器闪烁描记术】

　　泪囊造影（dacryocystogram，DCG）对于评估鼻泪道系统的解剖结构很有价值[13-14]。鉴别泪总管狭窄很重要，因为这些患者不适合泪囊鼻腔吻合术[13-14]。部分溢泪明显的患者，泪囊造影却显示泪总管到鼻腔的通道是顺畅的，这是因为泪囊造影不是生理试验，在注射染料的过程中，采用加压的给药方法。对于这些患者，采用泪器闪烁描记术可能更有价值，将放射性同位素置于泪湖，如果随后在鼻泪管和鼻腔内可以观察到放射性显影，就说明鼻泪道系统不存在功能性阻塞（图 3-11）。这些检查将在第 11 章中详细阐述。

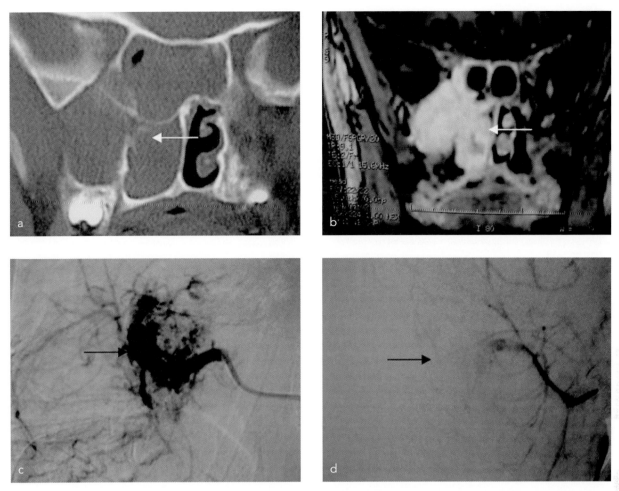

图 3-10　CT 显示纤维血管瘤（白色箭头）充满后鼻孔，累及翼腭窝和颞下窝（a）。肿瘤（白色箭头）的范围在 MRI 上更清楚（b）。数字减影血管造影显示：肿瘤栓塞前浓密的血供（c，黑色箭头）。血管栓塞后，再看不到肿瘤血管的显像（d，黑色箭头）

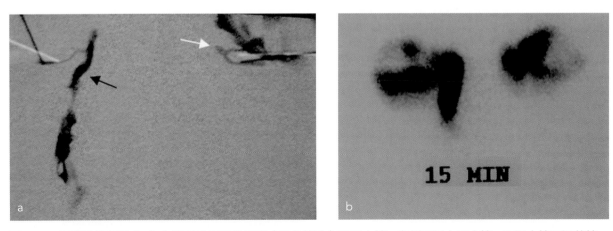

图 3-11　泪囊造影显示（a）右侧可见正常的泪囊（黑色箭头）和泪小管。左侧可见上泪小管、下泪小管和泪总管，但是染料没有进入泪囊（白色箭头），提示泪总管阻塞。图 a 患者的泪器闪烁描记术右侧可见正常的放射性同位素显影，左侧可见放射性同位素充满左侧泪囊，但是没有进入到鼻腔（b）。提示泪总管在进入泪囊时可能存在扭转

参考文献

1. Flinn J, Chapman ME, Wightman AJA, Maran AGD. A prospective analysis of incidental paranasal sinus abnormalities on CT head scans. Clin Otolaryngol Allied Sci 1994;19(4):287–289

2. Lusk RP, Muntz HR. Endoscopic sinus surgery in children with chronic sinusitis: a pilot study. Laryngoscope 1990;100(6):654–658

3. Kennedy DW, Zinreich SJ. The functional endoscopic approach to inflammatory sinus disease: current perspectives and technique modifications. Am J Rhinol 1988;2:89–96

4. Wormald PJ. The agger nasi cell: the key to understanding the anatomy of the frontal recess. Otolaryngol Head Neck Surg 2003;129(5):497–507

5. Wormald PJ. The axillary flap approach to the frontal recess. Laryngoscope 2002;112(3):494–499

6. Wormald PJ, Chan SZX. Surgical techniques for the removal of frontal recess cells obstructing the frontal ostium. Am J Rhinol 2003;17(4):221–226

7. Kew J, Rees G, Close D, Sdralis T, Sebben R, Wormald PJ. Multiplanar reconstructed computed tomography images improves depiction and understanding of the anatomy of the frontal sinus and recess. Am J Rhinol 2002;16(2):119–123

8. Wormald PJ, Ooi E, van Hasselt CA, Nair S. Endoscopic removal of sinonasal inverted papilloma including endoscopic medial maxillectomy. Laryngoscope 2003;113(5):867–873

9. Wormald PJ. Salvage frontal sinus surgery: the endoscopic modified Lothrop procedure. Laryngoscope 2003;113(2):276–283

10. Wormald PJ, Ananda A, Nair S. The modified endoscopic Lothrop procedure in the treatment of complicated chronic frontal sinusitis. Clin Otolaryngol Allied Sci 2003;28(3):215–220

11. Mortimore S, Wormald PJ. Management of acute complicated sinusitis: a 5-year review. Otolaryngol Head Neck Surg 1999;121(5):639–642

12. Wormald PJ, Van Hasselt A. Endoscopic removal of juvenile angiofibromas. Otolaryngol Head Neck Surg 2003;129(6):684–691

13. Tsirbas A, Wormald PJ. Endonasal dacryocystorhinostomy with mucosal flaps. Am J Ophthalmol 2003;135(1):76–83

14. Wormald PJ. Powered endoscopic dacryocystorhinostomy. Laryngoscope 2001;112:69–72

4 吸引切割器辅助下鼻甲成形术和内镜鼻中隔成形术

【吸引切割器辅助下鼻甲成形术】

大多数慢性鼻窦炎患者在接受了成功的鼻窦手术后都可以使下鼻甲黏膜恢复正常，仅少数患者需要行鼻甲切除术。病变鼻窦黏膜中的炎性细胞因子和炎性细胞可引起下、中鼻甲黏膜的炎性反应。当鼻窦通气改善、炎性分泌物吸收后，鼻甲黏膜水肿随之消退。然而，对于鼻窦CT检查仅发现窦口鼻道复合体受累或上颌窦黏膜轻度增厚的患者，如果其主诉以鼻塞为主要症状，则可以考虑行内镜下鼻甲成形术来减轻症状。另外，对于无鼻窦疾病的难治性下鼻甲肥大患者，下鼻甲缩减术能改善患者鼻腔通气并提高生活质量。下鼻甲缩减手术有多种方式，包括：黏膜下下鼻甲成形术，鼻甲部分切除术，鼻甲全切除术和透热疗法（通常在黏膜下层操作）[1-5]。对下鼻甲完全切除术持争议的学者认为，该术式有使患者出现萎缩性鼻炎的风险，尤其在炎热和干燥的季节。另外，在切除下鼻甲与鼻腔外侧壁附着处时，可能会损伤蝶腭动脉的下鼻甲分支，造成手术时的大量出血[6]（图4-1）。这时需要使用电凝止血，而电凝会进一步导致组织坏死和术后大量结痂。鼻甲部分切除也同样可导致大量出血并需要电凝止血。虽然黏膜下下鼻甲成形术和烧灼疗法术后近期疗效明显，但远期效果不如鼻甲部分或完全切除术[1,7]。此外，我们都意识到，接受了鼻甲切除术的患者，虽然鼻腔相当宽敞但仍有鼻塞感[1]。这

可能是因为切除或破坏了位于下鼻甲内侧面和上部的气流受体。然而，这一观点还有待进一步证实。鼻甲切除术或烧灼疗法（非黏膜下鼻甲成形术）术后的另一个重要的问题是鼻甲创面结痂[6-8]。当采用烧灼疗法止血时这一问题更加突出。这些干痂会造成鼻腔不适且导致鼻塞，而干痂脱落或者去除时还可能导致鼻出血[1,3]。接受黏膜下烧灼疗法和局部黏

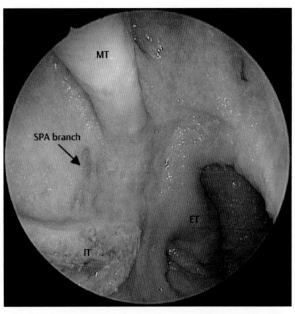

图4-1　尸体解剖中的右侧鼻腔外侧壁后部，可看到蝶腭动脉（SPA）的下鼻甲（IT）支。需要注意的是，下鼻甲、中鼻甲（MT）以及蝶腭孔后方与腭骨相关联

膜下鼻甲成形术的患者术后会出现下鼻甲肿胀，阻塞鼻腔，使得患者更加无法经鼻呼吸，导致术后前3周明显不适[7]。

吸引切割器辅助下鼻甲成形术旨在保留下鼻甲内侧黏膜的气流受体，在不易导致术后形成干痂的裸露创面的同时，使下鼻甲体积减小约50%。

【内侧鼻瓣】

内侧鼻瓣是鼻腔内最重要的气流限制区域（图4-2）。构成该瓣的解剖结构包括鼻上侧软骨的突出前缘、鼻中隔，以及下鼻甲前端。在吸气过程中上外侧软骨塌陷是导致鼻塞的主要因素。为了确定上外侧软骨所起到的作用，请患者做Cottle动作，让患者提拉邻近鼻翼的皮肤，同时从侧面支撑上外侧软骨，观察患者主观通气感觉变化情况。医生可以通过移植物来支撑通气道，明显改善通气情况。如果这对改善通气效果不明显，术者需要评估来自鼻中隔及下鼻甲前端的因素。发生在内侧鼻瓣区的鼻中隔偏曲和突出的下鼻甲前端需要被评估。鼻中隔低位偏曲可用常规鼻中隔矫正术纠正，具体手术方

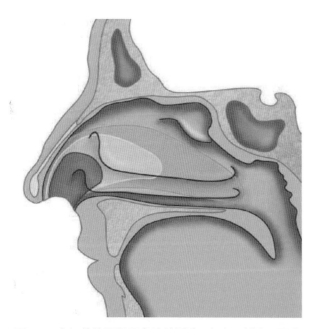

图4-2　在矢状位图显示鼻腔外侧壁，红色区域表示最高气流的区域，并且经常是鼻腔中最狭窄的区域，其中包括内侧鼻瓣区。下鼻甲头端是内侧鼻瓣区最重要的结构。黄色区域和绿色区域气流均较红色区域降低，而绿色区域比黄色区域更低

法见后文。但鼻中隔高位偏曲需要更进一步的手术，包括鼻外入路鼻中隔手术。对于这些患者，通过手术减少下鼻甲前端的体积可能是一种简单且有效的选择。对于大多数患者，常规的下鼻甲成形术可以满足病情需要。然而对于存在明显鼻腔狭窄，同时合并内侧鼻瓣区狭窄的患者，鼻中隔手术无法改善内侧鼻瓣区情况，下鼻甲骨切除和鼻甲缩减术将是很好的替代选择，这部分内容将在常规手术技术后面进行介绍。

【下鼻甲成形术】

采用全身或局部麻醉，下鼻甲前端用2%利多卡因加1∶80 000或1∶100 000肾上腺素混合液浸润麻醉。用2ml注射器＋长针头沿下鼻甲后下缘浸润注射。下鼻甲前端是下鼻甲引起鼻塞最重要的部位。即使在给予减充血剂后气道仍相对狭窄（图4-3红色箭头所指）。用吸引切割器切除下鼻甲前端的黏膜组织直至暴露深面的骨组织（图4-4）。之后进一步切除下鼻甲下缘及侧缘黏膜组织，确保充分暴露下鼻甲（图4-5a，b）。直至距离下鼻甲后端1cm处停止操作，以防损伤下鼻甲后端的供应动脉。应用剥离子确认并分离骨膜，暴露下鼻甲骨面（图4-6）。先将下鼻甲内侧面的黏膜向上翻起至下鼻甲上端，并从前端向后逐渐操作。通常在下鼻甲背侧能观察到下鼻甲动脉分支，游离各分支动脉。下鼻甲静脉通常位于下鼻甲垂直部与水平部交界处。当向上翻起内侧面黏膜瓣后，于下鼻甲头端制备深至骨面的外侧黏膜瓣。当此黏膜瓣向上翻起后，可以在骨管内发现下鼻甲动脉的下侧缘支。该骨管在下鼻甲后端多为完整，如果下鼻甲静脉未能从骨管中游离则常需要离断。在下鼻甲成形术中，去除下鼻甲垂直段后常能发现两条静脉（图4-7）；应用双极电凝分别烧灼静脉止血（图4-8）。分别烧灼该静脉能降低术后出血风险。在下鼻甲骨移除并电凝滋养血管后，将翻起的内侧面黏膜瓣卷曲复位形成下鼻甲，其大小常为原下鼻甲大小的一半左右（图4-9a）。这种下鼻甲成形术能保留下鼻甲内侧面功能性黏膜，同时还能使通气情况明显改善。在上卷后的鼻甲黏膜上放置一条吸收性止血纱布（可吸收氧化纤维素）以防止黏膜移位（图4-9b）。这项手

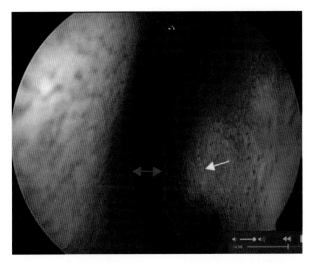

图 4-3　内侧鼻瓣区图像显示了下鼻甲头端（白色箭头）是导致鼻腔狭窄最主要的因素（红色双向箭头），患者的鼻中隔大体居中

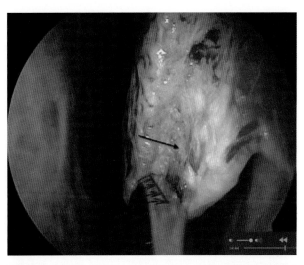

图 4-4　鼻内镜下鼻甲成形术的第一步为用吸引切割器切除下鼻甲头端的黏膜，确保下鼻甲骨的充分暴露（黑色箭头）

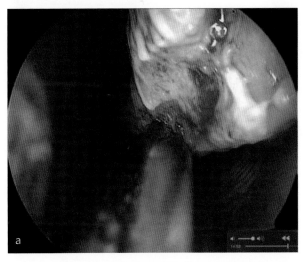

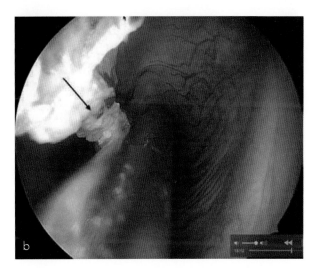

图 4-5　下鼻甲的下缘已被暴露（a）。鼻内镜和吸引切割器被放置于下鼻道中，位于下鼻甲的外侧边，用来切除下鼻甲外侧较低位置的黏膜（b，黑色箭头）

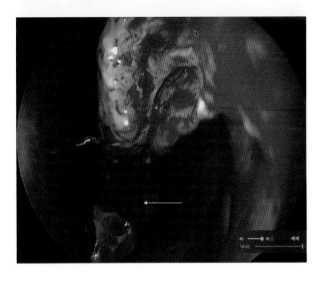

图 4-6　下鼻甲内侧及外侧的黏膜瓣被向上翻起，下鼻甲垂直段的骨质（白色箭头）被切断并移除

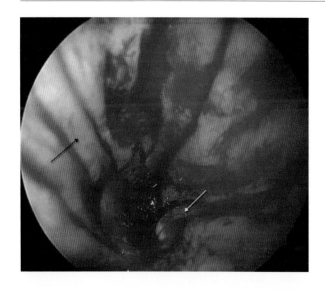

图 4-7　下鼻甲骨质移除后，将鼻内镜置于下鼻甲内侧及外侧黏膜瓣之间，可见下鼻甲的动静脉。下鼻甲的静脉主要有两条，分别为内上静脉（黑色箭头）和外侧静脉（白色箭头）。而两条来自蝶腭动脉的分支则是滋养下鼻甲后端的主要动脉

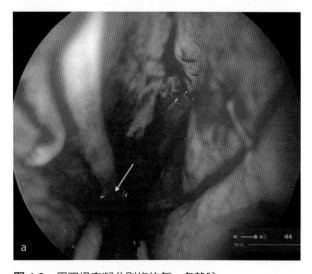
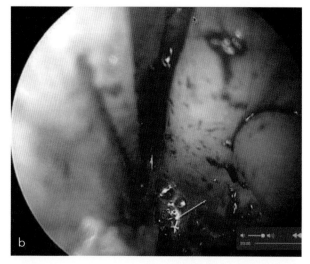

图 4-8　用双极电凝分别烧灼每一条静脉

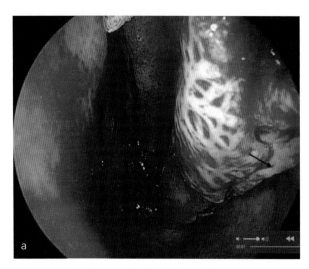
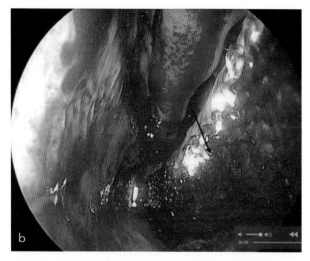

图 4-9　下鼻甲内侧黏膜瓣从侧面卷曲包裹覆盖裸露创面，从而使气道增宽，并保留了下鼻甲内侧的功能性黏膜，防止术后干痂形成（a）。将一条长方形的吸收性止血纱布覆盖于向上翻转的下鼻甲黏膜瓣，起到固定和塑型的作用（b）

术技术能长期改善鼻腔容积，同时使下鼻甲内侧面的黏膜更能得以保留。图4-10为术后1年的情况，仍能保持鼻腔通畅及有功能的下鼻甲。

【内侧鼻瓣区阻塞的下鼻甲头端骨切除术】

这种手术入路与第5章的泪前入路非常相似。手术切口位于下鼻甲与鼻腔外侧壁交界处，骨性梨状孔的前方（图4-11白色箭头）。用吸引器自骨膜下平面向上掀起下鼻甲头端黏膜瓣（图4-12黑色箭头），暴露下鼻甲骨头端，并进一步向后分离约2cm（图4-12）。暴露并去除下鼻甲骨的垂直段（图4-12白色箭头）。根据下鼻甲骨影响的程度，术中可切除整个下鼻甲骨，或仅切除下鼻甲骨前端的2~3cm骨质。用4mm的骨凿于梨状孔后方开始切除下鼻甲头部骨质前端，并向后直至整个下鼻甲鼻骨被切除（图4-13）。下鼻甲头部骨质切除向后至鼻泪管处。如果下鼻甲头部骨质明显增厚，则可将鼻泪管附近的骨质一并移除，从而使下鼻甲进一步侧移。将先前翻起的下鼻甲头部及前端的黏膜复位，并缝合固定（图4-14）。通过放置吸收性止血纱布侧向压迫黏膜并固定下鼻甲。需要注意的是，由于深层的骨质移除，内侧鼻瓣区较术前显著地变大，但瓣膜和鼻甲的解剖结构基本上保持不变。

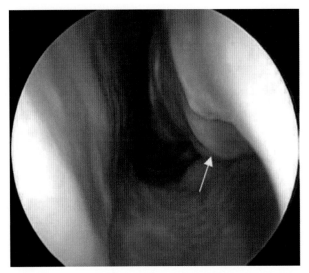

图4-10 内镜照片显示术后1年下鼻甲的大小（白色箭头）

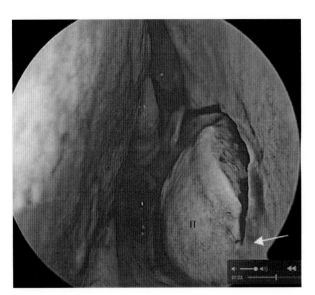

图4-11 下鼻甲（IT）骨切除术的切口自上颌窦自然孔开始，沿下鼻甲与鼻腔外侧连接的上缘向前，弧形绕过下鼻甲头端至梨状孔

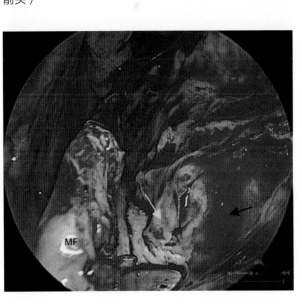

图4-12 下鼻甲黏膜被从下鼻甲骨面剥离并形成内侧黏膜瓣（MF）。进一步切除下鼻甲垂直段（白色箭头）骨质后可暴露下鼻甲头端（黑色箭头）。根据需要切除的下鼻甲大小决定向后操作的手术范围

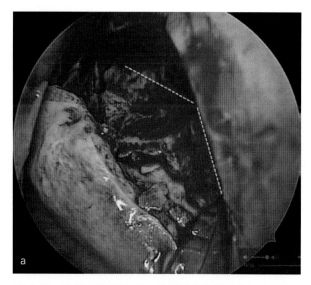
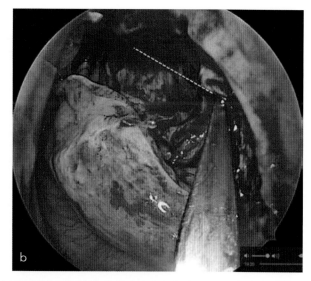

图4-13 下鼻甲骨切除术仅在梨状孔内侧操作，而下鼻甲头部骨切除术操作的方向由图中白色虚线显示（a）。下鼻甲骨被切除一半，另一半由虚线指示（b）

【术后护理】

患者于术后数小时即可开始用生理盐水喷鼻，持续至术后1个月左右。术后1d后，患者可在生理盐水洗鼻后轻柔地擤鼻。术后给予广谱抗生素5d，于术后2周复诊。

【下鼻甲成形术疗效】

为了评估吸引切割器辅助下鼻甲成形术的疗效，我们进行了前瞻性的随机对照研究，对同一名

患者于术中随机选择一侧鼻腔行吸引切割器辅助下鼻甲成形术，另一侧行黏膜下烧灼疗法。19例患者接受了术前和术后症状评分，并进行内镜下鼻甲肥大程度分级和鼻声反射检查。鼻部症状在两侧鼻腔分别进行评分。术后早期（前3周），吸引切割器辅助下鼻甲成形术侧鼻腔通气明显改善，而黏膜下烧灼治疗侧鼻腔仍有鼻塞症状。吸引切割器辅助下鼻甲成形术侧鼻腔干痂形成也较对侧显著减少，两者比较后存在显著的统计学意义。术后3周后，黏

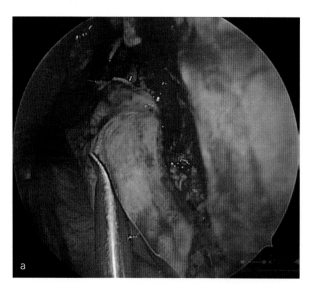
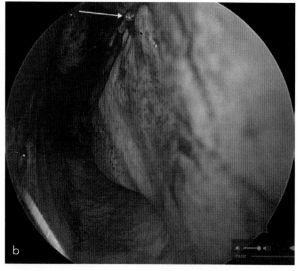

图4-14 在切除下鼻甲头端骨质后，复位背侧黏膜瓣（a）。缝合固定内侧黏膜瓣（b，白色箭头）。值得注意的是，术后内侧鼻瓣区（下鼻甲头端）位置的气道明显增宽

膜下烧灼治疗侧的鼻腔通气改善。两侧鼻腔的症状和鼻腔客观通气情况在术后 1、3、6 个月仍存在差异，但在术后 1 年后通气情况双侧不存在差异。术后 5 年的长期随访发现：鼻内镜检查和鼻声反射检查显示黏膜下烧灼治疗侧鼻腔再次出现鼻甲肥大，而吸引切割器辅助下鼻甲成形术侧无复发。

【内镜下鼻中隔矫正术】

有相当比例的患者存在鼻中隔偏曲，并影响中鼻道及额隐窝引流或术中中鼻甲的暴露。而充分暴露手术部位是保证手术成功的重要因素之一。因此我们建议适当放宽鼻中隔矫正手术的适应证，从而更好地暴露中鼻道及额隐窝。由于鼻内镜及相关器械的普及，术者已很少需要在头灯下进行手术操作，而可直接在鼻内镜下完成手术相关操作。另外，手术时使用监视器可使所有参观者都能够看到手术的进程，有利于低年资住院医师的培训。若使用头灯和前鼻镜进行手术，则住院医师很难看清手术全程。手术器械是鼻内镜下鼻中隔矫正术成功的关键。Freer 吸引剥离子有助于术者清理术野出血，内镜清洗器有助于清除镜头上的血迹。如果鼻中隔仅向一侧偏曲，则建议先在鼻腔较宽阔的一侧行内镜鼻窦手术，并在该侧行鼻中隔手术切口，这样可减少内镜进入鼻腔时镜头被血迹模糊的可能。

【手术方法】

鼻内镜下鼻中隔矫正术的原则是尽量保留鼻中隔的四方软骨。术中仅掀起四方软骨一侧黏软骨膜，而另一侧保留不动。大部分患者鼻中隔软骨过长，且与上颌骨鼻嵴脱位，在鼻中隔前端形成突出。因鼻中隔软骨过长造成弯曲、脱位，造成对侧鼻腔狭窄。若鼻中隔软骨尾端脱位并向鼻前庭突出，这时需要采用半贯穿（hcmi-transfixion）切口替代 Killian 切口。若从上外侧软骨的下方开始偏曲，可从该解剖标志处行 Killian 切口，使用刀背分离上外侧软骨边缘。鼻中隔的纵向切口上端起点应尽量高，切口向下达鼻底，并在到达鼻底处弧形向后弯曲（图 4-15a）。使用 Freer 吸引剥离子在软骨膜下分离黏膜瓣（图 4-15b）。

将鼻中隔部分的黏膜瓣由前向后分离，在达到鼻底部分后，将黏膜瓣由后向前从上颌骨鼻嵴处分离。若中隔软骨过长，且与上颌骨鼻嵴脱位，需要在其与上颌骨鼻嵴交界处切除一条条形软骨。黏软骨膜瓣分离至上颌骨嵴上方后，勿将黏膜瓣与骨嵴表面分离，因为可能会造成黏膜撕裂。用 Freer 吸引剥离子的锋利边缘于骨嵴上方做水平切口，自上

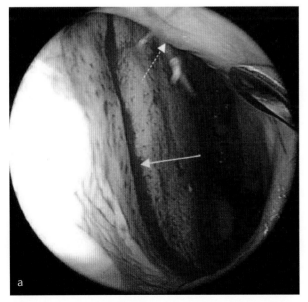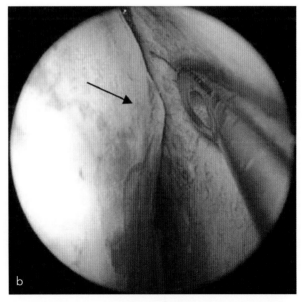

图 4-15 在上外侧软骨前缘（白色虚箭头）后方行 Killian 切口（a，白色箭头）。用 Freer 吸引剥离子掀起黏软骨膜瓣，可见中隔软骨与骨连接处偏曲（b，黑色箭头）。见到软骨白色表面，证明分离黏软骨膜的层面是正确的

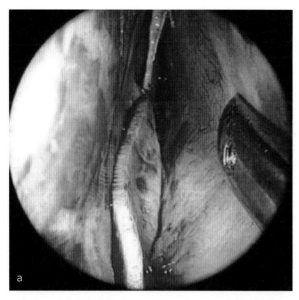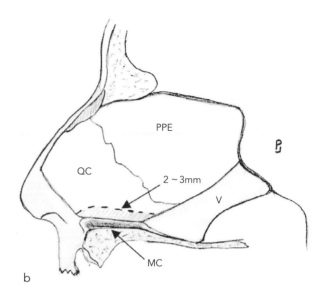

图 4-16 在上颌骨鼻嵴（MC）上方 2～3mm 处行水平切口，从前向后轻柔地将软骨从上颌骨鼻嵴沟中剥离出来（a）。四方软骨（QC）、筛骨垂直板（PPE）、犁骨（V）和上颌骨鼻嵴（b）。图中阴影部分表示需要切除的软骨部分，位于上颌骨鼻嵴上方 2～3mm 处

颌骨鼻嵴上方 2～3mm 向前至 Killian 切口处，分离软骨与骨连接处（图 4-16）。

自鼻中隔下段掀起对侧黏骨膜瓣，向下直至上颌骨鼻嵴，再将软骨由前向后从上颌骨鼻嵴的凹槽中游离出来。如此操作常可将鼻中隔前端鼻嵴表面的黏膜保留。若上颌骨鼻嵴很大或形成骨性鼻嵴（图 4-17），可用骨凿切除。通常仅将突入鼻腔的鼻嵴切除一半。因为若切除整个鼻嵴，往往会损伤支配门齿的神经。

为了处理后部骨性中隔，向上将骨与软骨连接处分离至鼻腔顶部（图 4-17）。使用 Freer 吸引剥离子在骨性鼻中隔另一侧分离黏软骨膜瓣。切除偏曲的骨性中隔时，要注意鼻骨下方。这一部位常为松质骨且骨质较厚，内镜下可清晰显示。此部位偏曲常阻碍中鼻甲与鼻腔外侧壁附着处（即中鼻道前穹窿）的暴露，所以需要切除。术中不必刻意保留后部的骨性中隔，中隔软骨仅需切除下部与上颌骨鼻嵴脱位的 2～3mm 部分。保持一侧黏膜与中隔相连，掀起对侧黏骨膜瓣，中隔软骨与上外侧软骨下表面相连，后方与下方游离，若再游离卷曲或扭曲的软骨，则中隔就会比较平直。

处理四方软骨偏曲的方法取决于软骨不同的偏曲类型。若软骨内存在骨折线，可切断骨折线，即可矫正其余软骨；若存在弯曲或扭曲，可在软骨表面划开多个切口，以减轻弯曲程度。最难处理的软骨偏曲为软骨前上部偏曲，应在术前明确诊断，并提前决定黏膜切口位置和黏膜瓣分离的方法，以保证术中可以充分暴露软骨偏曲部的凹面。可在软骨凹面行多个切口，必要时也可用装有切割钻头或中隔成形钻头，通过 12 000r/min 的正向旋转切除偏曲的软骨。

若黏膜瓣没有撕裂，在手术快结束时，可用手术刀在黏膜瓣底部做 2～3cm 长的水平切口，以确保术后中隔内没有积血存留。

内镜鼻窦手术完成后，用持针器夹持角针 3-0 Vicryl 缝线的针柄，在线的末端打结，然后穿过鼻中隔，进入另一侧鼻腔，将鼻中隔与黏膜瓣固定以防止术后血肿形成。

通常需要用内镜在对侧加压，以使针刺入对侧鼻腔。抽出缝线至线结接触中隔黏膜停止，以防线结豁出（图 4-18）。然后再距第 1 针一定距离处穿鼻中隔缝回，使两侧黏膜瓣相贴，最后将缝线固定于切口对侧鼻前庭皮肤上（图 4-19）。

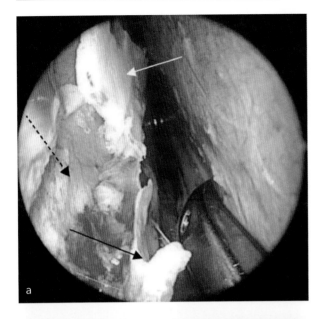

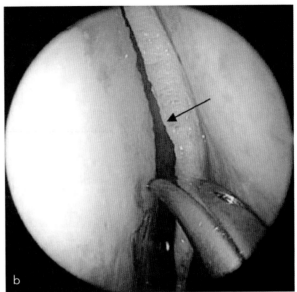

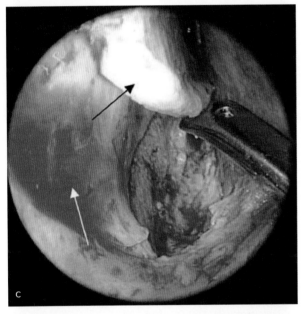

图 4-17　四方软骨下方 2～3mm 的条形软骨被切除（黑色虚箭头），可见上颌骨鼻嵴（黑色箭头）和骨性鼻中隔（白色箭头）（a）。将中隔软骨与后部的骨性中隔（b，黑色箭头）分离。骨性中隔下方已被切除，上方较厚的部分（c，黑色箭头）尚未切除，可将其向上切除至鼻顶

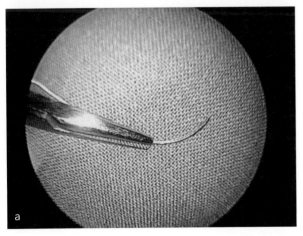

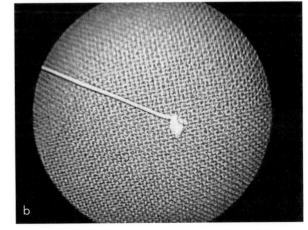

图 4-18　用持针器夹住针柄末端（a），在缝线末端打结（b）

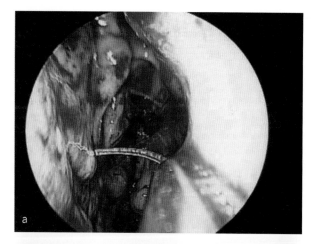

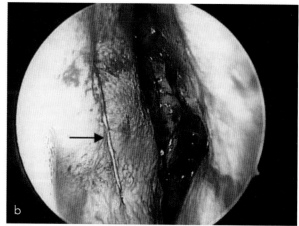

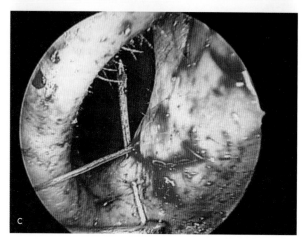

图 4-19   缝线自左侧鼻腔穿过鼻中隔（a）；鼻中隔左侧的连续褥式缝合（b）；缝合最后带上一小块皮肤，打结固定在右侧鼻腔（c）

参考文献

1. Clement WA, White PS. Trends in turbinate surgery literature: a 35-year review. Clin Otolaryngol Allied Sci 2001;26(2):124–128
2. Lippert BM, Werner JA. Long-term results after laser turbinectomy. Lasers Surg Med 1998;22(2):126–134
3. Warwick-Brown NP, Marks NJ. Turbinate surgery: how effective is it? A long-term assessment. ORL J Otorhinolaryngol Relat Spec 1987;49(6):314–320
4. Gupta A, Mercurio E, Bielamowicz S. Endoscopic inferior turbinate reduction: an outcomes analysis. Laryngoscope 2001;111(11 Pt 1): 1957–1959
5. Kawai M, Kim Y, Okuyama T, Yoshida M. Modified method of submucosal turbinectomy: mucosal flap method. Acta Otolaryngol Suppl 1994;511(suppl 511):228–232
6. Berenholz L, Kessler A, Sarfati S, Eviatar E, Segal S. Chronic sinusitis: a sequela of inferior turbinectomy. Am J Rhinol 1998;12(4):257–261
7. Elwany S, Harrison R. Inferior turbinectomy: comparison of four techniques. J Laryngol Otol 1990;104(3):206–209
8. Moore GF, Freeman TJ, Ogren FP, Yonkers AJ. Extended follow-up of total inferior turbinate resection for relief of chronic nasal obstruction. Laryngoscope 1985;95(9 Pt 1):1095–1099

5 钩突切除术、中鼻道上颌窦开放术、尖牙窝穿刺术

【前言】

钩突切除术是内镜鼻窦手术的第一步。如果操作不当，不但会导致鼻窦手术失败[1-3]，也可能导致眼眶及鼻泪管并发症[4-5]。因此需要正确理解钩突和筛漏斗解剖。钩突是一块呈镰刀状的骨片，上端附着于额隐窝，下端附着于下鼻甲。如果从旁矢状位看钩突，看不到上方延伸进入额隐窝的部分。钩突中部和水平部形成一个镰状骨片，与泪骨和下鼻甲筛突相连，位于筛泡下方（图 5-1）。

钩突的中间 1/3 部分起自泪骨和上颌骨额突[6]，向后形成沟槽（漏斗状），其游离缘和筛泡之间形成一个腔隙[6]，形状类似月牙形，称为半月裂（图 5-1）。图 5-2 显示了钩突与眶的附着部、筛漏斗和半月裂。

用内镜观察时，可以看到钩突中部向内侧突起的部分（图 5-3）。

钩突的上部延伸进入额隐窝，将在第 6 章详细描述。钩突水平部和下鼻甲筛突间形成多个附着足（图 5-4）。图 5-4 中清晰显示，钩突水平部分离后，其后部可能游离或可能与腭骨相连。

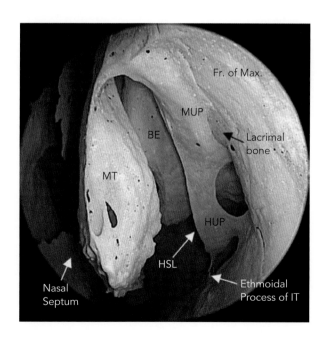

图 5-1 干颅骨的鼻内镜照片显示左侧钩突的中部（MUP）和水平部（HUP），与泪骨连接的部位和下鼻甲的筛骨切迹（Ethmoidal Process of IT）。钩突位于筛泡下方，半月裂（HSL）位于钩突切迹的游离缘和筛泡（BE）之间
MT：中鼻甲；Fr. of Max.：上颌骨额突；Nasal Septum：鼻中隔；Lacrimal bone：泪骨。

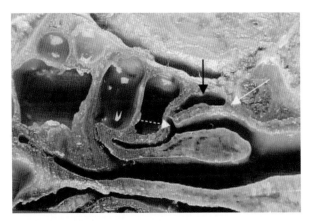

图 5-2　尸头解剖标本：左侧鼻腔冠状面，从右侧前面观。白色箭头指示钩突附着处，黑色箭头指示筛漏斗，白色虚箭头指示半月裂（筛漏斗入口）

【钩突切除术】

"摇门式" 钩突切除术

切除钩突中部

此方法设计的初衷是完整切除钩突中部，暴露上颌窦自然口。如果对钩突游离缘位置不确定的话，可以用圆头直角探针轻触游离缘以确定其位置（图 5-3）。镰状刀上下切开钩突中部，上端切口在中鼻甲前穹窿下方（图 5-5），刀尖切断钩突游离缘质地较软处，直到刀尖触到上颌骨额突的坚硬骨质。在这个区域，钩突直接附着于泪骨上方、质地坚硬的上颌骨额突上（图 5-1）。切口不太可能刺入泪囊，也不太可能刺入眶纸板暴露眶脂肪。

儿童型反张咬钳由中鼻道进入并张开（图 5-6），缓慢移动至半月裂，咬住钩突游离缘。反张咬钳在钩突中部靠上的位置更容易进入，然后沿着游离缘向下滑动，直到钩突中部和水平部的转折处。用反张咬钳连续咬切钩突[4]，通常（根据钩突长度和反张咬钳齿的大小）咬切两三次就可以了。如果反张咬钳还能感觉到存在钩突残余，可以再最后咬切一下。在进行最后的咬切之前，反张咬钳应该向上旋转 45°，这使钳齿处于鼻泪管内侧，避免损伤鼻泪管。在钩突靠外侧的患者中，需要小心钳齿在定位钩突位置时不要刺穿眶纸板。对于这些患者，钩突和眶纸板相邻，当钳口张开和向前牵拉钩

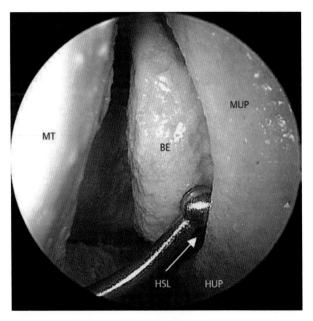

图 5-3　左侧中鼻道。可见钩突中部（MUP）和水平部（HUP）。球状探针放置于半月裂（HSL），在钩突游离缘和筛泡（BE）之间
MT：中鼻甲。

突时可能引起钳齿刺穿眶纸板。为了避免这种情况发生，钳齿应该在向前牵拉钩突之前，轻轻将钩突向内侧牵拉。

接下来用直角球形探针或刮匙经下方切口后方导入钩突后方，到达钩突与鼻腔外侧壁附着处。向前拉探针，将钩突与鼻腔外侧壁附着处骨折[4]（图 5-7）。

将 Blakesley 45° 上翘咬切钳的后唇从钩突的切口下方导入，顶住鼻腔外侧壁，向上颌骨额突方向用力，将钩突中部从鼻腔外侧壁切除（图 5-8）。

多数情况下，钩突中部可以整块切除（图 5-9）。在图 5-9 中显示了切除钩突的上切口、下切口、前切口和游离缘。许多医生用吸引切割器切掉钩突的中部 1/3，这是不建议的，因为眶纸板位于钩突正后方的部分是眶内侧壁最薄的部分。当用吸引切割器指向外侧在眶纸板上操作时，由于视野受限，可导致吸引切割器不小心刺穿眶纸板，造成严重眶并发症。

切除钩突水平部

0° 内镜换为 30° 内镜，使其有更好的中鼻道

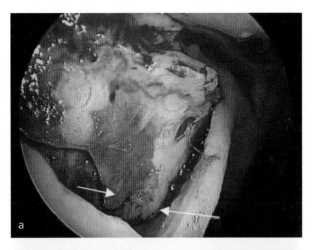

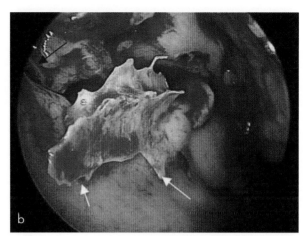

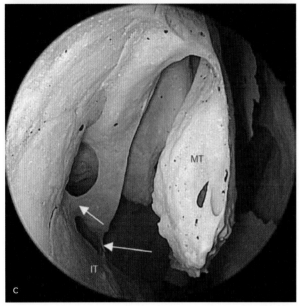

图 5-4　切除内侧面黏膜，显露钩突骨质（右侧鼻腔）
（a），从两层黏膜中间切除钩突水平部（b），颅骨标本
上的锯齿状连接处（c）。白色箭头指示锯齿状连接处，
它们连接于下鼻甲（IT）的筛突

MT：中鼻甲。

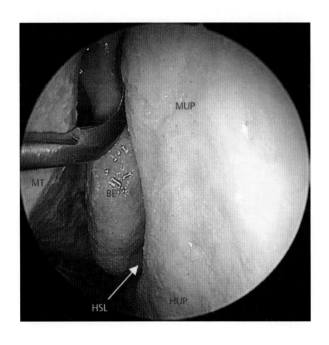

图 5-5　左侧尸头解剖：直接于中鼻甲（MT）前穹窿下
方，用镰状刀在钩突（MUP）中段做上方切口

BE：筛泡；HSL：半月裂；HUP：钩突水平部。

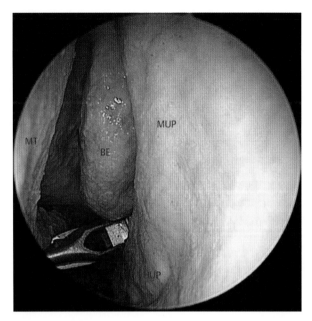

图 5-6 儿童型反张咬钳进入并做下方切口

BE：筛泡；HUP：钩突水平部；MT：中鼻甲；MUP：钩突中部。

视野，解剖更准确。下一步是将钩突水平部的骨质从两层黏膜中间去除（图 5-10）。

用双头右弯球形探针将钩突水平部骨质与内侧面黏膜分离（图 5-10），然后将其向内侧骨折，再

用探针分离外侧面黏膜。去除此处骨质后，可使用吸引切割器将覆盖在上颌窦自然口的黏膜向下修剪整齐，暴露上颌窦口（图 5-11）。注意吸引切割器刀口向下，由眼眶向鼻底操作。使用吸引切割器还可以使修剪的黏膜边缘直接对合，避免骨质暴露，达到黏膜愈合，避免瘢痕形成（图 5-11）。

如果确认上颌窦自然口有困难，可以将右弯球形探针或右弯橄榄头吸引器经钩突中部的切缘后方直接导入筛漏斗。探针或吸引器可以沿着自然沟槽滑入上颌窦自然口，从而确定上颌窦自然口的位置。用这种方法任何上颌窦自然口都能被定位。

【"摇门式"钩突切除的结果】[4]

在一项比较摇门式和传统钩突切除术的研究中，我们连续观察了 636 例 "摇门式" 钩突切除术的患者，没有出现眶纸板损伤、眶脂肪暴露等并发症，并且全部病例都顺利暴露上颌窦自然口。术中有 4 例患者暴露了鼻泪管但没有开放，有 1 例开放了鼻泪管。所有 636 例手术中，术者均能正确定位上颌窦自然口。

为比较摇门式和传统钩突切除术，我们进一步观察了 636 例传统钩突切除手术[7]。传统方法首先

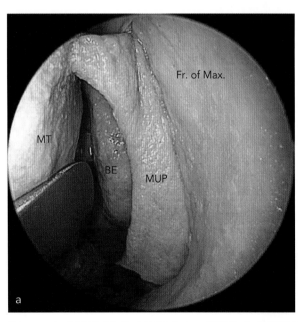
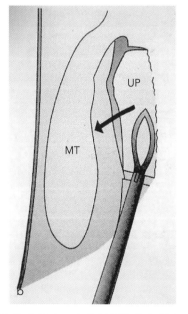

图 5-7 在"摇门式"钩突切除术中，将刮匙或球形探针放入钩突后方，向前骨折钩突中部（MUP）与鼻腔外侧壁连接处（a）。用 Blakesley 45° 上翘咬切钳将钩突从鼻腔外侧壁切除（b）

BE：筛泡；Fr. of Max.：上颌骨额突；MT：中鼻甲；UP：钩突。

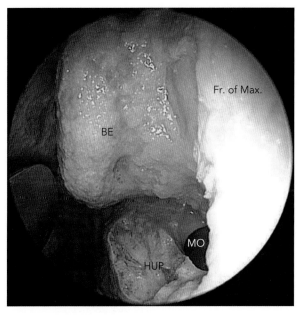

图 5-8 移除钩突中间 1/3，显露上颌窦自然口（MO），可以看到剩余的钩突水平部

BE：筛泡；Fr. of Max.：上颌骨额突；HUP：钩突水平部；MT：中鼻甲。

要辨认钩突游离缘。游离缘确认后，术者需判断钩突嵌入鼻腔外侧壁的位置，这一步非常关键，如果术者做切口太接近连接处，第一刀就可能刺穿眶纸板造成眶脂肪暴露。术者应该考虑到这种错误，所

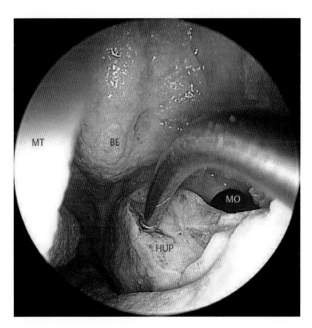

图 5-10 用一双头右弯球形探针剥离钩突水平部（HUP）骨质

BE：筛泡；MO：上颌窦自然口；MT：中鼻甲。

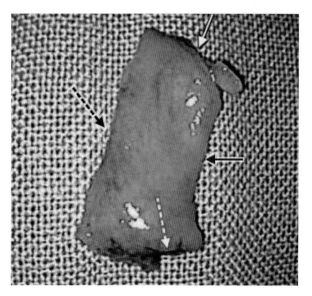

图 5-9 切除的钩突中部标本

标记出上方切口（白色箭头），下方切口（白色虚线箭头），前方切口（黑色箭头），游离缘（黑色虚线箭头）。

以应该在钩突鼻腔外侧壁连接处向后几毫米处做切口（图 5-12）。

如果留下的钩突太多，上颌窦自然口可能隐藏在残留钩突前下部的后方。遇到这种情况，应在残留钩突的前下部寻找上颌窦自然口（图 5-13）。

在 636 例传统钩突切除术中，有 42 例不能准确找到上颌窦自然口，6 例出现脂肪暴露，没有鼻泪管损伤。我们的临床经验表明，"摇门式"钩突切除术更有利于找到上颌窦自然口，并且更不容易

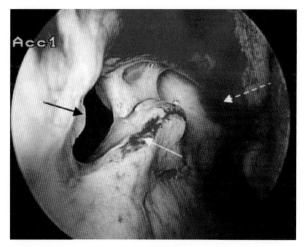

图 5-11 术中切除钩突水平部后右侧上颌窦口（黑色箭头），钩突创面黏膜缘（白色箭头），白色虚线箭头指示最终共同引流通道

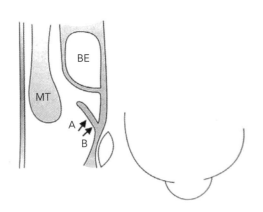

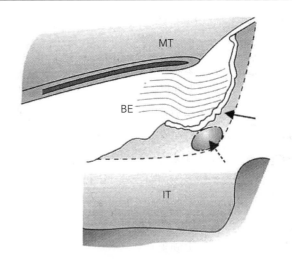

图 5-12　轴位示意图显示：由于术者常常难以确定钩突附着于鼻腔外侧壁的位置，因而通常采用 A 箭头所示切口，与 B 箭头所示切口相比，A 切口边缘较安全，B 切口可能穿透眶纸板，导致眶脂肪暴露

图 5-13　切除钩突后，残留 2～3mm 宽的钩突（黑色箭头），这影响了上颌窦自然口（黑色虚线箭头）的暴露，使术者难以定位上颌窦自然口，可能导致后囟造孔

BE：筛泡；IT：下鼻甲；MT：中鼻甲。

出现眶并发症。

钩突切除术的并发症

钩突切除术中，两个危险区域是眼眶和鼻泪管[4-5]。到目前为止，我们做的钩突中部上方水平切口手术尚未发现眶并发症，这是由于这部分钩突直接附着于上颌骨额突的较硬骨质。传统的钩突切除术眶纸板损伤的风险比较大，这是由于镰状刀在鼻腔外侧壁的钩突附着处做切口时容易穿透眶纸板[4]，可能导致眶脂肪脱出。术中应常按压眼球，若术中不小心穿透或有眶纸板损伤，按压眼球时可引起眶脂肪脱出或眶骨膜运动。如果眶骨膜暴露，在该区域继续手术需要非常小心；如果已经穿透眼眶并且已经能看见眶脂肪脱垂，这个区域应停止操作，不要触碰。在出现眶脂肪脱垂的区域不要使用吸引切割器，因为快速旋转的刀头可能吸入并切除眶脂肪并损伤内直肌。传统钩突切除术与"摇门式"切除法相比，对鼻泪管损伤概率小，因为传统手术很少使用反张咬钳。如果鼻泪管开放，应尽量清除所有小的骨片，以保证鼻泪管通畅。通常情况下，如果鼻泪管没有被堵塞，术后不会有任何症状。鼻泪管的挤压伤将导致不良预后，因为挤压会导致鼻泪管内瘢痕组织形成，继而阻塞管腔。

当钩突塌陷黏附到眶纸板上时（也称钩突外移）将使眶纸板损伤的风险加大，术者应该特别小

心[8]。这通常是由于上颌窦内充满病变，气体吸收后产生负压，造成钩突向外侧黏附到鼻腔外侧壁所致。如果这种情况长期存在，眶部膨胀而眼球内陷，称为静窦综合征（图 5-14）。对膨隆不佳的钩突采用前方切口会使穿透眶壁的风险加大，故应该采取由后向前切除钩突法（"摇门式"）。

【后囟或上颌窦副孔】

上颌窦副孔位于上颌窦自然口后方的后囟。尸体解剖研究发现人群中有 10% 的人有副孔[9]。并且

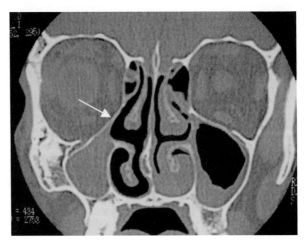

图 5-14　冠状位 CT 示：患者右侧钩突塌陷（白色箭头），一大部分钩突附着于眶纸板

如果术中定位上颌窦自然口失败，可能导致在后囟造口，这是内镜鼻窦手术失败的常见原因[1-3]。上颌窦副孔或后囟开口会形成从上颌窦自然口向后囟的黏液循环，导致复发性慢性鼻窦炎（图5-15）。

内镜鼻窦手术术后症状复发的鼻窦炎患者，应该进行内镜检查，并且在给予适当药物治疗后复查鼻窦CT。用30°内镜观察是否有副孔及黏液环流的形成。另外，CT检查时应该详细检查上颌窦自然口、副孔，以及是否有后囟开口（图5-16）。

如果检查发现有后囟开口或上颌窦副孔，应该通过手术使它们与上颌窦自然口相连通，防止出现黏液环流。术中可以用反张咬钳插入副孔，向前咬至自然口，边缘过多的组织用吸引切割器修整。

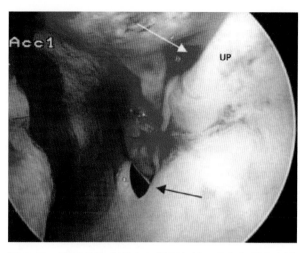

图5-15　黏液从钩突后方上颌窦自然口（白色箭头）流向上颌窦副孔（黑色箭头）

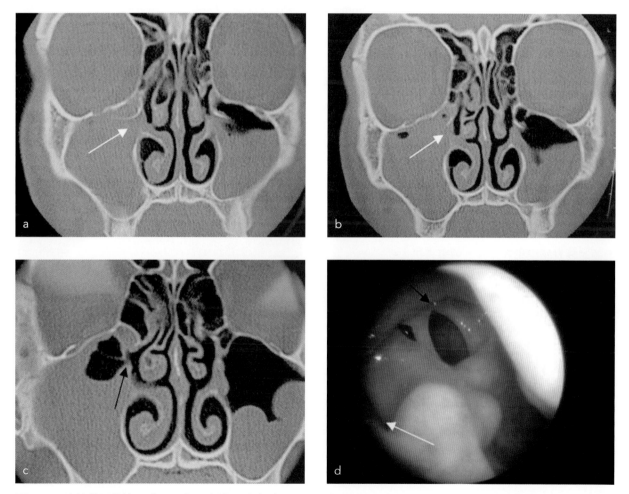

图5-16　连续的冠状位ct（a~c）和内镜照片（d）显示：上颌窦自然口部分阻塞（a、b、d中的白色箭头），上颌窦副孔（c、d中的黑色箭头）

【扩大上颌窦口】

目前对于扩大上颌窦开口是否有益于长期鼻窦健康尚有争议[10]。争论的核心是鼻窦一氧化氮（NO）的作用[10]。NO由鼻窦黏膜一氧化氮合成酶产生[11-12]。一氧化氮合成酶一共有三种，而Ⅱ型合成酶是鼻窦产生NO最重要的酶[11-14]。Ⅱ型合成酶可见于鼻黏膜的多种细胞，细菌性炎症可诱导产生[14-17]。NO可刺激纤毛活性，抑制细菌、病毒和真菌感染，在鼻腔鼻窦黏膜先天防御中起重要作用[17]。在内镜鼻窦手术发展早期，提倡向后囟扩大上颌窦口[18-19]，形成一个非常大的上颌窦口。近年来出现了相反的观点，认为钩突接近上颌窦口，二者之间狭窄的交界区很容易阻塞，单独切除钩突足以使上颌窦恢复正常[20-21]。遗憾的是，两个观点都没有相应文献支持。Kennedy等[18]描述上颌窦自然口大小为5mm×5mm，扩大上颌窦口可能会引起某些患者鼻窦内NO浓度稀释，使窦内细菌生长而继发疾病。我们研究了上颌窦口的大小与上颌窦和鼻腔内NO浓度的关系[10]。52侧鼻窦中，22侧上颌窦口扩大，30侧上颌窦口小于5mm×5mm。研究发现较大的上颌窦口（大于5mm×5mm）对应的鼻腔鼻窦内NO浓度显著降低。这个研究说明大上颌窦口可导致鼻腔鼻窦内NO浓度降低，但并不意味着NO浓度低的患者更容易出现复发性感染[10]。大上颌窦口与复发性感染的关系还需深入研究。图5-17举例说明一例上颌窦复发感染患者，其上颌窦口扩大。

在扩大上颌窦口过程中切除后囟的另一个并发症是可能导致额窦和前组筛窦的分泌物流入上颌窦。额窦和前组筛窦的自然引流途径是在上颌窦自然口的上方沿着筛泡基底向下，经过后囟，在咽鼓管下方流入鼻咽部。图5-18可见来自额窦和前组筛窦的分泌物越过上颌窦自然口。

目前，是否扩大上颌窦口取决于上颌窦疾病的严重程度。如果上颌窦病变较轻，在CT上仅有黏膜增厚（图5-19），则只行钩突切除术。

如果术者想观察上颌窦，可以扩大窦口至10mm×10mm。去除钩突水平部后，黏膜向下附着于下鼻甲插入的位置。多数情况下用70°镜就可以

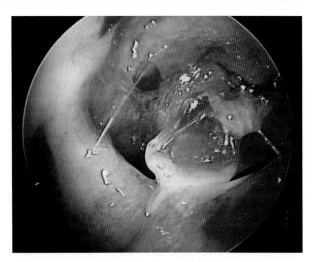

图 5-17　左侧扩大的中鼻道上颌窦造口术后，上颌窦充满分泌物

看到上颌窦的大部分。如果上颌窦内有黏膜下脓肿形成，或者窦内有息肉和黏膜需要去除，可以用弯头器械或者可延展的吸引器以扩大上颌窦自然口，在这种情况下，上颌窦病变仍被认为是可逆性的黏膜疾病，或者是2级的上颌窦疾病。但是，如果窦内疾病达到3级，例如上颌窦内有大量的息肉形成，或者大量厚重黏稠的分泌物，特别是有真菌性黏蛋白，则应该做尖牙窝钻孔术，并应向后囟开放上颌窦口并切除后囟（图5-20）。对于有阿司匹林三联征和囊性纤维化的患者，上颌窦口应开放到最

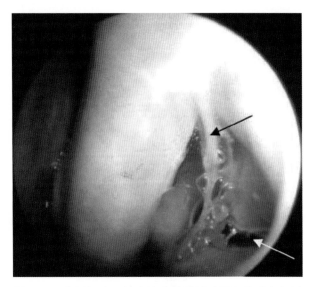

图 5-18　左侧额窦和筛窦流出的黏液（黑色箭头）经过左侧上颌窦口（白色箭头）

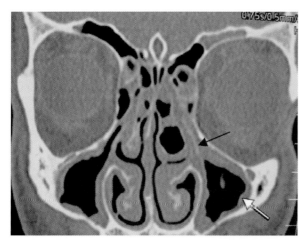

图 5-19　冠状位 CT 显示：患者双侧上颌窦黏膜（黑色箭头）增厚和窦口鼻道复合体（白色箭头）阻塞

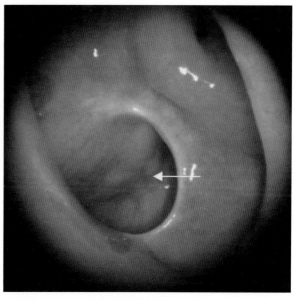

图 5-20　广泛上颌窦病变的患者，接受扩大的中鼻道上颌窦造口术（白色箭头）后局部所见

大，这使鼻腔冲洗和局部用药更容易进入上颌窦内。

在图 5-21a 中，可以看到根蒂部位于上颌窦顶壁的息肉。位于上颌窦顶壁后部和后壁的息肉通常可以通过扩大的上颌窦口切除。如果通过扩大的上颌窦口切除后不能彻底清除息肉和黏蛋白，则应行尖牙窝钻孔术，详见后述。

【上颌窦严重病变】

上颌窦分级

目前处理严重上颌窦疾病时，重点在于上颌窦造口，并确保上颌窦自然口与上颌窦造口合二为一 [3-4]。尽管建立开放的上颌窦口是处理上颌窦严重病变的重要部分，但是对于上颌窦内病变及其内容物的处理也不容忽视 [3]。如果 CT 显示上颌窦内充满软组织密度影，应考虑上颌窦严重病变的可能 [18]。图 5-22 显示了一例上颌窦严重病变。

然而诊断只有在鼻内镜手术时予以确证，因为窦内的软组织密度影有可能是可经上颌窦自然口清除的黏液。手术第一步应该是进行钩突切除术和经中鼻道上颌窦开放术。用 70° 内镜观察上颌窦自然口和上颌窦内容物。根据表 5-1 对上颌窦内病变进行分级。

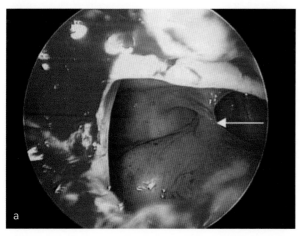
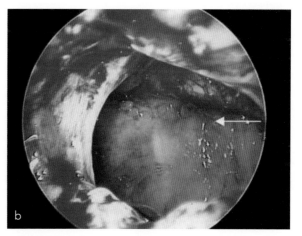

图 5-21　图 a 示一个根蒂扭转的大息肉（白色箭头），图 b 示切除息肉后的上颌窦（白色箭头）

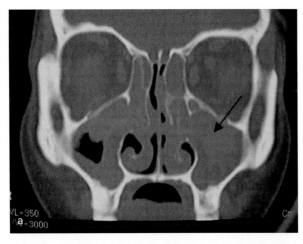
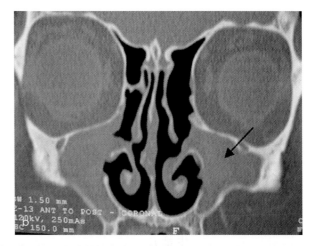

图 5-22　CT 显示左侧上颌窦完全浑浊，有两种密度影（箭头），提示为真菌性鼻窦炎（a、b）。前期手术已开放左侧筛窦，目前无病变（b）

表 5-1　上颌窦内病变分级及处理

分级	内镜所见	推荐的上颌窦口手术
1 级	正常或轻度水肿黏膜（可逆病变）	单纯钩突切除术，暴露上颌窦自然口
2 级	黏膜水肿伴小息肉（可逆病变），没有明显的嗜酸性黏液	扩大上颌窦口至 1cm×1cm，允许吸引器清理上颌窦，恢复黏液纤毛清除系统功能，改善通气
3 级	广泛息肉和黏稠的黏液（不可逆病变）	尖牙窝穿刺或钻孔术，充分扩大上颌窦口，完全清除息肉和黏液

1 级和 2 级经过充分的清除黏液和上颌窦通气是可逆的。3 级是不可逆的（图 5-23），因此息肉和厚重的嗜酸性黏液必须被彻底清除，才能实现窦内黏膜再次上皮化和纤维化。

如果采用标准的内镜鼻窦手术方式和手术器械，上颌窦后部的息肉和黏液可以用带角度的切割刀头和弯钳清除[18]。然而由于吸引切割器刀头和手术器械经过上颌窦造口或下鼻道开窗时存在 2 个支点，无法处理上颌窦内前、下和内侧的息肉。前方支点是鼻前庭，后方支点是上颌窦造口或下鼻道开窗处。如果吸引切割器刀头或手术器械经上颌窦前壁进入窦腔，则只有一个支点，可在更大的角度内进行操作（图 5-24）。

目前的教学中，经过扩大上颌窦开口，清除上颌窦内容物，包括上颌窦前壁和底壁的息肉和黏稠的黏液（图 5-23c）。对于有严重的和侵袭性鼻窦疾病的患者，比如变应性真菌性鼻窦炎、非变应性的嗜酸性粒细胞增多的真菌性鼻窦炎（图 5-23c）、非变应性非真菌性嗜酸性粒细胞增多的鼻窦炎患者，若在上颌窦里残留嗜酸性黏蛋白，可导致疾病迅速复发[18-19]。其原因尚不清楚，可能是由于持续暴露于嗜酸性黏蛋白中的真菌，或者黏蛋白中的毒性物质如超抗原、嗜酸性粒细胞释放的主要基质蛋白和其他物质引起的继发感染。另一些患者，如阿司匹林不耐受、严重的复发型鼻息肉，如果仅做上颌窦开放术，则上颌窦内仍充满息肉，而且术后这些息肉不会消退。

有必要清除严重的上颌窦疾病中的息肉和黏稠的黏蛋白吗？[18-22]

我们研究了在上颌窦 3 级病变的患者中清除息肉和黏液能否改善患者预后[18]。回顾以往 3 年内所有接受内镜鼻窦手术的患者，并重新查看他们的CT，选择 CT 显示单侧或双侧上颌窦充满软组织密度影的患者。此时，研究者并不知道患者接受的具体术式或患者鼻窦的情况。因此这是一个非选择性患者队列。查看手术记录，根据患者是否接受了扩大的中鼻道上颌窦开放术，并经扩大的上颌窦口清理了所有可触及的息肉，以及是否接受了尖牙窝穿刺或钻孔术（CFP/T），将患者分为两组。如果接受了尖牙窝穿刺或钻孔术，我们的标准做法是经穿刺或钻孔导入吸引切割器刀头，经中鼻道扩大的上颌窦造口导入 70° 内镜，在内镜直观下彻底清除窦内息肉（图 5-25）。

在 70°内镜直视下，将息肉和黏稠的黏蛋白从窦内彻底清除。小心勿将上颌窦黏膜撕脱。仅切除息肉，保留黏膜基底层。这样可以加快术后黏膜上皮化，减少结痂和分泌物潴留。

患者平均在术后 19.9 个月时接受 MRI 检查。上颌窦 MRI 分级如下：正常；黏膜厚度 < 4mm；黏膜厚度 > 4mm 但窦内通气；窦内充满软组织密度影（图 5-7）。该分级经内镜检查证实。此外要求患者根据视觉模拟评分对鼻窦症状进行评分，并且完成慢性鼻窦炎生活质量调查量表（Chronic Sinusitis Survey，CSS）。在尖牙窝穿刺组，鼻窦正常者占 62%，传统中鼻道上颌窦开放术并尽可能清理上颌窦内息肉的患者中，鼻窦正常者占 12%。尖

牙窝穿刺组中慢性鼻窦炎调查量表的症状评分显著优于另一组，提示该组患者症状控制得更好。如果用 Lund-Mackay 评分对两组患者的病变状况进行评价，尖牙窝穿刺组（Lund-Mackay 评分 =10.3）高于标准内镜鼻窦手术组（Lund-Mackay 评分 =8.6）。除此之外，其他鼻窦处理方式相同，都是彻底清除窦内息肉和黏液，暴露各窦自然口。该研究证实，彻底清除上颌窦内严重病变对于控制疾病起重要作用，降低了疾病的整体复发率和严重程度[18]。我们已经证实了尖牙窝穿刺术有益于严重的上颌窦疾病[20]和阿司匹林三联征患者的治疗[21]。

【传统尖牙窝穿刺的方法和并发症】

传统尖牙窝穿刺术标准术式如下[22]：掀起患者

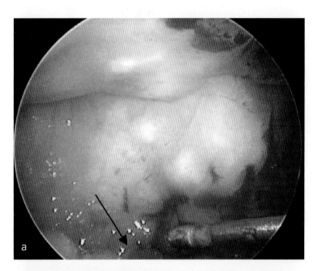

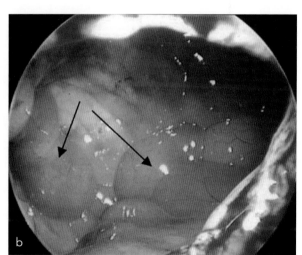

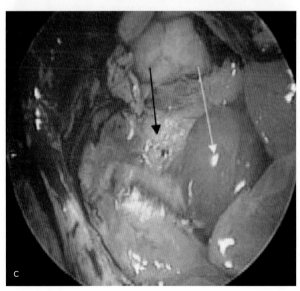

图 5-23　左侧上颌窦造口术后上颌窦内所见，用以阐明上颌窦内病变分级

a.1 级：窦底黏膜呈鹅卵石样（黑色箭头），其余黏膜水肿；b.2 级：上颌窦疾病，在上颌窦底和后壁可见息肉（黑色箭头），如果息肉周围没有含有大量嗜酸性粒细胞的黏液，可采取药物治疗，可能逆转；如有嗜酸性黏蛋白，则需做尖牙窝钻孔术；c.3 级：上颌窦内充满息肉（白色箭头）和嗜酸性黏蛋白（黑色箭头），应做尖牙窝钻孔术。

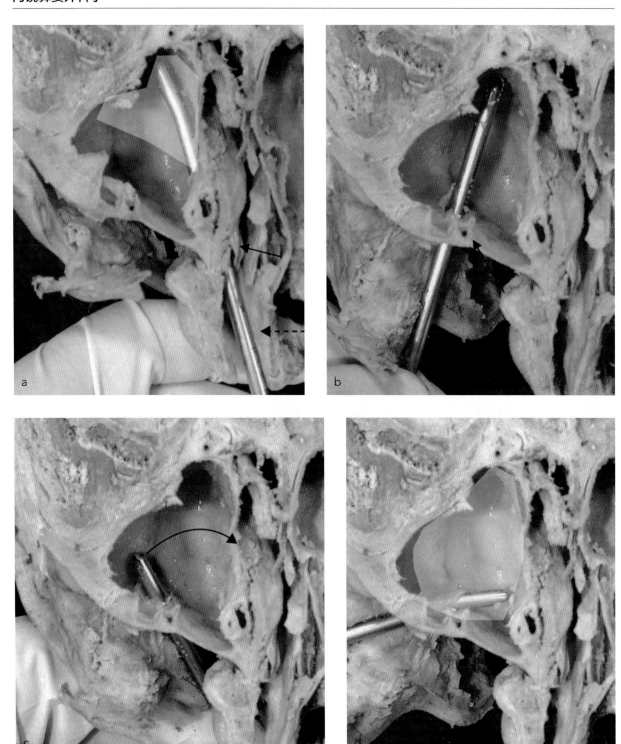

图5-24 吸引切割器的刀头经下鼻道开窗进入上颌窦，标记了前面的支点（鼻前庭，黑色虚线箭头）和后面的支点（下鼻道开窗术，黑色实线箭头）（a）。通过这种路径可清除的上颌窦内范围用阴影表示，该阴影区域在中鼻道造口径路中更小。在图b~d中，显示了尖牙窝穿刺单一支点。当切割刀头只有一个支点，整个上颌窦均可触及

上唇，确定尖牙位置（两侧中线位置有两颗门齿位于尖牙前方）。尖牙的根部可用手指在上唇下方定位直到触到尖牙窝。1ml 1：80 000 的 2% 利多卡因 +肾上腺素在此区域局部浸润麻醉。尖牙窝穿刺套管针（Karl Storz）在尖牙窝处向后穿刺，采用旋转向前的手法，将穿刺套管针导入上颌窦腔。当骨质较

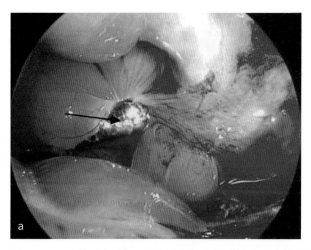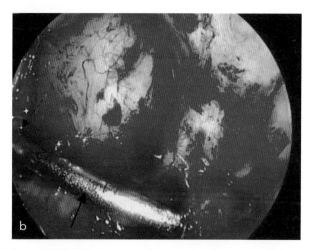

图 5-25　吸引切割器的刀头通过上颌窦前壁的尖牙窝钻孔处（a，黑色实线箭头）；上颌窦内息肉被清除，未撕脱窦内黏膜的基底膜（未暴露骨质）（b）；切割刀头经前壁进入窦内（黑色虚线箭头）

厚时，通常用手掌拍几下就可以使穿刺套管针穿透尖牙窝骨壁。但是有些患者骨壁更厚，需要用锤子敲击套管。当穿刺套管针尖端进入窦腔后，可以退出套管针，用吸引切割器刀头经造孔导入上颌窦。注意刀头保持闭合状态以防止在刀头导入过程中软组织被误吸。当刀头进入上颌窦，将 70° 内镜放入鼻腔，打开刀头清除鼻窦内血块，可以清楚地看到刀头在上颌窦内的位置（图 5-25a）。上述步骤需要在刀头切除息肉前进行。内镜直视下保证刀头在鼻窦内而不在眶内或软组织中。

并发症[22]

在内镜鼻窦手术同时进行尖牙窝穿刺，并发症发生率为 75%[22]。在电话调查中最常见的并发症为颊部肿胀、颊部疼痛和面部疼痛，大多数患者可在术后 1 个月内缓解。如果症状和软组织切除有关，28% 的患者可出现持续的面部刺痛感、麻木或持续性疼痛。该调查中上唇或上齿麻木发生率与其他研究相似，约为 38%[23]。这些并发症持续存在，考虑是眶下神经分支损伤的结果。眶下神经在出眶下孔之前分为前上牙槽神经（anterior superior alveolar neive，ASAN）和中上牙槽神经（middle superior alveolar nerve，MSAN）。这些神经横行于上颌骨前壁，支配上唇和上列牙。套管针通过上颌骨前壁放置时可能会损伤这些神经，导致上唇和上列牙感觉异常和麻木。约 91% 的患者感觉异常及麻木，可以

在术后 12 个月内恢复，可能是由于该区域神经再生或周围神经代偿[22-23]，使该区域的麻木逐渐减少直至消失。

上颌骨前壁神经解剖[24]

为了确定能避免神经损伤的最佳路径，我们在 20 个尸头标本上进行了解剖研究[24]。去除覆盖于上颌骨的软组织，暴露前上牙槽神经和中上牙槽神经的走行方式。二者皆走行于上颌骨前壁骨质中。眶下神经在出眶下孔前已在上颌窦内发出分支。前上牙槽神经通常在眶下孔下方进入上颌骨前壁，横行穿过上颌窦前壁。前上牙槽神经和中上牙槽神经有六种走行方式（1～6 型）。最常见的方式是前上牙槽神经为单一主干（75%），没有分支（30%，1型）（图 5-26a），其次是多个分支（25%，2 型）（图 5-26b）和单一分支（20%，3 型）。4 型是双主干没有分支（10%）（图 5-26c），5 型是双主干多分支（15%）。中上牙槽神经只有单一主干，没有分支（10%，6 型）和多分支（13%，7 型）（图 5-26d）。

新的尖牙窝穿刺术或钻孔术的标志[25]

为了确认可能出现神经损伤的区域，我们在尸头上确定穿刺 / 钻孔最安全区域的标志[24]。该解剖标志是瞳孔中线与经鼻底所作水平线的交点（图 5-27）。我们在 40 侧尸头上进行尖牙窝穿刺，其中仅有 5 例出现前上牙槽神经或中上牙槽神经单个小

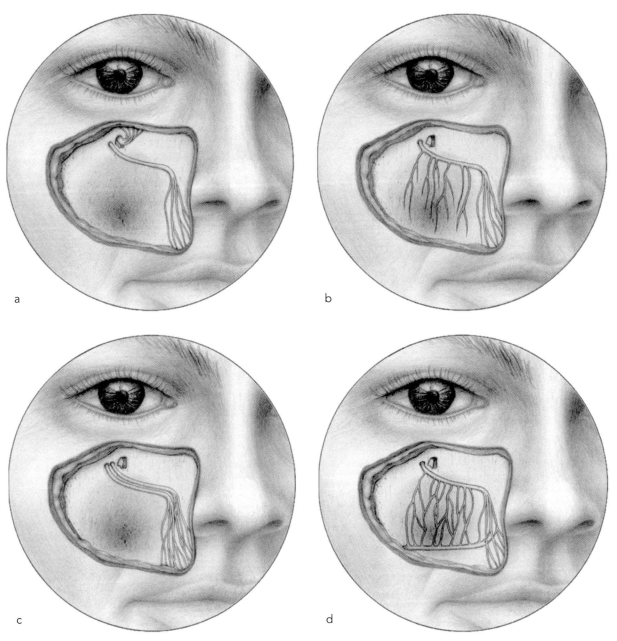

图 5-26　最常见的神经走行模式是单一主干（75%）1 型（a）和 2 型（b）。双主干不常见（10%）4 型（c）。23% 的患者可见中上牙槽神经，无分支（10%）或多分支（13%）7 型（d）

分支的损伤，说明这种根据解剖标志来进行尖牙窝穿刺或钻孔术是最安全的。

尖牙窝钻孔术 [20-25]

原理

　　尖牙窝穿刺的问题之一是在盲视下放置穿刺套管针。尽管上颌窦前壁的软组织已经去除，放置穿刺套管针所穿行的组织仍然看不到，可能损伤前上牙槽神经和中上牙槽神经。此外，放置套管针可能会导致穿刺点周围上颌骨前壁较薄的骨质骨折。特别是如果未用最小的力量使套管针的边缘像钻一样旋转穿透上颌骨时，就可能会出现骨折。若用力较大，套管针周围骨质将可能骨折。这样损伤范围大，也增加了神经损伤的风险。目前使用的穿刺套管针（Karl Storz）直径是 4mm。当一个 4mm 切割

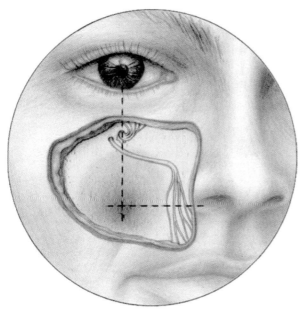

图 5-27　尖牙窝穿刺 / 钻孔术的解剖标志位瞳孔中线与经鼻底所作水平线的交点

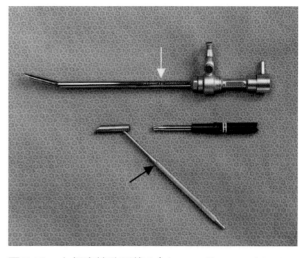

图 5-28　上颌窦钻孔系统＊（the maxillary trephination set，Medtronic ENT）
内镜套（白色箭头）将软组织与内镜远端分开。钻孔引导器（黑色箭头），钻与吸引切割器末端结合在一起。

刀头经此穿刺孔放入时，会非常紧，当刀头在上颌窦内操作时，也可能导致周围骨壁骨折，同样增加了神经损伤的可能性。为了解决上述问题，我们应用内镜保护套来保护周围软组织（Medtronic ENT）。

技术[25]

在尖牙根尖稍外上方的颊龈沟处做一约 6mm 切口，用 Freer 吸引剥离子在骨膜下平面掀起上颌骨前壁软组织。一旦找到位置，将带内镜保护套的内镜（Medtronic ENT）经切口导入骨膜下，软组织与骨质分离，使手术平面处于内镜视野内（图 5-28）。

继续向上方、外上方分离组织，暴露尖牙窝及瞳孔中线与经鼻底所作水平线交点外侧区域。如果发现神经及其分支（图 5-29），需继续分离，创造操作空间，避免损伤神经。

在上述的上颌骨前壁线条交汇处，放置尖牙窝钻孔引导器＊（Medtronic ENT）。尖牙窝钻（Medtronic ENT）在引导器背面与吸引切割器的手柄和冲水装置相连，这样可以在钻孔时冲洗骨粉。钻的转速设定为 12 000r/min 时效果最佳（低转速时骨粉会黏附于骨壁）。可以在上颌骨前壁做直径 5mm 整齐的圆孔（图 5-29b）。

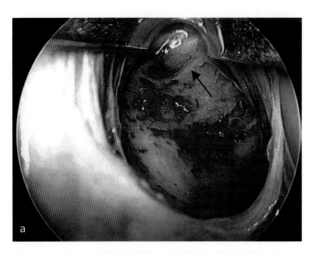

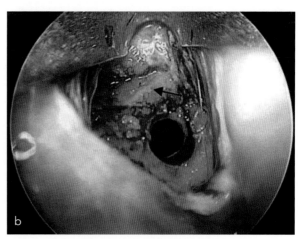

图 5-29　图 a 示暴露左侧前上牙槽神经（黑色箭头），图 b 示避免了放置尖牙窝钻时损伤神经的可能性

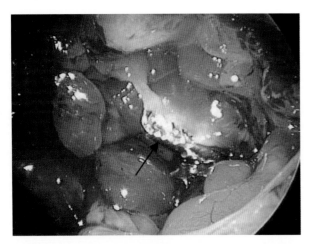

图 5-30　吸引切割器刀头经尖牙窝圆形钻孔处导入左侧上颌窦，刀头周围有大量息肉

用 Frazier 吸引器吸出钻孔内及周围组织上的骨粉，直径 4mm 的切割刀头经此圆形钻孔进入上颌窦。70° 内镜经鼻至上颌窦口，可在窦腔内看见并打开切割刀头。如果刀头被无意间放置于眼眶或软组织中，在没有看清前就启动可导致损伤（图 5-30）。用切割刀头扩大上颌窦口，切除残余钩突，切除后囟直到上颌窦后壁。切除上颌窦造口前缘处息肉样变组织和钩突。这样通过上颌窦造口可至最大视野，术者可以清除窦内的息肉和稠厚的黏蛋白。用带角度的切割刀头切除上颌窦外侧和前壁的病变。内镜可经圆形钻孔处进入上颌窦检查，以确定息肉和黏蛋白完全清除，而使上颌窦黏膜的基底膜予以保留。这样术后可以快速上皮化，利于上皮再纤毛化，重建上颌窦功能（图 5-25）。

新的尖牙窝穿刺或钻孔术并发症的临床研究[25]

为了评估新的解剖标志和尖牙窝钻孔术是否降低了并发症的发生率和并发症严重程度，我们进行了临床研究[25]，在 63 例患者中有 36 例接受了双侧手术，所以共有 99 侧尖牙窝穿刺 / 钻孔术。手术并发症的比例从 75% 降低到 44%，只有 3.3% 的患者在后续 6 个月后存在持续神经并发症，而在传统的尖牙窝穿刺术后这一比例为 28.8%。此外，出现一种以上的不良反应的患者数量从 70% 下降到 31%。按照具体术式分，行尖牙窝钻孔术 67 侧，应用新技术行尖牙窝穿刺术 32 侧，可以预见随着手术例数的增加，并发症还会进一步减少。行尖牙窝钻孔

术，可见到前 / 中上牙槽神经的患者中，并发症发生率为 40%，显著低于盲视下尖牙窝穿刺术组。在行穿刺套管针盲视下尖牙窝穿刺的患者中，并发症发生率为 53%。同时尖牙窝钻孔患者症状恢复快，有 83.3% 患者在 1 个月内痊愈，而尖牙窝穿刺患者同时期内痊愈率为 62.5%。尽管两种技术都用到了前文所述的解剖标志，钻孔术中提供了更好的视野，可看到前上牙槽神经及其分支，避免损伤[25]。此外，钻孔术为吸引切割器提供了一个边缘整齐的孔，而穿刺术可在上颌骨前壁产生骨折线，可能折断骨质中行走的神经引起损伤。

【术后护理】

建议接受尖牙窝穿刺 / 钻孔术后的患者，在术后几天内注意餐后用生理盐水漱口，直到颊龈沟切口愈合。通常切口不需缝合。建议患者术后第一天开始用生理盐水冲洗，广谱抗生素应用 5d，鼻腔和上颌窦冲洗 2 周。

上颌窦腔持续排分泌物的处理

小部分患者经过适当的鼻窦手术和扩大开放上颌窦口后，上颌窦仍持续排分泌物。对于这种顽固感染，首先用足量的敏感抗生素，部分患者应联用口服抗生素和口服激素。如果药物治疗失败，那么应该再次手术，进行上颌窦最大开放术，以达到依赖重力引流的目的[26]。

上颌窦最大开放术

手术原则是削低上颌窦口的后部直达鼻底，同时保护鼻泪管。将上颌窦造口扩大至上颌窦后壁后，在距下鼻甲前端后约 2cm 处，用血管钳将下鼻甲挤压，钳子角度指向上颌窦后上壁（图 5-31）。用内镜弯剪刀将鼻甲骨与鼻腔外侧壁剪平。然后用手术刀片，在鼻腔外侧壁下鼻甲下方，距鼻底上方约 5mm 处做一水平切口，前后一直切到鼻底。在鼻腔外侧壁上，上颌窦后壁与鼻腔外侧壁交汇处前方 5mm 处做垂直黏膜切口（图 5-32）。用 Freer 可调节吸引剥离子分离鼻底黏膜瓣，暴露鼻腔外侧壁骨质，并使垂直的黏膜瓣向后移动。用骨凿去除上颌窦内侧壁后半部上方的骨质，使前半部分完整保

留（图 5-33）。必要时，用磨钻将鼻底和上颌窦之间的残余骨质磨低，可用反咬钳在鼻泪管下方和残余的下鼻甲下方向前扩大窦口（图 5-34）。然后将黏膜瓣复位，沿鼻底和上颌窦后壁覆盖裸露的骨质（图 5-35）。

【总结】

　　处理严重病变的上颌窦应该像处理其他严重病变的鼻窦一样，去除所有息肉和黏液或脓液。为使切割刀头可到达上颌窦内各个区域，可采用上颌窦扩大开放术，结合应用上述的解剖标志行尖牙窝穿刺或钻孔术。完全清除息肉和黏液的同时保留鼻窦内基底膜，有利于术后快速恢复，重建上颌窦功能。

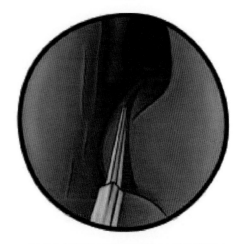

图 5-31　用弯血管钳将下鼻甲于鼻甲骨前端后 2.5cm 处压碎，并以内镜剪刀将鼻甲骨与鼻侧壁剪平

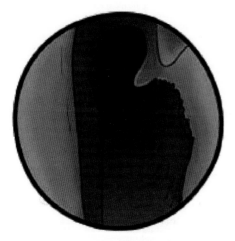

图 5-32　用解剖刀片做一如图虚线所示黏膜切口，形成在扩大上颌窦自然口后可以覆盖裸露骨质的黏膜瓣

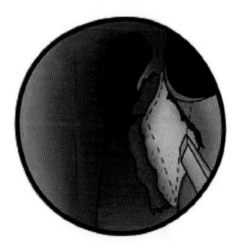

图 5-33　用骨凿去除鼻腔外侧壁的骨质，扩大上颌窦开窗至鼻底

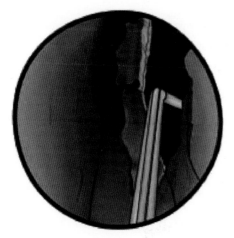

图 5-34　用反张咬钳在残余的下鼻甲和鼻泪管下方扩大窦口

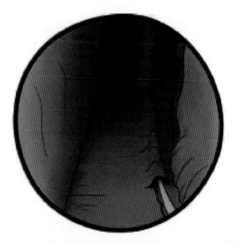

图 5-35　将黏膜瓣复位放置于裸露的骨面上，可以促进术后恢复，减少肉芽组织与硬痂形成

【前径路上颌窦手术】

前径路上颌窦手术步骤与第4章中描述的下鼻甲截骨相似，应用于肿瘤附着于上颌窦前壁的患者，建立进入上颌窦前壁的通道，并不用于治疗上颌窦炎症性疾病。该技术将在第16章涉及上颌窦肿瘤的手术技术时介绍。

【要点】

钩突切除术

钩突切除术是内镜鼻窦手术起始时的重要步骤[1-4]。如果操作不当，可能导致内镜鼻窦手术失败[1-4]。术前CT评估钩突外移很重要。我们进行的"摇门式"钩突切除术，几乎没有并发症，能准确判断上颌窦自然口位置[4]。

扩大上颌窦自然口

在进行修正性内镜鼻窦手术时，应仔细检查后囟造孔，包括临床查体和CT评估。重要的是观察上颌窦自然口区域，如果有后囟造孔或上颌窦副口，应该将两个开口合二为一。如上颌窦内病变广泛，但仍可通过自然口处理时，应注意将自然口向后充分扩大。

尖牙窝穿刺或造口术

尖牙窝穿刺或造口术可以对上颌窦前、中、下部病变进行操作。要告知患者有术后上唇、牙齿麻木的可能性，甚至有小概率出现术后永久性麻木。

上颌窦最大开放术

对于有持续性慢性上颌窦感染和囊性纤维化的患者，该术式可将窦口降至鼻底，促进重力依赖引流和更好的鼻窦冲洗。

参考文献

1. Owen R, Kuhn F. The maxillary sinus ostium: Demystifying the middle meatal antrostomy. Am J Rhinol 1995;9(6):313–320
2. Richtsmeier WJ. Top 10 reasons for endoscopic maxillary sinus surgery failure. Laryngoscope 2001;111(11 Pt 1):1952–1956
3. Parsons DS, Stivers FE, Talbot AR. The missed ostium sequence and the surgical approach to revision functional endoscopic sinus surgery. Otolaryngol Clin North Am 1996;29(1):169–183
4. Wormald PJ, McDonogh M. The 'swing-door' technique for uncinectomy in endoscopic sinus surgery. J Laryngol Otol 1998;112(6):547–551
5. Levine HL. Functional endoscopic sinus surgery: evaluation, surgery, and follow-up of 250 patients. Laryngoscope 1990;100(1):79–84
6. Yoon JH, Kim KS, Jung DH, et al. Fontanelle and uncinate process in the lateral wall of the human nasal cavity. Laryngoscope 2000;110(2 Pt 1):281–285
7. Stammberger H. Endoscopic endonasal surgery--concepts in treatment of recurring rhinosinusitis. Part I. Anatomic and pathophysiologic considerations. Otolaryngol Head Neck Surg 1986;94(2):143–147
8. Joe JK, Ho SY, Yanagisawa E. Documentation of variations in sinonasal anatomy by intraoperative nasal endoscopy. Laryngoscope 2000;110(2 Pt 1):229–235
9. Jog M, McGarry GW. How frequent are accessory sinus ostia? J Laryngol Otol 2003;117(4):270–272
10. Kirihene RK, Rees G, Wormald PJ. The influence of the size of the maxillary sinus ostium on the nasal and sinus nitric oxide levels. Am J Rhinol 2002;16(5):261–264
11. Moncada S, Palmer RMJ, Higgs EA. Nitric oxide: physiology, pathophysiology, and pharmacology. Pharmacol Rev 1991;43(2):109–142
12. Nathan CF, Hibbs JB Jr. Role of nitric oxide synthesis in macrophage antimicrobial activity. Curr Opin Immunol 1991;3(1):65–70
13. Bentz BG, Simmons RL, Haines GK III, Radosevich JA. The yin and yang of nitric oxide: reflections on the physiology and pathophysiology of NO. Head Neck 2000;22(1):71–83
14. Nakane M, Schmidt HHHW, Pollock JS, Förstermann U, Murad F. Cloned human brain nitric oxide synthase is highly expressed in skeletal muscle. FEBS Lett 1993;316(2):175–180
15. Arnal J-F, Flores P, Rami J, et al. Nasal nitric oxide concentration in paranasal sinus inflammatory diseases. Eur Respir J 1999;13(2):307–312
16. Lundberg JON. Airborne nitric oxide: inflammatory marker and aerocrine messenger in man. Acta Physiol Scand Suppl 1996;633:1–27
17. Schlosser RJ, Spotnitz WD, Peters EJ, Fang K, Gaston B, Gross CW. Elevated nitric oxide metabolite levels in chronic sinusitis. Otolaryngol Head Neck Surg 2000;123(4):357–362
18. Sathananthar S, Nagaonkar S, Paleri V, Le T, Robinson S, Wormald PJ. Canine fossa puncture and clearance of the maxillary sinus for the severely diseased maxillary sinus. Laryngoscope 2005;115(6):1026–1029
19. Desrosiers M. Refractory chronic rhinosinusitis: pathophysiology and management of chronic rhinosinusitis persisting after endoscopic sinus surgery. Curr Allergy Asthma Rep 2004;4(3):200–207
20. Seiberling K, Ooi E, MiinYip J, Wormald PJ. Canine fossa trephine for the severely diseased maxillary sinus. Am J Rhinol Allergy 2009;23(6):615–618
21. Seiberling KA, Church CA, Tewfik M, et al. Canine fossa trephine is a beneficial procedure in patients with Samter's triad. Rhinology 2012;50(1):104–108
22. Robinson SR, Baird R, Le T, Wormald PJ. The incidence of complications after canine fossa puncture performed during endoscopic sinus surgery. Am J Rhinol 2005;19(2):203–206
23. Bernal-Sprekelsen M, Kalweit H, Welkoborsky HJ. Discomforts after endoscopy of the maxillary sinus via canine fossa. Rhinology 1991;29(1):69–75
24. Robinson S, Wormald PJ. Patterns of innervation of the anterior maxilla: a cadaver study with relevance to canine fossa puncture of the maxillary sinus. Laryngoscope 2005;115(10):1785–1788
25. Singhal D, Douglas R, Robinson S, Wormald PJ. The incidence of complications using new landmarks and a modified technique of canine fossa puncture. Am J Rhinol 2007;21(3):316–319
26. Costa ML, Psaltis AJ, Nayak JV, Hwang PH. Long-term outcomes of endoscopic maxillary mega-antrostomy for refractory chronic maxillary sinusitis. Int Forum Allergy Rhinol 2015;5(1):60–65

6 额隐窝和额窦解剖与三维重建

【前言】

近年来，鼻内镜鼻窦手术用于治疗药物治疗失败后的慢性鼻窦炎[1]。随着内镜鼻窦手术的拓展应用，人们对鼻窦解剖的复杂性及其变异也有了更深入的理解[2-3]。由于其复杂多变而易混淆，额窦和额隐窝的解剖仍然是对鼻科医生的挑战[4-5]。了解鼻窦和鼻甲的胚胎学知识，有助于加深对鼻窦解剖结构的理解。在鼻部的胚胎发育过程中，鼻腔外侧壁形成6个基板或嵴，这些基板或嵴最终发育成鼻腔的重要结构。在胎儿发育早期，这些基板融合为4个。人群中尚约15%存在第五基板并发育成最上鼻甲。第一基板发育成钩突，第二基板发育成筛泡，第三基板发育成中鼻甲，第四基板发育成上鼻甲，第五基板（如果存在的话）发育成最上鼻甲（图6-1）。额窦、前组筛窦和上颌窦由钩突与筛泡间的沟裂气化而成，后组筛窦由中鼻甲和上鼻甲间的沟裂气化而成，蝶窦由上鼻甲上方的沟裂气化而成。

精确掌握额隐窝区域的解剖是保证手术安全的关键。本章详述如何在CT软件上通过轴位、冠状位和矢状位图像构建额隐窝的三维解剖图像，从而使术者能够规划进入额隐窝的手术径路，在手术过程中依次准确地辨认CT上每个点及其对应的每个气房并将其切除。在头脑中构建解剖图像可使得术者对充分理解复杂的额隐窝和额窦解剖，以及安全地清除阻塞额窦引流的气房充满信心。而对解剖认

识的似是而非则可能导致不当操作引起的手术失败，或增加损伤颅底、眼眶、筛前动脉等重要结构的风险[4,6]。

【额隐窝和额窦的解剖学基础】

未能准确清除阻塞额窦引流的气房是导致内镜鼻窦手术失败的常见原因之一[4-6]。额隐窝区域的手术容易使术者产生紧张心理，术野周围是嗅凹外侧壁（颅底最薄的部分）、前颅底（筛凹），筛前动脉、眼眶等重要结构，手术风险大。额隐窝前壁由厚的上颌骨额突组成，又称额嘴（图6-2）。额嘴的大小与鼻丘气房气化程度相关，大的鼻丘气房对应

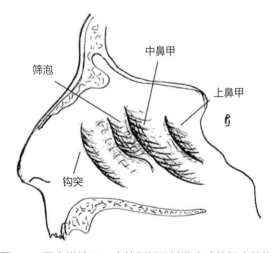

图6-1　图中描绘了4个外侧板及其发育成的相应结构

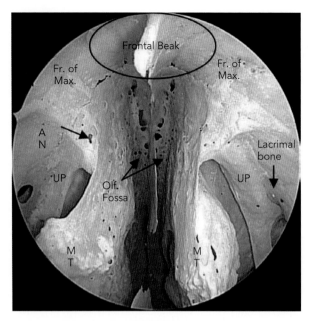

图 6-2　内镜下颅骨的额隐窝和额嘴骨解剖

双侧上颌骨额突（Fr. of Max.）在中线愈合形成额嘴。嗅凹（Olf. fossa）的两个边界是中鼻甲（MT）和鼻中隔，顶壁是筛板。显示了鼻丘气房（ANC）的位置，这个气房的气化决定了额嘴的大小。UP：钩突；Frontal Beak，额嘴；Lacrimal bone，泪骨。

的是小的额嘴，如果鼻丘气房缺如或气化不足，则额嘴向额隐窝延伸，接近向前突出的前颅底，导致额窦口狭窄。因此，额嘴与颅底间的前后径在很大程度上由鼻丘气房的气化程度决定（图 6-3）。

额隐窝内侧壁由嗅凹外侧壁构成，其高度由筛板的位置决定。Keros[7] 根据嗅凹的高度将其分为三型：Keros Ⅰ 型（<3mm），Keros Ⅱ 型（3～7mm），Keros Ⅲ 型（>7mm）。术中所显露出的嗅凹的大小随着不同的 keros 分型而有较大差异。嗅凹外侧壁的骨质仅厚 0.05～0.2mm，容易被穿透[8]。

额隐窝外侧壁由眶纸板构成。额隐窝后壁由筛泡前壁上端构成。当筛泡前壁上部未达颅底时，则形成筛泡上隐窝（图 6-3），与额隐窝相延续。

额隐窝的顶壁由筛凹构成，骨质一般较厚，不易穿通。我们研究发现：59% 的患者右侧筛凹高于左侧。同时，筛凹顶壁呈一斜面，内侧低于外侧。筛前动脉和神经从外向内呈 45° 横穿筛凹（图 6-4），通常位于筛泡前壁颅底附着处的后方，而当出现筛泡上隐窝时，则筛前动脉走行于额隐窝内。有 14%～43% 的病例（我们的研究中是 34%）筛前动脉走行在悬吊于颅底的系膜内[9]。术前 CT 评估时，应注意观察筛前动脉的位置，是紧贴颅底，还

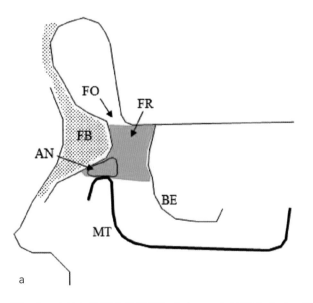

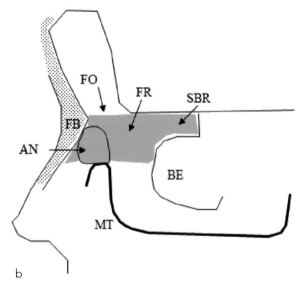

图 6-3　小的气化不良的鼻丘气房（ANC）的影响（a）；额嘴（FB）较大，额窦口（FO）的前后径较短。阴影部分表示额隐窝（FR）的范围，前至额嘴，后至筛泡（BE）。气化良好的鼻丘气房（AN）对应小额嘴（FB）和大额窦口。当筛泡基板向上未达颅底时，形成筛泡上隐窝（SBR）（b）

MT：中鼻甲。

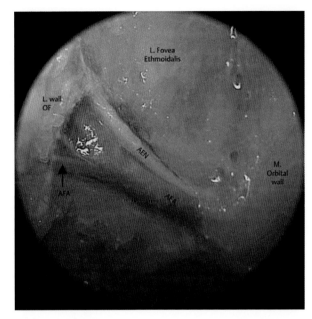

图6-4　左侧筛凹（L. Fovea Ethmoidalis）的尸头照片显示筛前动脉（AEA）和筛前神经（AEN）离开眼眶成45°角，由外侧向内侧沿颅底走行。可以看到在它到达嗅凹的外侧壁（L.wall OF）时发出大脑镰前动脉（AFA）M. Orbital wall：眶内壁。

是走行在悬吊于颅底的系膜内；同时注意是否出现筛泡上隐窝（图6-5）。

如果术中切断了筛前动脉（这种情况通常发生在其走行在悬吊于颅底的系膜内时），它可以回缩入眶并导致眶内出血，引起眶内容积增大、压力增加，牵拉视神经致视网膜动脉供血减少而继发视力

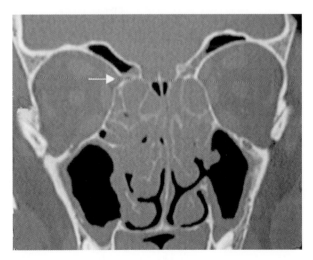

图6-5　右侧筛前动脉走行在系膜内（白色箭头）。注意眶纸板上的一个尖是筛前动脉出眶的位置

受损。

【钩突】

过去钩突被认为是额隐窝手术的关键[8]，而在本章，我们建议将鼻丘气房作为额窦手术的关键[10-11]。90%以上的患者存在鼻丘气房[12]，理解钩突与鼻丘气房之间的关系十分重要。以往大家熟知钩突上端的附着部位要么是颅底、要么是眶纸板、要么是中鼻甲（图6-6）[5,8,13]，然而，对钩突上端如何向上与鼻丘气房、前组筛气房相关联却知之甚少。

钩突附着于眶纸板

大多数情况下，钩突构成鼻丘气房内侧壁的后半部分，鼻丘气房的前半部分位于上颌骨额突的后面，与钩突没有关联。85%的患者钩突在构成鼻丘气房的内侧壁后部后插入眶纸板，其中大部分向上延伸向筛泡基板发出分支骨板，在其从筛泡向前延伸附着于鼻丘气房内侧壁和额嘴过程中，将额隐窝从后向前分成两部分[14-15]。这时，额窦引流向骨板内侧（图6-7）。

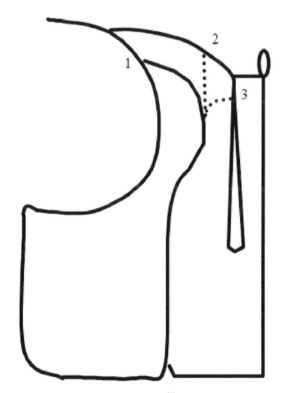

图6-6　经典钩突附着部位分型[8]

1：附着在眶纸板；2：附着在颅底；3：附着在中鼻甲。

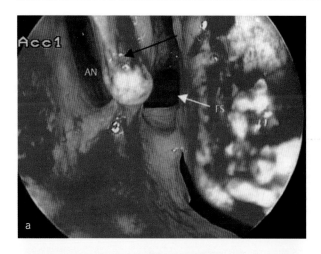

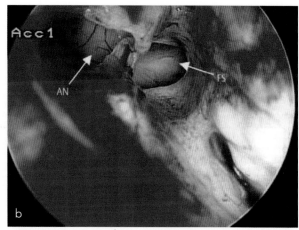

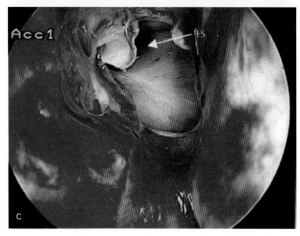

图 6-7　右侧额隐窝术中照片显示（a）钩突（黑色箭头）向上构成鼻丘气房（AN）的内侧壁；进一步向上切除内侧壁/钩突的上部，显示鼻丘气房的顶壁和额窦口（FS）（b）；鼻丘气房顶壁仍有小部分残留（c），可见额窦口

单一大鼻丘气房与额窦口的关系是额隐窝最简单的解剖关系，需借助分析冠状位和矢状位CT（图6-13），然后确定额窦引流通道与额隐窝气房之间的关系[16-18]。如图6-8显示如何通过"搭积木"的方式构建额隐窝三维解剖图形。

钩突附着于中鼻甲

第二种解剖变异是出现更大的单个鼻丘气房，将钩突上端向内侧推移，使之附着于中鼻甲（图6-9）。同时，鼻丘气房将额窦引流通道向后推移，术者不能沿钩突内侧进入额窦引流通道，而需用刮匙沿额窦引流通道探至鼻丘气房后壁后方，向前将鼻丘气房后壁和顶壁骨折后切除，暴露额窦口。

下面一组连续的CT图片和术中解剖照片，说明钩突上端如何构成鼻丘气房内侧壁。钩突上端被鼻丘气房推至中鼻甲，继而向后构成鼻丘气房顶壁并附着于眶纸板（图6-10和图6-11）。

钩突附着于颅底

第三种解剖变异是钩突上端附着于颅底。少数情况下，钩突与鼻丘气房没有直接关系。接下来用一组连续的CT图片和术中内镜照片说明这种解剖变异（图6-12）。

钩突在鼻丘气房内侧向上附着于中鼻甲与颅底交界处，白色虚线指示的是矢状位扫描平面的位置。

有时，钩突构成位于鼻丘气房上方的额筛气房的内侧壁，而额筛气房将钩突上端向上推至颅底（图6-13），与此相关的额筛气房解剖变异及其分型将在随后讨论。以下尸体解剖和CT图片显示右侧的单个气房将钩突的附着处推至颅底。

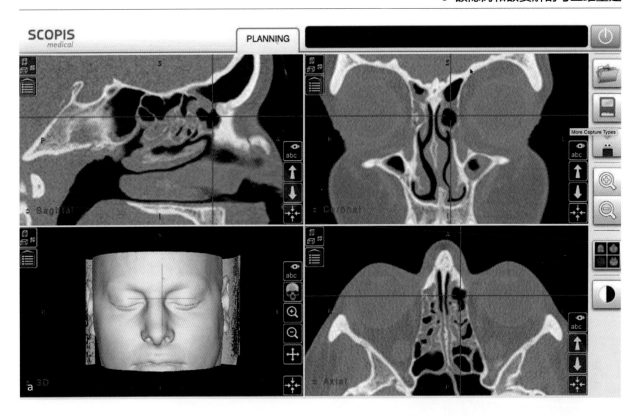

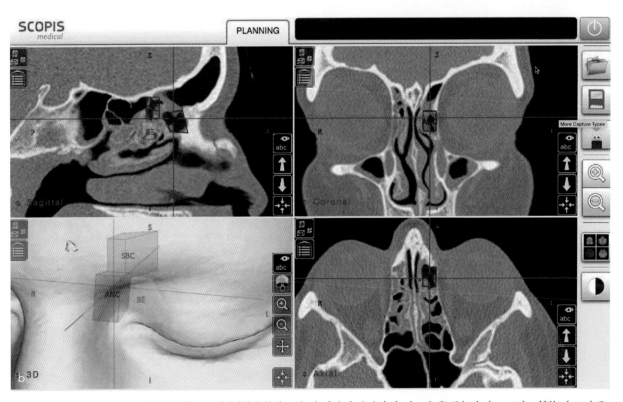

图 6-8　冠状位、轴位和矢状位扫描显示左侧单个的鼻丘气房（十字中心）（a）。在鼻丘气房（ANC）、筛泡（BE）和筛泡上气房（SBC）的位置搭建三维重建的积木模型（b）

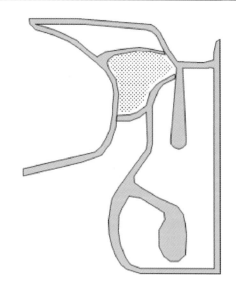

图 6-9　示意图显示单个大鼻丘气房将钩突上端的附着点推向中鼻甲

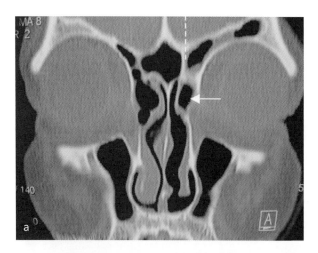

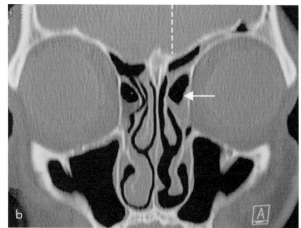

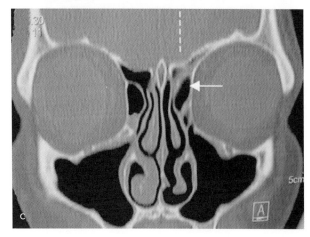

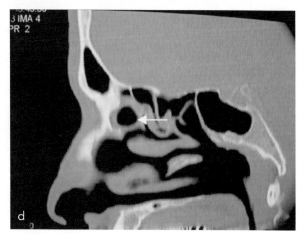

图 6-10　白色箭头显示鼻丘气房。虚线显示矢状位扫描的位置，扫描顺序为 a、b、c 和 d，可以看到钩突被鼻丘气房推向内侧，接触了中鼻甲，然后继续向后构成鼻丘气房的后壁和顶壁，最终插入眶纸板

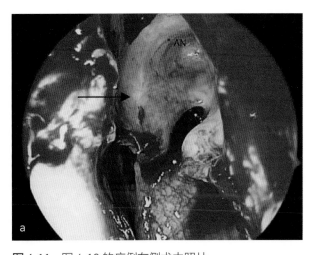
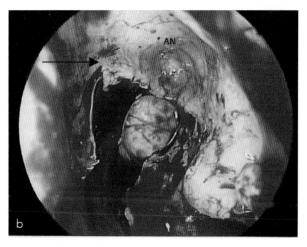

图 6-11　图 6-10 的病例左侧术中照片

黑色箭头指示钩突，它构成了鼻丘气房（ANC）的内侧壁，并先附着在中鼻甲上，然后继续向上构成鼻丘气房的顶壁并插入眶纸板。

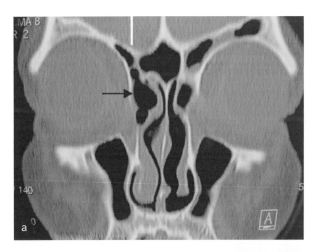
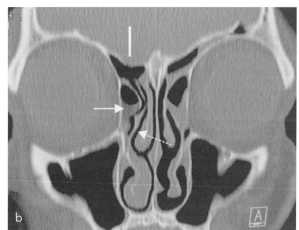
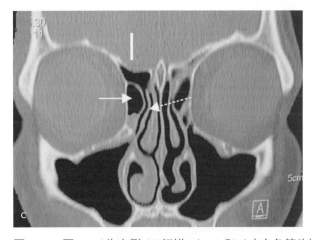
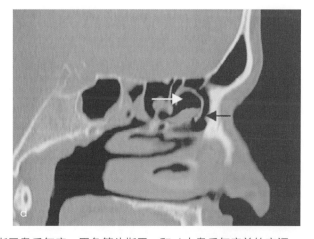

图 6-12　图 a ~ d 为右侧 CT 扫描，b、c 和 d 中白色箭头指示鼻丘气房。黑色箭头指示 a 和 d 中鼻丘气房前的空间。图 a、b 和 c 中白色垂直实线指示 d 中矢状位 CT 的位置。白色虚线指示在 b 和 c 中钩突与鼻丘气房分离。图 e ~ g 显示右侧 a ~ d 的 CT 表现的术中照片。e 对应的是图 a 的 CT，显示鼻丘气房完整（白色箭头）；黑色箭头显示钩突继续向上附着在中鼻甲和颅底的交汇处。鼻丘气房的前壁已经开放，可见钩突（f，黑色箭头）与鼻丘气房分离。钩突（g，黑色箭头）插入颅底。白色箭头指示残留的鼻丘气房的顶壁

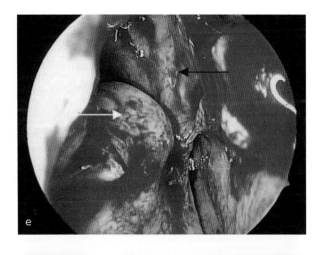

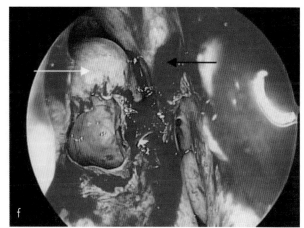

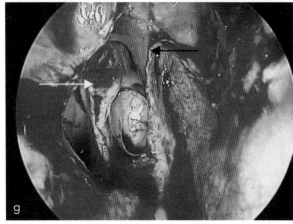

图 6-12（续）

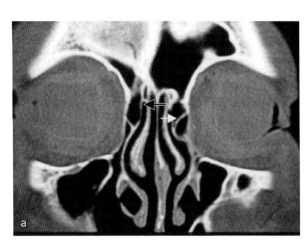

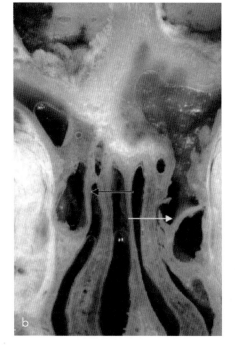

图 6-13　尸头解剖标本及其 CT

右侧钩突（白色箭头）被鼻丘气房内上方的小气房推向颅底和中鼻甲。左侧钩突上端形成了鼻丘气房的顶壁（黑色箭头）。注意额窦引流于鼻丘气房的正上方。

鼻丘气房

额隐窝存在诸多可能的解剖变异。要理解额隐窝诸多复杂的解剖关系，首先要从简单关系入手。其中最简单的情况是单一鼻丘气房，不存在额筛气房。鼻丘气房是位于最前方的筛房，出现率为93%。鼻丘气房形成中鼻甲前端鼻腔外侧壁的隆起（图6-14）。在冠状位CT上，从前向后序贯分析，鼻丘气房先于中鼻甲出现（图6-15）[5,12]。

注意：钩突只与鼻丘气房的后半部分相关，而与其前半部分无关，这就是为什么在冠状位CT上在鼻丘气房的前半部分并不能看到钩突的原因（图6-15），二者关系见图6-16和图6-17。

冠状位CT上额窦向额隐窝的过渡

术前术者通过冠状位CT了解鼻丘气房、额嘴、额隐窝之间的关系，识别从额窦向额隐窝的过渡。图6-16显示了在冠状位CT上辨认鼻丘气房前半部分和额窦。

如果在冠状位上划线"1"，则额嘴显示为额窦下方的连续骨桥（图6-16，图6-17斜线阴影部分）。这条线在钩突的前方，因此在冠状位上看不

到钩突。在此可以很容易将额窦（额嘴之上）和额隐窝区分开。图6-17中线"2"显示了额嘴后方经过钩突和鼻丘气房后半部分的冠状位的切面。这张图显示了从额窦到额隐窝的过渡过程中（图6-16中的额嘴）骨的连续性消失，而出现了钩突。冠状位的切面图显示了鼻丘气房的后半部分与钩突上份之间的关系。这个部分的钩突构成了鼻丘气房的内侧壁和后壁，并体现了鼻丘气房（点状阴影区域）、额嘴和额窦底之间的关系（斜线阴影区域）。图6-16和图6-17中斜线阴影区域是额嘴上方的额窦。额嘴构成了额窦的底（图6-2）。从这些图中可以看出，鼻丘气房位于钩突的前方，但其后半部分与钩突延伸向上的部分关系密切（图6-18）[10]。

轴位CT上额窦向额隐窝的过渡

读懂轴位CT对于术者判断额窦如何向额隐窝引流至关重要。为了准确判断额窦的引流，术者需要沿着额窦的方向，从上到下（头侧到脚侧）连续观察轴位的CT扫描。通过这些扫描来理解额窦如何向额隐窝过渡十分重要。额窦比较容易辨认，当额窦向额隐窝（图6-19a）过渡时，逐渐变窄并形成方形（图6-19b）。在这个水平，双侧额窦的后壁呈一条直线（图6-19b）。随着颅底逐渐向后退，方形向后变长但始终呈长方形。这是额窦向额隐窝过渡的阶段（图6-19d，f）。随着这些盒子的后缘逐渐变成一个点，扫描就到达了额隐窝。注意这里前面的骨壁在不同水平面的变化。在图6-19b，d，额

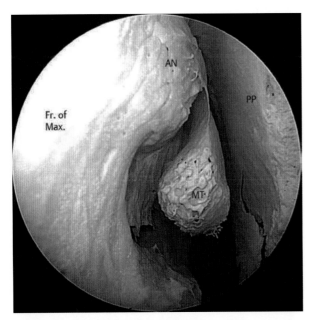

图6-14　内镜下右侧鼻腔干颅骨照片，鼻腔外侧中鼻甲前方可以清晰地看到的隆起是鼻丘气房（ANC）

Fr. of Max.：上颌骨额突；PP：筛骨垂直板。

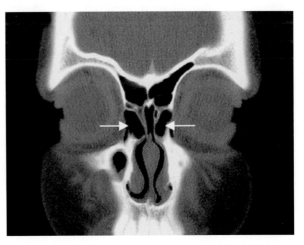

图6-15　CT显示鼻丘气房位于中鼻甲的前方（白色箭头）

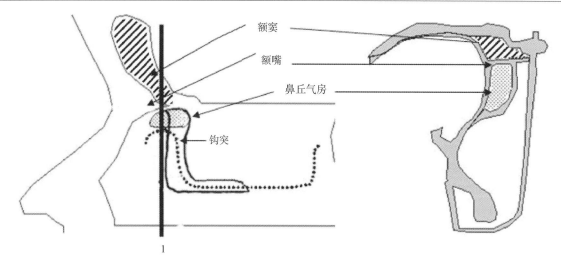

图 6-16 示意图显示鼻丘气房的矢状位观

线 1 为中鼻甲前的鼻丘气房前部冠状位切线。斜线阴影表示额嘴上方的额窦。

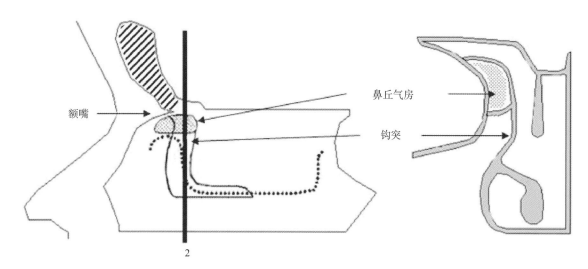

图 6-17 示意图显示矢状位观

线 2 为稍后一点的鼻丘气房前部冠状位切线

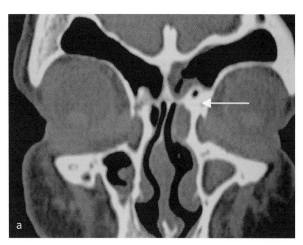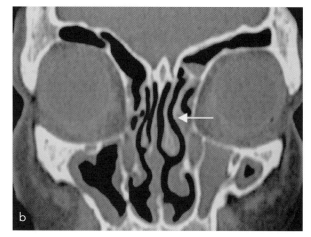

图 6-18 钩突前的冠状位 CT（a），白色箭头指示左侧额窦底（额嘴）；经过钩突的冠状位 CT（b），钩突构成了鼻丘气房的内侧壁及顶壁

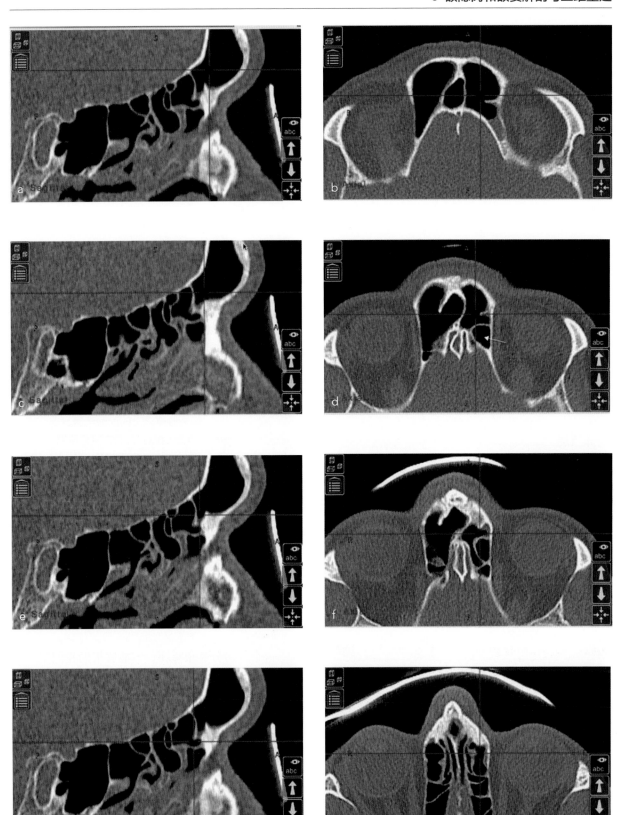

图 6-19　连续的矢状位和对应的轴位 CT，矢状位上十字中心显示轴位的所在切面（a~j）。图 e 和 f 是由额窦向额隐窝过渡。注意 e 和 f 可见鼻根部厚的骨质。十字中心所示为为额窦（a、b），c 为额窦口，g 为鼻丘上气房，以及鼻丘气房（i）

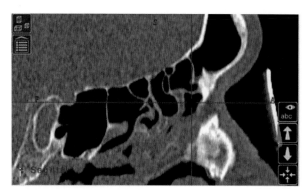 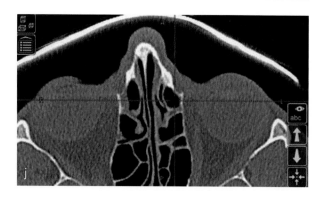

图 6-19（续）

窦前壁的骨均匀、较平而且不太厚。到达额嘴上部份时，前面的骨变得厚得多（图 6-19f）。在图 6-19f，h，额窦前壁变弯曲，表示到达了鼻根部。在图 6-19h，鼻根已完全显现，额嘴很厚。在图 6-19j，额嘴消失，前面仅剩下鼻骨。还要注意筛泡上额气房是如何在额窦后壁出现的，初期即可见（图 6-19d，白色箭头）。

额筛气房

分类

单一的鼻丘气房仅是额隐窝区解剖诸多变异的一种。1995 年，Fred Kuhn 将额窦和额隐窝的气房进行分类。但是，最近发表的 2016 年专家共识重新做出更为简单实用的分类，见表 6-1。

表 6-1 额筛气房的分类

名称	定义	缩写
前组气房	将额窦引流通道推向内侧、后方或后内侧	
鼻丘气房	中鼻甲前面或中鼻甲插入鼻腔外侧壁最前部的正上方的气房	ANC
鼻丘上气房	鼻丘气房上方的前外侧筛房（没有气化进入额窦内）	SAC
鼻丘上额气房	进入到额窦内的前外侧筛房。小的鼻丘上额气房仅到达额窦底，大的鼻丘上额气房可以显著进入额窦甚至到达额窦的顶	SAFC
后组气房	将额窦引流通道推向前方	

续表

名称	定义	缩写
筛泡气房	上颌窦口上方的气房	BE
筛泡上气房	没有进入额窦的筛泡上方的气房	SBC
筛泡上额气房	起源于筛泡上的区域，沿着颅底气化到额窦后部的气房。颅底构成了这个气房的后壁	SBFC
眶上筛房	位于眼眶之上的前筛气房，在筛前动脉前方、后方或包绕着筛前动脉。它经常构成气化良好的额窦后壁的一部分，与额窦之间仅有一个骨隔	SOEC
内侧气房	将额窦引流通道推向外侧	
额窦中隔气房	基底位于前组筛房内侧或额窦下方的气房，到达或在额窦中隔内，与额窦内侧的引流有关，将额窦引流通道推向外侧或后方	FSC

这个气房分类很重要，它能够帮助我们用三维重建的方法理解额隐窝的解剖。然而，额窦引流通道才是 CT 阅片时需要判定的最重要的解剖特征。新的国际额窦解剖分类（International Frontal Sinus Anatomy Classification，IFAC）[15] 将额气房分为三组：将引流通道推向内侧、后内侧或后方的气房（鼻丘气房、鼻丘上气房、鼻丘上额气房——这些气房常与上颌骨额突相关）；将引流通道推向前的气房（筛泡、筛泡上气房、筛泡上额气房、眶上筛房——这些气房常与颅底相关）；将引流通道推向外侧的气房，这些气房常与额窦中隔相关（额窦中隔气房）。IFAC 是一个由部分优秀鼻科学家达成的

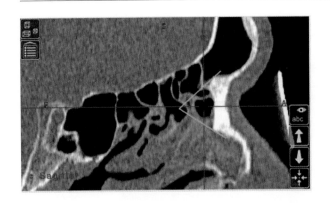

图 6-20 绿色箭头之间的区域为上颌骨额突。此病例可见一个巨大的鼻丘气房（十字中心）和鼻丘气房上的鼻丘上气房

共识性文件。这份共识改进了过去的额窦和额隐窝气房分型（改良的 Kuhn 分型）[16-17]。强调根据气房位置和对额窦引流通道的影响来分型。上颌骨额突构成了额隐窝的骨性前壁（图 6-20）。

上颌骨额突构成额嘴。额筛气房进一步依据其数量和经额窦口深入额窦的程度进行分类[15]。IFAC 将这些气房分为鼻丘上气房和鼻丘上额气房。

【额隐窝解剖重建的"搭积木"理论】

为了重建额隐窝区域气房的三维结构，采用"搭积木"法，每个气房被视为一块积木[10,16-17]。在这个区域的手术，为了安全地将额隐窝的气房清除干净，术者必须准确地知道开放的是哪个气房，以及以什么顺序去开放每个气房。为了在头脑中构建出额隐窝区的气房图，将光标放在轴位 CT 的鼻骨上，然后在冠状位 CT 上由前向后缓慢滚动。这样可以在冠状面上通览额隐窝气房。现在，将光标在轴位和矢状位间来回切换，确认在冠状位上看到的每一个气房。结合 Scopis 软件，软件会生成搭积木式的模型，并最终在 CT 上直接勾画出引流通道。软件还允许在三个平面上操控这些积木。将光标放在冠状位的第一个气房上（通常是鼻丘气房，但在这个例子中是鼻丘上额气房）（图 6-21a）。这个气房还可以在矢状位和轴位上被识别出来（图 6-21a）。

现在，在冠状位 CT 的这个气房的位置上搭建一个"积木"。在 CT 上第一个搭建的积木呈白色，搭建好这个积木之后，术者要回顾在冠状位、矢状位和轴位三个平面，然后考虑在哪个平面上调整这个积木会使之最符合这个气房的形态。例如（图 6-21a）积木放在鼻丘上额气房的位置，而与矢状位上的气房就不吻合，此时就需要在矢状位上调整这

个积木，直至吻合（图 6-21b）。一旦鼠标按住积木角上的圆圈并进行调整，其他平面（冠状位和轴位）上的积木就不能被再操控。如果你决定在其他平面操控积木，就需要将这个积木删除，并新建一块积木。可以通过点击屏幕上的"IFAC"按钮按照 IFAC 法则给积木命名（图 6-21c、d），逐个将构成额隐窝的每一个气房辨认出并变成积木搭建、调整好（图 6-21e）。注意例中有两个鼻丘上气房，命名为 SAC1 和 SAC2。现在，我们可以看到代表额隐窝和额窦的气房的积木块，并可以将其放大、旋转，在图 6-21e 上观看其重建后的三维图像。可以通过点击画着一个眼睛的那个 ABC 按钮将气房的名字隐藏起来（图 6-21f），此时气房的名称缩写消失，而气房的图形仍保留。再次点击这个按钮则可以恢复这些气房的名称。接下来，软件可以用于描绘出气房间额窦引流通道（以搭积木的方式）。定义引流通道最简便的方法是用矢状位 CT 上的箭头按钮，在矢状位 CT 上前后移动直到确认可以在矢状位上描绘出引流通道（图 6-21g）。一旦在 CT 上画出了引流通道，在不同位置的扫描中都可以看到一个滑块，这个滑块可以在不同的平面滚动。确认额窦引流通道是否正确的方法是在轴位 CT 上沿着引流通道滚动滑块，从额窦到额窦口再到额隐窝。如果需要修正引流通道，则可以将鼠标放到引流通道上，光标会变成手形，可以很容易地抓取引流通道并将其拖放在正确的位置。注意图 6-21h，引流通道通过鼻丘上额气房而不是走行在其内侧，在轴位用鼠标抓取并把它拖到正确的位置上（图 6-21i）。这个操作也可以在其他平面，即在冠状位或矢状位完成。确认了引流通道的正确位置，则术者可以回顾这些气房和引流通道的解剖并规划手术

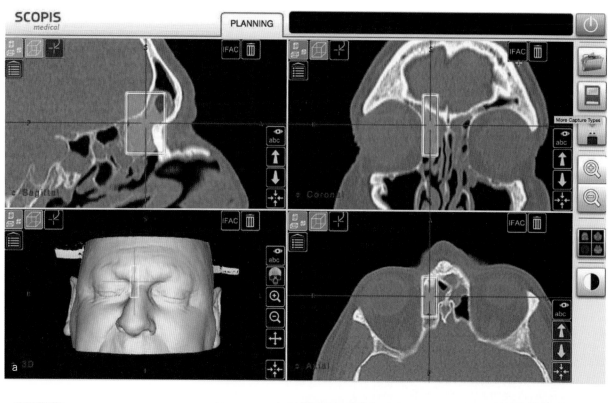

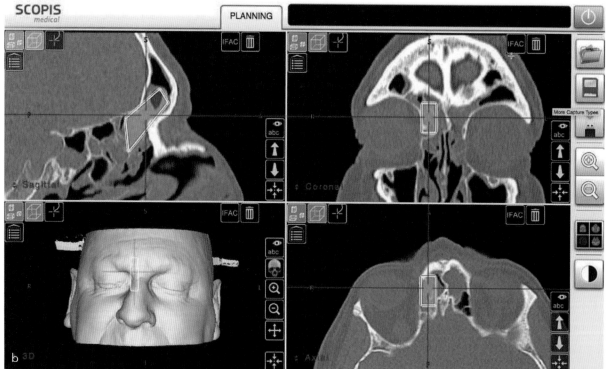

图 6-21 Scopis 软件的基础应用

图 a 示在鼻丘上额气房的位置搭建了积木模型。在矢状位平面调整积木的角（b），打开 IFAC 分型菜单（c），选择气房分型并在图 d 中显示。所有气房均按照 IFAC 分型构建了积木模型（e）。如图 f 所示，可以通过按"eye"按钮隐藏气房名称缩写。额窦引流通道在 CT 上被勾画出来（g），通过用白色箭头在轴位上滚动片子调整引流通道的位置（h）。在所有的三个平面，都可以当鼠标光标变成手形时抓取引流通道将其调整到正确的位置（i）。图 j 显示最终的 3D 重建模型，每块积木代表一个气房，线代表额窦引流通道。

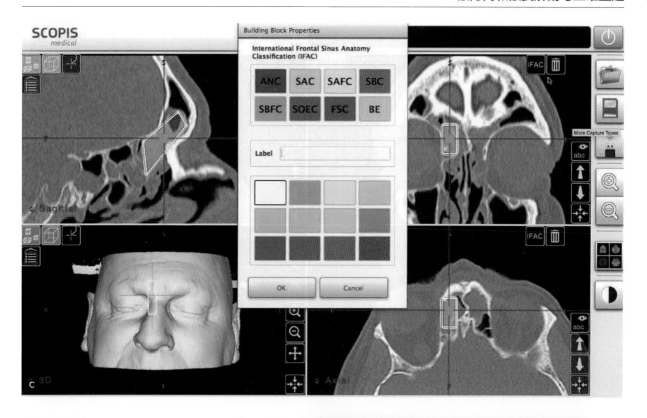

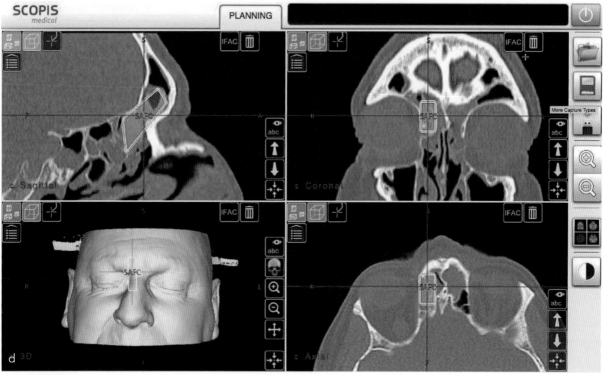

图 6-21（续）

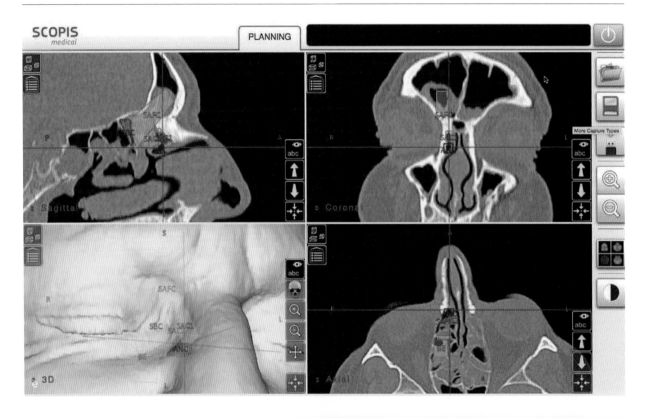

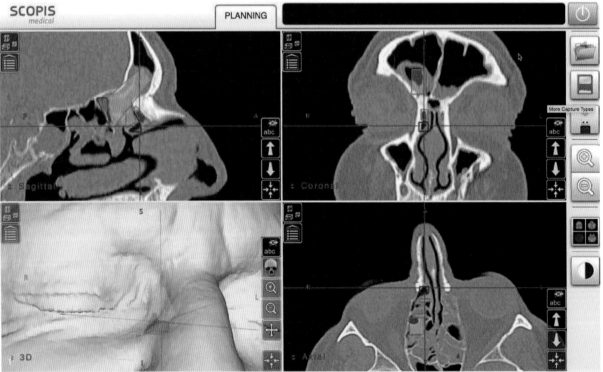

图 6-21（续）

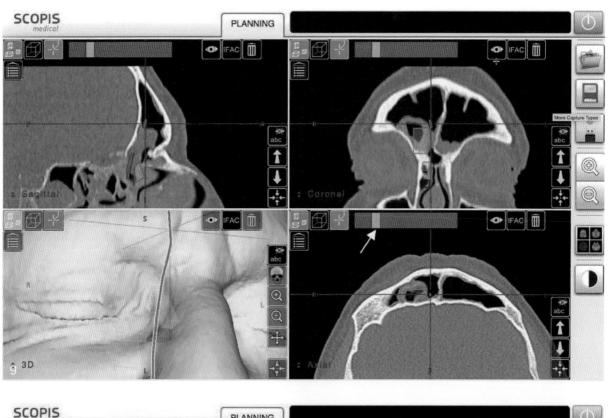

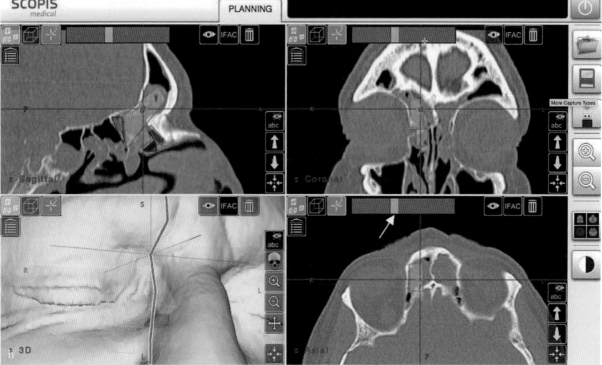

图 6-21（续）

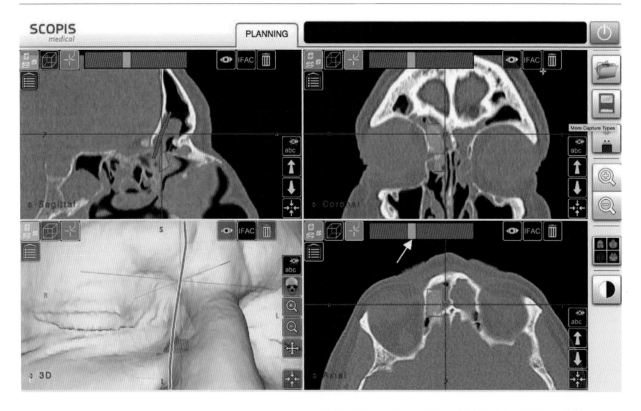

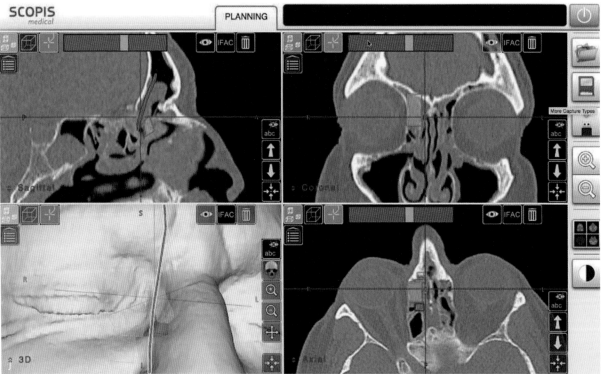

图 6-21（续）

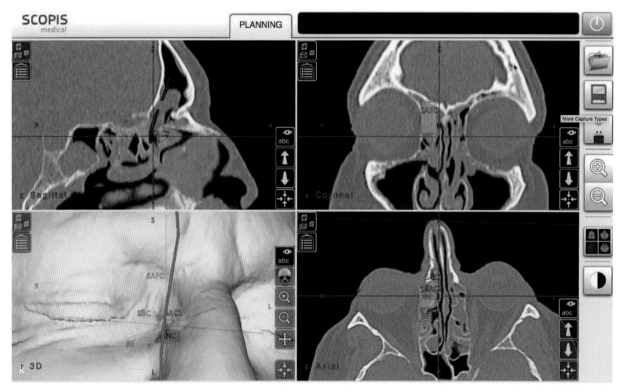

图 6-21（续）

了。注意引流通道是如何先走行在鼻丘上额气房的前面再转向鼻丘上额气房、鼻丘上气房及鼻丘气房的内侧的（图 6-21j）。在图 6-21k，各个气房的名字再次标注，这样可以帮助术者完全理解这些气房和引流通道的三维结构。

至此，我们集中说明了鼻丘气房、鼻丘上气房和鼻丘上额气房。随着我们向后进入到前筛气房，筛泡气房和筛泡上气房变得重要起来。大多数患者都存在筛泡上气房。如果在矢状位和轴位上找不到筛泡上气房与额窦引流通道的分隔，则在冠状位上很难辨认找到筛泡上气房（图 6-22）。这个气房贴近颅底使得颅底构成了它的顶壁（图 6-22）。特别是其前壁向前突向额窦口时，很容易阻塞额窦的引流通道。

引流通道：额隐窝解剖的关键概念

额窦如何通过额隐窝的一系列气房引流是术者需要建立的最重要的概念。一旦每个气房被重建，明确了气房间的关系，接下来术者需辨认额窦引流通道[16-18]。在 CT 上辨认并描绘出引流通道后，就可以将其在额隐窝的三维重建中构建出来。确认引流通道的最佳位置是通过轴位扫描观察（图 6-21g）。术者由额窦开始，追踪引流通道到额窦口，然后再通过这些气房到额隐窝（图 6-21g、j）。如果引流通道定位偏离的话，可以很容易地用光标在 CT 上将引流通道拖到正确位置上。操控引流通道的最好位置是在轴位，当然在冠状位和矢状位也能完成。在解剖额隐窝的过程中，器械（探针或刮匙）沿着引流通道进入，将确认的气房骨折，以扫清通道[17]。通常引流通道在内侧（如例中所示），或者在这些气房的后面，这些气房可以被很安全地向外侧或向前骨折。然而，引流通道在前面的话，将气房向后面颅底方向骨折的话就需要格外小心了。当引流通道在外侧，气房的骨壁很薄或器械需要尽可能伸入气房的后方将其骨折并切除时要特别小心。当切除残余的骨片时，可以用长颈的咬切钳。注意器械不要轻易穿透气房的顶壁，因为有时术者自信地认为他 / 她面对的这个气房与颅底之间仍有空隙，如果一旦出错，而此时实际已经位于这个气房的上面，错误地将器械穿透气房的"顶壁"，将导致器械进入前颅窝。如果器械能够沿着引流通道导入，且轻柔而毫无阻力地骨折并清除这些引流

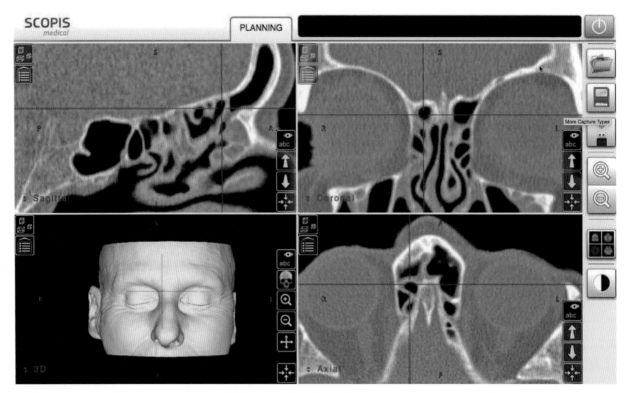

图 6-22 筛泡气房的正上方气房被定义为筛泡上气房（十字中心）其在三个平面皆可见。注意其前壁侵占了额窦引流通道

通道上的气房，就不会危及前颅窝或者眼眶[16-19]。

【额隐窝和额窦的解剖变异】

鼻丘上气房

鼻丘上气房是鼻丘气房上方的一个或多个前筛气房（图 6-23），这种与鼻丘气房相关的气房很常见，可导致额隐窝解剖的显著变化。将其三维结构概念化的表现方法就是在鼻丘气房上方搭建一个或两个积木（图 6-23）。

CT 显示（图 6-23）左侧鼻丘气房上面的鼻丘上气房标记为 SAC1 和 SAC2。矢状位和三维重建的影像可以确认它们的位置。注意观察这两个鼻丘上气房在鼻丘气房的上方但没有进入额窦，额窦引流通道位于鼻丘上气房和鼻丘气房的内侧（图 6-23）。

鼻丘上额气房

额筛气房进一步气化进入到额窦底以上的额窦（下部）内，超过了额嘴（图 6-8 中斜线阴影区域）

则被定义为鼻丘上额气房（图 6-24）。观察额窦如何向额隐窝过渡时，可以看到构成额隐窦底的连续的骨线消失（图 6-16、图 6-17）。如果气房进入了额窦的底，则可见其位于额窦底的骨线的上方（图 6-16 和图 6-17）。鼻丘上额气房（图 6-24 中粉色的点）常位于额窦口的外侧，将引流通道推向内侧并使之变窄（阻塞）。图 6-25 中，左侧骨性的额嘴（红色的十字中心）构成额窦的底。这些气房常导致额窦引流通道显著变窄（图 6-24、图 6-25）。

鼻丘上额气房：小或大

小的鼻丘上额气房气化进入额窦底，而大的鼻丘上额气房则可以显著气化进入额窦。例如图 6-26 中，大的鼻丘上额气房气化到额窦内并导致额窦引流通道狭窄。在近期发表的文章中，我们建议区分巨大的鼻丘上额气房和小的鼻丘上额气房[17]。大多数小的进入额窦底的鼻丘上额气房可以经额窦口在下面切除。如果患者额窦口的前后径很窄，完全内镜下经鼻切除巨大的鼻丘上额气房就不太可能，此时就需要磨开额窦底或经眉弓的额窦钻孔，以使器

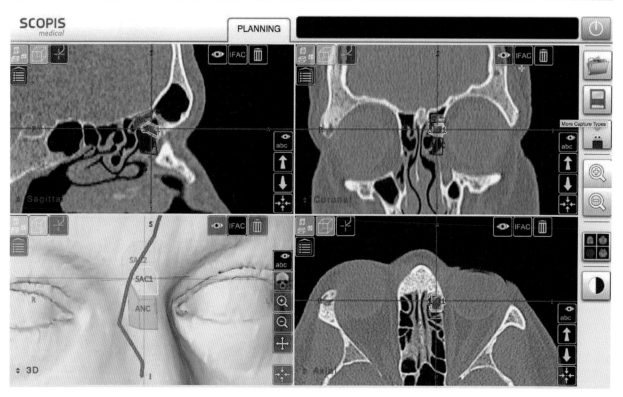

图 6-23 额隐窝的三维重建反映了鼻丘气房的上面有两个筛泡上气房（SAC1 和 SAC2），它们阻塞了额窦口的引流通道（粉色线 / 点）

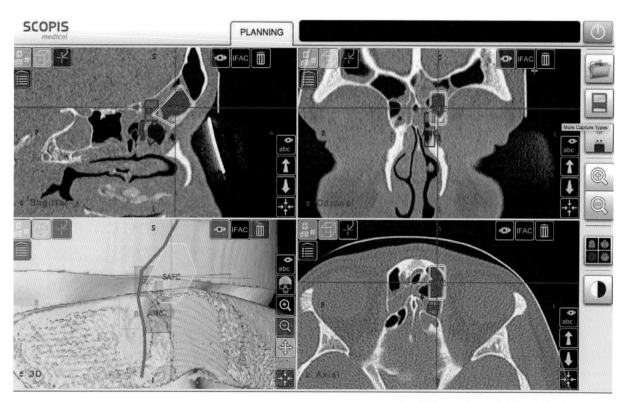

图 6-24 所有三个平面均可见一个大的鼻丘上额气房（十字中心）。额窦引流通道被推向内侧并被压缩在这个气房和颅底之间（轴位的粉色点）

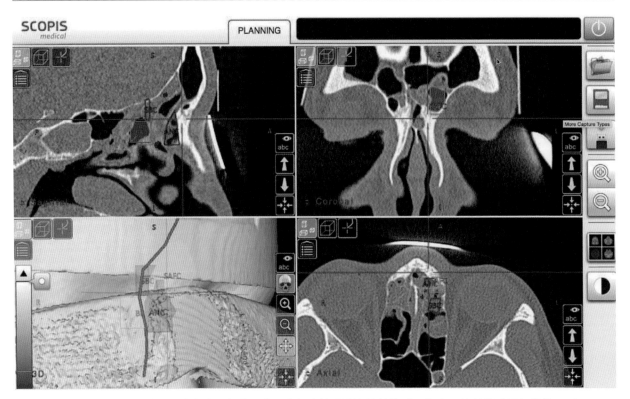

图 6-25　十字中心位于额嘴上。它在鼻丘气房和鼻丘上气房的顶壁连接处构成了额窦口的前壁（见矢状位 CT）

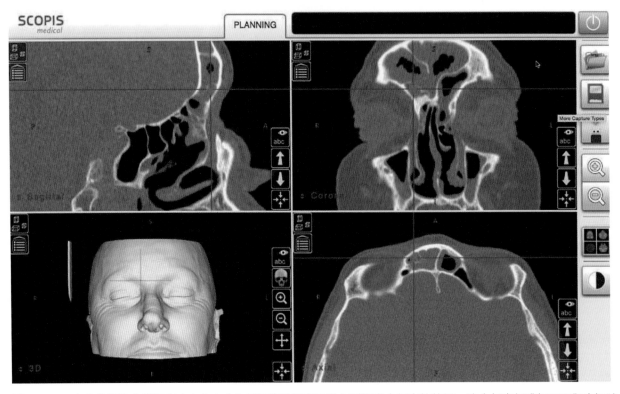

图 6-26　一个大的筛泡上额气房（十字中心）经狭窄的额窦口进入到额窦内很高的位置。这个气房很难经下面彻底切除

械能够进入额窦并切除这些气房。

筛泡上气房

筛泡上气房（supra bulla cells，SBCs）是位于筛泡上方的气房。除非存在筛泡上隐窝，否则筛泡上气房的前壁往往与筛泡相延续（图6-27）。筛泡上隐窝是筛泡上方的空间（图6-28），它与额窦引流通道和额隐窝相延续。如果筛泡完整，则额窦引流通道位于其内侧，筛泡上气房的内侧壁也同样构成筛泡的内侧壁。然而，筛泡上气房经常突到额窦口并在阻塞额窦口中扮演重要角色。图6-29显示了一个巨大的筛泡上气房（十字中心）的前壁阻塞了额窦出口并且影响了额窦引流通道的大小和位置（图6-29）。

筛泡上额气房

筛泡上额气房是指源于筛泡上的筛泡上气房，向额窦口移行进入额窦内。颅底构成筛泡上额气房的顶壁。由于气房移行进入额窦，在矢状位显示其与颅底相连（图6-30十字中心）。在轴位上，可以清晰地看到额窦的后壁即为其后壁。如果这些气房突出到颅底之前，它们常常表现为额窦内一个孤立的气房（图6-31，十字中心）。筛泡上额气房的临床重要性在于它们将额窦引流通道推向前方，在切除时需要将刮匙或探针在其前方伸入，并将其骨壁向后方骨折。

额窦中隔气房

这些气房与额窦内的中隔有关，源于额隐窝，气化通过额窦口，其内壁为额窦中隔。这些气房的变异很大，但都将额窦引流通道推向外侧。大的额窦中隔气房可影响额窦的引流（图6-32十字中心）。当其外侧壁骨质较厚时（图6-32，白色箭头），几乎不能将其骨折，很难通过常规器械将其切除，我们也不建议使用磨钻磨除中隔，因为磨钻经常造成黏膜的创伤继而导致愈合过程中额窦口狭窄。

【解剖变异下辨认额窦引流通道】

额筛气房和额窦引流通道

前面我们已经详述了不同额筛气房的变异。尽

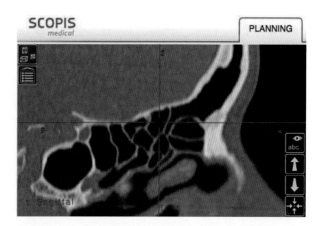

图6-27 筛泡上气房（十字中心）前壁与下面的筛泡前面相延续

管判断额隐窝内的气房的数量以及它们与额窦的关系十分重要，理解这些气房与额窦引流通道的相互关系也同等重要[15,18]。其中最为复杂的任务就是判断每种额筛气房变异下额窦引流通道的走行。以下示例中，首先建立气房的模型，然后确定每个额窦引流通道。一旦明确额窦引流通道，术者就可以明白如何导入探针或刮匙，将这些气房依次清除，清理引流通道暴露额窦口。

鼻丘上气房的变异

鼻丘上气房及其后方的额窦引流通道

在明确鼻丘气房的基础上，确认大的鼻丘上气房（图6-33，十字中心）。在冠状位上，额窦引流通道被推向鼻丘上气房的上方，在轴位可以看到额窦引流通道在其后方（粉色点显示引流通道）。注意，大的鼻丘上气房是如何与中鼻甲和眶纸板连接的，并将引流通道推向后方（图6-33）。

术者现在可以在术前就理解解剖。如果经中鼻甲前穹隆黏膜瓣开放鼻丘气房，则可以看到鼻丘气房的顶壁[20]。将吸引刮匙放在这个气房的顶壁的后面。去除鼻丘气房的顶壁就可以看到大的鼻丘上气房。此时在图6-33中，可以看到鼻丘上气房后面的引流通道。用吸引刮匙轻柔地沿着引流通道向上滑，去除鼻丘上气房的顶壁即暴露了额窦口。如果不能清楚地看到引流通道，则要轻柔地去除鼻丘上气房的后壁，直到可以清晰地辨认引流通道。这样可以确保安全地切除气房，暴露额窦口。如果不能

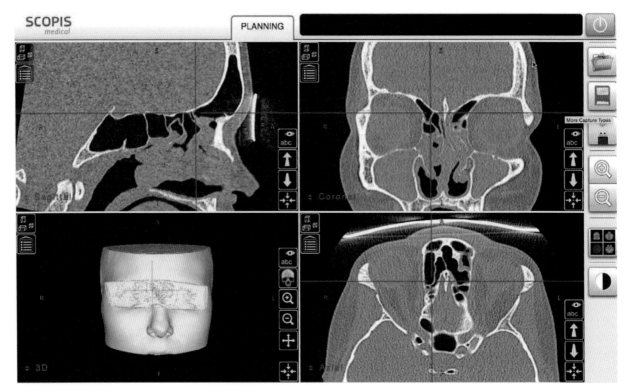

图 6-28 如果筛泡的上面空间没有气房或气房很小，则筛泡上的这部分空间形成筛泡上隐窝（十字中心）

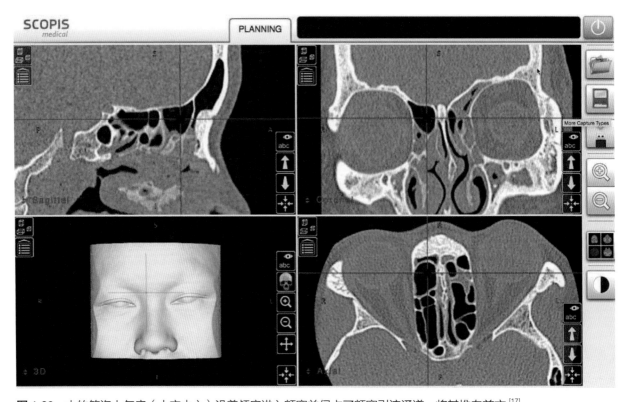

图 6-29 大的筛泡上气房（十字中心）沿着颅底进入额窦并侵占了额窦引流通道，将其推向前方 [17]

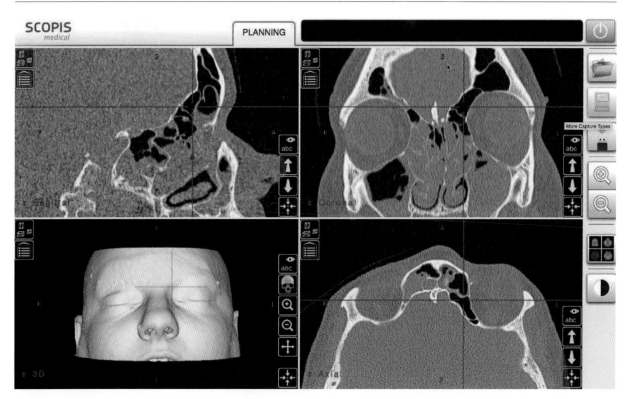

图 6-30　大的筛泡上额气房（十字中心）沿着颅底经额窦口进入到额窦内。它对着鼻丘上额气房，这两个气房几乎完全阻塞了额窦口

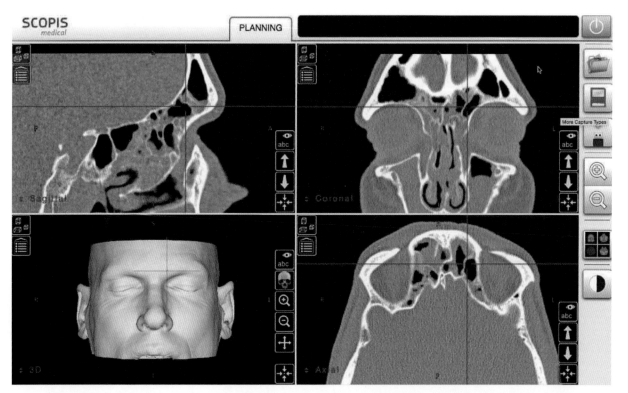

图 6-31　大的筛泡上额气房（十字中心）突出在颅底之外，在冠状位上显示为一个额窦内孤立的气房。但是如果观察三个平面，则可以清楚地看到筛泡上额气房是由筛泡上面气化进入到额窦内

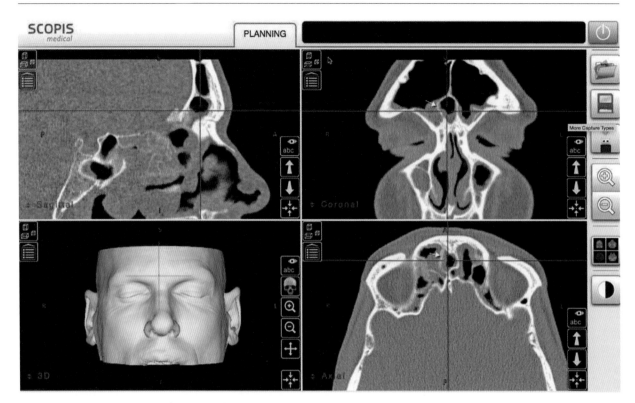

图 6-32 大的额窦中隔气房（十字中心）阻塞了右侧的额窦引流通道，并将其推向外侧。注意这个气房的厚的外侧壁（在冠状位和轴位 CT 中的白色箭头）术中不能通过骨折的方法切除

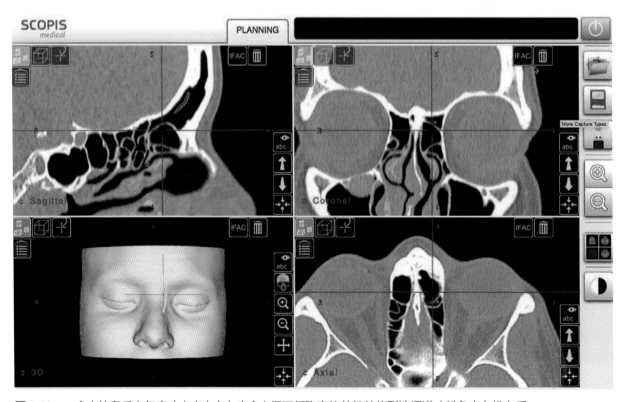

图 6-33 一个大的鼻丘上气房（十字中心）完全占据了额隐窝的前份并将引流通道（粉色点）推向后

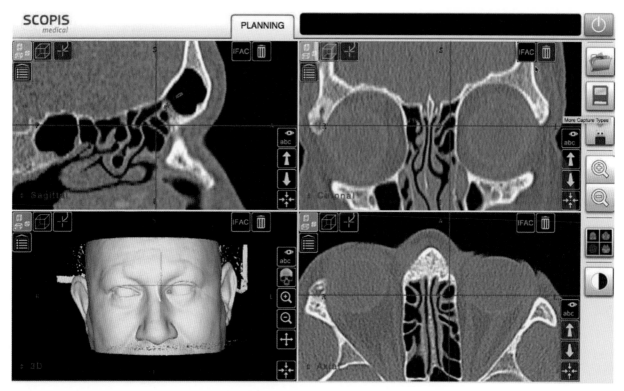

图 6-34　鼻丘上气房（十字中心）将引流通道推向内侧，这是额隐窝内最常见的情况

在 CT 上准确地辨认出额窦引流通道，则会导致术中犹豫不决，并且错误地放置探针的位置，如果用暴力则会引起颅底损伤。

鼻丘上气房及其内侧的引流通道

这是最常见的变异之一，鼻丘上气房在鼻丘气房的正上方，将额窦引流通道推向内侧。这是由于钩突向上插入眶纸板之前，不仅构成了鼻丘气房的内壁，还构成了鼻丘上气房的内壁。本例中，在矢状位 CT 上可以辨认出鼻丘气房和鼻丘上气房（图 6-34，十字中心）。

下一步是辨认引流通道。在矢状位平面滚动光标寻找额窦引流通道，直到在 CT 上划出额窦引流通道（图 6-34 粉色的点和线）。观察轴位 CT，直到确认额窦引流通道，将之前画的引流通道的线移到这个通道上。判定额窦引流通道最好的办法是在轴位 CT 上，从额窦的高点开始，向下沿着引流通道滚动光标。如此重复数次，就可以在矢状位 CT 上描绘出额窦引流通道。然后，在轴位 CT 上，通过滑块（白色箭头所指），就可以向下到达额隐窝（图 6-35）。可以在任意一个 CT 上用手形光标拖动

引流通道到正确的位置。虽然最佳的调整位置是轴位的连续扫描，但在冠状位和矢状位上也可以做到。

鼻丘上气房及其前方的引流通道

如果外侧的鼻丘上气房较大与筛泡上气房及上颌骨额突接触，则把额窦引流通道推向前内侧，如下面的例子中右侧所示（图 6-36 中粉色点）。十字中心指的是鼻丘上气房。这个病例同时有一个大的

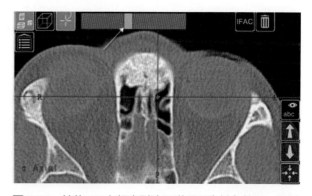

图 6-35　轴位 CT 上额窦引流通道显示为粉色的圆。通过在轴位 CT 上，上下滚动滑块（白色箭头）检验额窦引流通道是否在正确的位置上。可以在任意位置将光标放在引流通道上，抓取引流通道并把它调整到正确的位置上

筛泡上额气房（白色箭头）向上进入额窦，并把额窦引流通道推向前方。

能够识别出围绕着这些气房的额窦引流通道十分重要。在这个病例中，额窦引流通道在鼻丘上气房的前方与之相邻，同时位于筛泡上额气房的前面（图 6-36）。如果我们再一次在轴位 CT 上从额窦向下追踪额窦引流通道到额隐窝，就可以清楚地看到鼻丘上气房和引流通道间的关系（图 6-36）。

下面是这个例子的术中所见（图 6-37、图 6-38）。在图 6-37a 中，可以看到鼻丘上气房（白色箭头）前方的引流通道（黑色箭头）很窄。在图 6-37b 中，鼻丘上气房（白色箭头）已经开放，可以辨认出筛泡上额气房（橙色箭头）。仍可以看到狭窄的额窦引流通道（黑色箭头）。在图 6-38a 中，已经切除了鼻丘上气房，并开放了筛泡上额气房（白色箭头），而且进一步开放了前方的引流通道（黑色箭头）。在图 6-38b 中，筛泡上额气房（白色箭头）的前壁已经部分切除，额窦（黑色箭头）已经显露。术前术者应该能够在脑海中构建出额隐窝

区域的气房图形，并且勾绘出额窦引流通道。在术中当术者向上看额隐窝的时候，应该能够辨认出鼻丘上气房及其前内侧的额窦引流通道。

一旦切除了鼻丘气房，并辨认出鼻丘上气房，术者应该清楚额窦引流通道的位置。在这个病例中，如果试图将探针插入鼻丘上气房的后方，则可能造成颅底损伤。然而，如果辨认出了引流通道，小的探针可以从鼻丘上气房和嗅凹的内侧壁之间滑入，向外将其骨折并开放额隐窝。见第 6 章的内容和视频可以了解如何构建这种解剖图形，并与你头脑中的三维解剖重建图像相对照。

鼻丘上气房及其外侧的引流通道

如果鼻丘上气房紧邻中鼻甲插入颅底处，则额窦引流通道可以被推向外侧。这种情况比较少见，但却很重要。更常见的情况是这个基底在内侧的气房位置很高并与额窦中隔相连，称为额窦中隔气房（见下文）。辨认出位于额隐窝内侧的鼻丘上气房就可以识别其外侧的引流通道，从而安全地切除这个

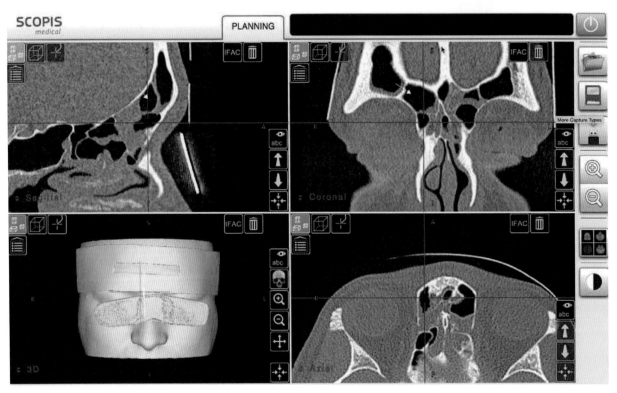

图 6-36　大的鼻丘上气房（十字中心）被一个大的筛泡上额气房（白色箭头）推向前，这两个气房将额窦引流通道推向前到达额嘴的位置（粉色点）

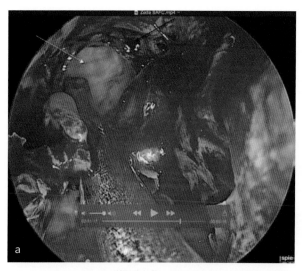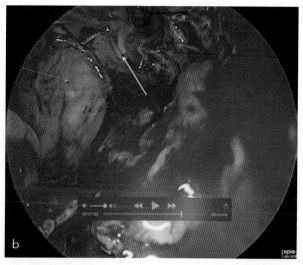

图 6-37　图 a 可见鼻丘上气房（白色箭头）和前方狭窄的额窦引流通道（黑色箭头）。图 b 示鼻丘上气房（白色箭头）被部分切除显露了筛泡上额气房（橙色箭头），黑色箭头指示前方狭窄的额窦引流通道

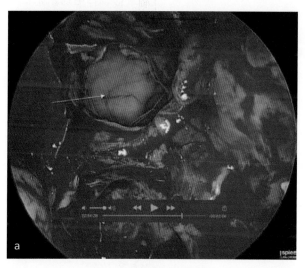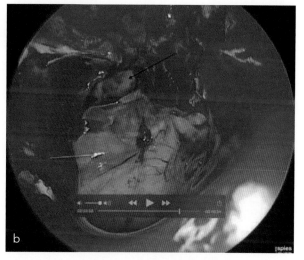

图 6-38　图 a 示鼻丘上气房已经被切除，进一步显露了筛泡上额气房（白色箭头）。黑色箭头指示前方狭窄的额窦引流通道。图 b 示部分切除了筛泡上额气房（白色箭头）的前壁显露了额窦（黑色箭头）

气房，开放额窦口。下面的例子显示了内侧的鼻丘上气房（十字中心）及其外侧的额窦引流通道（粉色点/线）（图 6-39）。

尽管轴位 CT 扫描在我们追踪额窦引流通道时最为重要，冠状位和矢状位 CT 也十分重要。在这个病例中，在冠状位和矢状位上，额窦引流通道也都清晰可见。

如果术者术前在脑海中形成了一个清晰的三维解剖图像，就能在术中辨认出额隐窝内侧的鼻丘上气房，以及在它外侧的额窦引流通道。确认术中所见和术前所想象的额隐窝解剖结构一致，否则就应该重新在 CT 上观察，直到两者相符为止。图 6-40a，b 的术中的图像，术者在术前阅 CT 片时就应该想象得到。在图 6-40a 中，鼻丘气房已经开放，可以辨认出鼻丘气房的顶壁（白色箭头）。在图 6-40b 中，可见位于内侧的鼻丘上气房（黑色箭头）和外侧的引流通道（白色箭头）。在图 6-40c 中，可以更清晰地看到引流通道（白色箭头）进一步开放。如同每一例手术一样，将 CT 和术中所见建立联系十分重要，它可以使术者按照术前的规划

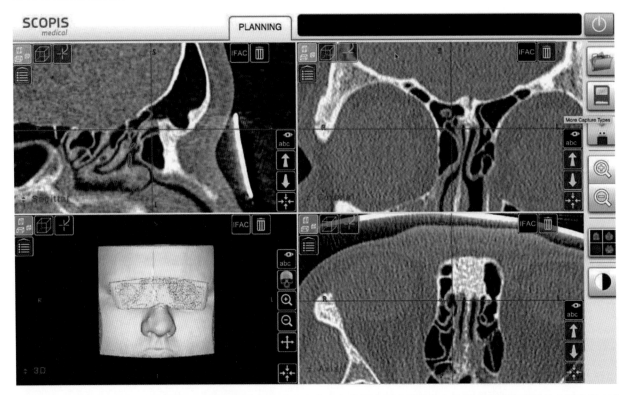

图 6-39 在这个例子中，基底部在内侧的鼻丘上气房（十字中心）将额窦引流通道推向外侧（冠状位和轴位上粉色的点）

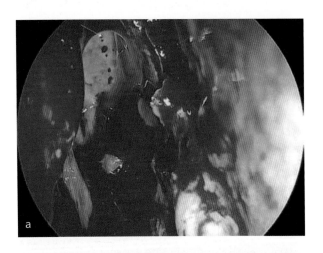

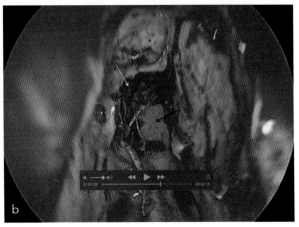

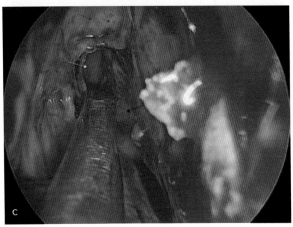

图 6-40 术中照片显示图 6-39CT 中的气房

鼻丘气房已经开放，可见其顶壁（a，白色箭头）。黑色箭头指示内侧的鼻丘上气房以及白色箭头指示的额窦引流通道（b）。进一步切除了鼻丘气房的顶壁，显示了基底在外侧的额窦引流通道（c，白色箭头）。

在术中寻找额隐窝的每一个结构。

鼻丘上额气房的变异

鼻丘上额气房及其内侧的引流通道

在大多数情况下，鼻丘上额气房都是从外侧进入额窦口，将额窦引流通道推向内侧的（图 6-41）。在这个病例中，左侧的鼻丘上额气房向上突入额窦底进入额窦，并占据了额窦口的大部分空间。逐个辨认鼻丘气房、鼻丘上额气房以及两个筛泡上气房（图 6-42）。鼻丘上额气房很大，向后到达筛泡上气房的前壁。

额窦引流通道（白色箭头）走行在这些气房的前内侧。这在轴位 CT 最容易辨认。结合术中的照片，我们可以理解这种复杂的解剖情况（图 6-43）。在一部分鼻丘上额气房较大的病例中，可以仅切除其占据了额窦口的内侧壁，而其顶壁因不再阻塞额窦引流通道可以予以保留。这种处理仅适用于其顶壁外置很高，难以到达，或者骨质较厚，用探针或刮匙难以将其骨折的情况。大的鼻丘上额气房经常沿着额窦口的外侧进入额窦内并将额窦引流通道推

向内侧。在冠状位平面，可以看到它向上显著突入额窦（图 6-44 十字中心）。能不能切除这个气房取决于矢状位上额窦前后径的大小。在这个病例中，额窦口比较宽，可以经下方切除鼻丘上额气房。如果不是这样，则可以通过改良的 Lothrop 术式切除，后者可以提供更充分的额窦入路并能够切除大的鼻丘上额气房。

鼻丘上额气房及其后方的引流通道

此时鼻丘上额气房（十字中心）气化通过额窦口占据了额窦口的整个前部区域，将额窦引流通道（图 6-45，粉色的点和线）推向后方。在一些病例中，这个引流通道可能非常窄，由于靠近颅底，试图插入探针或刮匙可能具有一定的风险。在大多数病例中，这部分的颅底（筛凹）很厚而不易穿透。在插入探针前要在 CT 上确认。一旦形成了三维图像，就需要建立起围绕这些气房的引流通道。在这个病例中（图 6-46），可以看到鼻丘上额气房（黑色箭头）占据了大部分额窦口并将额窦引流通道（白色箭头）推向额窦的后方。再次强调，术中这样的解剖图像要能够在术前通过阅读 CT 想象到，

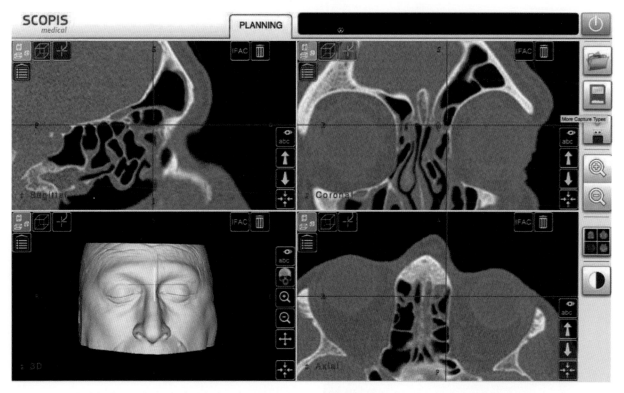

图 6-41　一个大的鼻丘上额气房（十字中心）将额窦引流通道推向前内侧（冠状位和轴位上的粉色点）

并在术前做好规划。

鼻丘上额气房、筛泡上额气房以及窦中隔气房及其前方的引流通道

如果鼻丘上额气房占满了额窦口，它将把引流通道推向内侧、后方或前方。它把引流通道推向什么方向取决于它的基底部在什么位置（前方、外侧或后方）以及额窦口／额隐窝内还有哪些气房存

在。例如，如果存在额窦中隔气房，它将把引流通道推向外侧并使其更加狭窄。此时，引流通道被这两个气房挤在中间。如果同时还存在筛泡上额气房的话，额窦引流就会很窄，这种解剖变异可在图6-47中看到。鼻丘上额气房（十字中心）显著向上通过额窦口将引流通道推向前（粉色的点），以至于后者被挤在鼻丘上额气房和额窦中隔气房（白色箭头）之间。大的筛泡上额气房（黑色箭头）向鼻

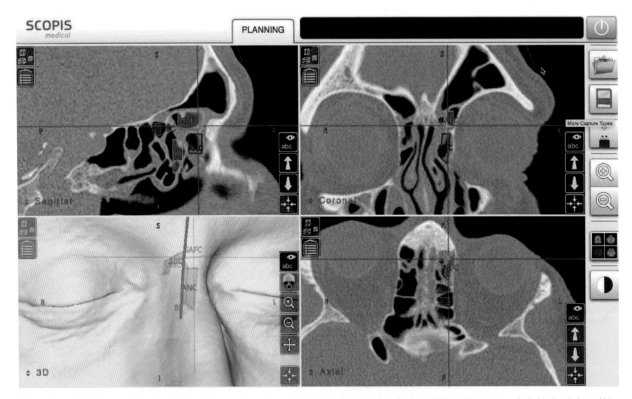

图 6-42　在规划手术的时候，首先将图 6-41 中各个气房的解剖以搭积木方式重建为三维图形。注意额窦引流通道如何在额隐窝（冠状位扫描）中被鼻丘上额气房推向后，而后又被推向前内侧（粉色点）的

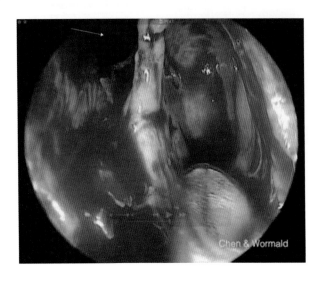

图 6-43　图 6-41 和 6-42 病例的术中照片，大的鼻丘上额气房（器械头在气房内）以及前内侧的额窦引流通道（白色箭头）

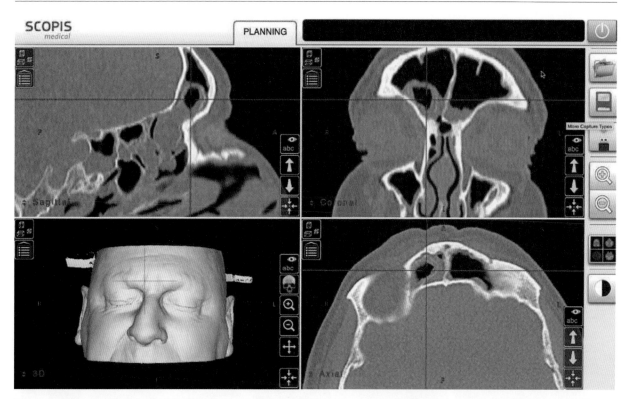

图 6-44　这个病例有一个非常大的鼻丘上额气房（十字中心），显著进入了额窦内。这个气房能否经内镜切除很大程度上取决于额窦口前后径的大小

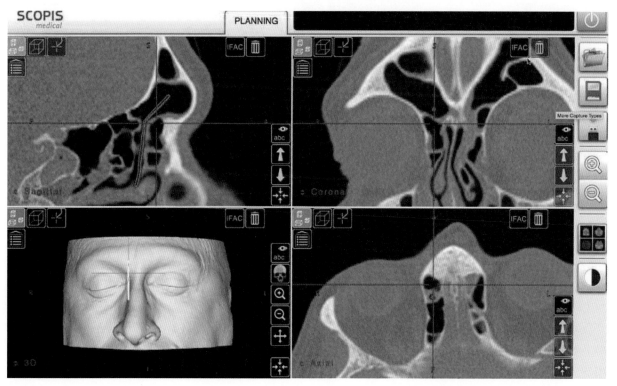

图 6-45　这个病例有鼻丘上额气房（十字中心），它占据了额窦口的几乎全部，并将额窦引流通道（粉色的点／线）推向后

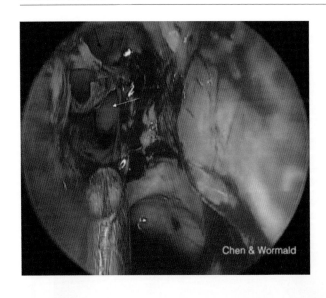

图 6-46　图 6-45 病例的术中照片，注意鼻丘上额气房及其后面的额窦引流通道（白色箭头）

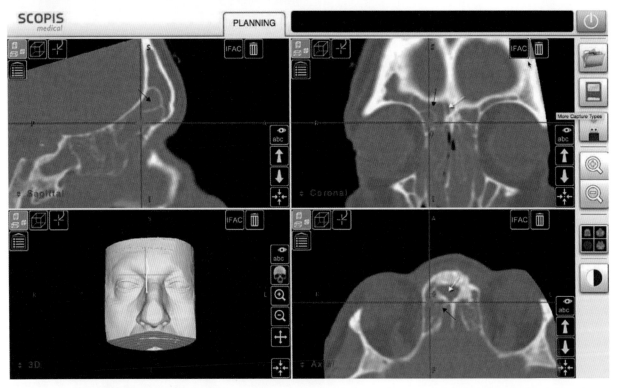

图 6-47　这个病例额窦病变较明显，有一个大的鼻丘上额气房（十字中心），一个大的筛泡上额气房（黑色箭头），和一个额窦中隔气房（白色箭头），它们共同阻塞了额窦引流通道（粉色点）。注意额窦中隔气房时如何将引流通道推向外侧并将其挤压在它与鼻丘上额气房之间。筛泡上额气房占据了额窦口的后份（黑色箭头）

丘上额气房上方伸展，并进一步将引流通道挤在几个气房之间。如果采用搭积木的形式构建每个气房，其复杂的三维模型如图 6-48。为了勾画出额窦引流通道，从头端向脚端依次观察轴位 CT 扫描。随着额窦进入额隐窝，其引流通道开始被鼻丘上额气房推向前，然后被窦中隔气房推向外侧，当到达

了筛泡上额气房，引流通道被推向额嘴。在图 6-49，通过额窦微环钻，可以看到前方的额窦引流通道的荧光剂，以及其内侧的额窦中隔气房（黑色箭头）和额窦口的鼻丘上额气房（绿色箭头）（图 6-49）。这可帮助术者准确地判断从什么地方将探针或刮匙导入引流通道，清除阻塞额窦口的气房。

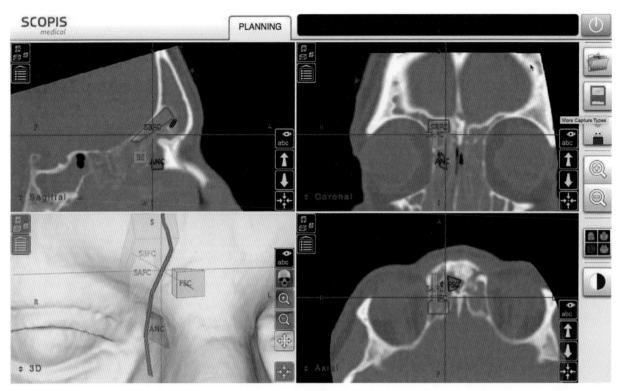

图 6-48   图 6-47 病例复杂的额隐窝解剖被三维重建后每个气房均以积木块代表，这可帮助术者在术中决定将吸引器放在什么位置以将每个气房骨折并从额窦口切除

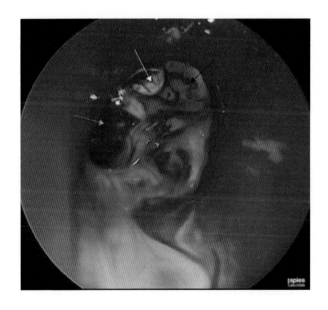

图 6-49   图 6-47 和图 6-48 所示病例的术中照片，显示额窦中隔气房（黑色箭头）和筛泡上额气房（绿色箭头）以及额窦微环钻后注入的荧光剂经引流通道流出（白色箭头指示引流通道）

筛泡上额气房及其前方的引流通道

这个气房很容易与原来的 Kuhn 4 型额气房相混淆，后者被定义为额窦内孤立的气房。在图 6-50 中，筛泡上额气房表现为一个额窦内孤立的气房（十字中心）。然而，当在矢状位去观察这个气房，则可以清楚地看到这是一个筛泡上来源的、沿着颅底气化到额窦内的气房。从额窦到额隐窝追踪额窦引流通道，可见其被筛泡上额气房推向前方。注意额窦中隔气房也影响了额窦引流通道，将其推向外侧（白色箭头）。

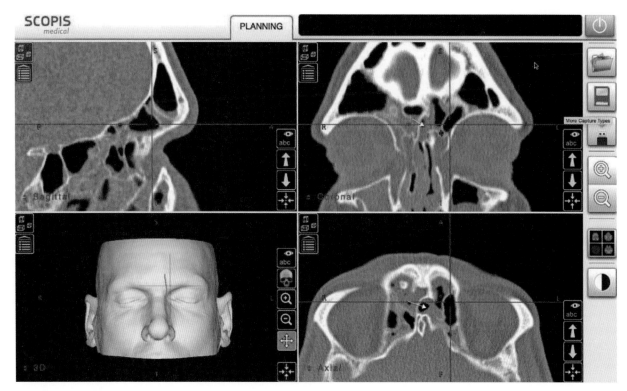

图 6-50　这个病例中，从冠状位扫描看，显示一个额窦内孤立的气房（十字中心）但当观察其他位置的 CT 时，则很明显这是一个大的筛泡上额气房悬挂在颅底的前面。注意额窦引流通道是如何被压在筛泡上额气房和额窦中隔气房（粉色点）之间

【结语】

　　不少从事鼻内镜手术的医生对额隐窝区域的解剖和常见变异知之甚少。鼻丘气房可以被视为理解这一复杂区域的关键。通过冠状位和矢状位 CT 重建，可以定义每一个气房并在术前做出精确规划。轴位 CT 对于判断额窦引流通道十分有用。新的软件可以呈现三维平面的每一个气房，然后通过"搭积木"的方法创建额隐窝区域的三维解剖图形。另外，通过软件，还能够在 CT 上准确地画出额窦引流通道并将其调整到正确的位置。在额隐窝区域的手术之前，术者需要全面地阅读三个平面的 CT 扫描图像，并设想在术中的情况。术者应该能够在头脑中构建额隐窝气房以及额窦引流通道的三维图像，然后按步骤实施手术。例如，先做一个中鼻甲前穹窿瓣，掀起黏膜瓣，切除鼻丘气房前壁，将吸引刮匙放在鼻丘气房的内侧或后面，切除鼻丘气房（内侧壁和上壁）。辨认其他的气房以及围绕这些气房的额窦引流通道。将吸引刮匙沿着额窦引流通道导入，在没有阻力的情况下骨折并切除这些气房，

显露额窦口。这样的手术计划施行应基于对额窦及额隐窝区域解剖的深刻理解，从而充满自信地面对这一复杂而困难的区域。

参考文献

1. Kaliner MA, Osguthorpe JD, Fireman P, et al. Sinusitis: bench to bedside. Current findings, future directions. J Allergy Clin Immunol 1997;99 (6 Pt 3):S829–S848
2. Davis WE, Templer J, Parsons DS. Anatomy of the paranasal sinuses. Otolaryngol Clin North Am 1996;29(1):57–74
3. Schaefer SD, Manning S, Close LG. Endoscopic paranasal sinus surgery: indications and considerations. Laryngoscope 1989;99(1):1–5
4. Kennedy DW, Senior BA. Endoscopic sinus surgery. A review. Otolaryngol Clin North Am 1997;30(3):313–330
5. Stammberger HR, Kennedy DW; Anatomic Terminology Group. Paranasal sinuses: anatomic terminology and nomenclature. Ann Otol Rhinol Laryngol Suppl 1995;167(supplement 167):7–16
6. Thawley SE, Deddens AE. Transfrontal Endoscopic Management of Frontal Recess Disease. Am J Rhinol 1995;9(6):307–311
7. Keros P. Über die praktische Bedeutung der Niveauunterschiede de Lamina cribrosa des Ethmoids. Laryngol Rhinol Otol (Stuttg) 1965;41: 808–813
8. Stammberger H, Hawke M, eds. Functional Endoscopic Sinus Surgery - The Messerklinger Technique. Chapter Special Endoscopic Anatomy. Philadelphia, PA: B.C. Decker Publishers; 1991:61–90
9. Floreani SR, Nair SB, Switajewski MC, Wormald PJ. Endoscopic anterior ethmoidal artery ligation: a cadaver study. Laryngoscope 2006;116: 1263–1267
10. Wormald PJ. The agger nasi cell: the key to understanding the anatomy of the frontal recess. Otolaryngol Head Neck Surg 2003;129(5): 497–507
11. Kew J, Rees G, Close D, Sdralis T, Sebben R, Wormald PJ. Multiplanar reconstructed CT images improves depiction and understanding of

the anatomy of the frontal sinus and recess. Am J Rhinol 2002;16(2): 119–123

12. Bolger WE, Butzin CA, Parsons DS. Paranasal sinus bony anatomic variations and mucosal abnormalities: CT analysis for endoscopic sinus surgery. Laryngoscope 1991;101(1 Pt 1):56–64

13. Wake M, Takeno S, Hawke M. The uncinate process: a histological and morphological study. Laryngoscope 1994;104(3 Pt 1):364–369

14. Kuhn FA. Chronic frontal sinusitis: the endoscopic frontal recess approach. Operative techniques. Otolaryngol Head Neck Surg 1996;7(3): 222–229

15. Wormald PJ, Hoseman W, Callejas C, et al. The International Frontal Sinus Anatomy Classification (IFAC) and Classification of the Extent of Endoscopic Frontal Sinus Surgery (EFSS). Int Forum Allergy Rhinol 2016;6(7):677–696

16. Wormald PJ. Three Dimensional building block approach to understanding the anatomy of the frontal recess and frontal sinus. Op Tech in OL&HNS 2006;17(1):2–5

17. Wormald PJ. Surgery of the frontal recess and frontal sinus. Rhinology 2005;43(2):82–85

18. Kim KS, Kim HU, Chung IH, Lee JG, Park IY, Yoon JH. Surgical anatomy of the nasofrontal duct: anatomical and computed tomographic analysis. Laryngoscope 2001;111(4 Pt 1):603–608

19. Wormald PJ. The axillary flap approach to the frontal recess. Laryngoscope 2002;112(3):494–499

20. Wormald PJ, Chan SZX. Surgical techniques for the removal of frontal recess cells obstructing the frontal ostium. Am J Rhinol 2003;17(4): 221–226

7 额窦和额隐窝手术径路

【前言】

在所有的内镜鼻窦手术中，额隐窝区域的手术一直被认为是难度最大的[1-4]，这在很大程度上是由于额隐窝位于额嘴后方[5]。处理额隐窝及额窦疾病的主要原则有三点：第一，微创鼻窦手术技术（minimally invasivesinus surgery，MIST）提出在对上颌窦及其交界区域（半月裂和筛漏斗）进行手术时，不进行额隐窝手术[6-8]，通过上颌窦及其交界区域的治疗，便可消除额隐窝及窦内病变。目前已发表的支持这一观点的文章很少，并且所有的支持文章均来自同一单位[6-8]。因此，在出现更充分的证据支持微创鼻窦手术技术可治疗更广泛的额窦及额隐窝疾病之前，我们并不提倡采用微创鼻窦手术技术。第二，若患者出现明确的额窦疾病相关症状，如前额部疼痛，则可进行额窦和额隐窝手术。尽管我们认为在出现相关症状时手术是必要的，但并不认为只有出现症状后才能行手术治疗。当患者出现鼻塞、涕倒流、脓涕、嗅觉丧失等症状或者影像学资料证实额窦和额隐窝存在病变时，同样具有手术指征。第三，对于病变上颌窦、筛窦、蝶窦进行手术，不能因为没有前额部疼痛及压痛等症状，就不做额窦手术。额隐窝区域或额窦有残留气房已被认识到是导致内镜鼻窦手术失败常见的原因之一[1-2]。

本章我们介绍成熟的额窦和额隐窝手术式。对于多数解剖结构相对简单的额隐窝和额窦，我们

采用中鼻甲前穹隆黏膜瓣技术等简单操作，便可开放额隐窝及额窦口。对于解剖相对复杂的患者，需采用额窦微小钻孔术等辅助手术技术，如能配合使用影像导航技术则更有帮助。

我们提出额窦及额隐窝手术技术的核心是中鼻甲前穹隆黏膜瓣技术，与 Kuhn 等[9]提出的在挽救性额窦手术中处理额窦口时将黏膜瓣向上翻起的技术类似。但两者的区别在于，挽救性额窦手术适用于标准内镜鼻窦手术失败，术后出现额窦口狭窄的患者。而中鼻甲前穹隆黏膜瓣技术适用于所有额窦和额隐窝手术的患者，包括既往有手术史的患者。其核心是去除鼻丘气房前壁，最早由 May 和 Schaitken[10]在鼻额径路额窦手术（nasofrontal approach，NFA I）处理中提出。Schaefer 和 Close[11]也提出过类似径路，即去除中鼻甲附着缘上方的骨质。中鼻甲前穹隆黏膜瓣径路与上述径路的主要区别在于，去除鼻丘气房前壁骨质后，可以复位黏膜瓣，覆盖暴露的骨质，从而避免术后裸露的骨质表面肉芽组织增生形成瘢痕，导致中鼻甲上部外移而出现额隐窝前部闭锁，影响额窦引流并继发额窦炎症。

May 和 Schaitkin 提出在鼻额径路（NFA）II 和 III 型手术中扩大额窦口[10]。我们认为在大多数病例中并不需要这样做。对于额窦炎的治疗而言，清除额隐窝内的气房、暴露额窦口就足够了。我们的原

则是：清除阻塞额隐窝或额窦口引流的气房即可，并不需要扩大额窦口。只要引流通畅，很小的额窦自然口也能够发挥作用，应给患者机会去观察自然大小的额窦口是否足够引流。对于黏膜病变较重、出现额窦口水肿或堵塞的患者，如果引起相应症状，则须扩大额窦口。这样的病例数量不多，并且很难判定额窦口大小与是否发生堵塞并出现症状之间的关系。当用磨钻磨除额窦口周围骨质，但并未将其最大化开放时，可能导致裸露骨质表面纤维化，并在多数患者中出现术后额窦口瘢痕狭窄。正如本书第九章所述，为避免术后出现额窦口瘢痕狭窄，常采用额窦口钻孔开放术、改良 Lothrop 术式 / Draf 3 扩大额窦口，偶尔也采用 Draf 2 术式（单侧扩大额窦口手术）[12]，这些术式尤其适用于黏膜病变严重以及术后炎症反应迁延的患者[13]。

【 选择额窦和额隐窝手术的患者 】

我们的原则是，患者经过规范药物治疗（包括全身糖皮质激素治疗）后，仍有额隐窝及额窦黏膜增厚，则应手术去除额隐窝区域所有气房，开放额窦口（图 7-1）[13-16]。如果额隐窝和额窦没有明显病变（图 7-1），则可只处理病变鼻窦，不处理额隐窝。不能只对额隐窝做部分处理。若只去除鼻丘气房顶壁或者开放某个额筛气房，则容易形成瘢痕。

额隐窝的各气房常紧密相连，部分切除可能导致邻近气房表面粘连，从而阻塞额隐窝引流通道。即额隐窝要么完整保留，要么清除全部气房并开放额窦口。

【 额隐窝和额窦手术的术前评估 】

进行额隐窝和额窦手术前，需认真评估鼻窦 CT，并进行解剖结构的搭积木三维重建（见第 6 章）。术者需在充分了解解剖结构的基础上制订手术方案。图 7-2 显示，应用 Scopis planning 软件可对 CT 片进行滚动式阅览，首先是冠状位，然后由外侧向内侧阅览矢状位，由此术者可确认患者左侧额窦气房的大小、数量、位置（图 7-2a）。该软件还可将"气房积木"置于 CT 片中相应的气房位置，并在片中绘出额窦的引流通道（图 7-2b）。轴位阅片可从额窦顶起始，逐步向下至额窦开口和额隐窝，即通过自窦顶向窦底滚动式阅览轴位 CT 片来评估额窦引流通道。如引流通道的位置不正确，可用光标抓取并移动引流通道至正确的位置。

接下来制订患者的手术方案。首先进行钩突切除术和中鼻道上颌窦开放术，然后翻转前穹窿黏膜瓣暴露鼻丘气房前壁，用 Hajek Koeffler 咬钳（Storz 公司）切除前壁骨质暴露鼻丘气房，将可调式额窦刮匙（Integra 公司）置于鼻丘气房后壁和顶壁的后

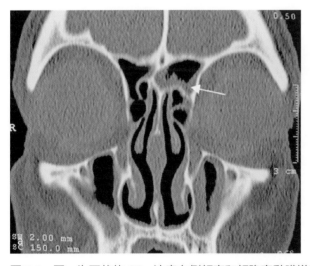 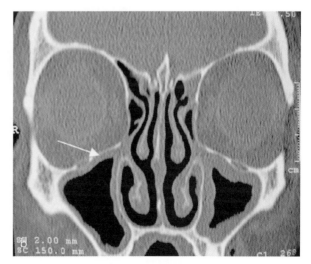

图 7-1　图 a 为冠状位 CT，注意左侧额窦和额隐窝黏膜增厚（白色箭头），右侧额窦及额隐窝黏膜正常。图 b 为冠状位 CT，右侧上颌窦黏膜增厚（白色箭头）。此患者左侧额隐窝气房需清除以暴露额窦口，而右侧额隐窝不需要手术。双侧上颌窦都需要手术开放

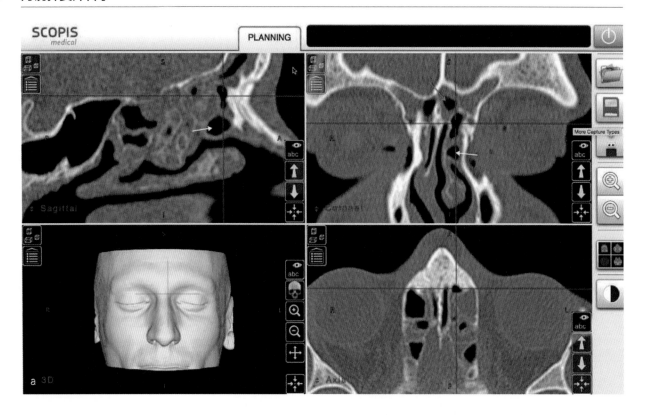

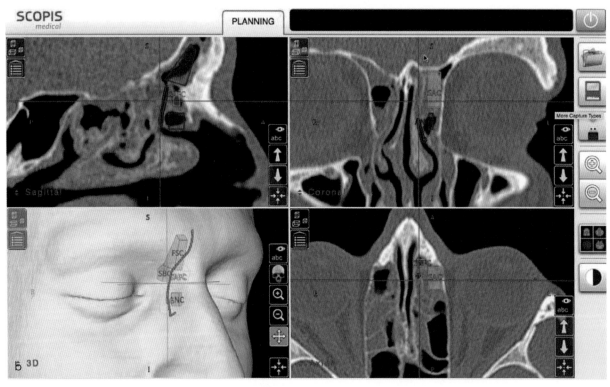

图7-2　白色箭头指示鼻丘气房，十字光标指示鼻丘上额气房（SAFC），红色箭头指示额窦间隔气房（a）。"气房积木"置于气房内，注意绿色的鼻丘上气房位于黄色的鼻丘上额气房的后下方，而鼻丘上额气房紧邻额嘴。额窦间隔气房较大，并影响额窦引流，但在十字光标定位的位置可见额窦引流通道（粉色环形，轴位）位于鼻丘上气房内侧，鼻丘上额气房后方（b）。额窦间隔气房向外挤压引流通道，但依旧位于鼻丘上额气房的后方和鼻丘上气房内侧。如此这一复杂的解剖结构便很容易被理解，并帮助拟定手术计划（c）

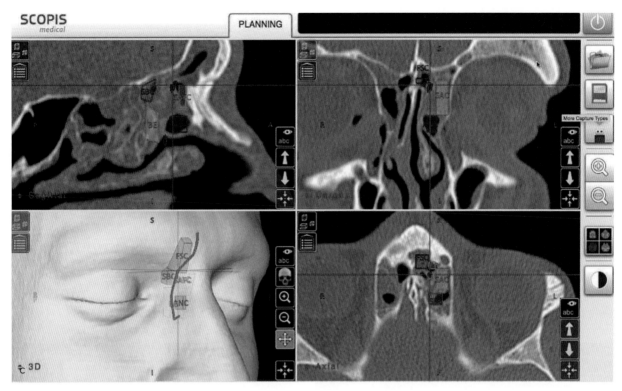

图 7-2（续）

内侧，从后向前骨折，用吸引切割器清除剩余碎片，去除残余的鼻丘气房（agger nasi cell，ANC）顶壁，暴露鼻丘上额气房（supra agger frontal cell，SAFC）和鼻丘上气房（supra agger cell，SAC）。鼻丘上额气房是一个紧邻额嘴前壁的小气房，而鼻丘上气房是位于鼻丘气房之上、位置靠后的大气房。仔细分析轴位 CT，确认额窦引流通道位于气房内侧。将吸引刮匙沿引流通道导入额窦，向外骨折并去除气房，用带角度吸引切割器清理碎片，可用长颈钳和可调式额窦钩状探针（Integra 公司）清理碎片。至此，额窦口暴露，窦口周围黏膜保留。

评估额窦和额隐窝手术的难易程度

术者应在确定手术时，便通过分析 CT 预判额隐窝手术可能遇到的困难[13-16]。与患者讨论术式的成功率、进一步扩大非常狭窄的额窦口等手术的可能性、应用额窦微小钻孔术等辅助手术的可能性等。同时，评估是否需要影像导航系统。术者应对手术难度进行预估，如难度超过其能力，应将患者转诊至鼻科专家。

为了帮助术者术前评估手术的复杂性，最近我们发表了一项研究，通过分析各种操作，建立了一个分级系统[17]。手术复杂程度分级系统见表 7-1。

该分级简便易行，但更适用于初次手术患者。通过对额隐窝气房的测量或评估，它能确切地应用于所有患者鼻窦 CT 的术前评估。不论是对于同一术者还是在不同术者间，其分级标准都很可靠。该分级在术前将手术的复杂程度分为 1～4 级，高难度手术如无确切把握，则应将患者转诊至高级别的专家。

表 7-1 手术复杂程度分类

气房	额窦前后径宽 ≥ 10mm	额窦前后径窄 5～9mm	额窦前后径极为狭窄 < 5mm
额窦口下方的气房（鼻丘气房，鼻丘上气房，筛泡上气房）	低度复杂（等级 1）	中度复杂（等级 2）	高度复杂（等级 3）
侵入额窦口的气房（鼻丘上额气房，筛泡上额气房，眶上筛房，额窦间隔气房）	中度复杂（等级 2）	高度复杂（等级 3）	极为复杂（等级 4）

续表

气房	额窦前后径宽 ≥ 10mm	额窦前后径窄 5 ~ 9mm	额窦前后径极为狭窄 < 5mm
扩展入额窦的气房（鼻丘上额气房，筛泡上额气房，眶上筛房，额窦间隔气房）	高度复杂（等级 3）	极为复杂（等级 4）	极为复杂（等级 4）

注：AP 代表额窦口前后径，为矢状位 CT 从额嘴至颅底测量所得。气房分类依据为 2016 年在 IFAR 上发表的《国际额窦解剖分类》。

额窦口前后径的宽窄程度

额窦口前后径较宽（AP > 10mm）的患者手术操作常较为容易，多数患者术后窦腔恢复更好，无须用磨钻处理额窦口，术后窦口即可保持开放。图7-3 对比了额窦前后径较宽和较窄的患者。注意额窦口前后径较宽的患者有无大的手术操作空间。

单一鼻丘气房或简单鼻丘上气房

单一鼻丘气房是额隐窝各类型气房中最简单的类型，去除鼻丘气房即可暴露额窦口（图 7-4）。有1 ~ 2 个鼻丘上气房的结构也是额隐窝气房中相对容易处理的类型。

鼻丘上额气房堵塞额窦口

即使采用前穹窿黏膜瓣术式，堵塞额窦口的鼻丘上额气房也难以处理，往往需要使用带角度的鼻内镜，从而增加了手术的难度。与此同时，位置较

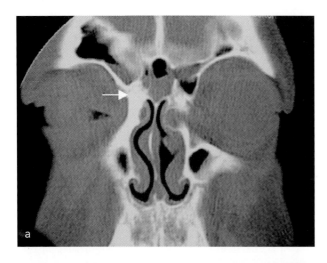
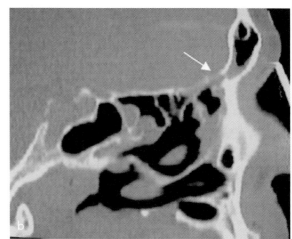
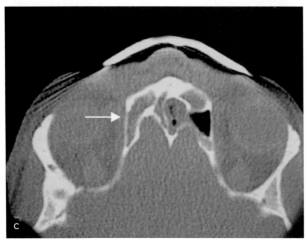
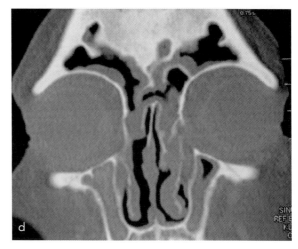

图 7-3 图 a ~ c 的患者额窦口前后径狭窄，而 d ~ f 的患者前后径较宽

患者额窦口周围骨质较厚（a，白色箭头），导致额窦口狭窄，而前后径较宽的患者冠状位 CT（d）无此表现；矢状位的 b、e 和冠状位的 c、f 相比较，前后径一窄一宽显示清晰（白色箭头）。

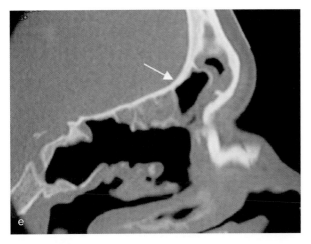
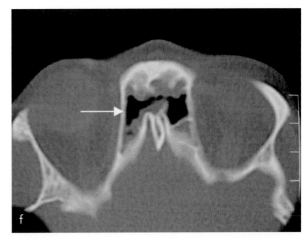

图 7-3（续）

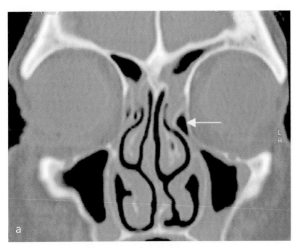
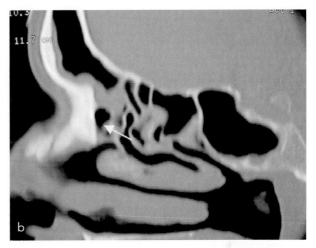

图 7-4 冠状位 CT 显示左侧额隐窝单一鼻丘气房（a，白色箭头）；在矢状位也清晰显示（b）；这是额隐窝气房中最为简单的一种类型

高的鼻丘上额气房易与额窦相混淆，因此必须仔细分析 CT，进一步确认额窦引流通道并进行处理。只有将鼻丘上气房彻底清除，才能保证额窦引流通道通畅。示例如图 7-5。

小额窦伴鼻丘气房发育不良和小额窦开口

额窦内充满病变是个处理难题，术者要通过手术清除窦内蓄积的脓性或黏性分泌物，否则会导致术后额窦口炎症持续存在，术腔延迟恢复，并增加额窦区域瘢痕和粘连的可能性。图 7-6 为一额窦口狭小患者。

额窦口区域新骨形成

额窦口及额隐窝区域新骨形成常提示周围骨质

存在炎症。如果去除堵塞额窦口的新骨，可使血管和炎症骨质裸露，导致严重的纤维化和瘢痕形成，常造成额窦口再次狭窄和堵塞。图 7-7 的 CT 显示新骨形成。上述骨质改变是感染所致，还是嗜酸性粒细胞介导的炎症反应的结果尚存争议。研究表明，嗜酸性粒细胞可产生各种刺激新骨生长的毒性物质，如主要碱性蛋白（major basic protein，MBP）、嗜酸性粒细胞过氧化物酶（eosinophil peroxidase，EPX）和嗜酸性粒细胞阳离子蛋白（eosinophil cationic protein，ECP）。根据细菌培养的药敏结果应用抗生素，以及局部或全身应用激素可抑制术后愈合阶段的炎症反应。例如，术后口服激素 3 周。还可保留微创钻孔术的额钉 3~4d，并用生理盐水冲洗窦腔后局部滴用泼尼松龙，或联合口服激素。

上述治疗的目的有两个，一是保持额窦口无血凝块（血凝块可导致纤维化和结痂），二是泼尼松龙可减轻术后炎症反应。

前期手术导致额隐窝区域瘢痕

有前期手术史的患者，特别是中鼻甲切除术后，中鼻甲残端外移并形成瘢痕，可导致额窦口暴

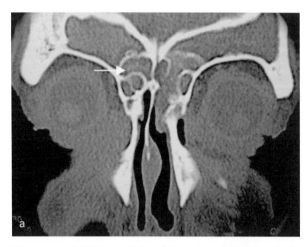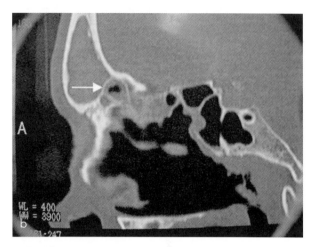

图 7-5 冠状位显示双侧鼻丘上额气房阻塞额窦口，矢状位显示右侧鼻丘上额气房阻塞额窦口

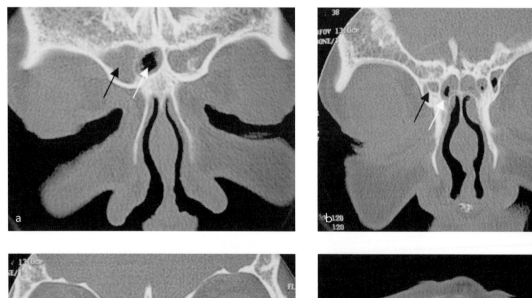

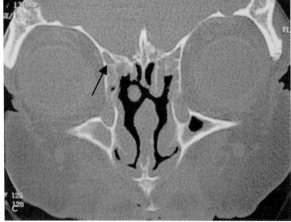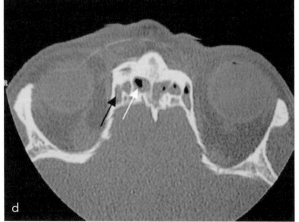

图 7-6 患者额窦间隔气房（白色箭头）和右侧额窦小额窦（黑色箭头）联合。右侧狭窄额窦引流通道以黑色箭头标注（a~d）

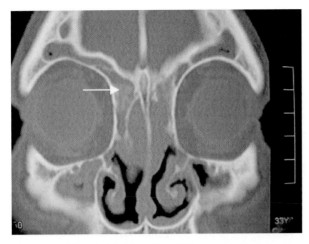

图 7-7　右侧额隐窝区域可见新骨形成（白色箭头）

露困难。诊断需依靠 CT 和内镜检查。CT 可显示额隐窝区域的残留气房和新骨形成情况，内镜检查可确定额隐窝区域的瘢痕组织范围。示例见图 7-8。

额隐窝区域广泛病变

部分患者额隐窝区域病变广泛且严重。图 7-9 所示的患者为变应性真菌性鼻窦炎，CT 可见其额隐窝区域膨胀性改变，软组织窗可见双侧高密度影（白色箭头）。额隐窝充满大量血管丰富的鼻息肉，以及黏稠的真菌性分泌物。病变破坏了正常的解剖标志，在切除息肉的过程中额隐窝出血较多。如前所述，丰富的血供会显著增加切除息肉和气房，以及辨认额窦口的难度。

中鼻甲已切除及解剖标志不清

由于中鼻甲是最重要的术中解剖标志，前期手术中鼻甲已切除的患者会增加再手术时的难度（图 7-10）。

如果遇到鼻息肉，辨认残留中鼻甲有难度时（图 7-11），第一步，先定位上颌窦口，如有必要，采用上颌窦钻孔术（见第 5 章）清除上颌窦内息肉。然后确认眶纸板，这是进一步解剖额隐窝的重要标志。第二步，仔细清除息肉组织，暴露鼻中隔、嗅裂、残余中鼻甲、骨性后鼻孔等骨性结构。如解剖标志仍不清楚，则需要进一步清除后鼻孔和蝶窦前壁的息肉。蝶窦自然口通常位于骨性后鼻孔上方约 12mm 处。吸引切割器刀头直径为 4mm，可用它来测量后鼻孔到蝶窦自然口的距离。上颌窦顶壁是进入蝶窦的有用标志。Harvey 等[18] 提出在上颌窦顶壁和蝶窦前壁间做一水平线，是安全进入蝶窦的位置。息肉切除后可暴露残余的上鼻甲。若前期手术已切除上鼻甲，则切除位于颅底的鼻息肉。筛凹和嗅裂通常与后筛位于同一水平面，小心去除鼻息肉（不去除骨质），可安全暴露颅底和残余上鼻甲。眶纸板是另一个解剖标志。第三步，辨认和扩大蝶窦口（见第 8 章），继而确认颅底，然后向前解剖。术者要在 CT 上确认筛前动脉的位置以及是否存在其走行悬于颅底系膜内的情况。定位额隐窝时，以眶纸板作为外侧界标志，颅底作为上界标

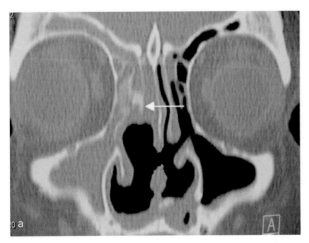
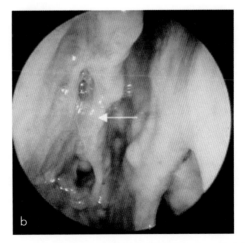

图 7-8　白色箭头指示中鼻甲残端在 CT 和内镜下的表现（a）。钩突未切除，紧邻残余的前筛气房，堵塞额窦引流通道。内镜下可见外移的中鼻甲和鼻腔外侧壁之间存在明显瘢痕（b）

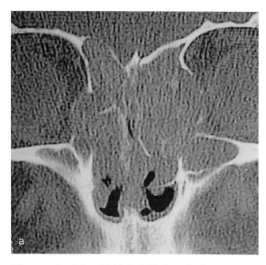
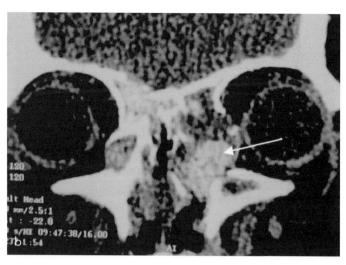

图7-9 额隐窝区域的膨胀性病变（a），白色箭头指示高密度影（b）

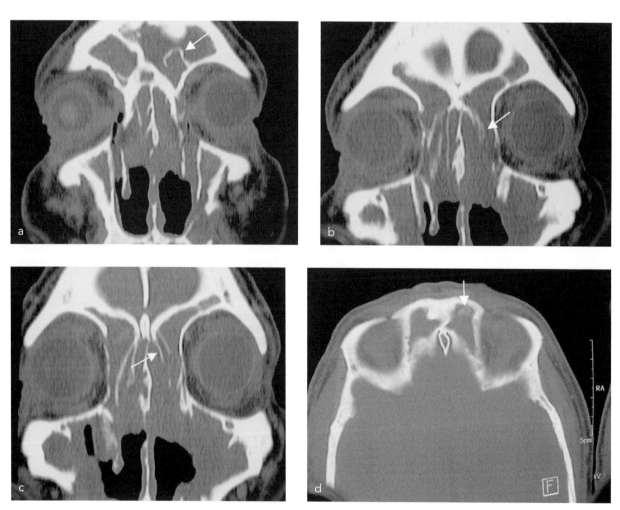

图7-10 白色箭头指示额窦内残留筛泡上额气房（a）；白色箭头指示前期手术残留的中鼻甲，注意手术导致左侧下鼻甲缺如（b、c）。白色箭头指示筛泡上额气房前壁（d、f），注意CT上可见广泛息肉病变

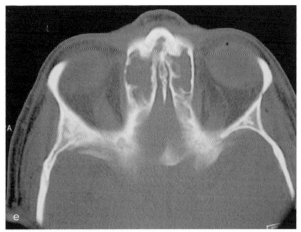
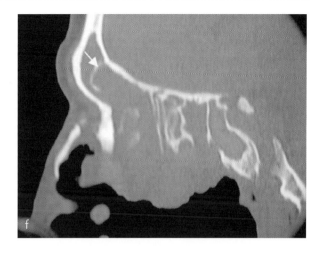

图 7-10（续）

志，上颌骨额突的额嘴作为前界标志。多数患者可见一小段残留的中鼻甲，翻转前穹隆黏膜瓣，用 Hajek Koeffler 咬钳（Storz 公司）开放前穹隆。至此，所有额隐窝相关的解剖标志均已暴露，可根据额隐窝解剖和额窦引流通道的三维重建模型，逐步清除额隐窝内每个残余气房。

额隐窝及额窦手术范围分级

最近发表的文章中，依据额窦口下方、上方和口内气房的情况，以及既往扩大骨性窦口情况，将手术范围进行了分级[19]，具体见表 7-2。

分级准确记录了额窦和额隐窝的手术，可以比较不同术者额窦和额隐窝手术的疗效。当与复杂手术难度分级系统相结合时，可以比较不同术式的疗效，例如，标准术式和复杂术式的比较。同时，还可评估术中干预措施的效果，例如，比较术中可降解填塞物对于接受标准术式和复杂术式患者的影响。最后，分级系统可帮助受训学员根据额窦手术难易程度和手术范围等级循序渐进进行学习，同时观察和评估学员技能。

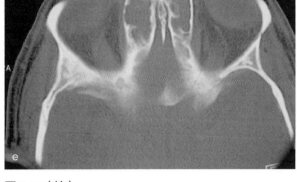

图 7-11　大量鼻息肉，未见解剖标志

表 7-2　国际鼻内镜额窦手术范围分级[19]

分级	内容
无组织切除	0 级：额窦球囊扩张（无组织切除）
去除额隐窝 / 额窦周围气房的手术	
1 级	额窦口下方：去除额窦口下方的气房，包括未侵及和堵塞额窦口的鼻丘上气房和筛泡上气房
2 级	额窦口内：去除额窦口内的气房，包括侵及和堵塞额窦引流通道的鼻丘上气房和筛泡上气房
3 级	额窦口上方：切除经额窦口气化入额窦内，但未扩大额窦口的气房，包括鼻丘上额气房、筛泡上额气房和额窦间隔气房

续表

分级	内容
去除额嘴骨质,扩大额窦口的手术	
4级	扩大额窦口:在去除气房(不仅仅是去除气房骨壁)的同时去除额嘴骨质
5级	单侧额窦钻孔开放术:在眶纸板和鼻中隔间扩大额窦口(以前的Draf 2b 手术),并去除单侧额窦底壁
6级	额窦钻孔开放术。去除整个额窦底壁,鼻中隔开窗融合双侧额窦口,即以前的改良 Lothrop 手术或 Draf 3 手术

【 额隐窝和额窦的手术技术 】

1. 鼻内镜检查。
2. 前穹窿黏膜瓣技术。
3. 额窦微小钻孔术。
4. 计算机辅助手术(CAS 或者影像导航技术)。

在国际鼻内镜额窦手术范围分级(Endoscopic Frontal Sinus Surgery,EFSS)中,多数额窦和额隐窝手术应用上述第 1~3 项方法处理。根据手术的

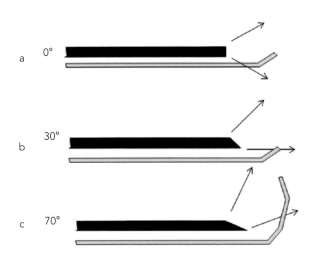

图 7-12 使用 0° 镜时,器械从内镜下穿过即会位于术野中央(a);使用 30° 镜时,将同样的器械置于内镜下方,器械头端将处于术野边缘。若要将器械置于术野中央,内镜就会被器械挤向上方,影响手术操作区域的观察(b)。使用 45° 和 70° 镜时,器械必须角度很大才能使头端位于术野中央(c)

难易选择不同的方法。所有额窦和额隐窝手术(EFSS 1~3 级)都要用到小角度鼻内镜 + 前穹窿黏膜瓣技术。难度更大的手术(如 EFSS 3 级)需使用额窦微小钻孔术 +CAS。

鼻内镜检查

额窦和额隐窝手术需使用30°、45° 和 70° 内镜[2-4]。内镜角度越大,操作的难度就越大,因为术者定向和操控带角度器械的难度增加。最近有文章报道[20],术中使用带角度的器械增加了对鼻腔和鼻窦的意外损伤的可能性[20]。图 7-12 显示:内镜的角度越大,需配合使用越大角度的手术器械,以保证器械头端位于术野中央。

如本书第 1 章所述,大多数手术时,内镜置于器械上方,若内镜置于器械下方,则无法看到手术器械头端的操作(图 7-13)。

术野内出血会进一步增加手术难度。在操作开始前,术者可能花费更长时间将带角度的内镜和手术器械置于额隐窝区域。如果出血量大,术野被出血遮挡,可影响术者情绪并延缓手术。如果术者在视野较差的情况下解剖操作,则可能意外损伤颅底、眶纸板或筛前动脉。对于任何术式而言,术野越宽,操作越容易。多数术者都有过类似的经历,在术中需要上级医生的帮助时,上级医生上台后的第一件事便是拓宽、扩大手术进路。前穹窿黏膜瓣技术可以解决部分上述问题,它优化了额隐窝的进路,使得额窦一大部分操作可以在 0° 镜下实现[13-16](图 7-14)。

前穹窿黏膜瓣技术

前穹窿黏膜瓣技术的第一步是在中鼻甲前穹窿上方约 8mm 处用 7 号 BP 刀柄和 15 号刀片向前做一 8mm 长切口[15],垂直向下切至前穹窿水平,再

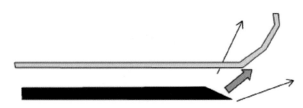

图 7-13 手术器械位于内镜上方时,只能看到器械底部(粗箭头),而无法看到器械头端,这在器械位于额隐窝薄弱区域操作时是危险的

向后在前穹窿下方切至中甲根部（图7-15）。

　　然后用Freer吸引剥离子掀起全层黏膜瓣，剥离子头要紧贴骨质，并将其推至中鼻甲根部的后方（图7-16a）。黏膜瓣下缘与中鼻甲前穹窿下方的组织相连，用镰状刀或普通刀（见视频）分离黏膜瓣并翻转至中鼻甲和鼻中隔间的间隙（图7-16b）。如果中鼻甲垂直部与鼻腔外侧壁附着处下方的骨质暴露不充分，常导致骨质表面有黏膜瓣软组织残留，当被吸引器或其他器械牵拉时，黏膜瓣就会从中鼻甲和鼻中隔间的间隙带出进入额隐窝。如此，黏膜瓣很容易被电动吸引切割器或其他手术器械不慎切除，或者需要术者停下其他操作再次将其归回原位。充分暴露中甲垂直部上部骨质，术者便可确认黏膜瓣已充分分离，再将黏膜瓣置于中鼻甲与鼻中隔之间，直至手术结束时将其复位覆盖在裸露骨质表面。

　　接下来用Hajek Koeffler咬骨钳切除鼻丘气房前壁，骨质的厚度取决于鼻丘气房的气化程度，如气化良好，则骨质菲薄、易于切除，直达切口黏膜瓣边缘（图7-17）。如鼻丘气房小或者缺如，则骨质较厚，只能部分切除。如果鼻丘气房内有鼻息肉，应先用吸引切割器切除，清楚地暴露鼻丘气房边界。

　　进入鼻丘气房后，术者应复习已构建好的额隐窝三维重建解剖（见第6章）。用探针或刮匙定位额窦引流通道，将其轻轻向上滑入引流通道，骨折并清除堵塞引流通道的气房。

　　当看到额窦口并且清除堵塞气房后，将前穹窿

黏膜瓣前拉复位，翻卷覆盖在鼻丘气房前壁残余的裸露骨缘上（图7-18）。如此覆盖创面，可防止术腔肉芽组织增生粘连。

前穹窿黏膜瓣技术的疗效

　　最近发表的文章报道，采用前穹窿黏膜瓣技术结合搭积木式解剖三维重建118例额隐窝手术中96%可暴露额窦口。其余的病例则采用了接下来要介绍的额窦微小钻孔技术辨认额窦口。术后6例患者出现粘连，需门诊处治[15]。由此可见，前穹窿黏膜瓣技术并未增加术后中鼻道粘连的风险[13-16]。图7-19显示经上述技术开放额隐窝后，前穹窿黏膜瓣区域内镜所见。

额窦微小钻孔术

　　当难以辨认额窦引流通道时，额窦微小钻孔术很有帮助。在额窦表面置管，用含有荧光素的生理盐水冲洗窦腔，可调式额窦探针（Integra公司）向上追踪荧光素的踪迹，轻柔操作扩大通路至可放入刮匙，将阻塞额隐窝的气房骨折去除（通常向前方或外侧），暴露额窦口（见视频）。同时，当术者想要避免经额窦口导入器械或者避免损伤额窦口黏膜时，微小钻孔术还能够清除额窦内的脓液、黏液或真菌产物。如果额窦吸引器直径（通常为3mm或4mm的橄榄头吸引器）与额窦口直径接近时，用力将其塞入额窦可能损伤额窦口周围黏膜，继发额窦

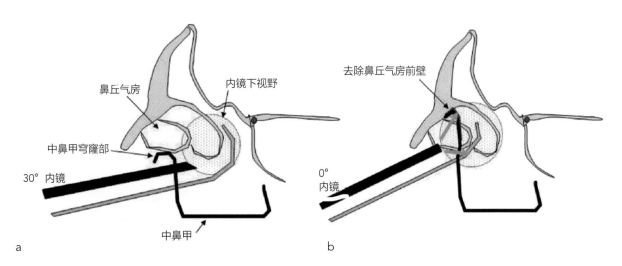

图7-14　中鼻甲穹窿区域未处理前，需使用带角度镜观察额隐窝（视野区域以阴影圆圈表示）（a）。鼻丘气房前壁去除后，0°镜下即可观察额隐窝，并进行操作，无须使用带角度的内镜和手术器械（b）

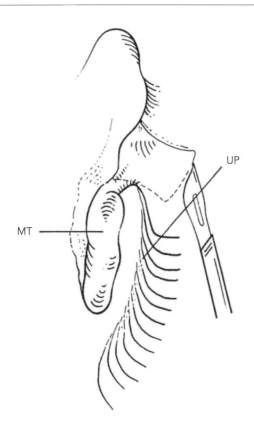

图 7-15 左侧中鼻甲（MT）和钩突（UP）。刀片虚线标记中鼻甲鼻腔外侧壁附着处上方所做的前穹窿黏膜瓣切口

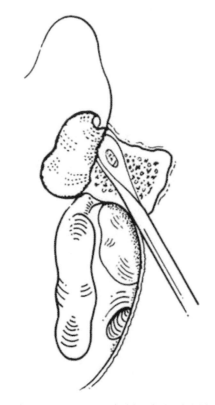

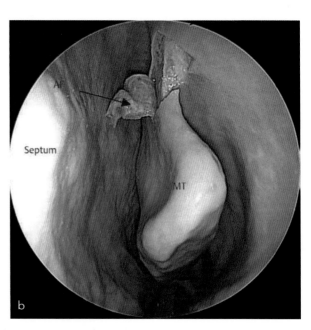

图 7-16 示意图显示 Freer 吸引剥离子掀起黏膜瓣至中鼻甲根部后，将黏膜瓣翻转塞入中鼻甲和鼻中隔（Septum）间隙（a）；尸头解剖图显示左侧前穹窿黏膜瓣（b）

AF：前穹窿黏膜瓣；MT：中鼻甲。

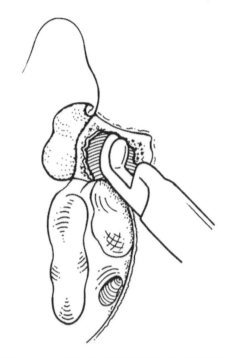

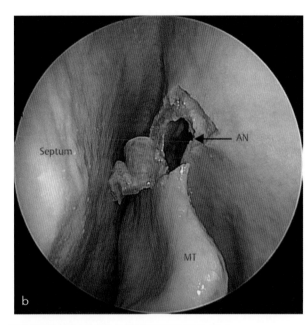

图 7-17 用 Hajek Koeffler 咬骨钳切除鼻丘气房前壁（a）；尸头解剖图显示切除左侧鼻丘气房前壁（b）
MT：中鼻甲。

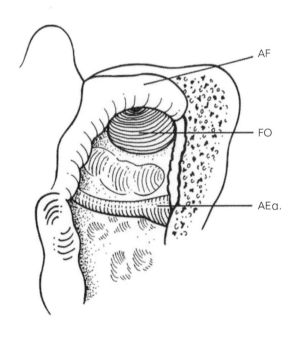

图 7-18 将前穹窿黏膜瓣（AF）翻转覆盖在前穹窿粗糙的骨面上，可见额窦口（FO）和筛前动脉（AEa.）

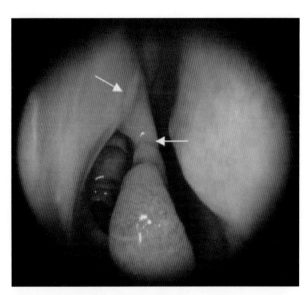

图 7-19 右侧鼻腔前穹窿黏膜瓣术后在鼻内镜下所见。白色箭头指向上部和下部切口位置

口狭窄或闭锁。经额窦微小钻孔套管冲洗窦腔可避免上述情况。手术结束前可拔出套管，也可术后留置一段时间，以便生理盐水冲洗，可清除窦口血凝块，保证愈合过程中窦口通畅。如果黏膜炎症反应严重或呈息肉样变，可术后一段时间经套管向窦腔内滴入类固醇皮质激素，减轻炎症和避免额窦口早期瘢痕组织形成。

微创钻孔术操作步骤

术前需认真在 CT 上分析额窦是否出现及其大小。图 7-20 显示患者右侧未见额窦，左侧额窦小，窦口狭窄，注意左侧额窦向上未达到眉弓水平（眼眶骨性上缘）。在进行微创钻孔术前，应在 CT 上评估额窦向上气化程度。

皮肤切口的体表标志是眉弓内侧边缘。多数患者的眉弓位于眼眶上缘，在 CT 上观察眶骨上缘向内侧，可确定额窦向上气化的程度足够。如果钻孔位置过高，可直接进入颅内导致脑脊液漏。如 CT 显示额窦气化良好，则选择皮肤切口的体表标志如下：连接双侧眉弓内侧缘画一假想的水平线，距离连线中点 1cm 处为切口位置（图 7-21）。

在切口处用 1~2ml 局部麻醉药＋肾上腺素做局部浸润麻醉。以 15 号刀片切开皮肤至骨质，切口方向可与纵行蹙眉线一致，若患者担心美容瘢痕，则在眉弓内侧毛发内做切口。虽然切口时的位置可能不在眉弓内侧和中线之间的正确位置，但额骨表面的皮肤是可移动的，在放入微小钻孔术的引导器后，可移动皮肤，直到在骨面上定位前述正确的钻孔位置。如果钻孔部位过于偏向外侧，则可能损伤滑车上血管神经束，或者未能进入额窦内。切开皮肤后，用尖剪刀适当扩大切口，用手指绷紧切口周围皮肤，然后将钻头引导器在切口处放平，再旋转进入切口（图 7-22）。

如果在未充分开放切口的前提下置入引导器，

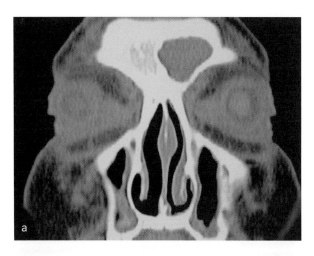 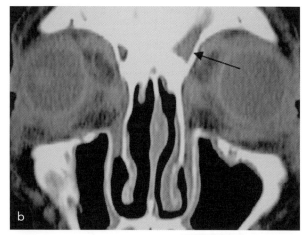 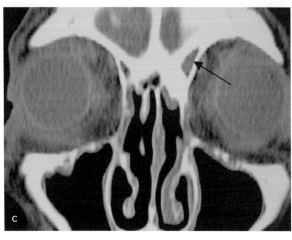 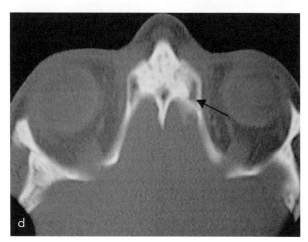

图 7-20　术前 CT 评估（a~d）。黑色箭头指示左侧额窦狭小窦口

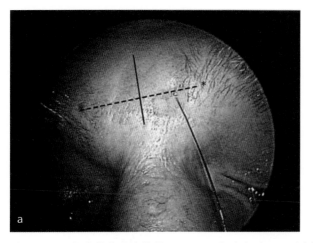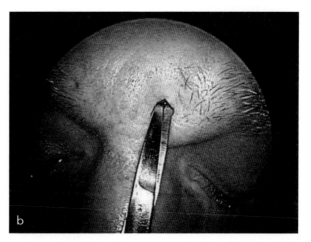

图 7-21　黑色实线代表中线位置，星号（＊）标志眉弓内侧，水平虚线连接双侧眉弓内侧缘，针头刺入皮肤的位置为局部浸润麻醉的位置（a）；锋利的剪刀扩大皮肤切口（b）

可使一小部分皮肤卷入引导器，造成皮肤切口损伤。当皮肤切口位于眉弓毛发内时，其位置可能过于偏外侧而无法钻孔。置入钻头引导器后，推移皮肤使引导器定位于前述的钻孔位置上方。引导器的锯齿能与骨质紧密接合并嵌入其中，使之在钻孔过程中不会移动。在钻孔过程中保持钻头温度不要过高十分重要，钻头一接触骨质应立即抬起，从引导器中退出，用生理盐水或无菌水冲洗降温，以免钻头过热，灼伤钻孔周围骨质和皮肤，导致局部骨炎和皮肤环形瘢痕。钻头设计长度为超出引导器11mm，不会穿透额窦后壁。少数患者额窦小（气化不良），前壁较厚，钻头无法穿透，此时术者应向下移动引导器（额窦前壁下方骨质较薄），再行钻孔。额窦表面皮肤活动度好，引导器移动方便，但注意不要向上移动引导器，以免钻孔进入颅内。

引导器进入额窦固定后，放下钻头。穿透额窦前壁后，经引导器导入导丝，然后拔出引导器，沿导丝将套管旋转插入额窦（图 7-23），注意不要过于用力将套管压入皮肤，以防套管对皮肤压力过大。

将装有半管荧光素＋生理盐水混合液（500ml生理盐水 +0.5ml 5% 荧光素）的注射器置于套管口，如果回抽发现清亮液体，提示钻孔已进入颅内，应立即取出套管，缝合伤口。如果荧光素不慎注入颅内，上述混合液浓度不会引起脑膜刺激。通常注射器回抽可见空气、黏液、脓液或血液。若额窦口完全堵塞，回抽可能为真空，此时，轻压注射器，可见额窦口流出脓液或黏液，然后是荧光素混合液。接着用探针探查荧光素着色的额窦引流通道。注射器加压前，应注意阅读 CT，确认额窦后壁无骨质不连续的情况。

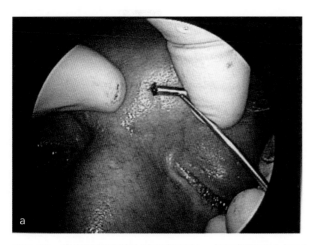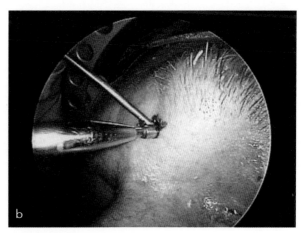

图 7-22　将引导器平放在皮肤切口处，然后螺旋进入切口，避免将皮肤卷入（a）；再将钻头经引导器置入（b）

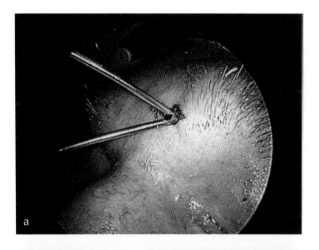

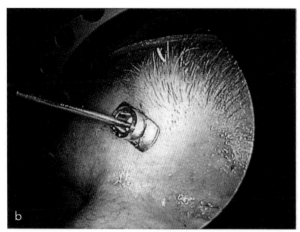

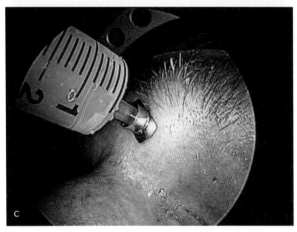

图 7-23　经钻孔插入额窦套管进入额窦（a、b）；将装有半管荧光素和生理盐水混合液的注射器与套管相连，回抽正常后冲洗（c）

计算机辅助手术

计算机辅助手术（computer-aided surgery，CAS）是一种新型技术，术前将患者 CT 和 / 或 MRI 影像资料传入 CAS 设备的计算机，将三维图像（冠状位、轴位和矢状位）展示给术者，与患者的常规 CT 图像类似。网络可下载一些软件，如：苹果电脑用户可使用 Scopis planning 或者 Osirix 软件，二者均可阅览 DICOM 格式文件，因此所有的 DICOM 格式的 CT 扫描图像都能以与 CAS 仪器上相同的方式阅览。Scopis planning 软件有个人计算机版本，不少放射影像相关公司提供可供个人计算机使用的软件用于阅览图像。使用这些软件的优势在于，当十字光标定位于一个维度的某一气房时，另外两个维度也会同时显示光标的定位（图 7-24），术者因此可在三维平面辨认该气房，如同第 6 章所介绍的三维图像重建。图像导航设备还可有效帮助术前制订手术方案。

计算机辅助手术设备有两种类型：第一种是光感应型，探测与患者（头架）和手术器械相连的发光二极管位置；第二种是电磁感应型，计算机探测患者（头架）和手术器械的电磁标记。目前的 CAS 设备可根据术者的选择采用上述两种追踪方式中的一种。两种系统各有其优点和缺点。在计算机上注册患者时，需首先识别计算机存储的 CT 上的标志，然后在患者实体识别，或者用激光扫描患者头部。头架监控患者头部的活动，通过光感应或电磁感应追踪手术器械。对于鼻腔解剖标志缺如的患者（如中鼻甲缺如等），CAS 可显示其他重要结构，如颅底、眼眶、视神经和颈内动脉。此外，还可用于识别和去除额隐窝和额窦的残余气房。如果无法找到额窦引流通道，CAS 可追踪手术器械的头端，从而识别额窦引流通道，伸入手术器械，去除额隐窝或额窦的残余气房。

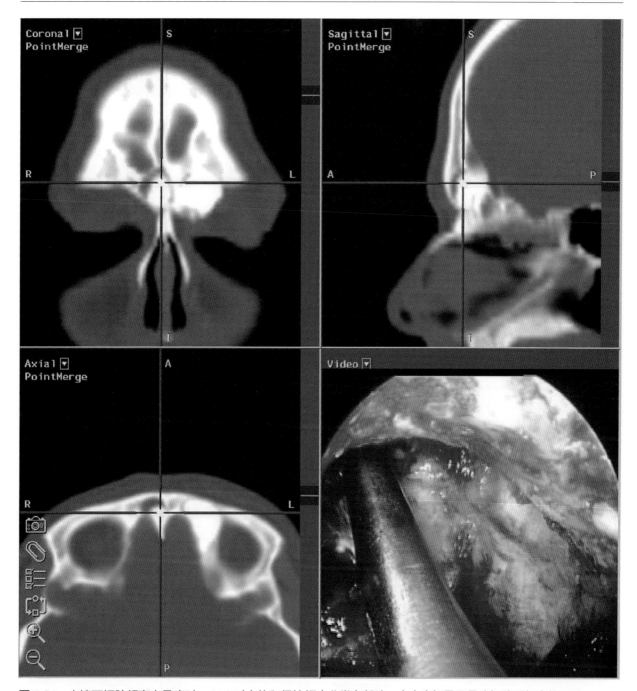

图 7-24　内镜下切除额窦大骨瘤时，CAS 对定位和保护颅底非常有帮助。十字光标显示骨瘤切除后额窦的顶壁

【疑难额窦和额隐窝手术】

厚骨壁气房堵塞导致额窦口狭窄

此种情况并不少见，常导致手术困难。本例患者的额嘴骨质厚且鼻丘气房气化不良，额窦间隔气房骨壁厚，难以用常规器械骨折并扩大额窦口（图7-25）。鼻丘气房很小，筛泡向前突入额隐窝，将额窦引流通道向前外侧挤压（图 7-25 轴位 CT 可清

晰显示）。额嘴骨壁很厚，尽管存在额窦间隔气房，但它骨壁厚，气房与额窦引流口分隔，如果不使用骨钻，就无法扩大额窦的引流口。如前所述，此种情况下使用骨钻将很容易发生术后瘢痕形成和额窦口阻塞，导致远期医源性额窦炎。对于这位患者，术中应通过尖牙窝钻孔术彻底清除上颌窦内病变，同时，扩大中鼻道上颌窦口，行前穹窿黏膜瓣技术，并尽可能多地切除中鼻甲前穹窿，暴露狭小的

鼻丘气房。由于筛泡气房向前气化，应与筛泡上气房同时开放，便可辨认颅底和筛前动脉位置，筛前动脉邻近筛泡上气房后壁与颅底附着处。将刮匙在鼻丘气房后方滑入额窦引流通道，向前骨折并去除

鼻丘气房。然后向上去除筛泡和筛泡上气房前壁达颅底。此时可见额窦间隔气房以及被推向外侧的额窦口。由于额窦口狭小，无法再扩大，而且窦口周围黏膜处于炎症状态，所以采用额窦微小钻孔术，

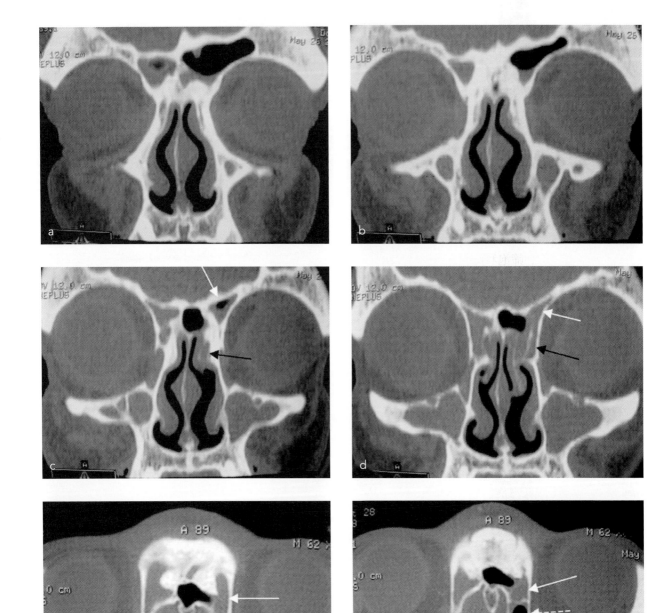

图 7-25　CT 图像（a~h）

白色箭头指示左侧额窦口和额窦引流通道（c~g）；黑色箭头指示小鼻丘气房（c、d）；白色虚线箭头指示筛泡上气房（e~h）。

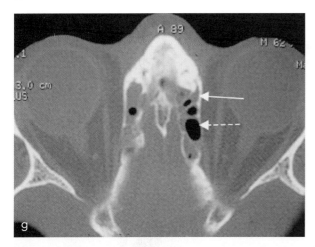

图 7-25（续）

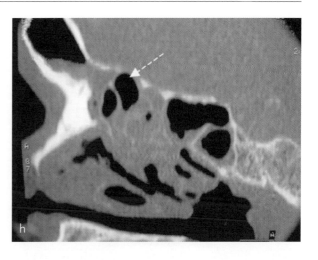

术后用生理盐水冲洗额窦口，并滴入泼尼松龙 3d。

术后患者症状消失，但额窦口黏膜仍有水肿，直至愈合（图 7-26）。由此可见，去除额隐窝的阻塞气房（鼻丘气房、筛泡和筛泡上气房）和开放窦引流通道的重要性。我相信，如果尝试通过磨除额窦口周围骨质来扩大额窦口，术后效果并不理想。

当然不是所有患者的反应都如此良好，部分患者可能出现额窦口堵塞和慢性水肿（图 7-27）。这些患者需采用全身和局部应用糖皮质激素、鼻腔冲洗、定期门诊清理等治疗。如果症状持续，提示需再次手术（通常采用鼻内镜下额窦钻孔开放术 / 改良鼻内镜下 Lothrop 手术 /Draf 3 手术，见第 9 章）。

大鼻丘上额气房堵塞额窦口

部分患者的额筛气房气化过度，经额窦口进入额窦，堵塞额窦口和额窦引流通道，难以处理，需根据额窦口大小选择术式。如果额窦气化良好，则额窦口前后径可能足够大（图 7-28，黑色箭头），大的 SAFC 源于筛泡上方，在 SBC 和颅底前气化进入额窦，几乎达到额窦顶。如果窦口前后径够大（黑色箭头），气房可经由额窦口去除。本例无须扩大额窦口便可将气房完整去除。当额窦前后径小时，需用其他辅助方法去除气房。我们通常采用额窦钻孔开放 / 鼻内镜下改良 Lothrop 手术 /Draf 3 手

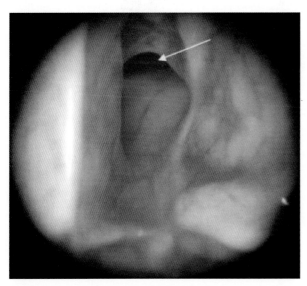

图 7-26　图 7-25 的患者左侧额窦口术后的照片，注意额窦口正常（白色箭头）

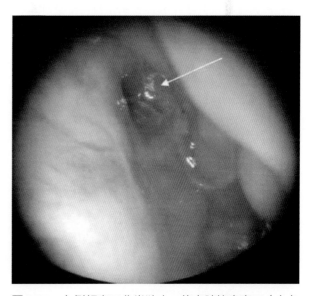

图 7-27　左侧额窦口非常狭小，伴水肿堵塞窦口（白色箭头）。尽管细吸引器可通过额窦口，但是，即使持续药物治疗，窦口仍持续水肿。如果患者症状持续，应考虑再次手术

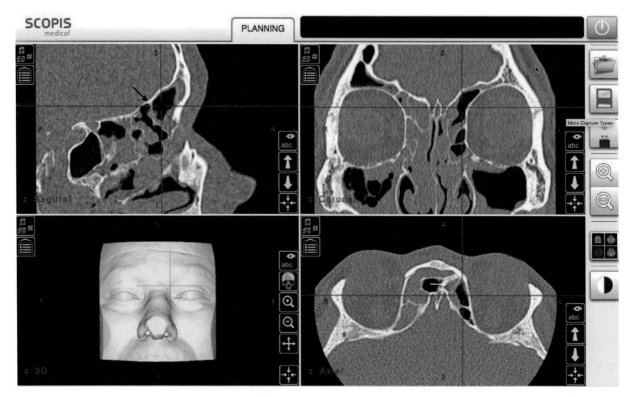

图 7-28 十字光标指示大鼻丘上额气房，矢状位 CT 上黑色箭头指示大的前后径。注意鼻丘上额气房几乎达到额窦顶。轴位 CT 上白色箭头指示额窦引流通道位于鼻丘上额气房内侧

术，或联合其他方法（经眉弓的额窦微小钻孔术，钻孔大小足以置入内镜或手术器械）。手术器械经钻孔进入额窦，内镜经鼻观察额窦口，反之亦可。变通术式还有额窦骨成形瓣手术，直视下去除气房。

【术后额窦冲洗方法】

出现以下情况，可在额窦微小钻孔术后保留套管：窦口周围黏膜损伤；额窦口非常狭小（< 3mm）；额隐窝或额窦口区域骨炎或新骨形成；切除广泛息肉样变的黏膜时，黏膜损伤严重。术后立即开始经额窦套管冲洗，每次 5ml 生理盐水，每 2h 一次。如使用泼尼松龙，则每两次冲洗后滴入泼尼松龙 0.5 ~ 1ml。

术后填塞

在过去的数年中，我们对 Chitogel（威灵顿，新西兰）这一填塞材料在止血、控制粘连、保持窦口开放方面的作用进行了系列研究[21-25]。Chitogel 本身具有抗菌和抗炎成分，能抑制成纤维细胞迁移，改善术后恢复[22-25]。除此之外，它还有很好的止血作用[22,25]、防止粘连发生[23]。更为重要的是，它可以维持窦口开放[25]，对于窦口狭窄的患者更有意义，可改善患者预后。最近研究还显示，加布地奈德可加强 Chitogel 的作用，其作用源于术后 10 ~ 14d，随着 Chitogel 的溶解可缓慢释放激素。（作者是 Chitogel 的投资人与公司董事会成员，注意利益冲突。）

术后护理和术腔清理

所有患者术后应用 10d 广谱抗菌药物，并用生理盐水每天冲洗鼻腔鼻窦 4 ~ 6 次。术中有严重鼻息肉患者，口服减量泼尼松龙 3 周。术后 10 ~ 14d 门诊复查，清除所有残留血凝块，检查额窦口，用细弯头吸引器伸入额窦口，清除额窦内分泌物。检查其他窦口，分离粘连区域。如愈合良好，则 4 ~ 6 周后复查，如愈合欠佳，可提早预约复查。

参考文献

1. Levine HL. Endoscopic Sinus Surgery: Reasons For Failure. Oper Tech Otolaryngol—Head Neck Surg 1995;6(3):176–179

2. Kennedy DW, Senior BA. Endoscopic sinus surgery. A review. Otolaryngol Clin North Am 1997;30(3):313–330

3. Stammberger H, Kopp W, Dekornfeld TJ, Hawke M. Functional Endoscopic Sinus Surgery: The Messerklinger Technique. Special Endoscopic Anatomy. Philadelphia, PA: B.C. Decker Publishers; 1991:61–90

4. Stammberger H, Posawetz W. Functional endoscopic sinus surgery. Concept, indications and results of the Messerklinger technique. Eur Arch Otorhinolaryngol 1990;247(2):63–76

5. Thawley SE, Deddens AE. Transfrontal Endoscopic Management of Frontal Recess Disease. Am J Rhinol 1995;9(6):307–311

6. Setliff RC III. Minimally invasive sinus surgery: the rationale and the technique. Otolaryngol Clin North Am 1996;29(1):115–124

7. Catalano PJ, Setcliffe RC III, Catalano LA. Minimally invasive sinus surgery in the geriatric patient. Oper Tech Otolaryngol—Head Neck Surg 2001;12(2):85–90

8. Catalano P, Roffman E. Outcome in patients with chronic sinusitis after the minimally invasive sinus technique. Am J Rhinol 2003;17(1):17–22

9. Kuhn FA, Javer AR, Nagpal K, Citardi MJ. The frontal sinus rescue procedure: early experience and three-year follow-up. Am J Rhinol 2000;14(4):211–216

10. May M, Schaitkin B. Frontal Sinus Surgery: Endonasal Drainage Instead of an External Osteoplastic Approach. Oper Tech Otolaryngol—Head Neck Surg 1995;6(3):184–192

11. Schaefer SD, Close LG. Endoscopic management of frontal sinus disease. Laryngoscope 1990;100(2 Pt 1):155–160

12. Kuhn FA. Chronic frontal sinusitis: the endoscopic frontal recess approach. Operative techniques. Otolaryngol Head Neck Surg 1996;7(3):222–229

13. Wormald PJ. Three Dimensional building block approach to understanding the anatomy of the frontal recess and frontal sinus. Op Tech in OL&HNS 2006;17(1):2–5

14. Wormald PJ. Surgery of the frontal recess and frontal sinus. Rhinology 2005;43(2):82–85

15. Wormald PJ. The axillary flap approach to the frontal recess. Laryngoscope 2002;112(3):494–499

16. Wormald PJ. The agger nasi cell: the key to understanding the anatomy of the frontal recess. Otolaryngol Head Neck Surg 2003;129(5):497–507

17. Wormald PJ, Hoseman W, Callejas C, et al. The International Frontal Sinus Anatomy Classification (IFAC) and Classification of the Extent of Endoscopic Frontal Sinus Surgery (EFSS). Int Forum Allergy Rhinol 2016;6(7):677–696

18. Harvey RJ, Shelton W, Timperley D, et al. Using fixed anatomical landmarks in endoscopic skull base surgery. Am J Rhinol Allergy 2010;24(4):301–305

19. Wormald PJ, Hoseman W, Callejas C, et al. The International Frontal Sinus Anatomy Classification (IFAC) and Classification of the Extent of Endoscopic Frontal Sinus Surgery (EFSS). Int Forum Allergy Rhinol 2016;6(7):677–696

20. Kang SK, White PS, Lee MS, Ram B, Ogston S. A randomized control trial of surgical task performance in frontal recess surgery: zero degree versus angled telescopes. Am J Rhinol 2002;16(1):33–36

21. Paramasivan S, Jones D, Baker L, et al. The use of chitosan-dextran gel shows anti-inflammatory, antibiofilm, and antiproliferative properties in fibroblast cell culture. Am J Rhinol Allergy 2014;28(5):361–365

22. Valentine R, Athanasiadis T, Moratti S, Robinson S, Wormald PJ. The efficacy of a novel chitosan gel on hemostasis after endoscopic sinus surgery in a sheep model of chronic rhinosinusitis. Am J Rhinol Allergy 2009;23(1):71–75

23. Athanasiadis T, Beule AG, Robinson BH, Robinson SR, Shi Z, Wormald PJ. Effects of a novel chitosan gel on mucosal wound healing following endoscopic sinus surgery in a sheep model of chronic rhinosinusitis. Laryngoscope 2008;118(6):1088–1094

24. Valentine R, Athanasiadis T, Moratti S, Hanton L, Robinson S, Wormald PJ. The efficacy of a novel chitosan gel on hemostasis and wound healing after endoscopic sinus surgery. Am J Rhinol Allergy 2010;24(1):70–75

25. Ngoc Ha T, Valentine R, Moratti S, Robinson S, Hanton L, Wormald PJ. A blinded randomized controlled trial evaluating the efficacy of chitosan gel on ostial stenosis following endoscopic sinus surgery. Int Forum Allergy Rhinol 2013;3(7):573–580

8 筛泡、中鼻甲、后组筛窦和蝶窦开放术及后组筛窦三维重建

【前言】

从组织胚胎学来看，中鼻甲由第三基板发育而来，上鼻甲由第四基板发育而来。中鼻甲基板将筛窦分为前组筛窦（位于基板前方）和后组筛窦（位于基板后方）。前组筛窦进一步分为与鼻丘和上颌骨额突相关的气房 - 鼻丘气房与鼻丘上气房，以及与筛泡相关的气房。筛泡由第二基板发育而来，是位于中鼻甲基板前方的一个大筛房。筛泡上方的气房称作筛泡上气房。后组筛窦气房位于中鼻甲基板后方和上鼻甲基板的前方。

【筛泡和筛泡上气房】

第 6 章介绍了筛泡上气房的解剖多样性。筛泡既可以是单一气房，也可以是一组气房，位于钩突中部和水平部游离缘后方。筛泡前壁和钩突游离缘之间的间隙称为半月裂，是筛漏斗的入口。筛泡后壁与中鼻甲基板垂直部相隔，二者的空隙是筛泡后隐窝，向上气化至筛泡上方时可形成筛泡上隐窝。筛泡和其他鼻窦一样，沿自然开口引流，通常位于筛泡后隐窝后内侧。

探查筛泡自然口时，将双头右弯探针由筛泡内侧与中鼻甲之间进入，并轻柔向外侧旋转直到探针进入自然口（图 8-1）。将探针拉向前方，骨折筛泡内壁和前壁，与自然口相连。

开放筛泡时，用吸引切割器将骨折区域的筛泡前壁和内侧壁去除，扩大的筛泡自然口与手术开放的筛泡口融为一体，符合内镜鼻窦手术的基本原则。如果仅是进行微小内镜鼻窦手术（钩突切除和筛泡开放术），则保留筛泡前壁和下壁 3 ~ 4mm，以形成最终共同引流通道的后上部分（见第 5 章）。之所以命名为"最终共同引流通道"，是由于来自额窦、前组筛窦和上颌窦的黏液都沿这一通道流向鼻咽部（图 8-2）。

如果开放筛泡后继续开放后组筛窦，则不保留筛泡前壁。完整切除筛泡有利于进入后组筛窦和辨别眶纸板，后者对于在开放后组筛窦时准确定位眼眶至关重要，否则会导致遗留附着于眶纸板的气房，操作区域偏向内侧，术野变窄，增加辨别其他解剖标志的困难。如果术野狭窄，将增加对上鼻甲和蝶窦前壁的辨认难度，蝶窦开放后，辨认颅底亦更困难。术野狭窄和出血常导致气房开放不彻底甚至是手术中止。为了能更好地辨认眶纸板，应首先找到上颌窦的自然口并扩大，然后辨认上颌窦顶壁，进而找到筛泡附着于眶纸板的位置。用 0° 或 30° 镜应可看到筛泡前壁后面的眶纸板。

【后组筛窦三维重建】

如第 6 章所述，额隐窝手术前，应进行三维解剖重建和制订手术方案。需要首先在 CT 上明确后

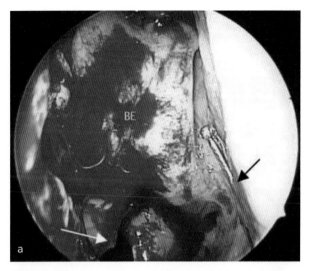

图 8-1 探针（黑色箭头）头端滑入筛泡（BE）前壁内侧（a），将筛泡前壁骨折，剥离出黏膜缘以方便使用吸引切割器（b）。白色箭头指示上颌窦口

组筛窦内的一个气房或解剖空间，将其作为标志，如同鼻丘气房作为解剖额隐窝的标志一样。后组筛窦三维解剖重建中的标志是上鼻道。在连续 CT 上准确辨认上鼻道，须辨认从前组筛窦到后组筛窦的交界区域。在冠状位 CT 上逐帧评估，直到找到第一个解剖标志——上鼻甲（图 8-3）。

一旦在 CT 上确认了前组筛窦到后组筛窦的交界区域，即可找到上鼻道，如图 8-3b～d 的十字标

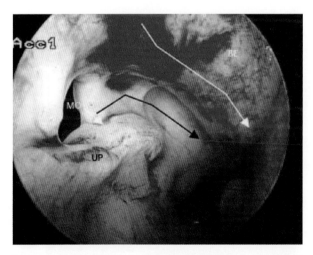

图 8-2 黑色箭头指示右侧鼻腔最终引流通道，同时也是上颌窦的引流通道。白色箭头指示额窦和前组筛窦沿筛泡（BE）前壁的引流通道，即最终共同引流通道的后上部分。还标出了钩突（UP）切除术后的残余钩突和上颌窦（MO）自然口

线。上鼻道刚好位于中鼻甲基板水平部上方，在 CT 上容易辨认。术者具备在 CT 和内镜下定位上鼻道的能力至关重要，是下一步手术操作的前提。术中一旦突破中鼻甲基板进入后组筛窦，即可辨认上鼻道和上鼻甲（图 8-4），此时，术者在内镜下和 CT 上，均有了可靠的解剖标志。术者可辨认后组筛窦的每一个气房，再通过"搭积木"的方法形成后组筛窦的三维重建图像。然而，若要彻底理解后组筛窦解剖，术者须首先能够理解后组筛窦如何与蝶窦交界。这需要遵循与辨认额窦与前组筛窦交界、前组筛窦与后组筛窦交界同样的原则。确认后组筛窦与蝶窦的交界的关键是找到第一帧显示骨性后鼻孔缘的冠状位 CT。图 8-5a 中，冠状位和矢状位上，十字光标位于蝶窦骨性前壁前方，可见此处形成一间隙延伸至颅底（白色箭头示）。图 8-5b 中，十字光标位于蝶窦骨性前壁，冠状位 CT（十字光标）上可见蝶窦底的水平部，即后组筛窦与蝶窦交界区域。冠状位 CT 显示蝶窦底的水平部意味着扫描平面穿过蝶窦（图 8-5b，c）。图 8-6a，b 中，十字光标位于两个主要的后组筛窦气房中，图 8-6c 显示积木模块构建了这两个气房和其内侧的另一气房（绿色），以此理解后组筛窦的解剖构型。在蝶窦位置构建积木模块（图 8-7，黄色模块），同时在图像上标记蝶窦引流通道，则可对后组筛窦和蝶窦解剖形成完整理解（图 8-7）。不同患者后组筛窦的

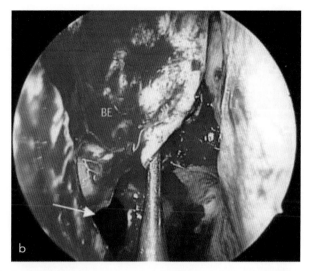

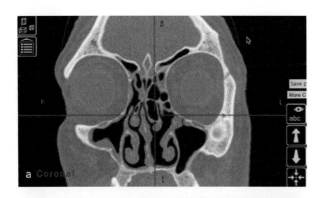

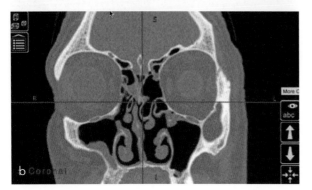
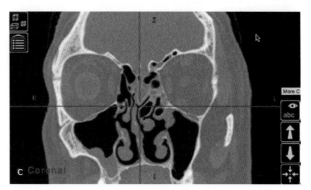

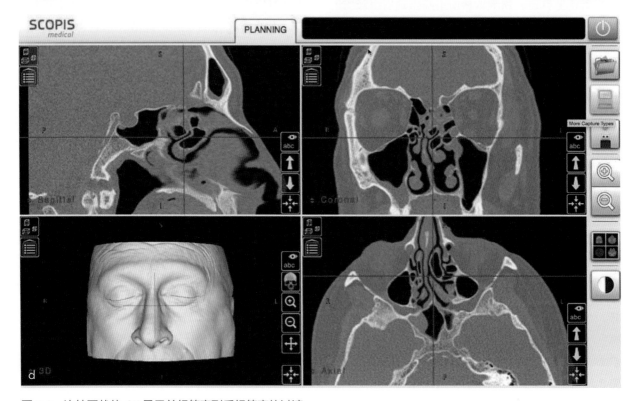

图 8-3　连续冠状位 CT 显示前组筛窦到后组筛窦的过渡

十字光标标记中鼻甲（a）。沿中鼻甲内侧缘向上，看不到上鼻甲。开始出现上鼻甲（十字光标）（b）。上鼻甲发育良好（c），矢状位和轴位 CT 上均可清晰定位上鼻甲（d）。

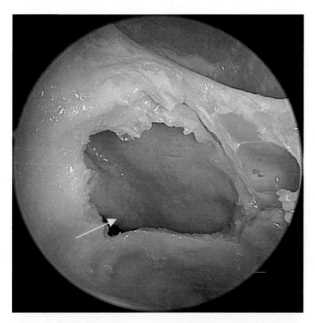

图 8-4 尸头图像显示：中鼻甲基板水平部（红色箭头），基板垂直部已开放，可见上鼻甲前端（白色箭头）

解剖构型不同，每个患者两侧解剖也不同，需分别进行分析和三维重建。

【后组筛窦的手术方案】

建立后组筛窦的三维解剖重建后，即可制订后组筛窦的手术方案，明确如何在后组筛窦进行手术解剖。首先经中鼻甲基板进入上鼻道，该区域在CT上容易确认。前提是确认后部的中鼻甲基板水平部与基板垂直部的过渡区域。术中辨认中鼻甲基板水平部时，将内镜沿着中鼻甲下方滑向中鼻甲后端，在接近中鼻甲后端时，内镜视野上方即可见中鼻甲基板水平部。接着，内镜跟随中鼻甲基板水平部前移，至基板由水平部转向为垂直部，在此紧邻中鼻甲处，用吸引切割器或 Blakesley 直钳穿透中鼻甲基板（图 8-8，白色虚线箭头）。

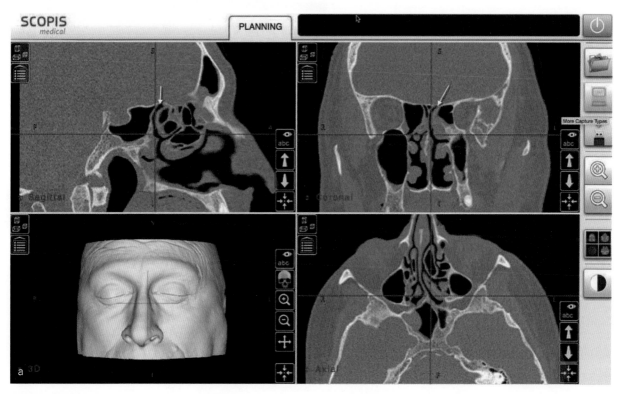

图 8-5 冠状位和矢状位上，可见一清晰的间隙（十字光标）延伸至颅底（a）；十字光标标记骨性蝶窦前壁，即后组筛窦到蝶窦的过渡（b）；十字光标标记蝶窦（c）

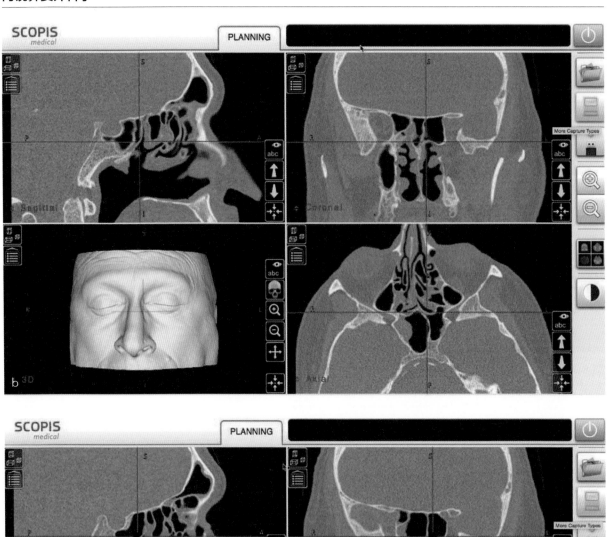

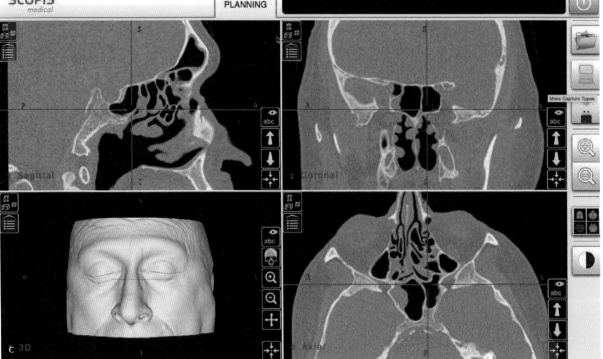

图 8-5（续）

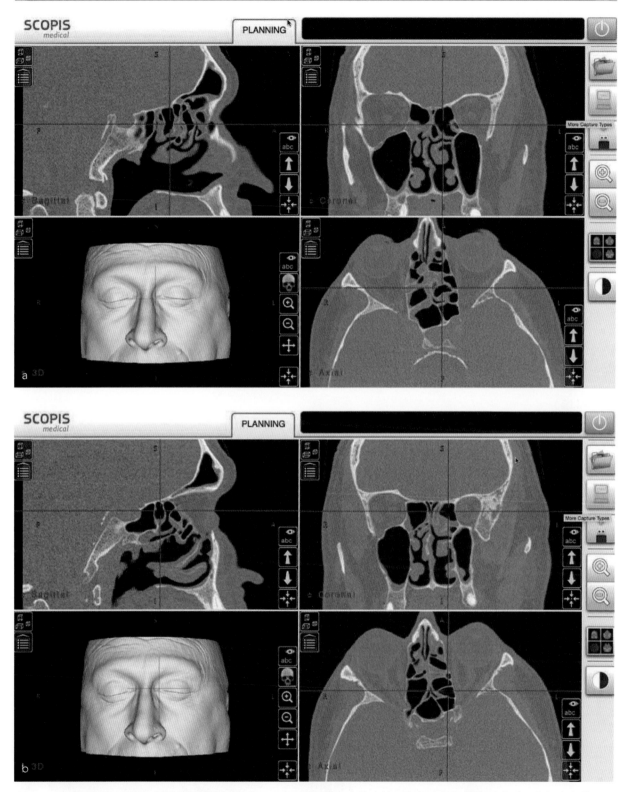

图 8-6　十字光标标记两个主要后组筛窦气房（a、b）。图解搭积木的方法理解气房的解剖构型（c）：在气房上放置积木模块，创建三维解剖图像

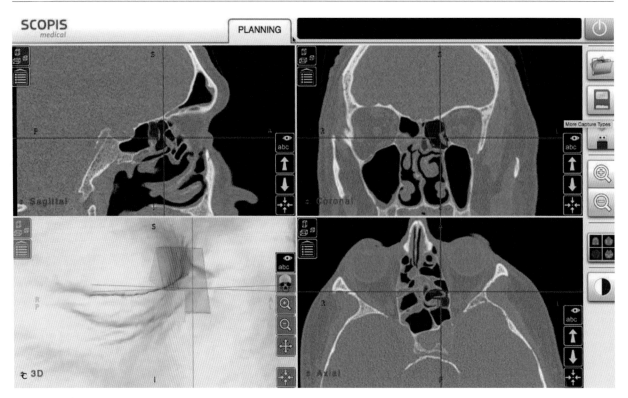

图 8-6（续）

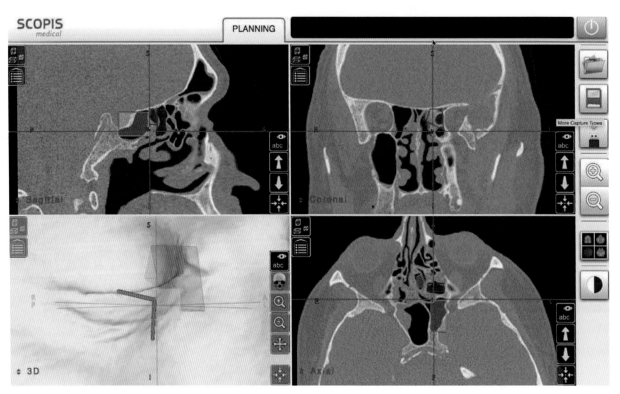

图 8-7　图解后组筛窦和蝶窦的关系

在蝶窦放置黄色模块显示为蝶窦区域，其间显示蝶窦引流通道。

在水平方向上拓宽开口，直至可清晰暴露上鼻道和上鼻甲的前缘（图8-8，白色实线箭头）。

此时，术者可以在CT上定位以了解剩余气房的情况，规划开放气房的顺序然后依次开放，直至完成整个后组筛窦开放术。从下方和内侧进入后组筛窦，可将颅底损伤的潜在风险降至最低，后者往往是因为进入后组筛窦的部位高于中鼻甲基板的垂直部[1]。

【中鼻甲】

对于大多数患者，术中应保留中鼻甲，术中不破坏中鼻甲稳定性十分重要。造成中鼻甲不稳定的最常见原因是中鼻甲垂直部于颅底附着处的前部骨折，前穹窿黏膜瓣手术可保护这一区域，但也切除了一部分中鼻甲前附着部而减弱了支撑作用。中鼻甲基板的水平部也应注意保护以稳定中鼻甲。对中鼻甲过度操作可导致其与颅底附着处骨折，引起中鼻甲漂移。应避免将内镜和手术器械置于中鼻甲内侧，因为直径4mm的内镜和直径4mm的手术器械挤在一起可造成中鼻甲骨折。因此，后组筛窦和蝶窦手术应经中鼻道在上鼻甲内侧进行。虽尽力避免，但必要时仍需部分或全部切除中鼻甲。

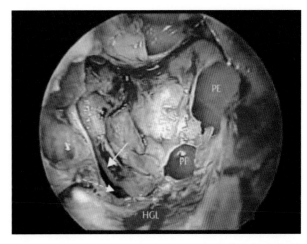

图8-8 内镜照片显示开放左侧上鼻道（白色虚线箭头）。上鼻甲（白色实线箭头）清晰可见，后组筛窦（PE）部分开放

中鼻甲气化

中鼻甲气化的患者，需将气化中鼻甲的外侧板去除，既扩大了中鼻道入口，也是疾病治疗的需要，因为气化中鼻甲常与疾病相关。为最大限度地减少损伤气化中鼻甲内侧骨板的外侧黏膜，切除时用小圆刀从气化中鼻甲前壁垂直切开（图8-9）。

用5mm内镜剪刀*（Integra）沿中鼻甲切口下

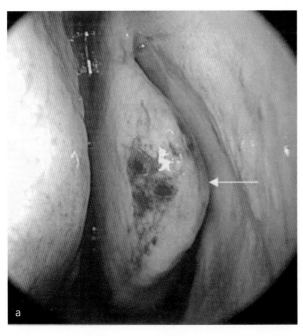

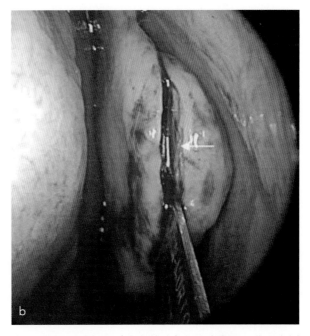

图8-9 可见中鼻甲气化，注意中鼻甲的宽度（白色箭头）（a）；用圆刀垂直切开（白色箭头）气化中鼻甲，分开内侧和外侧板（b）

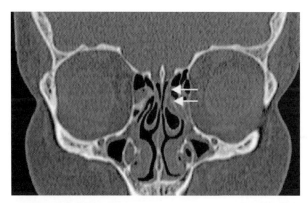

图 8-10　中鼻甲向上延伸的部分用白色实线箭头显示。注意泡状中鼻甲向上延伸部分的内侧有软组织影

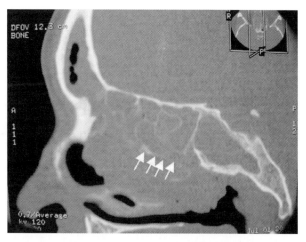

图 8-11　中鼻甲基板水平部用系列的白色实线箭头标记，可影响多发鼻息肉的患者后组筛窦和蝶窦的通气

缘向后剪开，至中鼻甲在鼻腔外侧壁的附着处。剪刀沿切口上缘向后尽可能向高剪，同时逐渐向下剪至中鼻甲后端，将气化中鼻甲的外侧板剪下去除。在解剖额隐窝和筛泡时，将剩余的气化中鼻甲外侧板的上部切除，否则可能造成前组筛窦内侧区域的残余病变（图 8-10）。

多发鼻息肉的再手术

多发性鼻息肉行修正性手术时常需切除中鼻甲。既往接受过后组筛窦开放术的患者，中鼻甲基板水平部挛缩可向外牵拉中鼻甲，造成筛窦区域狭窄，影响后组筛窦引流，导致分泌物潴留和息肉形成[2-3]。广泛鼻息肉的患者常患有 Samter 三联征（阿司匹林过敏、哮喘和鼻息肉）或真菌性鼻窦炎，需改善后组筛窦通气引流以减少息肉复发[2-3]。因此，这些患者可能需要切除中鼻甲下半部分和中鼻甲基板水平部，将后组筛窦和蝶窦（扩大蝶窦开放术）连成一体，改善术后鼻窦通气（图 8-11），同时利于术后局部用药和鼻腔冲洗。

中鼻甲萎缩外移

有些患者，特别是鼻中隔严重偏曲的患者，鼻甲可能发育不良、质地软且向外侧移位（图 8-12），手术需切除部分中鼻甲。当中鼻甲部分切除后，应将中鼻甲水平部从鼻腔外侧壁附着处起一并切除，其间几乎不可避免地会暴露蝶腭动脉中鼻甲支而出血，需双极电凝止血。

中鼻甲外移伴额隐窝狭窄

那些有既往手术史或嗅裂区息肉的患者，尤易出现中鼻甲外移（图 8-13），导致额窦引流通道显著狭窄，并出现两方面的问题：一是额隐窝左右径狭窄（图 8-13b），造成手术操作困难，增加损伤嗅沟外侧壁的风险，手术难度还会随着术中出血而进一步增加。中鼻甲外移部分不仅术中常常薄而缺乏硬度和稳定性，还易造成术后进一步外移和额窦口堵塞。二是术后恢复过程中，额隐窝左右径狭窄增加了血凝块继发纤维化导致窦口堵塞，以及继发复发性额窦炎的风险。如果嗅隐窝有较大息肉，应切除以减轻息肉对中鼻甲的压力。尽量减少在嗅凹区

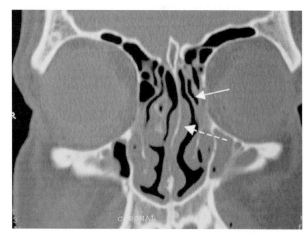

图 8-12　CT 显示严重鼻中隔偏曲（白色虚线箭头）和对应的左侧中鼻甲（白色实线箭头）发育不良伴外侧移位

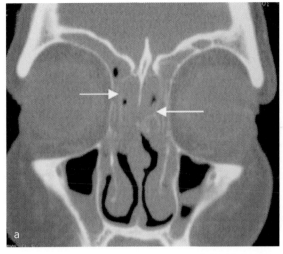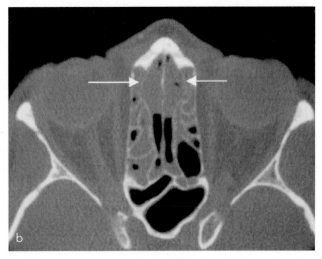

图 8-13　冠状位 CT（a）显示双侧中鼻甲显著外侧移位（白色箭头）。注意 a、b 图中双侧嗅隐窝软组织密度影。轴位 CT（b）显示双侧中鼻甲外侧移位的程度（白色箭头），额隐窝受中鼻甲外侧移位影响，较正常缩窄至少 50%

造成黏膜创面，避免在嗅凹区形成瘢痕。因此，在使用吸引切割器时，刀头开口应向上，避免造成内侧和外侧黏膜损伤。

中鼻甲后端附着处

中鼻甲基板水平部附着于鼻腔外侧壁上颌窦的后方。蝶腭动脉的分支横穿这一区域，为中鼻甲供血。去除这部分中鼻甲基板时，血管可能出血。手术结束前应仔细检查这一区域，用可吸引双极电凝充分止血。虽然术中血管可能凝结，但术后咳嗽或用力等可造成血栓脱落而继发严重的术后出血。

术中易引起风险的解剖构型

术前应在 CT 上辨认后组筛窦解剖变异的情况，以避免术中并发症。

颅底低位

颅底低位使后组筛窦垂直高度显著降低，术者应在手术前注意在后组筛窦辨别。术者忽略颅底低位，会认为上方仍有气房，而进一步尝试继续手术，可损伤颅底和硬脑膜导致脑脊液鼻漏。图 8-14 显示正常颅底和颅底低位的区别。

开放颅底低位患者后组筛窦的关键是靠近下方和内侧操作。在颅底低位患者中鼻甲基板垂直部进

入的位置偏高，会提高颅底损伤风险（图 8-15）。

后颅底弯曲

正常后颅底是平坦的，术者可以沿眶纸板内侧，向上鼻甲附着处的方向进行手术解剖，风险最小。然而，部分患者后筛顶部明显弯曲，术者应在术前通过 CT 仔细分析后筛和筛凹的解剖状况（图 8-16）。如果术前忽略了后颅底弯曲，术中可能会误认为在颅底内侧还有气房，一旦试图开放则会造成颅底损伤。

蝶筛气房（Onodi 气房）

以往对蝶筛气房（Onodi 气房）的描述是后组筛窦向外侧气化而成的气房[1,4]，出现率可达 42%[5]。但多数情况下这一描述并不准确，蝶筛气房更应是后组筛窦向后气化达蝶窦上方，将蝶窦推向下方。为准确辨认蝶筛气房，必须能够辨别后组筛窦和蝶窦交界区域，遵循此前所介绍的额窦与前组筛窦（额隐窝）交界区域、前组筛窦与后组筛窦交界区域辨别的规律。分析后组筛窦的连续冠状位 CT，后组筛窦与蝶窦交界区域位于最先见到骨性后鼻孔缘的层面上（图 8-5）。一旦确认骨性后鼻孔缘，其上的气房即为蝶窦。如果在本层面或更靠后的冠状位层面上，蝶窦上方还有水平骨性分隔，则

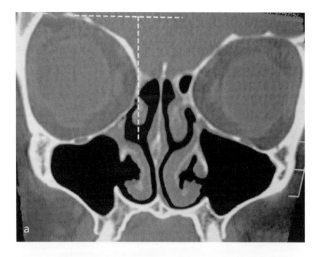
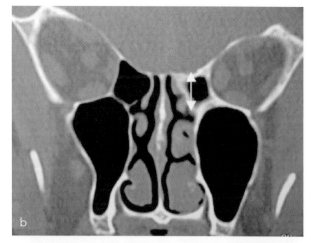
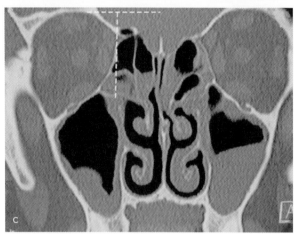
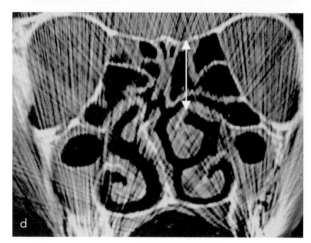

图 8-14　图 a 和 b 的颅底高度几乎是眶纸板垂直高度的一半（虚线），c 和 d 比较正常的筛凹源于眶纸板上壁高度（虚线），筛窦的垂直高度（实线双向箭头）也更高

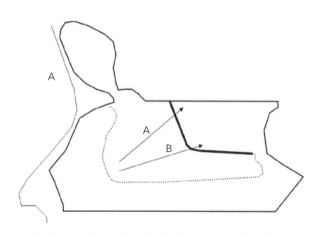

图 8-15　中鼻甲基板矢状位示意图显示：经中鼻甲基板垂直部进入后组筛窦的位置过高（箭头 A），存在潜在危险，向下向内进入后组筛窦是安全的（箭头 B）

应考虑出现蝶筛气房（图 8-17）。

　　观察后组筛窦的连续冠状位 CT，明确是否存在气化到蝶窦上方的后组筛窦。同时也要在矢状位 CT 上观察，有助于诊断蝶筛气房（Onodi 气房）。图 8-18 清楚显示后筛气房如何气化到蝶窦（sphenoid，SPH）上方，形成蝶筛气房最重要的特征：CT 显示位于蝶窦内的水平分隔（粉色箭头）。该患者可见视神经突入蝶筛气房，在术中易受损伤。因此，在辨别蝶窦内的水平间隔前，明确后筛到蝶窦的交界区域解剖十分重要。水平间隔是由于蝶筛气房向蝶窦顶部气化，导致蝶窦前壁被压向水平平面而成。轴位 CT 对于诊断蝶筛气房的作用有限。

　　辨认蝶筛气房非常重要，因为视神经位于该气房的后上区域（图 8-18）。如果未能辨认蝶筛气房，

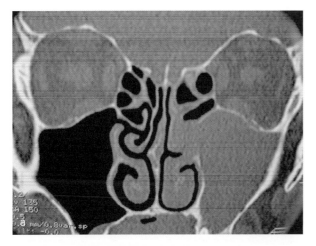
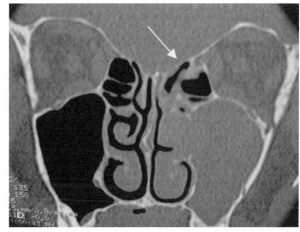
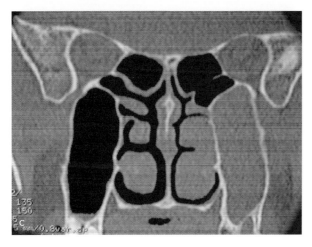

图 8-16　筛凹呈水平走行，与嗅凹垂直外侧壁相连（a）；白色箭头指示筛凹在筛前动脉水平呈弯曲状态（b）；筛凹在蝶窦区域变平（c）

术中可能意识不到蝶窦被蝶筛气房压在下方。当尝试通过蝶筛气房开放蝶窦，可能造成视神经、颅底或颈内动脉损伤。图 8-18a 显示了蝶筛气房与视神经的关系。

【蝶窦开放术】

　　开放后组筛窦后，可继续开放蝶窦。83% 的患者蝶窦口位于上鼻甲内侧[6]。蝶窦正常时，术中可将上鼻甲轻轻外移，经中鼻道暴露并观察蝶筛隐窝。当蝶筛隐窝没有病变时，多数患者可看到蝶窦口。当蝶筛隐窝存在病变时（炎性黏膜增生或息肉），则要考虑在清除蝶筛隐窝病变的基础上，开放蝶窦。在去除蝶筛隐窝病变的过程中，如果造成明显的黏膜损伤，则可能导致术后愈合过程中蝶窦口结痂而闭锁，为避免发生，应行蝶窦开放术。如果 CT 显示蝶窦病变，也应开放蝶窦，且优选经后筛开放，而不是在中鼻甲与鼻中隔之间开放蝶窦，

原因前文已经介绍[7]。经中鼻甲内侧开放蝶窦口的手术径路只有在未进行中鼻道手术时才会使用，如孤立的蝶窦疾病或垂体手术。经筛窦开放蝶窦的径路中，上鼻甲是关键解剖标志[7,8]。用吸引切割器或直咬切钳去除上鼻甲下 1/3 ~ 1/2 部分（图 8-19），暴露蝶窦前壁，用吸引切割器的前端按压蝶窦口，通常位于上鼻甲下 1/3 和上 2/3 交界处，但也会高至上鼻甲中点处，位于蝶窦前壁上鼻甲的内侧（图 8-19）[6]。

　　多数患者通过上述解剖标志可定位蝶窦自然口。但存在蝶筛气房时，由于蝶窦受蝶筛气房气化压迫，蝶窦口的位置可能偏向内下方。如果吸引切割器头端未探查到蝶窦口，可改用更细的直吸引器按压蝶窦前壁。如仍未成功定位，则在进一步操作前应仔细研究 CT，确认蝶窦的位置和大小。当 CT 显示存在蝶窦时，使用下述测量方法确定蝶窦开口的位置：将直径 4mm 的吸引切割器刀头经后组筛

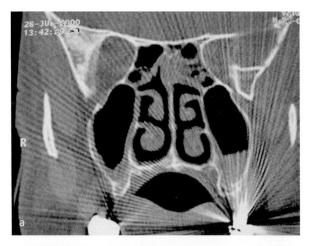
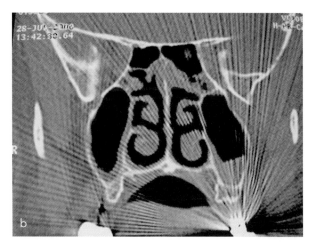
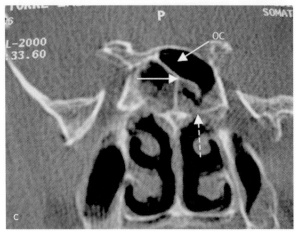

图 8-17 CT 显示从后组筛窦到蝶窦的交界区域（a ~ c）。骨性后鼻孔缘（白色箭头），在完整显示骨性后鼻孔的层面，其上方气房即为蝶窦（c）。蝶窦上方的水平分隔（白色箭头）的上方气房是蝶筛气房（Onodi 气房，OC）

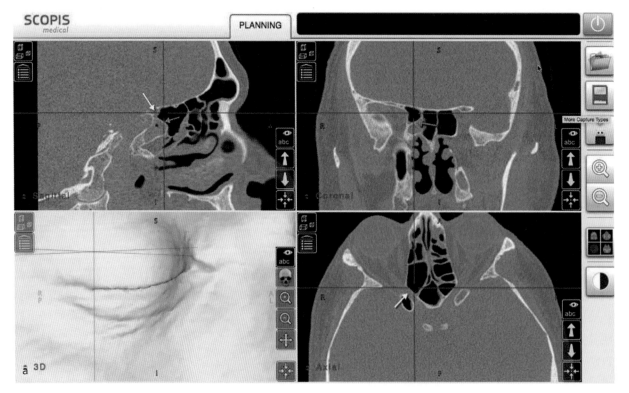

图 8-18 冠状位 CT 显示，蝶窦内的水平分隔用红色箭头标记（a）。视神经在矢状位和轴位 CT 上清晰可见（白色箭头）。注意，视神经游离于后组筛窦中，周围有气房包裹。Onodi 气房中可见视神经（b）

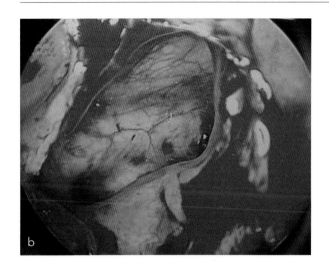

图 8-18（续）

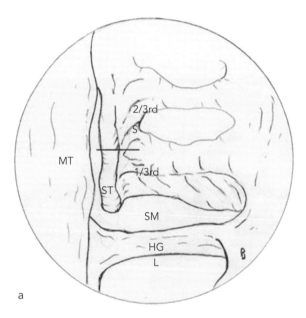

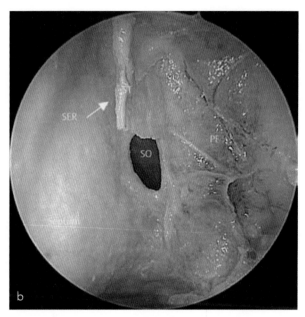

图 8-19　开放蝶窦前，清晰辨认左侧中鼻甲（MT）、上鼻甲（ST）、上鼻道（SM）和中鼻甲基板水平部（HGL）（a）。图中后组筛窦没有开放，一旦后组筛窦开放，可将上鼻甲分为三等份：下 1/3 用吸引切割器或 Blakesley 直咬钳去除直至蝶窦前壁，确认蝶窦口。内镜尸头图像（b）示左侧上鼻道，上鼻甲下 1/3 已去除，暴露蝶窦口。注意蝶窦前壁由蝶筛隐窝（SER）和后组筛窦（PE）后壁构成

窦伸到鼻咽部（图 8-20），定位后鼻孔骨缘。然后用刀头尖端顶住后鼻孔骨缘上方的蝶窦前壁黏膜，压出直径 4mm 的标记，继续向上压出 2 个标记，全长距后鼻孔骨缘 12mm（图 8-20）。

用 Freer 剥离子插入第三个标记处上方的蝶窦前壁，一旦穿透骨壁进入蝶窦，则左右旋转扩大造孔。然后使用吸引切割器或 Kerrison 咬骨钳进一步扩大造口，先向下，朝窦底方向开放，再向眶纸板方向进入后组筛窦（图 8-21）。

造孔上方的蝶窦前壁至少应该有 8 ~ 10mm，因此，造孔位置应与上方的视神经还有一定的距离。可以沿蝶窦自然口进一步向上、内、下扩大开口（图 8-21）。开放蝶窦不可避免地会在窦口周围造成粗糙骨面，因此须扩大开口与后组筛窦连通，防止术后开口狭窄。蝶窦前壁开放应上至颅底，外侧到眶纸板，下接蝶窦底壁，鼻后动脉及其垂直分支常在手术扩大蝶窦口时被切断，需双极电凝止血（图 8-22）。如果患者出现显著新骨形成，可将根蒂在

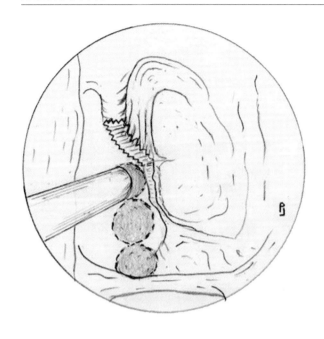

图 8-20　用吸引切割器刀头自后鼻孔骨缘内上方，在上鼻甲下缘内侧向上的蝶窦前壁黏膜上压出连续 3 个 4mm 的标记

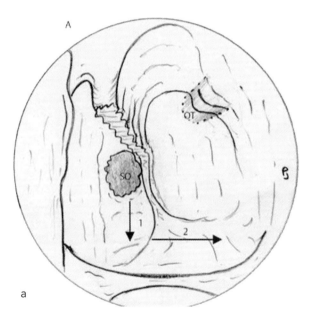

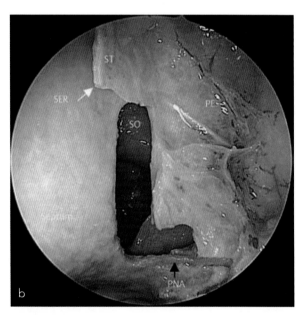

图 8-21　先向下开放蝶窦口（SO）（黑色箭头 1），再向外开放（黑色箭头 2）（a）。这样可清楚地观察蝶窦，再向视神经管隆突（OT）方向去除剩余蝶窦前壁，在距离视神经管隆突不远处停止，以降低损伤视神经的风险。尸头图像显示蝶窦开放术，注意蝶窦向下开放至鼻后动脉，后者穿过蝶窦前壁至鼻中隔后部（b）

下方的黏膜瓣掀起，磨掉骨质后用黏膜瓣覆盖在骨面上 [9]。这样覆盖粗糙骨面，防止造孔狭窄。

　　如果前期手术将部分或完全切除上鼻甲，就需要采用上述定位测量技术定位蝶窦口。上鼻甲部分切除可能切除了部分嗅神经元，因此应尽可能保留上鼻甲。嗅觉研究显示，切除上鼻甲的下 1/3 并未导致术后嗅觉受损 [10]。垂体瘤手术中的蝶窦开放术

将在第 13 章中介绍。

蝶窦开放术的并发症

鼻出血

　　鼻后动脉是蝶腭动脉的分支，在后鼻孔上缘横穿蝶窦前壁至鼻中隔后部，其出血非常常见（图

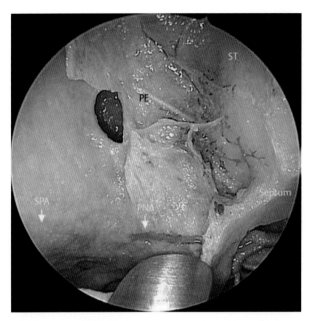

图 8-22　尸头图像显示右侧蝶腭动脉（SPA）发出鼻后动脉（PNA），沿蝶窦前壁走行，易在蝶窦开放时受损

8-22）。鼻后动脉发出垂直分支供应蝶窦前壁。如果这一垂直分支被切断（常见于扩大蝶窦口时），会在蝶窦口下方看到较轻出血。如果进一步向下，朝向蝶窦底壁扩大蝶窦口，鼻后动脉的主干可能被切断，导致明显出血，血流常常水平射向内侧。这时最好使用吸引双极电凝钳＊（Integra）止血，同步完成吸引和电凝，在吸走出血，血管未被出血覆盖而不可见前，快速电凝血管。如果使用常规吸引器和双极电凝，出血汹涌时，吸引器刚离开，双极电凝难以定位出血血管，而带吸引双极电凝可快速解决这一困难。

视神经损伤和脑脊液鼻漏

内镜鼻窦手术中导致视神经损伤最常见的是蝶窦开放时的位置过于向上和向外，导致眶尖和视神经损伤。图 8-22 中可见后组筛窦和上鼻甲。如果尝试从上外侧区域进入蝶窦，就可能伤及眶尖和视神经，甚至前颅底，导致诸如伴有视力丧失的视神经损伤、伴有潜在颅内损伤的脑脊液鼻漏等灾难性的并发症。总体而言，这种情况发生在经中鼻甲基板垂直部进入后筛时的位置过高，术野因此朝向颅底。如果术者经验不足而意识不到问题，误以为所面对的结构是倾斜的蝶窦前壁，而实际是倾斜的颅

底。当颅底较薄时，则可能进入前颅底和／或损伤视神经。防止出现灾难性并发症的关键是当穿过中鼻甲基板开放后组筛窦时，首先准确辨认上鼻道。术者应向下去除中鼻甲基板直到清晰辨认出上鼻道。准确辨认上鼻甲前端后，术者定位于正确的空间和平面，最大限度地降低了将颅底误认为是蝶窦前壁的风险。

另一个可能造成视神经损伤的区域是蝶窦外上壁。12%[5] 的患者视神经表面的骨壁缺失，如果不注意，可能在蝶窦内手术时损伤视神经，导致视力丧失或失明。术者常愿意使用吸引切割器去除蝶窦内的息肉，更应加倍小心。总体而言，使用吸引切割器应沿着蝶窦下壁和内壁，不应在蝶窦上方和外侧区域使用。蝶窦向外开放时，术者也应当心。在进行蝶窦开放术时，应遵循以下规则可使视神经损伤的风险降至最低：第一条原则是，蝶窦自然口通常位于上鼻甲插入蝶窦前壁的下 1/3 处，使用 Hajek Koeffler 咬钳扩大蝶窦口，先向下朝向蝶窦底开放，再向外朝向眶纸板开放。在接近眼眶时，手术器械应位于眶尖和视神经下方（图 8-21）。第二条原则是，如果 Hajek Koeffler 咬钳的前唇可以放在骨性间隔的后面，则可安全去除，即便是位于视神经管上的骨性间隔，也可将其放在咬钳的前后唇之间，咬钳放在视神经管上，然后将骨间隔从视神经表面安全去除。但是，去除蝶窦前壁的上外区域时要特别小心，以减少视神经损伤的可能性。

颈内动脉损伤

蝶窦开放术时可能损伤的另一重要结构是颈内动脉。大多数患者颈内动脉表面的骨壁薄，5% ～ 8%[5,11] 的患者存在骨壁缺失（图 8-23）。

强调使用吸引切割器时注意刀头开口朝向蝶窦外侧壁时的风险。颈内动脉骨壁缺失时，吸引切割器损伤颈内动脉只需几百毫秒，即可造成悲剧性后果。另外两种导致颈内动脉损伤的情况：一是部分患者蝶窦口狭小，无法安全地进入蝶窦，术者使用小或尖锐的器械，用力压迫蝶窦前壁试图穿进蝶窦时，骨壁猛然被穿透，器械不小心穿透菲薄或骨壁缺失的，或者裸露的颈内动脉壁，导致大量出血。如前述的手术步骤，使用钝的 Freer 剥离子穿透蝶

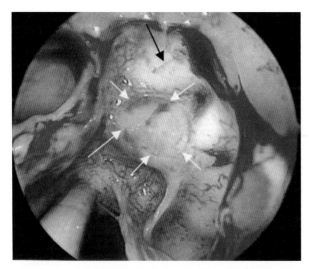

图 8-23 白色箭头标记左侧蝶窦内颈内动脉骨壁缺如，黑色箭头标记视神经

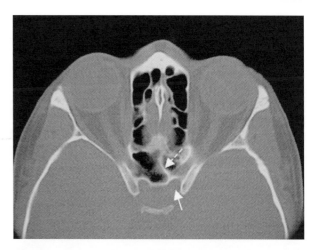

图 8-24 轴位 CT 显示蝶窦间隔（虚线箭头）插入左侧颈内动脉前壁（实线箭头）。如果去除间隔时扭转骨质，可撕裂颈内动脉壁

窦前壁，可以很好地控制穿透过程，术者能轻易感受到穿透骨质的落空感，不会出现器械进入窦内失控。同时，剥离子前端表面大而钝，且穿刺点在蝶窦前壁内侧和下方，不易损伤颈内动脉。第二种容易发生颈内动脉损伤的情况是蝶窦间隔附着在颈内动脉前壁（图 8-24）。

如果需要切除蝶窦间隔，这种情况在垂体手术常见，在钳夹时的扭转动作，可造成间隔骨折，碎骨片可能损伤颈内动脉壁。使用咬切钳切除蝶窦间隔可避免发生上述损伤。如果骨间隔过厚，可以使用金刚钻磨除。

颈内动脉出血的处理将在第 22 章中讨论。

参考文献

1. Edelstein DR, Liberatore L, Bushkin S, Han J.C. Applied anatomy of the posterior sinuses in relation to the optic nerve, trigeminal nerve and carotid artery. Am J Rhinol 1995;9:321–333

2. Klossek JM, Peloquin L, Friedman W, Ferrier J, Fontanel J. Diffuse nasal polyposis: postoperative long-term results after endoscopic sinus surgery and frontal irrigation. Otolaryngol Head Neck Surg 1997;117:355–361

3. DufourX, Bedier A, Ferrie J, Gohler C, Klossek JM. Diffuse nasal polyposis and endoscopic sinus surgery: long term results, a 65-case study. Laryngoscope 2004;114:1982–1987

4. Elwany S, Elsaeid I, Thabet H. Endoscopic anatomy of the sphenoid sinus. J Laryngol Otol 1999;113:122–126

5. Kainz J, Stammberger H. Danger areas of the posterior rhinobasis. An endoscopic and anatomical-surgical study. Acta Otolaryngol 1992;112:852–861

6. Kim H-U., Kim S-S, Kang S.S, Chung IH, Lee J-G, Yoon J-H. Surgical anatomy of the natural ostium of the sphenoid sinus. Laryngoscope 2001;111:1599–1602

7. Har-El G, Swanson R. The superior turbinectomy approach to isolated sphenoid sinus disease and to the sella turcica. Am J Rhinol 2001;15:149–156

8. Bolger W.E, Keyes A.S, Lanza D.C. Use of the superior meatus and superior turbinate in the endoscopic approach to the sphenoid sinus. Otolaryngol Head Neck Surg 1999;120:308–313

9. Donald P. Sphenoid marsupilization for chronic sphenoidal sinusitis. Laryngoscope 2000;110:1349–1352

10. Orlandi R, Lanza D, Bolger W, Clerico D, Kennedy D. The forgotten turbinate: the role of the superior turbinate in endoscopic sinus surgery. Am J Rhinol 1999;13:251–259

11. Unal B, Bademci G, Batay F, Avci E. Risky anatomic variations of sphenoid sinus for surgery. Surg Radiol Anat 2006;28:195–201

9 额窦拓展手术径路：额窦钻孔开放术或改良内镜下 Lothrop（Draf 3）手术

【前言】

多年来，慢性额窦炎一直是鼻科医生面临的挑战。以前，通过骨成形瓣（osteoplastic Flap，OPF）术式而进行额窦填塞术是治疗顽固性额窦炎的金标准[1-3]。其他鼻外径路手术，例如鼻外额筛切除术，由于失败率在 30% 左右[3-4]而被放弃。尽管有研究报道骨成形瓣＋额窦填塞术的失败率只有 10% 左右，但是并发症的发生率达 65% 左右[3,5-6]，包括脑脊液鼻漏、额部肿胀、眶上神经痛、慢性败血症、黏液囊肿，以及慢性额骨骨炎伴额窦前壁骨瓣吸收[1-3,6]。近年来，额窦钻孔开放术或改良内镜下 Lothrop（modified endoscopic Lothrop，MEL）手术 / Draf3 手术成为可替代骨成形瓣＋额窦填塞术的手术方法[7-20]。额窦钻孔开放术起源于 1914 年 Lothrop 描述的术式[21]，包括：切除鼻中隔上部、额窦底部和额窦间隔。在切除额窦底壁时，需在鼻外做与 Lynch 切口类似的小切口，以便观察骨钻的位置。尽管当时手术在 30 例患者中的 29 例取得成功，但手术难度对大多数术者而言难以掌握，因此，直到 Draf 和 Gross 分别于 1991[7]年和 1995[8-9]年发表了一系列应用改进技术的报告后，才再度引起关注。主要的改进点是取消了鼻外切口，手术全部在鼻内镜下进行。近来的研究显示[12]，额窦钻孔开放术短期成功率高，手术并发症很少，可作为骨成形瓣＋额窦填塞术的替代术式，二者手术适应证相同[12]，

详述如下。

【额窦钻孔开放术的适应证】

内镜鼻窦手术失败

常规内镜鼻窦手术失败的患者可接受额窦钻孔开放术[12]，术中去除堵塞额窦口的气房，疏通额隐窝[20]。少数患者存在巨大堵塞额窦口的气房（如：巨大鼻丘上额气房，明显突入额窦），术者如果确认气房造成严重堵塞且无法采用常规术式从下方切除时，可采用额窦钻孔开放术[20]。所有患者均应先进行常规内镜鼻窦手术，尽力清除堵塞额窦口的气房，改善额窦引流，失败时，才考虑采用额窦钻孔开放术去除大的鼻丘上额气房[20]。图 9-1 所示患者接受过 5 次常规内镜鼻窦手术，仍有明显额窦症状，可见大的鼻丘上额气房堵塞额窦口，患者成功接受额窦钻孔开放术。

额隐窝和额窦口新骨增生

内镜鼻窦手术额隐窝区域出现明显新骨，表明可能存在骨炎，常规内镜手术难于处理。新骨增生会导致额窦口狭窄并增加血供，术中扩大狭窄窦口时出血明显，且损伤黏膜。愈合过程中，由于轻度骨炎和鼻窦炎的持续刺激新骨形成和纤维化，导致窦口再狭窄。额窦钻孔开放术磨除了发生骨炎的骨

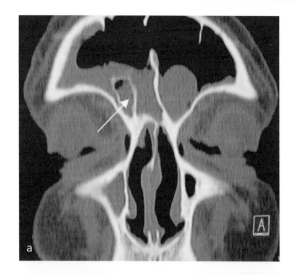
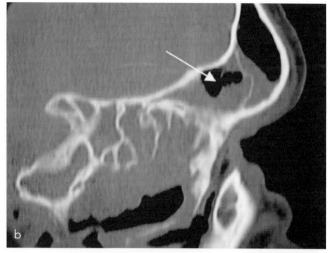
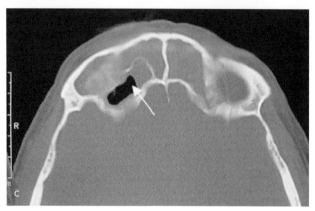
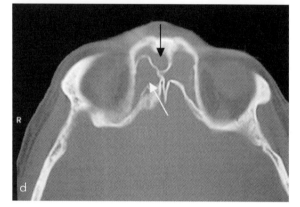

图9-1 CT扫描（a～d）显示一位接受过多次内镜鼻窦手术患者的大鼻丘上额气房（白色箭头）。CT轴位扫描（d）显示鼻丘上额气房（白色箭头）导致额窦引流通道（黑色箭头）明显狭窄

质，将额窦口开至最大，从而克服了再狭窄的难题。即使额窦钻孔开放术后仍会出现一定程度的再狭窄，但不影响额窦功能[22]。我们最近的动物实验表明，额窦钻孔开放术后新骨形成导致新额窦口术后平均缩窄1/3[23]，同时，实验动物中56%出现新骨，两个数字并不相互影响。同时，放射性同位素检查表明额窦的黏液纤毛传输情况并未受到再狭窄的影响[22]。随后的人体研究中证实了类似平均狭窄情况[24]。图9-2显示患者左侧额窦口新骨增生明显，为保持窦口开放，患者曾接受6次常规内镜鼻窦手术，每次术后很快出现窦口狭窄，额窦症状复发。

额隐窝粘连

前期多次接受内镜鼻窦手术的患者，中鼻甲常被大部分切除[12]，残余中鼻甲向外侧移位，与额窦窝区域的鼻腔外侧壁粘连，导致额窦引流通道明显狭窄，甚至完全堵塞额窦口（图9-3）。常规内镜手术通常无法再造有黏膜覆盖、足够宽大的额窦口，可考虑采用额窦钻孔开放术或者骨成形瓣+额窦填塞手术。

引起额窦后壁或底壁缺损的病变[18]

病变可导致额窦后壁或者底壁骨质破坏，额窦黏膜与硬脑膜和眶骨膜粘连[18]，难以完整或者安全地将黏膜从硬脑膜或眶骨膜上剥离，导致骨成形瓣+额窦填塞术的难度加大。此时填塞额窦腔可能因出现黏液囊肿而复发，患者出现长期严重鼻窦炎，还可能出现复发性真菌性鼻窦炎。因此，保证额窦口开放很重要，否则可能出现颅内或者眼眶并发症[18]（图9-4）。

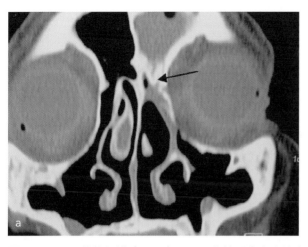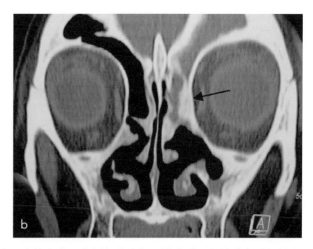

图 9-2　CT 冠状位扫描（a、b）显示一位接受多次内镜鼻窦手术的患者，左侧额隐窝新骨增生（黑色箭头）伴慢性额窦炎

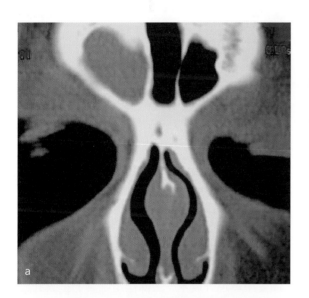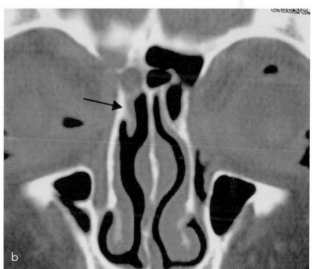

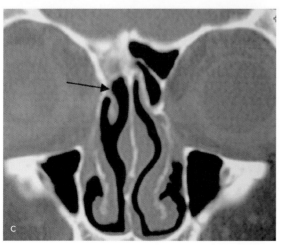

图 9-3　患者曾接受中鼻甲切除术，残留中鼻甲（黑色箭头）外移堵塞额窦口（a～c），中鼻甲上方可见新骨形成（c）

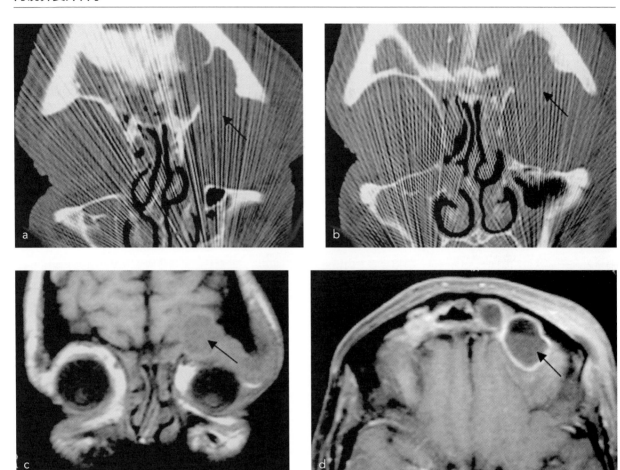

图 9-4 慢性额窦炎患者因额窦脓肿（黑色箭头）、眶壁蜂窝织炎和左侧额叶受压，导致眼眶顶壁和额窦后壁缺损（a~d）。脓肿侵蚀额窦后壁、压迫大脑半球前部。治疗采用额窦钻孔开放术，形成双侧额窦融合开口（c~d）

骨成形瓣＋额窦填塞术失败继发黏液囊肿形成[13]

额窦填塞手术多年来被认为是治疗难治性额窦炎的金标准。然而对于严重黏膜病变，如：Samter三联征（阿司匹林过敏、哮喘和鼻息肉）、变应性真菌性鼻窦炎、严重的复发性鼻息肉等，应采用内镜手术治疗而不做骨成形瓣＋额窦填塞术[14-18]。目前广泛一致的意见认为对上述难治性患者，首选额窦钻孔开放手术[14-18]。骨成形瓣＋额窦填塞术的主要问题之一是所填塞的脂肪会逐渐吸收。Weber等[14]对82例接受骨成形瓣＋额窦填塞手术的患者观察显示：术后平均15.4个月后，大多数患者额窦内脂肪充填的部分在20%以下。由于患者息肉生长快，额窦很快被残留黏膜增生充满。术后再生息肉周围会出现黏稠的分泌物。如果不扩大额窦口或清理病变窦腔，门诊很难处理黏稠的分泌物，因为粗吸引器无法经额窦口进入额窦。全身应用一个疗程

的泼尼松龙可能会使黏液松解而黏稠度降低，易于清除。清除有害的黏液可使息肉缩减，控制息肉生长以恢复鼻腔通畅。对于大多数患者而言，施行扩大上颌窦中鼻道开放术、去除全组筛窦、扩大开放蝶窦前壁的手术相对容易。但如果不通过额窦钻孔开放术将窦口扩大，则额窦手术非常困难。自然额窦口容易被增厚黏膜堵塞，导致黏稠的黏液在窦内积聚，即使采用泼尼松龙治疗和手术吸出，效果也不好。严重的鼻息肉或部分反复手术的患者，可能存在额窦前壁或者后壁的骨质缺损。骨成形瓣＋额窦填塞手术的难点之一是存在眼眶或脑膜缺损，术中黏液囊肿囊壁与眶骨膜和／或硬脑膜相连，如果不局部切除，很难将黏膜清除[15]。眶骨膜和脑膜上即使残留只有镜下可见的黏膜，也会导致填塞术腔生长黏液囊肿（图9-5）。

骨成形瓣＋额窦填塞术的另一个禁忌证是额窦

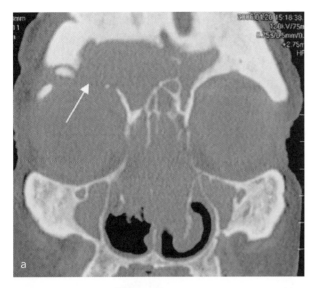

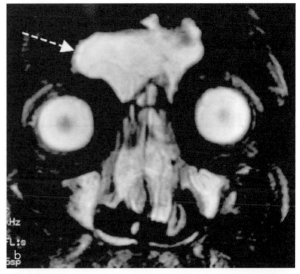

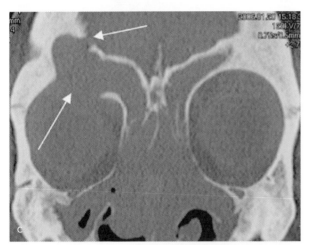

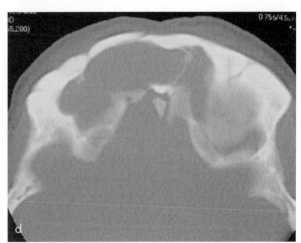

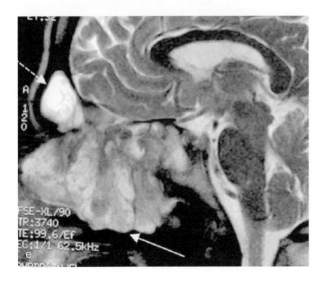

图 9-5　CT 扫描（a）显示额窦混浊伴随眶顶壁骨质缺损（白色箭头）。MRI T₂加权像（b）显示额窦黏液囊肿（白色虚线箭头）。CT 扫描（c）显示眶壁和额窦后壁骨质缺损，黏液囊肿与眶骨膜和硬脑膜膜相连。轴位 CT（d）显示额窦前壁的骨切除术。MRI（e）显示额窦黏液囊肿（白色虚线箭头）和鼻腔内广泛鼻息肉病变（白色实线箭头）

过度气化[15,18]，导致很难将额窦后外侧隐窝的黏膜完全清除，残余黏膜会形成黏液囊肿，治疗不及时就会侵蚀额窦骨壁引发颅内或者眶内并发症（图9-6）。前期额窦填塞手术造成的黏液囊肿可以采用额窦钻孔开放术治疗[13-14,18]。因为黏液囊肿巨大，可经额隐窝行囊肿造袋术将其引流至额隐窝（图9-6）[13,18]；如果黏液囊肿局限在气化良好的额窦最外侧，可能难以达到效果。术野充填瘢痕组织，则术后难以保持窦口开放。

既往接受过骨成形瓣+额窦填塞术的患者，常出现额部疼痛，难以鉴别疼痛是源于额窦黏液囊肿还是其他原因。所有患者应接受MRI检查，以明确是否存在黏液囊肿。未出现黏液囊肿则无需手术。为评估疼痛是否为神经源性或肌筋膜源性，可采用小剂量阿米替林（每晚10mg）治疗6周，如为上述原因引起，则症状可获好转[19]。多数患者还应接受放射性同位素检查，以除外骨成形瓣手术后的骨髓炎，检查结果阳性可考虑去除骨瓣。

切除额窦肿瘤

额窦钻孔开放术可用于切除额窦良性肿瘤，包括骨瘤和内翻性乳头状瘤，巨大骨瘤可通过额窦钻孔的开口取出[12,15,18]。图9-7显示患者巨大的额窦骨瘤堵塞右侧额窦引流通道，在外侧形成大的黏液囊

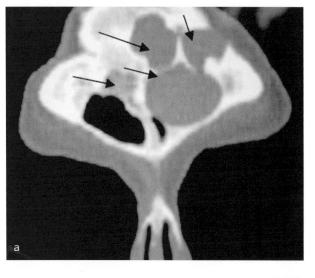
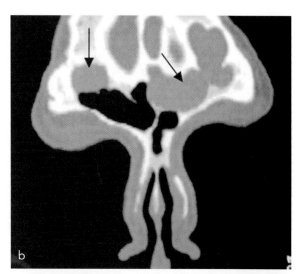
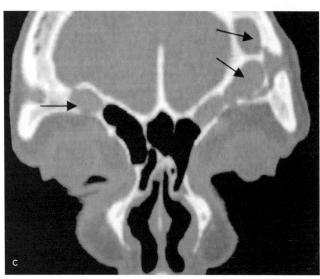
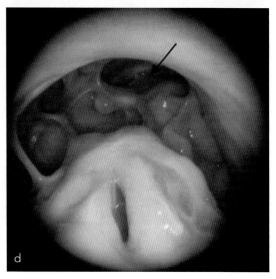

图9-6 可见患者额窦广泛的气腔形成。CT（a~c）显示：骨成形瓣+额窦填塞术失败后额窦上部和外侧黏液囊肿形成。接下来将进行额窦钻孔开放术。术后3年的内镜照片（d），黑色箭头指示开放的黏液囊肿

肿，眶上壁骨质压迫吸收，囊壁与眶骨膜大块相连。

　　患者经额窦钻孔开放术切除 90% 瘤体，引流黏液囊肿。切除骨瘤后暴露的粗糙术腔覆盖游离黏膜瓣。术后 3 年，术腔愈合好，右侧额窦开放，外侧的囊肿腔引流通畅（图 9-8）。

　　额窦钻孔开放术还适用于切除额窦内翻性乳头状瘤[12,15,20]。图 9-9 显示复发性内翻性乳头状瘤进入左侧额窦，患者曾接受鼻侧切开术，肿瘤位于左侧额窦以及额隐窝。

　　采用额窦钻孔开放术在直视下将肿瘤彻底切除。由于将与肿瘤相关联的大块黏膜一并切除，所以在术腔移植游离黏膜瓣。图 9-10 显示患者术后 4 年，经宽大额窦口可很好地观察肿瘤部位早期复发情况。

【额窦钻孔开放术的相对禁忌证】

额窦气化不良

　　额窦发育（气化）不良患者，额嘴和窦内间隔

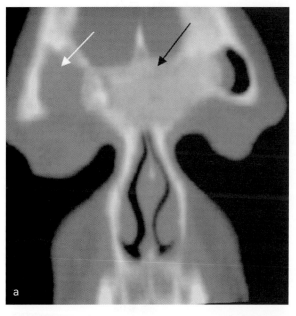
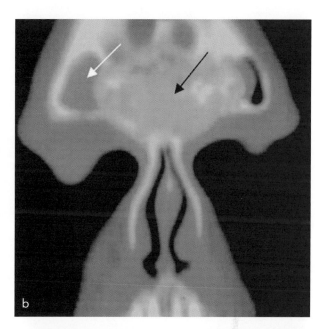
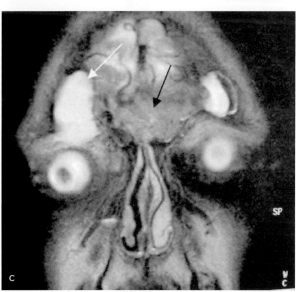
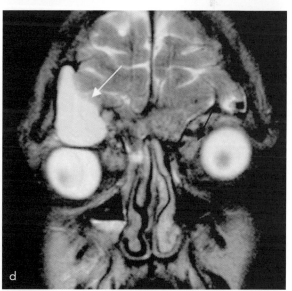

图 9-7 CT 扫描和 MRI 扫描（T₂ 加权像）（a、b）显示骨瘤（黑色箭头）形成和右侧外部黏液囊肿（白色箭头），导致眼球突出和向外下移位。术中导航图显示大额窦骨瘤（白色箭头）占据额窦大部分空间（e），代表吸引器头的十字光标标记骨瘤外侧的黏液囊肿

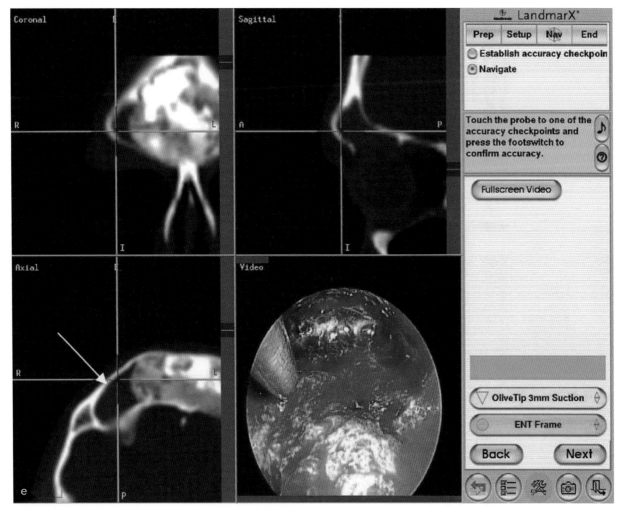

图 9-7（续）

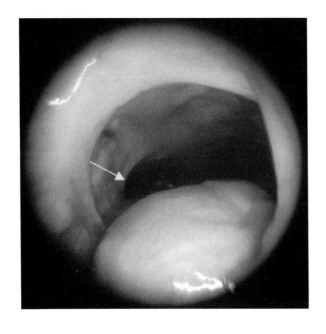

图 9-8　内镜图像显示图 9-7a、b 中患者额窦大骨瘤切除后的额窦开口。白色箭头标记图 9-7 中 CT 扫描中的外侧黏液囊肿的引流通道

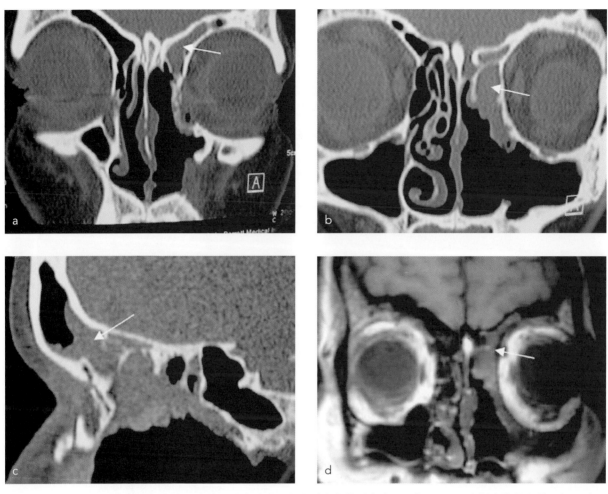

图 9-9　CT 显示眶纸板上的复发性内翻性乳头状瘤进入额窦（白色箭头）（a～c）。MRI 证实额窦内的占位不仅是潴留黏液（d）

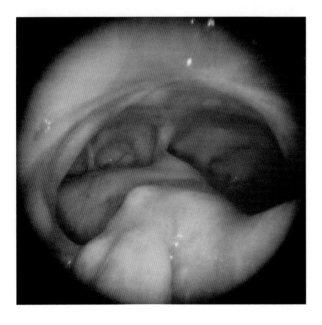

图 9-10　内镜照片显示图 9-9 的患者术后 4 年，双侧额窦共同开口黏膜愈合好。该肿瘤侵犯区域可在内镜下方便观察复发情况

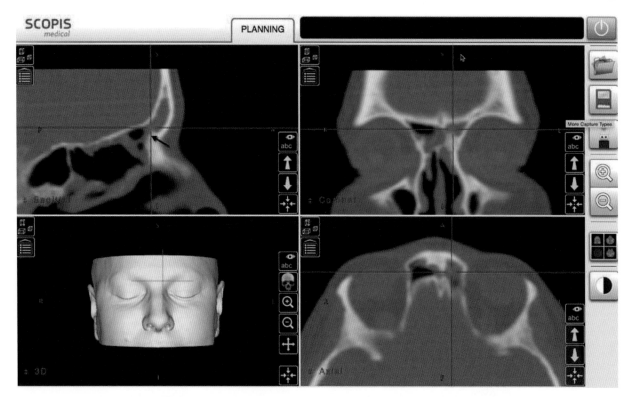

图 9-11　ACT 扫描显示由于额窦气化不良引起额嘴骨质厚。注意额嘴向后突出（黑色箭头）

骨质很厚（图 9-11）[12,18,20]，因为需要去除较多骨质，加大了术中扩大额窦口的难度。多数患者暴露大面积粗糙骨面而额窦残留黏膜较少。术后额窦口倾向出现瘢痕增生。在手术结束前，我们常规从鼻中隔开窗处取游离黏膜瓣，和蒂在前方的黏膜瓣一起覆盖在新窦口。不需要用生物胶粘贴，黏膜瓣在数小时内即紧贴创面。带蒂和游离黏膜瓣防止成纤维细胞在术腔增生，减少术后狭窄和肉芽形成。图9-11 中患者额窦发育很差，额嘴和额窦内间隔骨质厚。

术后 24 个月观察额窦口（图 9-12），额窦口较正常小，说明在术中应将额窦口扩到最大的重要性。同时，尽管额窦发育不良是相对禁忌证，但如果能遵守上述手术原则，额窦钻孔开放术仍可成功。

额窦前后径狭窄 [12,18,20]

部分患者因颅底过度前移导致额窦和窦口的前后径狭窄，也限制了术中在前后方向上扩大窦口，增加术后结痂和窦口闭锁的可能性。图 9-13 中患者额窦前后径十分狭窄，限制了扩大额窦口的操作。

【手术技术】[12-13,17-18,25-30]

目前，我们常规应用影像导航系统开展额窦钻孔开放术 [12-13,18,20,24-30]。影像导航系统有助于辨别嗅

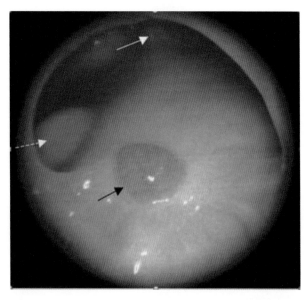

图 9-12　图 9-11 中患者术后 3 年内镜照片，黑色箭头标记前颅底小肉芽，随后去除。白色实线箭头标记额窦窦内间隔，白色虚箭头标记右侧额窦少量黏液，患者无症状

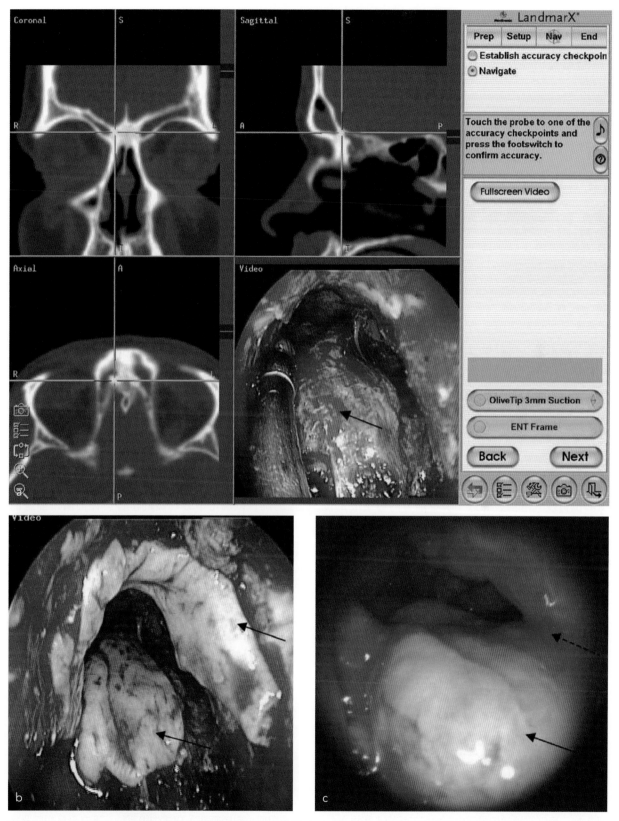

图 9-13　术中计算机辅助导航图像显示额窦前后径十分狭窄，术野中的黑色箭头标记去除前颅底前移而大面积暴露的骨质，只在新形成的窦口后外侧还有残留黏膜（a）。手术结束时，前方和后方的游离黏膜瓣（黑色箭头）（b）。术后 3个月窦口前后黏膜瓣粘连在一起（黑色虚线箭头）（c）。术后 5 年，黑色箭头标记额窦口粘连的情况（d）。这一粘连术后早期即可见，图 c 黑色虚线箭头标记，患者目前无症状

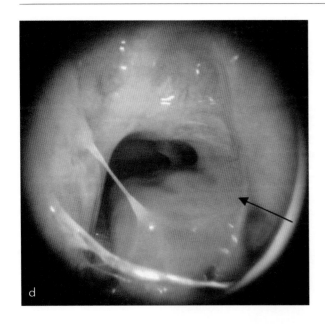

d

图 9-13（续）

凹隆突，尽可能将额窦口开放到最大，这对于手术成功至关重要。术前设置好影像导航系统，系统配准后开始手术。首先根据病情进行上颌窦、筛窦和蝶窦手术，最后进行额窦手术。因为额窦手术相对费时，随着手术进行，术野条件变差。如果将上颌窦、筛窦和蝶窦手术放到最后进行，则可能由于出血导致解剖结构观察困难。

用利多卡因＋肾上腺素，在中鼻甲前穹窿和鼻顶部位行浸润麻醉，邻近中鼻甲前方的鼻中隔部位

也需要注射。大部分操作可在 0° 镜下完成，为最大限度地去除额窦前壁骨质，可使用 30° 镜。第一步是留取鼻中隔开窗部位的双侧黏膜（图 9-14a）。图 9-14 中虚线画出留取中隔游离黏膜瓣的切口范围。鼻中隔开窗的标志很重要，后界是中鼻甲，下界是中鼻甲前穹窿下方，手术器械可经中隔窗从一侧鼻腔到另一侧鼻腔中鼻甲前穹窿下方。在做鼻中隔游离瓣的黏膜切口时，注意观察同侧中鼻甲前穹窿的位置以确定下方切口的位置。评估窗口前缘的

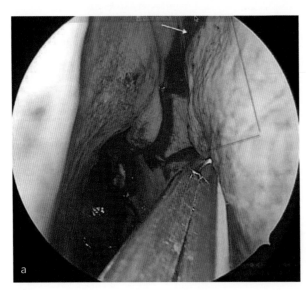

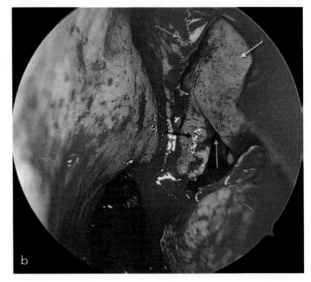

图 9-14　患者右侧鼻腔显示中隔窗口的切口（灰线）（a）。上方切口（白色箭头）在鼻中隔高位，下方平行切口紧邻中鼻甲前穹窿下方，前方垂直切口要足够靠前，以便观察对侧鼻腔时可看到上颌骨额突。中隔窗开放后，可看到对侧中鼻甲（黑色箭头）、上颌骨额突（白色箭头），以及中鼻甲前穹窿部，橘色箭头标记穿过中隔窗到达前穹窿下方的路径。绿色箭头标记中隔窗上缘（b）

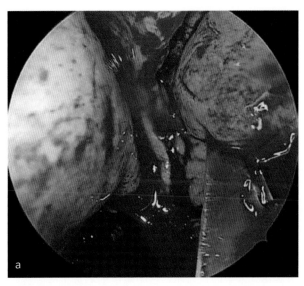
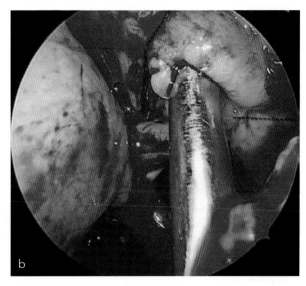

图 9-15　经过患者右侧鼻腔穿过中隔窗到左侧鼻腔，灰线和手术刀标记蒂在前外侧的黏膜瓣（a）。使用可吸引刮匙从中鼻甲上部掀起黏膜瓣，形成蒂在前方的黏膜瓣（b）

位置，如有必要，向前扩大至 0° 镜经窗口可看到对侧中鼻甲前方上颌骨额突约 1cm 处。窗口上界是鼻腔顶壁[12]（图 9-14b）。图 9-14a 显示用手术刀获取游离黏膜移植瓣。我们获取黏膜瓣时不切到软骨膜，并非全层的软骨膜瓣，这种部分厚的黏膜瓣更容易取材。接下来，将覆盖鼻丘气房和中鼻甲上方的黏膜掀起，制成蒂在前方的黏膜瓣（图 9-15a）。在中鼻甲前穹窿后方做垂直切口，上方水平切口沿着鼻腔顶壁，下方水平切口位于中鼻甲前穹窿上方。图 9-15b 中虚线标记黏膜切口（图 9-15a）。用可吸引刮匙从后方掀起黏膜瓣，用刮匙锐利边缘确认切口达骨面，在骨膜下掀起黏膜瓣（图 9-15b），直到掀起的黏膜瓣超过中隔窗口，将黏膜瓣末端向鼻腔外侧拉，防止黏膜瓣在钻孔开放术中影响操作。手术结束时，将带蒂黏膜瓣和游离黏膜瓣覆盖在新窦口的粗糙骨面上，减少术后肉芽形成，促进愈合。获得游离黏膜瓣后，去除中隔窗的软骨和骨质，手术器械能够从一侧鼻腔穿过中隔窗，到达对侧鼻腔的中鼻甲前穹窿下方[12]（图 9-16）。

如果不能完成上述操作，则需向下扩大鼻中隔窗口。如果额窦和额隐窝间存在引流通道（例如：没有黏液囊肿将额窦和额隐窝完全分隔），可在两侧额窦行额窦微小钻孔术（图 9-17）。冲洗额窦微小钻孔术的套管，可在中鼻甲前穹窿下方看到荧光素染色的生理盐水流出。尽早完成上述步骤可增加

操作的安全性，但也不是绝对必须，因为可用右弯探针或者影像导航系统定位窦口位置。常规用荧光素冲洗定位额窦口，可使术者有恒定的后方参考点，从而使操作远离颅底。荧光素染色生理盐水（图 9-18，白色箭头）标志了额窦开口位置，术者在额窦口前方（而不是内侧）操作，确保操作位于颅底前方。

术前应认真分析双侧额隐窝在三个层面上的 CT 扫描图像，并采用前述搭积木软件进行额隐窝

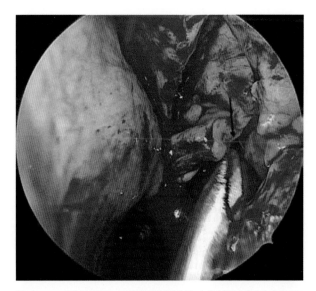

图 9-16　图片显示，可吸引刮匙从右侧鼻腔通过中隔窗到达左侧中鼻甲前穹窿下方，从中鼻甲前穹窿（黑色箭头）上方的上颌骨额突区域掀起前外侧黏膜瓣

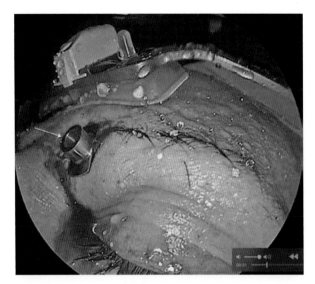

图 9-17　照片显示额窦套管（白色箭头）定位于眉弓内侧端进入额窦

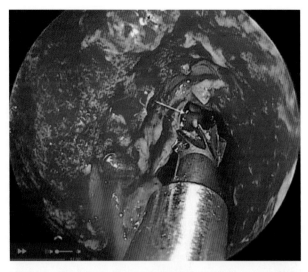

图 9-18　术中照片显示，在中鼻甲前穹窿上去除额隐窝，暴露含荧光素的额窦开口（白色箭头）

解剖三维重建[31-32]。使用 4mm 带角度切割钻头或金刚钻磨除中鼻甲前穹窿上方的上颌骨额突（图 9-19）。图 9-19 中，白色箭头标记额窦口位置，钻头向外侧和上方磨除，不磨内侧。美敦力有 30 000r/min 的磨削钻头，切割速度非常快。如果术者对额窦钻孔开放术缺乏经验，使用金刚磨钻更为安全，因为 30 000r/min 的切割钻头会瞬间出现麻烦。多数操作可在 0° 内镜下进行。内镜和钻头从一侧鼻腔穿过鼻中隔窗口，解剖对侧额突，这种方

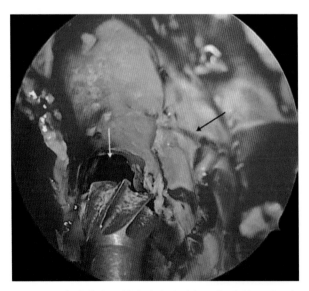

图 9-19　磨除中鼻甲前穹窿上方上颌骨额突的骨质，向外侧解剖直到暴露皮肤的下表面及其上的血管（黑色箭头）。额窦开口保持在视野中（白色箭头）

式改善了操作角度，利于更好地观察额突，改善了钻头与上颌骨额突接触的角度，使操作更加安全。在操作起始阶段，钻头从额窦口前方打磨上颌骨额突，去除其前方和外侧的骨质，将额窦口开放呈漏斗型。如同做乳突根治术时，从前向后将外侧骨皮质磨除形成通向鼓窦的漏斗状通路。然后继续向外侧和上方磨除骨质，直到中鼻甲前穹窿上方和前方暴露出少量皮肤，提示到达操作的外侧边界。

　　操作方向继续向上，不时用荧光素盐水冲洗，辨认额窦口前壁（图 9-19），磨除额窦口前壁前方骨质（额嘴骨质）。磨除骨质的方向只是向前和向外，不向内侧操作，避免损伤颅底。通过暴露小块皮肤准确判断操作的外侧边界很重要。一旦中鼻甲前穹窿上方皮肤暴露，磨钻即转向眼眶前方。操作在冠状位上与泪囊同一层面，如果此时中鼻甲前穹窿外侧 8mm 处的骨质已被磨除，就会暴露泪囊。暴露双侧皮肤以定位操作外侧边界，确保获得最大的窦口宽度。继续向上磨除，直到进入额窦底并暴露额窦。打开一侧额窦底后，将内镜和钻头换到对侧鼻腔，将对侧额窦底磨除，重复上述操作，暴露对侧额窦底（图 9-20）。注意直到此时，仍不进行内侧方向的操作。如果在打开额窦之前进行内侧操作，可能损伤嗅凹向前方的隆起，导致脑脊液漏。暴露中鼻甲内侧区域的嗅神经（图 9-21，黑色箭头），标志嗅凹（颅底）前隆起的位置。当窦口位

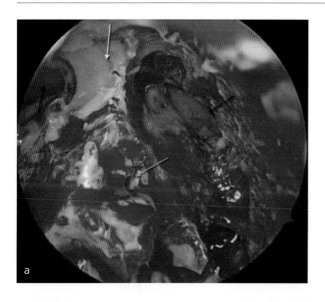

图 9-20　去除双侧额窦底部（黑色箭头）（a）；注意额窦间隔气房（绿色箭头）已打开，可见窦内间隔（白色箭头）分隔两侧额窦。同一患者的额窦窦内间隔气房在 CT 图像上用十字光标标记（b）

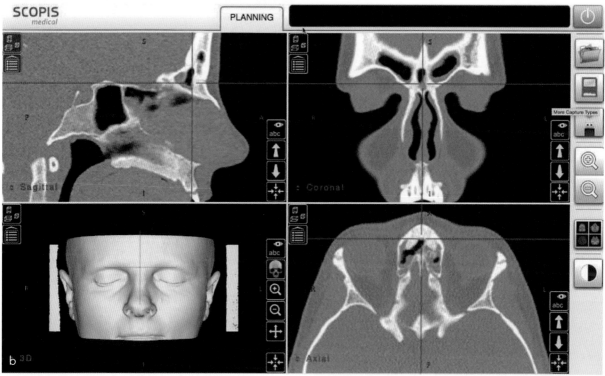

于嗅神经的前方时，磨除操作只能向内侧进行。

现在操作从双侧额窦转向内侧，直到暴露额窦间隔为止（图 9-20），注意向内侧操作时的额窦口上方边界，向下方操作仍有损伤颅底的可能性。双侧额窦交替操作，通过磨低额窦间隔，将两侧额窦贯通（图 9-22），形成新月状额窦开口。

下面将新月状额窦开口扩大成卵圆形，在前后和外侧方向上最大限度地开放额窦口。最危险的手术步骤是去除颅底向前的隆起。这个突起在额部形成 "T" 形（图 9-23，黑色箭头），"T" 形两侧为中鼻甲附着于中隔的部位（图 9-23）。将额窦间隔、鼻中隔及相连的中鼻甲向后方的颅底磨除。在 "T" 部，嗅凹从颅底向前突起，应特别注意尽量将 "T" 磨低，同时不能伤及嗅凹隆起处的硬脑膜。轴位 CT 最容易观察嗅凹隆起（图 9-24）。有两种定位嗅凹向前突起的方法：一是使用图像导航系统的吸引器头精确定位颅底向前的隆起，然而，图像定位需与临床定位相结合；二是用 Freer 带吸引剥离子在

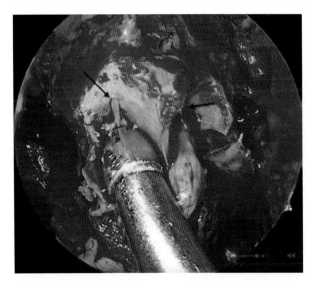

图 9-21　图片显示将黏膜从颅底剥离后，暴露第一组嗅神经（黑色箭头），辨认颅底的最前隆起。可将"额 T"磨低至嗅神经元平面，但不能超越

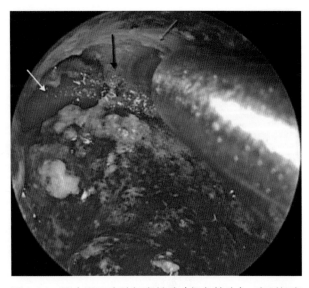

图 9-22　图中显示磨除额窦前壁（绿色箭头），直到额窦前壁与鼻腔光滑顺畅相连，中间没有骨嵴（白色箭头）阻挡，确保额窦口获得最大前后径。磨除额窦间隔（黑色箭头）至额窦顶壁，防止鼻窦愈合过程中形成小腔

鼻腔顶部骨与黏膜之间滑动，将黏膜向下轻压，筛前神经和第一嗅神经纤维容易看到，二者提示嗅球最前端（图 9-21）。图像和临床定位相结合很重要，因为图像导航系统的头架可能移位，造成定位不准确。

一旦确定了前颅底向前隆起的位置，磨低前颅底的骨质，至距离嗅神经 1mm 以内。可选用金刚钻头，特别有经验的术者可用切削钻头，应在最大

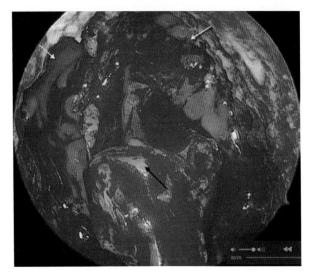

图 9-23　嗅凹向前隆起形成额 T（黑色箭头）。额 T 由附着于鼻中隔的中鼻甲形成。白色箭头标记左右侧额窦

转速下轻磨骨面，类似于面神经减压术时从面神经表面磨除剩余骨质的操作。磨低嗅凹向前隆起对于最大限度开放额窦口至关重要。否则，窦口前后径狭窄，新月形窦口增加了狭窄倾向。磨低嗅凹骨质为融合后的新额窦开口提供尽可能宽的前后径（图 9-25）。

更换为 30° 内镜，磨除额窦内间隔至额窦顶壁，然后磨除前方的额骨，直到额窦前壁和鼻腔之间不再有骨嵴或骨缘分隔（图 9-26，白色箭头）。30° 镜观察额窦前壁时，从额窦到鼻腔会呈现平滑过渡，所有骨嵴均已磨除（图 9-26）。

多数患者可形成卵圆形额窦开口，前后径平均为 18mm，左右径平均为 20～24mm。额窦口大小虽主要取决于患者的解剖因素，但也应尽可能扩大。

为保证新窦口愈合过程中尽可能少生长肉芽，将蒂在前方的黏膜瓣转向后方覆盖在新窦口的前外侧（图 9-27）。将一块从鼻中隔获取的游离黏膜瓣置于带蒂黏膜瓣之间，另一块放在外侧，通常置于暴露的皮肤上，可与皮肤更好地贴附（图 9-27）。移植黏膜瓣无须固定即可在骨面上牢固附着，术后第二天开始冲洗，黏膜瓣也不会移动。

手术结束前，用带吸引双极电凝止血，特别注意鼻中隔窗口的后缘和第一嗅神经区域，此处可见

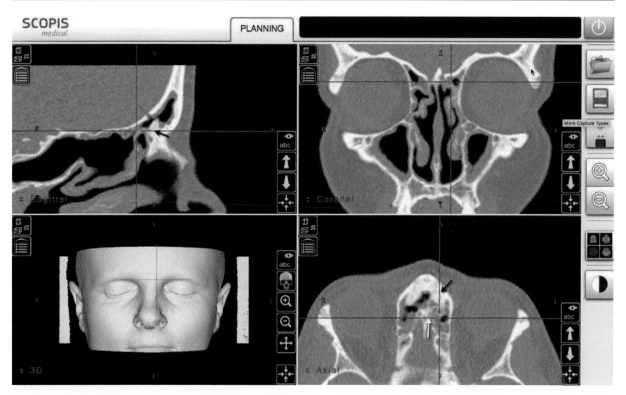

图 9-24　图 9-14 至图 9-23 的患者 CT 扫描显示，如果在轴位 CT 上的十字光标的位置向内侧磨除，则钻头进入颅底（白色箭头）导致脑脊液漏。注意矢状位 CT 显示，额窦口（橙色箭头）狭窄伴额嘴（黑色箭头）向后突出

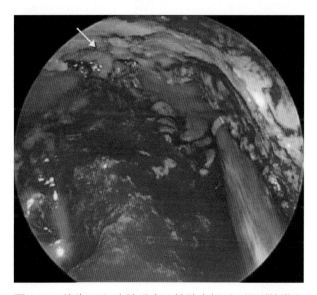

图 9-25　换为 30° 内镜观察，前壁磨低后，顺利地进入鼻腔。注意额窦间隔已磨除至额窦顶壁（白色箭头）

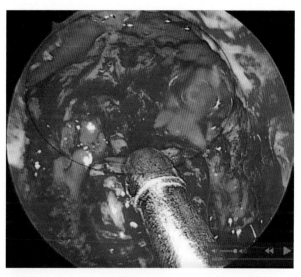

图 9-26　图 9-24 患者额窦口前后径非常窄，仍可开放大椭圆形窦口，其前后径和横径均最大化

前鼻动脉（筛前动脉分支）。多数情况下，去除中鼻甲下半部以改善后筛和蝶窦通气。如果残余中鼻甲不稳定，则用可吸收缝线将其固定在鼻中隔上。这可以保证在缝线被吸收前，中鼻甲外侧面已愈合而防止出现粘连。

【术后护理】[12-13,18,24-28]

手术结束时去掉额窦套管。手术第二天开始用盐水进行鼻腔冲洗。每天用 240ml 挤压冲洗 4～6次，每侧鼻孔冲洗半瓶，冲洗时弯腰抬头，上半身与地面平行，使额窦最大限度被冲洗到。每天最后

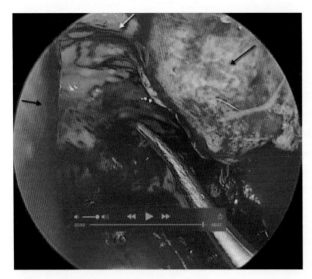

图 9-27　蒂在前方的前外侧黏膜瓣（黑色箭头）向后覆盖新额窦口，鼻中隔游离黏膜瓣覆盖在带蒂黏膜瓣之间的粗糙骨面上

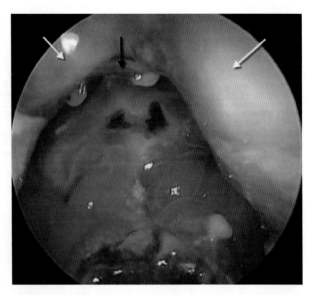

图 9-28　术后 2 周，两个前外侧带蒂黏膜瓣（白色箭头）覆盖新的窦口，中隔游离黏膜瓣（黑色箭头）轻微水肿，但仍正常愈合

一次冲洗时，将 2ml 浓度为 1μg/ml 的布地奈德加入盐水中。布地奈德每日冲洗 1 次，持续几个月，直到鼻窦愈合。图 9-27 中的患者在手术后 2 周复查（图 9-28），蒂在前方的黏膜瓣（白色箭头）覆盖新窦口，游离黏膜瓣（黑色箭头）水肿苍白（图 9-28）。根据患者的诊断（过敏性真菌性鼻窦炎或阿司匹林不耐受三联征），考虑恢复过程可能是长期的。术后 2 周，从额窦口仔细清除所有结痂和血凝块后再次复查至关重要，因为黏附的血凝块会形成含有胶

原的框架，导致窦口纤维化。图 9-29 显示愈合良好的双侧贯通的新额窦口。我们的动物模型显示，额窦钻孔开放术后冲洗额窦，倾向有助于改善额窦术后 2 个月和 4 个月的黏液纤毛系统引流[22]，但并没有显著统计学意义。

【新额窦口狭窄】[23-28]

在绵羊动物模型以及 80 例额窦钻孔开放术患者长期随访研究均显示，术后额窦口大约比原大小缩小 1/3[23-24]，且发生在术后 12 个月内，之后窦口

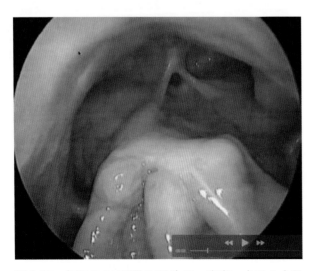

图 9-29　与图 9-14 至图 9-28 为同一患者，术后 6 个月新额窦口愈合好

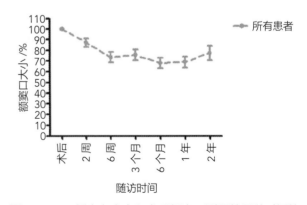

图 9-30　80 例患者术中和术后额窦口测量结果随时间的变化过程[24]

所有患者术后起点时额窦口最大（100%），以后每次测量结果以 % 表示。

大小处于稳定状态[24-25]。上述过程见图 9-30 所示。

影响患者术后额窦口狭窄的关键因素有，手术时额窦口大小；前期手术史超过 5 次；以及阿司匹林激发的呼吸道疾病（aspirin exacerbated respiratory disease，AERD）[24-28]。其他因素还包括：真菌性鼻窦炎、手术时存在明显金黄色葡萄球菌感染[28]。均提示强调初次手术将额窦口扩至最大的重要性（两侧暴露至皮肤，去除额嘴，磨低额"T"部）。也表明额窦钻孔开放术在困难的条件下也可取得成功。这些结果也说明了额窦钻孔开放术在处理这些患者方面所取得的成功。阿司匹林不耐受三联征和真菌性鼻窦炎形成广泛息肉的患者，息肉复发的可能性高，可能导致额窦口狭窄而需要再次手术。但分析 AERD 患者表明，复发率只有 58%，再手术率只有 22%[26]。说明额窦钻孔开放术是可打破息肉再生 - 再手术恶性循环的手术。能否减少复发与术者在随访时是否具备去除额窦内真菌和 / 或嗜酸性粒细胞性黏液进而清理额窦的能力有关。术后给患者应用一个疗程泼尼松龙，额窦和筛窦黏膜可能恢复正常。反复清理术腔和泼尼松龙治疗，可达每 12 个月不超过 4 个疗程，该治疗策略可良好控制患者症状。如果患者需要 4 个疗程以上的泼尼松龙治疗，则需修正手术治疗。

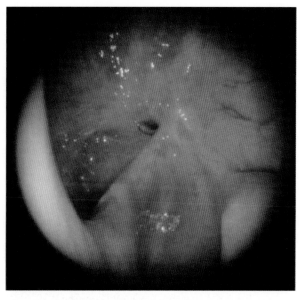

图 9-31　患者额窦口明显狭窄，残留口只有 2mm×4mm，会引起额窦分泌物潴留和症状，需要进行修正手术

窦钻孔开放手术，8.9% 失败且需进行修正手术。修正手术中，21% 失败需进行再次手术，其原因大多是息肉复发（73%），27% 因为额窦口狭窄[27]。图 9-31 显示额窦口狭窄。

大多数研究中，对初次额窦钻孔开放术的患者随访 30 个月，窦口的开放率为 87.5%～95.0%[12,24-28]。因此，如果在初次手术时注意将额窦口开至最大，额窦口狭窄的总发生率（5%～12.5%）较低。图 9-32 显示了 3 例额窦钻孔开放术术后超过 12 个月的正常窦口。

【修正手术】

额窦钻孔开放术的修正手术方法与初次手术类

【结果】[12-13,18,24-28]

我们报道了至今最大样本的额窦钻孔开放术研究[12-13,18,24-28]。最新研究包括 213 例初次额窦钻孔开放术患者（均有内镜鼻窦手术失败史）和 19 例修正额窦钻孔开放术（有额窦钻孔开放术史）。初次额

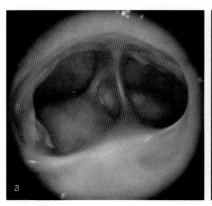
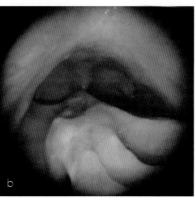
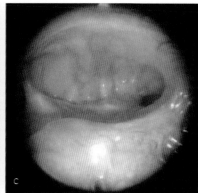

图 9-32　（a～c）3 例额窦钻孔开放术后形成卵圆形额窦口和正常额窦

似。通常不需要额部钻孔置管，因为前期手术已经处理了窦口骨质。清除瘢痕组织以扩大额窦口。如果复查 CT 显示存在明显骨质增厚，则将增厚的部分磨除直至形成最大额窦口。所有患者均接受术后泼尼松龙、抗生素和生理盐水冲洗治疗，术后护理与前述相似。如有粗糙创面暴露，可用游离黏膜瓣覆盖窦口区域，但受既往手术影响，无法应用带蒂黏膜瓣。我们发现使用 CHITODEX 凝胶（惠灵顿，新西兰）对维持初次和修正额窦钻孔开放术患者窦口开放很有帮助[33-34]。这种凝胶由壳聚糖和右旋糖苷组成。术后 2 周随访时，清除所有结痂和血块非常重要。体内和体外研究均显示，CHITODEX 凝胶可有效防止瘢痕组织形成。随访时未妥善清理额窦口可导致粘连，进而导致远期额窦口闭锁。

参考文献

1. Casiano RR, Livingston JA. Endoscopic Lothrop procedure: the University of Miami experience. Am J Rhinol 1998;12(5):335–339
2. Becker DG, Moore D, Lindsey WH, Gross WE, Gross CW. Modified transnasal endoscopic Lothrop procedure: further considerations. Laryngoscope 1995;105(11):1161–1166
3. Wormald PJ. The axillary flap approach to the frontal recess. Laryngoscope 2002;112(3):494–499
4. Close LG, Lee NK, Leach JL, Manning SC. Endoscopic resection of the intranasal frontal sinus floor. Ann Otol Rhinol Laryngol 1994;103(12):952–958
5. Alsarraf R, Kriet Jd, Weymuller EA Jr. Quality-of-life outcomes after osteoplastic frontal sinus obliteration. Otolaryngol Head Neck Surg 1999;121(4):435–440
6. Catalano PJ, Lawson W, Som P, Biller HF. Radiographic evaluation and diagnosis of the failed frontal osteoplastic flap with fat obliteration. Otolaryngol Head Neck Surg 1991;104(2):225–234
7. Draf W. Endonasal micro-endoscopic frontal sinus surgery, the Fulda concept. Oper Tech Otolaryngol—Head Neck Surg 1991;2(4):234–240
8. Gross WE, Gross CW, Becker D, Moore D, Phillips D. Modified transnasal endoscopic Lothrop procedure as an alternative to frontal sinus obliteration. Otolaryngol Head Neck Surg 1995;113(4):427–434
9. Gross CW, Gross WE, Becker D. Modified transnasal endoscopic Lothrop procedure: frontal drillout. Oper Tech Otolaryngol—Head Neck Surg 1995;6(3):193–200
10. Schlosser RJ, Zachmann G, Harrison S, Gross CW. The endoscopic modified Lothrop: long-term follow-up on 44 patients. Am J Rhinol 2002;16(2):103–108
11. Ulualp SO, Carlson TK, Toohill RJ. Osteoplastic flap versus modified endoscopic Lothrop procedure in patients with frontal sinus disease. Am J Rhinol 2000;14(1):21–26
12. Wormald PJ. Salvage frontal sinus surgery: the endoscopic modified Lothrop procedure. Laryngoscope 2003;113(2):276–283
13. Wormald PJ, Ananda A, Nair S. Modified endoscopic lothrop as a salvage for the failed osteoplastic flap with obliteration. Laryngoscope 2003;113(11):1988–1992
14. Weber R, Draf W, Keerl R, et al. Osteoplastic frontal sinus surgery with fat obliteration: technique and long-term results using magnetic resonance imaging in 82 operations. Laryngoscope 2000;110(6):1037–1044
15. Javer AR, Sillers MJ, Kuhn FA. The frontal sinus unobliteration procedure. Otolaryngol Clin North Am 2001;34(1):193–210
16. Hosemann W, Kühnel T, Held P, Wagner W, Felderhoff A. Endonasal frontal sinusotomy in surgical management of chronic sinusitis: a critical evaluation. Am J Rhinol 1997;11(1):1–9
17. Weber R, Draf W, Kratzsch B, Hosemann W, Schaefer SD. Modern concepts of frontal sinus surgery. Laryngoscope 2001;111(1):137–146
18. Wormald PJ, Ananda A, Nair S. The modified endoscopic Lothrop procedure in the treatment of complicated chronic frontal sinusitis. Clin Otolaryngol Allied Sci 2003;28(3):215–220
19. West B, Jones NS. Endoscopy-negative, computed tomography-negative facial pain in a nasal clinic. Laryngoscope 2001;111(4 Pt 1):581–586
20. Wormald PJ, Chan SZX. Surgical techniques for the removal of frontal recess cells obstructing the frontal ostium. Am J Rhinol 2003;17(4):221–226
21. Lothrop HA. XIV. Frontal Sinus Suppuration: The Establishment of Permanent Nasal Drainage; the Closure of External Fistulae; Epidermization of Sinus. Ann Surg 1914;59(6):937–957
22. Rajapaksa SP, Ananda A, Cain T, Oates L, Wormald PJ. The effect of the modified endoscopic Lothrop procedure on the mucociliary clearance of the frontal sinus in an animal model. Am J Rhinol 2004;18(3):183–187
23. Rajapaksa SP, Ananda A, Cain TM, Oates L, Wormald PJ. Frontal ostium neo-osteogenesis and restenosis after modified endoscopic Lothrop procedure in an animal model. Clin Otolaryngol Allied Sci 2004;29(4):386–388
24. Tran KN, Beule AG, Singal D, Wormald PJ. Frontal ostium restenosis after the endoscopic modified Lothrop procedure. Laryngoscope 2007;117(8):1457–1462
25. Naidoo Y, Bassiouni A, Keen M, Wormald PJ. Risk factors and outcomes for primary, revision, and modified Lothrop (Draf III) frontal sinus surgery. Int Forum Allergy Rhinol 2013;3(5):412–417
26. Morrissey DK, Bassiouni A, Psaltis AJ, Naidoo Y, Wormald PJ. Outcomes of modified endoscopic Lothrop in aspirin-exacerbated respiratory disease with nasal polyposis. Int Forum Allergy Rhinol 2016;6(8):820–825
27. Morrissey DK, Bassiouni A, Psaltis AJ, Naidoo Y, Wormald PJ. Outcomes of revision endoscopic modified Lothrop procedure. Int Forum Allergy Rhinol 2016;6(5):518–522
28. Naidoo Y, Bassiouni A, Keen M, Wormald PJ. Long-term outcomes for the endoscopic modified Lothrop/Draf III procedure: a 10-year review. Laryngoscope 2014;124(1):43–49
29. Gross CW. Surgical treatments for symptomatic chronic frontal sinusitis. Arch Otolaryngol Head Neck Surg 2000;126(1):101–102
30. Loehrl TA, Toohill RJ, Smith TL. Use of computer-aided surgery for frontal sinus ventilation. Laryngoscope 2000;110(11):1962–1967
31. Wormald PJ. The agger nasi cell: the key to understanding the anatomy of the frontal recess. Otolaryngol Head Neck Surg 2003;129(5):497–507
32. Wormald PJ. Surgery of the frontal recess and frontal sinus. Rhinology 2005;43(2):82–85
33. Athanasiadis T, Beule AG, Robinson BH, Robinson SR, Shi Z, Wormald PJ. Effects of a novel chitosan gel on mucosal wound healing following endoscopic sinus surgery in a sheep model of chronic rhinosinusitis. Laryngoscope 2008;118(6):1088–1094
34. Valentine R, Athanasiadis T, Moratti S, Robinson S, Wormald PJ. The efficacy of a novel chitosan gel on hemostasis after endoscopic sinus surgery in a sheep model of chronic rhinosinusitis. Am J Rhinol Allergy 2009;23(1):71–75

10 蝶腭动脉结扎术与翼管神经切断术

【前言】

鼻出血在临床可分为鼻腔前部出血和鼻腔后部出血。根据鼻腔血供情况，可知鼻腔前部出血通常来自 Little 区（或 Kiesselbach 区）的血管丛或筛前动脉。Little 区动脉丛由蝶腭动脉（经过鼻后动脉支）、腭大动脉、鼻唇动脉（面动脉分支）和筛前动脉发出分支吻合形成。Little 区出血很容易观察到，可以通过局部烧灼或前鼻孔填塞治疗。筛前动脉自发性出血很少，多伴于外伤后颅底骨折或术中损伤。鼻腔后部出血通常在下鼻甲后下方，是咽动脉分支与蝶腭动脉分支吻合形成的 Woodruff 区。Woodruff 区的出血由于位于下鼻甲末端的后方，所以很难发现。此外，鼻腔后部的出血还可能来自鼻腔外侧壁、后鼻孔或鼻中隔后部。

【术后出血】

术后明显的鼻出血（不同于通常鼻科术后 24h 内的血性渗出）通常是较大血管出血。理论上多发生于蝶腭动脉或筛前动脉。术中筛前动脉的损伤较易发现，因其出血使术野模糊，使手术很难继续进行，因此多数能得到及时处理。而蝶腭动脉损伤，短暂出血后可能由于血管痉挛和血栓形成而暂时不出血。由于这些血管位于鼻腔后部，出血易流到鼻咽部，术者不易发现，从而未寻找出血点并烧灼处理。手术结束时，蝶腭动脉可能发生痉挛或栓塞，

暂时不出血。如果术后患者紧张或出现血压升高，可能再次出现明显的鼻出血，需要行鼻腔填塞或回手术室进行烧灼止血。有时，鼻出血可能发生在术后数天甚至数周，通常是由于术后感染而使血供丰富，当咳嗽或用力时导致血凝块脱落引起。

为避免术后出血，手术结束前，应仔细检查蝶腭动脉区域。特别是鼻腔外侧壁中鼻甲基板附着处，尤其是在切除中鼻甲基板后，还应观察上鼻道处的鼻腔外侧壁（图 10-1）。另外，在蝶窦开放后应仔细检查蝶窦口前下缘区域，特别是蝶窦扩大开放的时候，可能损伤鼻后动脉或其垂直分支（图 10-1）。用可吸引双极电凝止血，直至术野清晰。如果此时患者仍处于持续性低血压状态，则需要麻醉师在患者苏醒前升高血压至正常范围。在这段时间内，继续检查双侧术腔，对血压回升导致的出血可采用烧灼止血。

【自发性出血的共患病】

大多数严重鼻出血的患者（69%）通常伴发其他疾病，包括：高血压、心血管疾病和凝血功能障碍[1]。在我们观察的病例中，超过 60% 的患者在服用阿司匹林或华法林治疗相关疾病。阿司匹林和华法林类药物的作用不是马上可以逆转的，所以针对这些凝血异常的患者没有特殊治疗。对于服用华法林的患者，应立即停药，必要时可以在术前进行快速新鲜冰冻血浆输注，使国际标准化比值 INR 指标

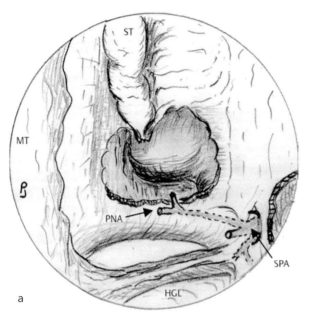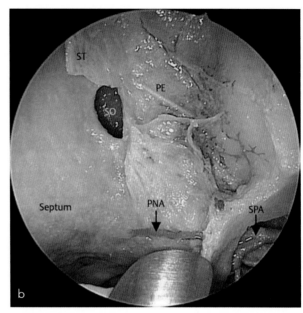

图 10-1 蝶腭动脉（SPA）分支血管常在内镜术后出血（a），因此，在术中应用可吸引双极电凝烧灼供应中鼻甲基板（HGL）水平部和蝶窦前壁（鼻后动脉，PNA）的分支血管，以保证术后无出血。大体标本的图像展示了翼腭窝内的蝶腭动脉，分出鼻后动脉。这个分支血管沿着蝶窦前壁走行，可能在蝶窦开放术时被切断（b）

PE：后筛；ST：上鼻甲；SO：蝶窦口；MT：中鼻甲；Septum：鼻中隔。

降至 2 以下。

【蝶腭动脉结扎的适应证】

在考虑进行蝶腭动脉（sphenopalatine artery，SPA）结扎之前，首先需要确定出血是否来源于鼻腔后部。经评估有可能进行 SPA 结扎的患者，先用力擤鼻子排出鼻腔内全部血凝块，继而以利多卡因及肾上腺素混合液喷鼻。患者手持弯盘并保持头前倾位，让血液流到鼻子下方的弯盘内，然后在鼻腔吸引的同时使用硬质鼻内镜探查出血部位[2]。如果出血的血管清晰可见，则尝试进行烧灼止血。如果看不到出血的血管，但可以确定出血的部位在鼻腔后部，可以用充气式或膨胀式的鼻腔填塞物填塞鼻腔，并行术前准备。

手术方法

手术可以在局部麻醉或全身麻醉下完成。首先经口行腭大管阻滞麻醉，使出血血管痉挛。通过硬腭触诊确定腭大管位置。将手指伸入口腔，自软腭及硬腭交界处，沿硬腭中线和齿列间中点向前滑触，在平第二磨牙处，可触及腭大孔形成的凹陷

（图 10-2）[1,3]。

手指压在黏膜凹陷处，经口腔伸入内镜确定腭大孔位置，固定内镜，移除手指。将 25 号针头在距针尖 25mm 处弯成 45°，然后与 2ml 注射器相连，内有利多卡因 + 1:80 000 的肾上腺素混合液。腭大管平均长度为 18mm，表面软组织平均深度为 7mm。腭大管的详细解剖见第 2 章。因此，在距离针尖 25mm 处弯成 45° 可以确保针头不会进入翼腭窝，减少针头损伤上颌神经或动脉的危险性[3]。针头刺入达弯曲部位时，腭大孔和腭大管恰好位于针尖上部，回吸正常后，注射 2ml 利多卡因和肾上腺素的混合液。我们的鼻出血病例显示，腭大管阻滞麻醉后，蝶腭动脉痉挛使术中活动性鼻腔出血立即停止。

鼻腔黏膜用浸有可卡因 + 肾上腺素的脑棉片充分收缩。用利多卡因 + 肾上腺素混合液在鼻腔外侧壁中鼻甲尾端前方行浸润麻醉。用直角吸引器头探查上颌窦后囟的膜部及其与腭骨连接的垂直部（图10-4）。一旦确定腭骨位置，在其表面做 U 形切口（图 10-4）。切口自上起始于中鼻甲基板水平部下方，向下至腭骨，沿着下鼻甲附着处一直向后（图10-3、图10-4）[1]。

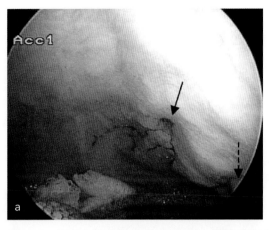
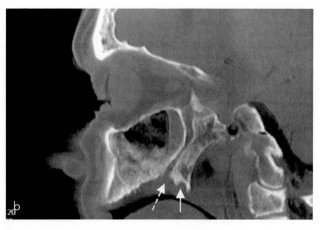

图 10-2 黑色实箭头指示左侧腭大管，翼腭窝麻醉后局部可见血迹；黑色虚箭头指示第二磨牙（a）。白色实箭头指示硬腭后缘（b），这是第一个解剖标志；手指向前滑行，直至感觉到腭大孔处的凹陷（白色虚线箭头）

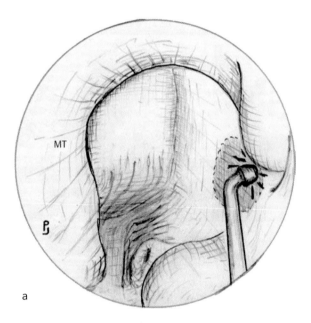
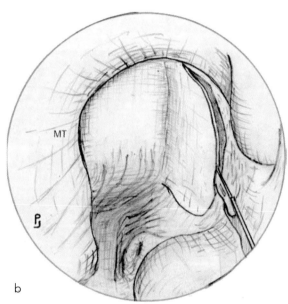
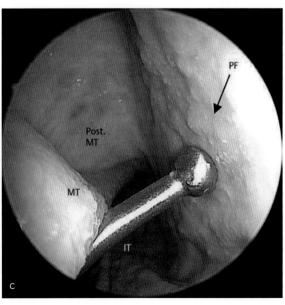

图 10-3 直角弯吸引器触及上颌窦后囟（a），"U"形切口起自中鼻甲水平部下表面直至下鼻甲附着处上方（b），大体标本展示了后囟的部位（c）

MT：中鼻甲；IT：下鼻甲；PF：后囟。

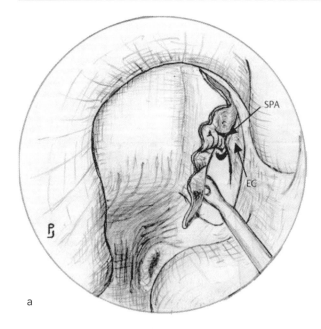

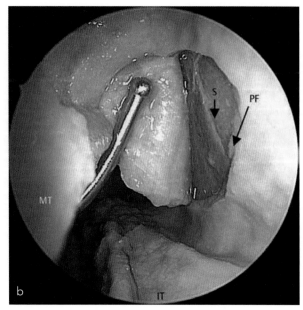

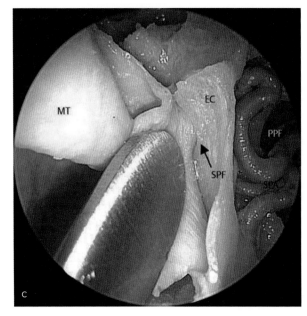

图 10-4　用 Freer 可吸引剥离子在骨膜下掀起黏膜瓣（a），开始分离的时候靠下，恰好在下鼻甲附着处上方分离，直至分离至蝶窦前壁前。如果分离过高，可见筛骨嵴（EC）和蝶腭动脉（SPA）。大体标本的"U"形切口从中鼻甲到下鼻甲上方。清楚地显示了上颌骨和腭骨之间的骨缝（S）（b）。进一步切除上颌窦后壁即可暴露翼腭窝（PPF）内的蝶腭动脉（c）。筛骨嵴（EC）在蝶腭孔（SPF）前方

MT：中鼻甲；IT：下鼻甲；PF：后囟。

用 Freer 吸引剥离子掀起黏膜瓣，在切口下方的骨膜下建立手术平面非常重要，这样不但剥离时出血相对较少，而且可以将骨膜与下方的骨质分离，这与鼻中隔成形术中将软骨膜与软骨分离相似。注意从下鼻甲鼻腔外侧壁附着处的上方，即"U"形黏膜瓣的下方开始剥离（图 10-4）。

开始分离时应靠下部操作，保持在蝶腭动脉下方。向后分离直到暴露蝶骨前壁，蝶窦前壁是重要解剖标志，提示术者向后分离已足够，可以向上分离。当黏膜瓣向上抬起时，可见蝶腭动脉穿出蝶腭孔，被抬起的黏膜瓣遮盖（图 10-5）[1]。

另一个需要寻找的解剖标志是腭骨筛嵴[4-5]，腭骨筛嵴是位于蝶腭孔前方的骨性突起（图 10-4、图 10-5），用刮匙刮除后，能更好地暴露蝶腭孔。蝶腭动脉位于穿出蝶腭孔的组织内。在组织内用 Freer 吸引剥离子分离出蝶腭动脉，用两个血管夹夹住蝶腭动脉，注意血管夹一定要完全夹住组织的根蒂部，而不能仅夹住一部分（图 10-5）。蝶腭动脉可能在穿出蝶腭孔前即已发出分支，通常分为前支和后支，前、后分支再穿出蝶腭孔[5]。约 16% 的患者，后支有独立的骨孔[5]。蝶腭动脉后支（鼻后动脉）经后鼻孔至鼻中隔后部，是鼻中隔主要供血血

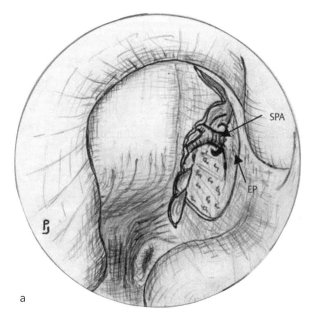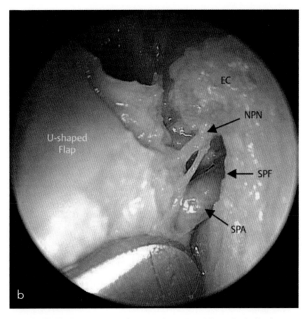

图 10-5 将黏膜瓣向上掀起，可见蝶腭动脉从蝶腭孔穿出。刮除腭骨筛嵴可以进一步暴露蝶腭孔和蝶腭动脉（a）；沿骨膜下掀起黏膜形成"U"形瓣，进一步解剖蝶腭孔显示鼻腭神经和蝶腭动脉（b）

管（图 10-1）。内镜血管夹辅助钳有助于在内镜下使用血管夹，控制鼻腔后部出血，当血管夹跨过组织的根蒂，血管夹辅助钳的尖端顶到蝶骨前壁时，再夹闭血管夹。血管夹夹闭时，血管夹辅助钳尖端应轻柔操作，不要摩擦蝶骨前壁。如果不按上述步骤操作，血管夹可能未完全夹住组织的根蒂部，需要进一步分离蝶腭孔周围组织，再次用血管夹夹闭血管。当组织根蒂部刚刚暴露时，有较多的组织包裹血管，应将血管分离出来，单独夹闭。可调式 Freer 吸引剥离子或 Freer 吸引剥离子很适合分离血管，因为在根蒂部被夹闭前，血液渗出可能较多，持续吸引有助于减少渗血，便于分离。对于自发性鼻出血的患者，推荐使用夹闭血管的方法，因为这类患者的蝶腭动脉往往较粗，而且双极电凝往往效果不佳。然而，通常在血管被夹闭后再进行烧灼，以确保在分离鼻后动脉时，即使血管夹脱落，也不会再次出血。在所有鼻出血的患者中都应寻找鼻后动脉，因为它在鼻腔后部自发性出血中有很重要的意义。如果没有找到这个血管，可能会导致夹闭蝶腭动脉的血管夹脱落；如果分离蝶腭动脉后仅夹闭动脉而未进行烧灼，这就会导致明显的出血，而且难以处理。一旦确认鼻后动脉，应用双极可吸引电凝止血。因为鼻后动脉位于蝶窦前壁而且血管夹难

以有效地夹住它，所以很难被夹闭。黏膜瓣复位，用 2cm×2cm 吸收性止血纱布（可吸收性氧化纤维素）覆盖，因为鼻出血患者中相当一部分使用华法林或阿司匹林，这种纱布有助于减少切口渗血。鼻腔不需要填塞。复苏后，如果没有进一步出血，则患者可以出院。

疗效

在我们最近发表的文章中，报道了 13 例行蝶腭动脉结扎术的结果[1]，4 例患者因考虑到全身麻醉的风险而采用局部麻醉手术，9 例患者全身麻醉下手术。平均年龄 55.9 岁（23～79 岁），男女比例为 7∶6。所有患者均因难治性鼻腔后部出血而接受蝶腭动脉结扎术。一例在 12 个月随访期间再次发生鼻出血，手术成功率约为 92%。再次出血的患者服用阿司匹林，并且因血小板功能异常导致四肢广泛淤斑。

到目前为止，在我科已有 56 例患者接受蝶腭动脉结扎术，并发疾病和抗凝药物使用情况与前述相似，随访 12 个月，手术成功率仍在 90% 以上。

鼻腔鼻窦大血管出血

额隐窝区的喷射性动脉出血通常提示筛前动脉

损伤。先用浸有可卡因+肾上腺素混合液的脑棉片填塞。几分钟后再检查出血区域。如果出血来自颅底或与颅底相连的眶骨膜，可用双极电凝止血。单极电凝因为可能损伤硬脑膜或导致脑脊液漏，应避免使用。如果出血来自额隐窝内侧区域，要用凝血酶浸湿的速即纱或明胶海绵覆盖动脉区域紧紧填塞。碘仿凡士林纱条比起明胶海绵或速即纱可填塞的更紧。碘仿凡士林纱条可在一到两天后撤除。避免使用电凝（双极或单极），因为电凝（尤其是单极电凝）都可能损伤硬脑膜或导致脑脊液漏。

蝶腭动脉的喷射性出血可用双极可吸引电凝钳*（integra）电凝止血。如果没有双极可吸引电凝钳，可行翼腭窝封闭，其通常可使血管痉挛，再用双极电凝（无吸引）来控制出血（见第2章）。动脉出血经常来源于蝶腭动脉或鼻后动脉（图10-1）。

关键点

处理难治性鼻出血可考虑鼻腔填塞和后鼻孔膨胀气囊或动脉结扎术。如果应用鼻腔填塞，气囊常常封闭鼻咽气道[6]。在老年患者，会导致低氧血症并可能引起突发的致死性心律失常[7-10]。还有一种替代蝶腭动脉结扎术的方法是通过Caldwell-Luc手术结扎上颌动脉[11-13]，虽然成功率较高（87%~90%），但其并发症如颊部及牙痛和感觉异常也很常见（28%）[11-13]。非手术治疗难治性鼻出血的方法主要是对出血血管进行栓塞[13]。同样，栓塞成功率较高，但并发症也很多（29%），包括偏瘫、面部疼痛、面部感觉异常、眼肌麻痹和失明等[11-13]。内镜下蝶腭动脉结扎术可在局部麻醉或全身麻醉下进行，效果直接、迅速、并发症少，成功率高。我们的策略是术后不用鼻腔填塞，患者在术后12h内出院。这样免除了患者因鼻腔填塞而住院，提高了医院资源的使用率。

【翼管神经切断术】

20世纪60年代，Golding-Wood首先介绍采用翼管神经切断术治疗难治性血管运动型鼻炎、过敏性鼻炎和鼻息肉[14]。翼管神经提供分布于鼻腔的副交感分泌神经纤维，将其切断可改善鼻腔分泌物增多、打喷嚏、涕倒流及鼻塞等症状[14-16]。该术式初

期应用的热情随着2年随访结果的不尽如人意和手术并发症多而逐步减少。术中切断神经的方法不同[14-16]，可采用切断或灼烧的方法，但是，部分病例在切断或灼烧神经的时候仍不清楚是否就是翼管神经[16]。尽管有采用翼管神经切断术治疗慢性鼻漏和一些鼻息肉病例，但这种方法并没有被广泛采用[13-18]。其中的原因之一可能是缺乏安全而可靠地鉴别并切断神经的外科技术。

翼管解剖

翼管连接破裂孔和翼腭窝，位于破裂孔正前方，在破裂孔区域，颈内动脉在蝶窦内垂直向上弯曲延伸为垂直段。岩浅大神经和颈内动脉周围交感神经丛的纤维连接形成翼管神经，然后进入破裂孔前方的翼管内。为了理解翼管走行，应用连续的冠状位CT，从破裂孔层面开始，沿翼管向前扫描，直到其位于翼腭窝内的漏斗形开口（图10-6）。如果行矢状位CT观察，可清晰地观察到翼管神经在蝶窦底走行至翼腭窝（图10-6）。

掌握翼管解剖，对于内镜下处理累及翼腭窝的肿瘤，特别是鼻咽血管纤维瘤至关重要。鼻咽血管纤维瘤有沿翼管生长，并造成翼管扩大的特性，向后生长还可能累及颈内动脉。如果在影像检查和手术切除鼻咽血管纤维瘤时未予重视，则可能造成翼管内肿瘤残留，成为复发的根源。通过尸头解剖显示翼管、蝶窦下壁和颈内动脉三者之间的关系（图10-7）。在这个标本上，颈内动脉已被暴露出来，可清楚地看到翼管在蝶窦底部走行，从翼管孔直至斜坡旁颈内动脉。图10-8展示了腭鞘管及其与翼管混淆的原因，因为二者位置相邻不易区分。

翼管神经切断术的手术技巧

鼻腔准备和经口翼腭窝阻滞麻醉的方法如前所述（见第2章）。翼管神经切断术的黏膜切口与蝶腭动脉结扎术的方式相同。找到蝶腭动脉并用双极可吸引电凝止血。因为在随后蝶腭孔周围操作中血管夹易脱落，所以在这里电凝是首选方法。活动性鼻出血患者的蝶腭动脉通常比翼管神经切断术患者的要明显，因此双极电凝对于翼管神经切断术患者效果更佳。

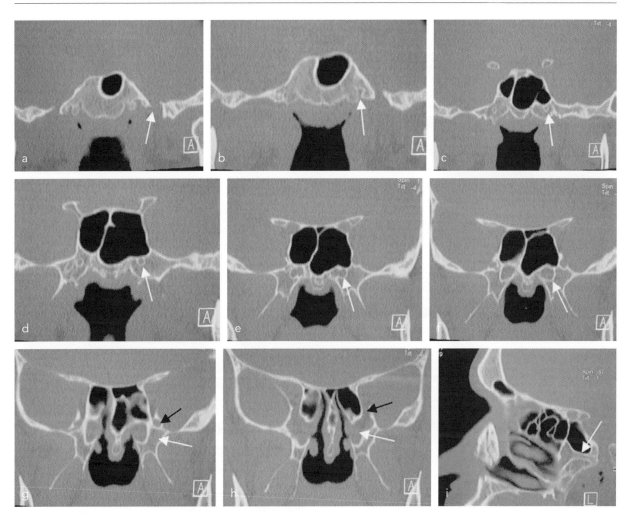

图 10-6　连续冠状位 CT（a）从破裂孔（白色箭头）层面开始，向前扫描（b～h），观察翼管沿蝶窦底（白色箭头）进入翼腭窝（g、h）。注意图 g 中可见圆孔（黑色箭头），图 h 中可见眶下裂（黑色箭头）。矢状位 CT（i）显示翼管从破裂孔至翼腭窝（白色箭头）。注意翼管向外进入翼腭窝时呈漏斗状

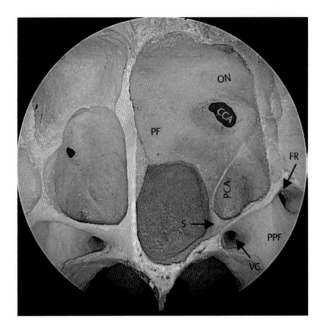

图 10-7　此干颅骨标本显示了位于蝶骨体中的蝶窦。清晰地展示了翼管（VC）与前方翼腭窝（PPF）和后方破裂孔的关系。翼管走行于蝶窦的底面，常常可以看到蝶窦中隔（S）附着于翼管的根部。破裂孔是颈内动脉破裂孔段上膝部的位置，颈内动脉岩部水平段穿出向上形成斜坡旁颈内动脉（PCA）。翼管及神经是此部位外科手术的重要解剖标志

PF：垂体窝；FR：圆孔；CCA：海绵窦颈内动脉前膝部。

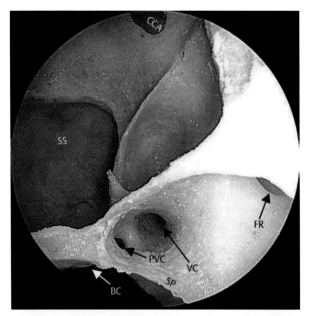

图 10-8　此干颅骨标本已经将腭骨的蝶突（SP）磨除，所以可以清晰地看到腭鞘管（PVC）和翼管（VC）都走行于蝶窦底（SS），并从蝶窦前部穿出。注意腭鞘管的位置更靠近中间位置，并且与翼管相比，腭鞘管的直径更小。同时注意蝶骨鞘突形成的沟和翼管下壁，在进入翼腭窝时增宽

一旦确定蝶腭孔的位置，掀起黏膜瓣，经蝶腭孔后方，直至蝶窦前壁（图 10-9）。黏膜瓣剥离后最先看到的是从蝶腭神经节发出并且向外侧走行至腭鞘管的咽后神经，容易与翼管神经混淆（图 10-9）。咽后神经走行于腭鞘管至咽部（图 10-9），含有支配该区域的交感和副交感纤维（图 10-9）。

理解腭鞘管（palatovaginal canal，PVC）和翼管之间的关系对于成功地进行翼管神经切除术是十分重要的。这两个孔道相距仅几毫米，其内部都有相应直径的神经且全从蝶窦前壁发出。两者重要的区别是：腭鞘管的位置更靠近内侧，相对更细的神经穿行于相比翼管更细的 PVC 内（图 10-9、图 10-10）。

分离咽后神经，确认蝶窦前壁，用 Freer 剥离子在蝶窦前壁打一小孔（图 10-11）。将小孔扩大，直至能清晰地看清蝶窦内并能确认蝶窦下壁。因为这样才能确定翼管的水平位置，翼管通常走行于蝶窦下壁前部（图 10-8）。接下来关键的解剖标志是腭骨。如果在腭骨后面垂直划线，其与蝶窦底水平划线的交点就是翼管的位置（图 10-10）。通过分析

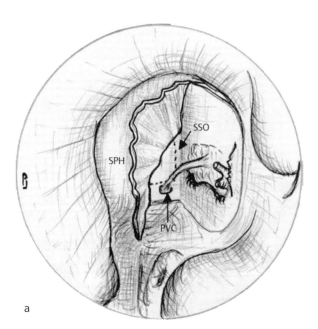

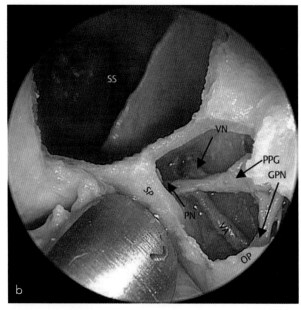

图 10-9　蝶窦前壁（SPH）已开放，蝶窦轮廓（SSO）用虚线标记，可见腭鞘管（PVC）和蝶腭神经节咽后支进入管内（a）。大体图片中的蝶窦（SS）被最大限度开放直到底壁（b）。蝶腭孔由腭骨的蝶突（SP）和眶突（OP）构成，磨开这个孔可暴露更多翼腭窝内侧部的结构。首先看到比较靠近内侧的咽神经（PN），向蝶腭神经节（PPG）汇合。外侧可见翼管神经（VN）加入 PPG

GPN：腭大神经；VA：翼管动脉。

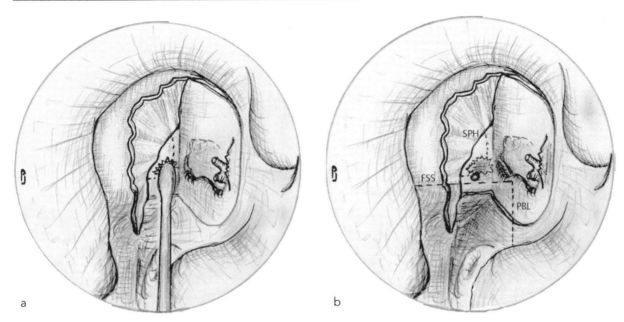

图 10-10 用 Freer 剥离子在蝶窦底水平以上的前壁打一小孔，将小孔扩大，直至能清晰地看清蝶窦内并能确定蝶窦底（FSS）（a）。经腭骨后面划一直线（PBL）（b）

冠状位 CT（图 10-6）和尸头解剖（图 10-9）可以证实这一点。

　　为了暴露翼管，需要切除蝶腭孔后下缘（腭骨向蝶骨延续的部分）（图 10-12）。最好使用 Blakesley 直咬切钳或 2mm Kerrison 咬钳切除翼腭窝内侧壁，确认翼管。一部分患者此处的骨质较厚很难被咬

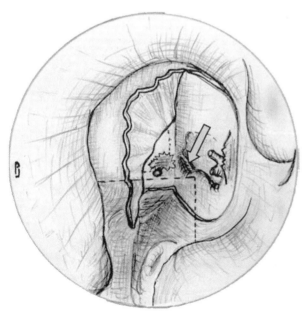

图 10-11 需要切除蝶腭孔后下方（蝶突），以便暴露翼管（粗箭）

除，则可以用 DCR 金刚钻磨除。要注意保留翼腭窝骨膜完整，如果它撕裂则可见其内的黄色脂肪，注意不要与眶脂肪相混淆。切除蝶腭孔后下壁后可以辨别出翼管的漏斗型开口的底部，该底部形成一个沟，其内有翼管神经穿出（图 10-9）。用镰状刀沿着骨膜下，从此沟到翼管漏斗形开口的外侧壁切开，可看到翼管神经位于镰状刀上方。

　　用镰状刀在翼管上方的蝶窦前壁进行骨膜下解剖直至显露翼管外侧部。暴露翼腭窝脂肪，用镰状刀分离脂肪并暴露翼管神经，注意翼管神经较粗大（直径 3 ~ 4mm）。同时也要注意翼管向后朝向颈动脉垂直段。如果蝶窦内有其他分隔，在大多数情况下，这些分隔在蝶窦下壁与翼管顶壁相连（额外的解剖标志）（图 10-7）。通常在蝶窦底水平，翼管神经穿出翼管后十分明显，向外侧行至翼腭窝内的蝶腭神经节（图 10-9、图 10-12）。

　　进一步向外侧解剖，可暴露上颌神经，但这不包括在常规翼管神经切断术中。定位翼管神经后，可追踪神经进入翼管。翼管是前后走形的，翼管神经由此穿出。切断神经的传统方式是利用镰状刀的自然弧度，沿骨膜下将神经自下方切断，或者用弧形的颅底剪刀，从中间将神经切断。切除 2 ~ 3mm 长的一段神经，翼管内神经断端用双极电凝，不主

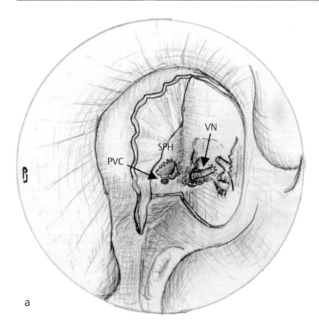

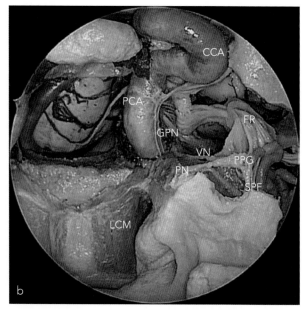

图 10-12 翼管神经穿出翼管向蝶腭孔走行，再进入翼腭窝向外毗邻上颌神经（a）。尸头上显示扩大切除（b），斜坡的上 1/3 和蝶骨平面已经被磨除，切除脑膜，同时暴露了蝶骨外侧壁和腭窝之间的接合处。磨除翼管神经（VN）上方的蝶窦底。可见翼管神经（VN）从翼管（VC）穿出向外走行进入蝶腭神经节（PPG），与咽神经（PN）相对，PN 向外侧加入 PPG。PPG 悬于上颌神经内侧，上颌神经离开轮廓化的圆孔

LCM：头长肌；PCA：斜坡旁颈内动脉；CCA：颈内动脉海绵窦段前膝部；SPF：蝶腭孔；GPN：岩大神经。

张在此区域使用单极电凝，因为毗邻眶下管和上颌神经，单极电凝易损伤这些结构。也有因电凝翼管神经导致视神经损伤致失明的报道。因此，我们手术时应保持清晰视野，准确定位神经，用双极电凝神经根（图 10-13），能看到 360° 完整的骨管及神经断端，才能确保神经被完全切断。然后复位黏膜瓣，如果黏膜瓣与鼻腔外侧壁脱离，可将一小片明胶海绵放置于中鼻道下方，支撑黏膜瓣，鼻腔不需要填塞。

手术疗效[19]

过去 5 年中，我们施行了 9 例 14 次翼管神经切断术，平均随访 25 个月。大多数患者有难治性鼻漏（80%）并伴有鼻塞（72%）、涕倒流（64%）和喷嚏（57%）。从术后至最后随访，鼻漏和鼻塞症状明显缓解（平均 2 年以上）。3 例患者术后喷嚏症状加重。另外，35% 的患者有不同程度的干眼，28% 的患者报道鼻腔干痂。经过平均 2 年的随访，半数的接受翼管神经切断术的患者认为非常成功[19]。

关键点

翼管神经切断术后，鼻腔黏膜有明显的组织学变化，如肥大细胞减少等[20]。翼管神经切断术后症状改善的确切机制尚不明确。因为以往大多数研究

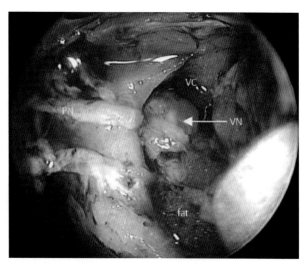

图 10-13 翼管神经（VN）被切除，神经周围的翼管（VC）骨质完全暴露。神经的残端用双极电凝烧灼。可以看到咽神经（PN）和翼腭窝内的脂肪（fat）

并没有从组织学上证实翼管神经已经切断，许多患者可能并没有切断翼管神经，却与那些真正切断了神经的患者混在一起，影响了对手术疗效的评估。还需要大量的临床研究来准确评估内镜下翼管神经切断术的疗效。

参考文献

1. Wormald PJ, Wee DTH, van Hasselt CA. Endoscopic ligation of the sphenopalatine artery for refractory posterior epistaxis. Am J Rhinol 2000;14(4):261–264

2. Sharp HR, Rowe-Jones JM, Biring GS, Mackay IS. Endoscopic ligation or diathermy of the sphenopalatine artery in persistent epistaxis. J Laryngol Otol 1997;111(11):1047–1050

3. Mercuri LG. Intraoral second division nerve block. Oral Surg Oral Med Oral Pathol 1979;47(2):109–113

4. Snyderman CH, Goldman SA, Carrau RL, Ferguson BJ, Grandis JR. Endoscopic sphenopalatine artery ligation is an effective method of treatment for posterior epistaxis. Am J Rhinol 1999;13(2):137–140

5. Wareing MJ, Padgham ND. Osteologic classification of the sphenopalatine foramen. Laryngoscope 1998;108(1 Pt 1):125–127

6. McGarry GW, Aitken D. Intranasal balloon catheters: how do they work? Clin Otolaryngol Allied Sci 1991;16(4):388–392

7. Jacobs JR, Dickson CB. Effects of nasal and laryngeal stimulation upon peripheral lung function. Otolaryngol Head Neck Surg 1986;95(3 Pt 1):298–302

8. Shaheen OH. Epistaxis in the middle aged and elderly. Thesis for the master of Surgery. University of London; 1967

9. El-Guindy A. Endoscopic transseptal sphenopalatine artery ligation for intractable posterior epistaxis. Ann Otol Rhinol Laryngol 1998;107(12):1033–1037

10. Papsidero MJ. The role of nasal obstruction in obstructive sleep apnea syndrome. Ear Nose Throat J 1993;72(1):82–84

11. Metson R, Lane R. Internal maxillary artery ligation for epistaxis: an analysis of failures. Laryngoscope 1988;98(7):760–764

12. Premachandra DJ, Sergeant RJ. Dominant maxillary artery as a cause of failure in maxillary artery ligation for posterior epistaxis. Clin Otolaryngol Allied Sci 1993;18(1):42–47

13. Strong EB, Bell DA, Johnson LP, Jacobs JM. Intractable epistaxis: transantral ligation vs. embolization: efficacy review and cost analysis. Otolaryngol Head Neck Surg 1995;113(6):674–678

14. Golding-Wood PH. Observations on petrosal and vidian neurectomy in chronic vasomotor rhinitis. J Laryngol Otol 1961;75:232–247

15. Kamel R, Zaher S. Endoscopic transnasal vidian neurectomy. Laryngoscope 1991;101(3):316–319

16. Fernandes CM. Bilateral transnasal Vidian neurectomy in the management of chronic rhinitis. J Laryngol Otol 1988;102:894–895

17. Greenstone MA, Stanley PJ, Mackay IS, Cole PJ. The effect of vidian neurectomy on nasal mucociliary clearance. J Laryngol Otol 1988;102(10):894–895

18. Krajina Z. Critical review of vidian neurectomy. Rhinology 1989;27(4):271–276

19. Robinson SR, Wormald PJ. Endoscopic vidian neurectomy. Am J Rhinol Am J Rhinol 2006;20(2):197–202

20. Konno A, Togawa K. Vidian neurectomy for allergic rhinitis. Evaluation of long-term results and some problems concerning operative therapy. Arch Otorhinolaryngol 1979;225:67–77

11 吸引切割器辅助内镜鼻腔泪囊造孔术

【前言及解剖】

鼻腔泪囊造孔术（dacryocystorhinostomy，DCR）由 Caldwell 在 19 世纪最早提出[1]。该术式因为手术部位视野欠佳而被诟病。20 世纪早期，Toti 介绍了鼻外 DCR，该术式虽有一些改进，但相比早期术式无太大差异[2]。随着技术发展，鼻外径路手术的成功率有了很大提高。对于一个训练有素的眼整形医生来说，手术成功率有望达到 90%～95%[3]。20 世纪 80 年代后期，内镜鼻窦外科技术逐渐推广，人们对鼻内镜 DCR 重新产生了兴趣，最初的报道出现在 20 世纪 80 年代末和 90 年代初[4-6]。作为一项新兴的、发展中的技术，鼻内镜下 DCR 最初的成功率低于鼻外径路手术，在 65%～90%[4-6]。20 世纪 90 年代中期提出了激光内镜 DCR，然而其成功率较低（约 75%）[1-9]，其原因归咎于该技术仅经较薄的泪骨在泪囊后下部开一个小孔。鼻外 DCR 文献总结认为，小的泪囊造孔无法达到大的泪囊开窗的成功率[10]。

最初的鼻内镜下 DCR 描述如下：在中鼻甲前方做一黏膜瓣并向上翻起，可见泪骨和上颌骨额突结合部。用 Hajek Koffler 咬骨钳去除泪囊表面的骨质[4]。20 世纪 90 年代初，作者回顾自己采用上述手术方式的结果，发现远期通畅率令人失望，仅为 83%[11]。通过复习鼻外 DCR 的文献，作者发现要获取 90%～95% 的成功率，关键因素在于要更大范围地去除泪囊周围的骨质，暴露整个泪囊[10,12-14]。然后将泪囊黏膜瓣和鼻腔黏膜瓣通过缝合来吻合，以实现无明显肉芽增生的一期愈合。这就提出了问题：鼻外 DCR 采用的技术，能否在鼻内镜下进行重复？如果这样做，则第一步必须明确泪囊在鼻腔的解剖位置[13]。早期解剖学描述认为泪囊位于中鼻甲前方，向中鼻甲与鼻腔外侧壁附着处 [所谓的中鼻甲腋，因其位置形似腋窝（译者注：本书中翻译为"中鼻甲前穹窿"）] 上方延伸极少[13,15-16]。为确定泪囊在鼻腔的准确位置，通过对接受 DCR 患者的泪道造影 CT 进行研究，分析泪囊和中鼻甲前穹窿之间的解剖关系，发现泪囊在鼻腔外侧壁的解剖和以前文献描述明显不同[13]：泪囊不但位于中鼻甲前方，且相当比例位于中鼻甲前穹窿上方，泪囊高于中鼻甲前穹窿平均 8mm[13]（图 11-1）。因此，将鼻外 DCR 原理应用于鼻内镜下 DCR，需要采用不同的技术。下面将详细介绍吸引切割器辅助鼻内镜下鼻腔泪囊造孔术[14,17-18]。

【溢泪患者的术前评估】

眼科检查及寻找其他溢泪原因

泪液分泌过多

1. **结膜疾病**　结膜炎患者眼内有黏性分泌物或脓液，晨醒时较重。可应用抗生素滴眼液治疗细菌

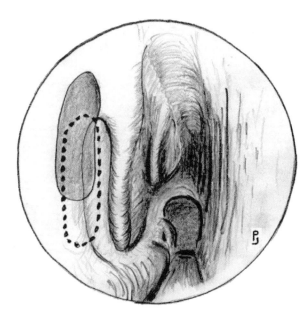

图 11-1　虚线显示早期研究描述的泪囊在鼻内的解剖位置。阴影区域显示泪囊在鼻腔外侧壁上的实际解剖位置。注意泪囊高于中鼻甲前穹窿部 8～10mm（引自 Wormald PJ. Powered endoscopic DCR. Otolaryngol Clin North Am, 2006,39:539-549. 授权转载）

感染并预防病毒性结膜炎患者的细菌定植。

2. **干眼症**　患者可能有明显眼干症状，刺激性流泪。人工泪液的使用是必要的。

3. **眼睑错位**　睑外翻或睑内翻，使泪小点偏离泪湖的适当位置。下睑松弛下垂也可以使泪小点偏离适当位置，导致泪液收集困难，需要外科手术复位或拉紧眼睑。

4. **眼睑炎**　眼睑炎可导致眼部黏性分泌物增加。在这种情况下，睫毛毛囊黏液腺的细菌学改变，导致分泌黏液。视力模糊，经常有烧灼感。治疗可用浸有热肥皂水的纱布擦洗眼睑缘，一天两次，持续约 3 个月，症状消失为止。

溢泪

1. **泪小点狭窄**　上、下泪小点阻塞或狭窄。
2. **泪小管狭窄或阻塞**　上或下泪小管狭窄或堵塞，可因创伤或病毒感染引起。
3. **鼻泪管阻塞**　通常原因不明。

鼻泪管阻塞

由鼻泪管阻塞（nasolacrimal duct obstruction，NLDO）引起的溢泪，眼泪经常滑落到面颊，刺激泪液形成的情况下更明显，如寒风中行走。检查时应注意：泪小点的位置和大小、眼睑松弛情况、泪小点在泪湖的位置。为了评估下泪小点、上泪小点、泪总管通畅与否，应探查上泪道系统（图 11-2）。先用泪小点扩张器扩张泪点，再用 Bowman 泪道探针探查下泪小管、泪总管。

在泪道探查过程中，区分受阻力的大小有助于评估泪道系统的通畅情况。如果泪总管存在狭窄，术前应作出诊断，以便手术中可以采取合适的操作加以矫正；术前应告诉患者，泪总管狭窄的患者，DCR 的成功率较鼻泪管阻塞患者低得多。

泪道冲洗也可以帮助评估鼻泪管系统的通畅情况。鼻泪管阻塞的患者，泪道冲洗时上泪小点有明显反流，没有冲洗液流入鼻腔。鼻泪管部分堵塞患者，

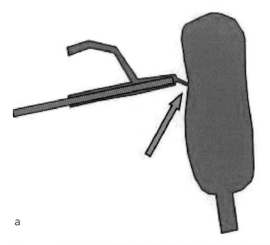
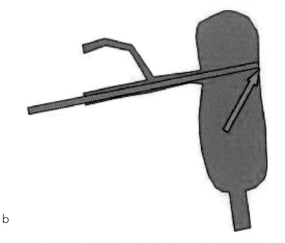

a　　　　　　　　　　　　　　b

图 11-2　软性受阻是当探针遇到泪总管狭窄或堵塞时的感觉（a），硬性受阻是当探针遇到泪囊周围骨质时的感觉（b）

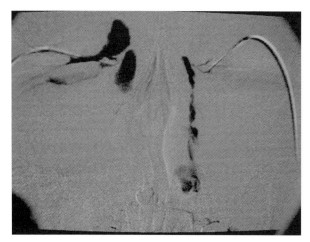

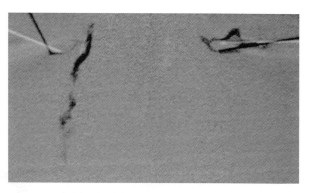

图 11-4　左侧泪总管与泪囊连接处阻塞，造影剂反流至结膜区

图 11-3　右侧鼻泪管（NLD）阻塞，造影剂通过上泪小点反流至结膜区，左侧鼻泪管系统通畅

泪道加压冲洗时上泪小点有反流，伴有冲洗液流入鼻腔。如果有冲洗液流入鼻腔，上泪小点没有反流，说明泪管系统无堵塞（但不一定有功能）。有时难以准确判断上冲洗液反流位置，因为有些患者从注射处反流，或是从其他泪小点反流，亦或两处都有反流。

鼻腔检查

所有溢泪患者都应接受鼻内镜鼻腔检查。有相当比例患者（15%）在行 DCR 的同时，需要对其他鼻部疾病进行手术治疗——最常见的是慢性鼻窦炎。对于所有接受 DCR 的患者，术前都应该询问是否有相关的鼻部症状，并用鼻内镜检查鼻腔；如果存在鼻窦疾病的证据，应进行必要的检查和治疗。如果药物治疗失败，应在行 DCR 的同时进行鼻窦手术。

泪囊造影和泪道闪烁显影术

我们常规将染料注入鼻泪道系统进行泪囊造影（dacryocystogram，DCG），用以评估泪道系统的通畅情况。如果冲洗探查泪道时，遇到硬性受阻，泪囊造影可以不做。泪道造影时，泪囊染料充盈，但没有进入鼻腔，则证实鼻泪管堵塞的诊断（图 11-3）。

鼻泪管系统通畅时，造影剂能顺利通过泪管系统，且不产生反流，说明泪道和鼻泪管系统在解剖上是畅通的（图 11-3，左侧）。造影剂不能进入泪囊，表示泪总管阻塞（图 11-4）。

泪囊造影可用于评估鼻泪管系统的结构，但不可用于评估鼻泪管系统的功能。为了评估鼻泪管系统的功能，需要行泪道闪烁显影术。将放射性同位素滴在结膜穹窿处，规律扫描 30min。如果泪囊有同位素显影，而鼻腔没有同位素显影，表明存在鼻泪管阻塞（图 11-5）。

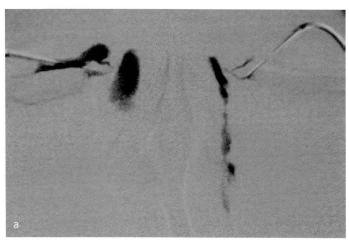

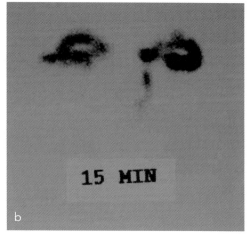

图 11-5　泪囊造影显示右侧鼻泪管阻塞；泪道闪烁显影术显示左侧鼻腔有同位素显影，而右侧鼻腔没有同位素显影，可以确诊为右侧鼻泪管阻塞

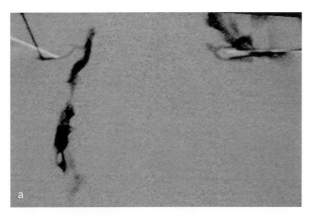
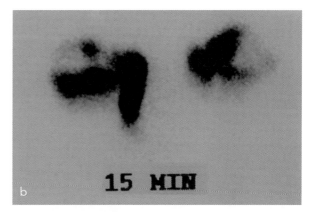

图 11-6 泪囊造影显示左侧泪总管阻塞；泪道闪烁显影术显示左侧泪囊有同位素显影，提示可能是膨胀的泪囊与泪总管在连接处扭结在一起

有些患者，泪囊造影显示泪囊中没有造影剂，而泪道闪烁显影术却显示泪囊有同位素显影（图 11-6）。该情况可以发生在泪囊充满黏液时，在同位素进入泪囊前，膨胀的泪囊与泪总管扭结在一起。

当有症状的患者泪囊造影显示正常（通畅）时，泪道闪烁显影术有助于诊断功能性阻塞。如果鼻腔没有同位素显影，就可以确定存在功能性鼻泪管堵塞（图 11-7）。功能性鼻泪管堵塞患者亦可接受内镜下鼻腔泪囊造孔术，然而其效果不如结构性鼻泪管阻塞患者成功。

【手术技术[14,17-19]（附手术视频）】

用利多卡因 + 肾上腺素浸润的脑棉片收缩鼻腔，以 15 号球刀做初始黏膜切口。确保这些切口

的位置非常重要，因为这些黏膜切口构成了随后要去除骨质和暴露泪囊的界限。在中鼻甲前穹窿上方 8 ~ 10mm 处做第一道水平切口；该切口起于中鼻甲前穹窿后方约 3mm，向前延伸约 10mm 至上颌骨额突（鼻腔外侧壁中鼻甲前方突出的骨性结构）水平，然后转刀向下，沿黏膜做垂直切口，长约等于中鼻甲垂直高度的 2/3，刚好止于下鼻甲鼻腔外侧壁附着处上方（图 11-8）；自钩突与鼻腔外侧壁附着处，转刀向前做一水平切口，与垂直切口汇合（图 11-9）。

使用 30° 鼻内镜，以 Freer 吸引剥离子分离并掀起黏膜瓣，注意吸引剥离子前端始终紧贴骨面（图 11-10），特别是在上颌骨额突骨质凸起的地方，更需要注意剥离子紧贴骨面缓慢分离，因为到此处时骨性轮廓突然消失，骨质接触感和操作平面

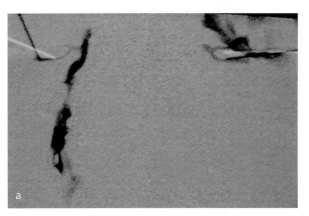
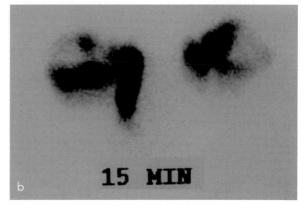

图 11-7 与图 11-6 同一鼻腔泪囊造孔术和泪道闪烁显影术（a、b）。若右侧行 DCG，泪道系统显示正常；然而泪道闪烁显影术显示虽然泪囊充盈放射性同位素良好，但是鼻腔内没有渗漏。继续观察这个病例，确诊右侧鼻泪管功能性阻塞，左侧解剖性阻塞

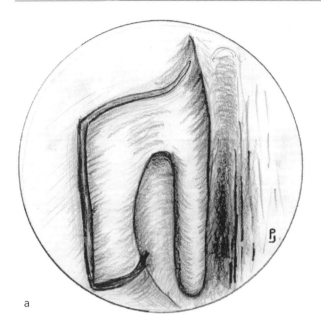
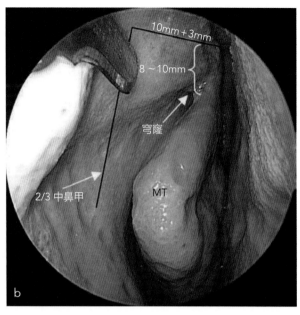

图 11-8　图 a 示在中鼻甲（MT）前穹窿上方 8～10mm 处做一水平切口（引自 Wormald PJ. Powered endoscopic DCR. Otolaryngol Clin North Am, 2006,39:539-549. 授权转载）。图 b 示尸头解剖显示水平切口及垂直切口。水平切口位于中鼻甲前穹窿上 8～10mm，起于中鼻甲前穹窿上后方 3mm 处，向前切开约 10mm。垂直切口自水平线转折向下，垂直长度约等于中鼻甲高度的中上 2/3（白色箭头）

发生变化。在此处，需要触探、辨别软的泪骨和硬的上颌骨额突之间的连接（图 11-10）。此连接是手术的关键标志，所有初次鼻腔泪囊造孔术患者都应

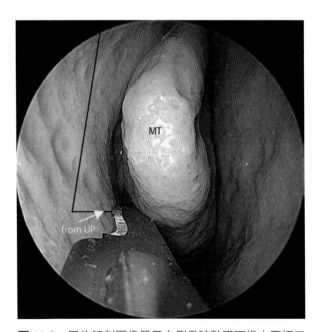

图 11-9　尸头解剖图像显示右侧鼻腔黏膜下缘水平切口位置。该切口始于钩突水平，向前和垂直切口相汇合MT：中鼻甲。

仔细寻找。注意在黏膜切缘围成的区域内（已经掀起黏膜瓣下）的底部、下鼻甲附着处的上方寻找泪骨。钩突附着处前方的泪骨较薄，宽 2～5mm（图 11-11），泪骨切除向后止于钩突，不要伤及钩突附着处。用小圆刀（Stortz，标准耳科器械）将软的泪骨从泪囊后下剥除，如果该操作较困难，可在剥除泪骨前先将上颌骨额突去除。

　　一旦去除泪骨后，用 Hajek Koeffler 前向咬钳（Stortz）将上颌骨额突的下部去除（图 11-12）。先以 Koeffler 咬钳的尖端将泪囊轻轻推开，再用咬骨钳咬除上颌骨额突的骨质。咬合时，泪囊可能会被不小心夹住，为避免泪囊损伤，在每次咬除骨质时，应将咬钳轻轻松开一下，这样即使有泪囊壁不小心夹入钳嘴，也会释放出来；之后再收紧咬钳，去除松动的骨质，这样可以避免撕破泪囊。继续以 Koeffler 咬钳向前、向上切除上颌骨额突，直至残余骨质上放不住咬钳为止。切除上颌骨额突暴露泪囊的前下部分（图 11-12），直至骨质太厚咬钳不能去除为止。此时，使用 25°、2.5mm 弯粗金刚钻连接吸引切割器（Medtronic ENT, Minneapolis, MN），继续向上磨除上颌骨额突直至黏膜上方切口

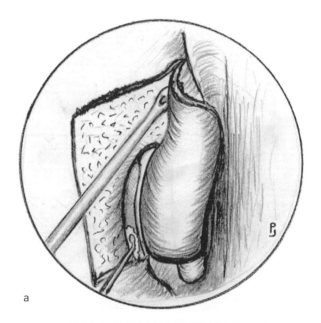

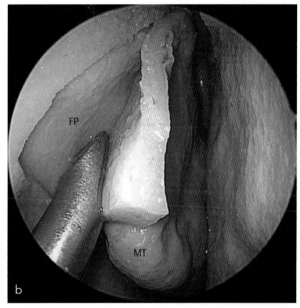

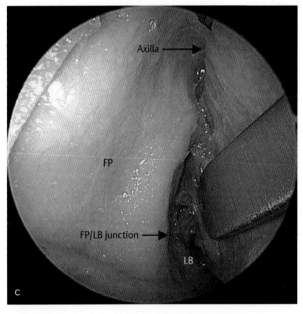

图 11-10 图 a 显示用 Freer 吸引剥离子掀起黏膜瓣，注意用圆刀在裸露骨面的下部区域去除薄的泪骨。图 b 显示 Freer 吸引剥离子紧贴额突坚硬骨面剥离，并抬起黏骨膜瓣。图 c 显示在连接处坚硬的额突（FP）陡然移形为软的泪骨（LB）；需要注意该区域的凸起部位（图 a 引自 Wormald PJ. Powered endoscopic DCR. Otolaryngol Clin North Am, 2006,39:539-549. 授权转载）

Axilla：穹窿；FP/LB junction：额突 / 泪骨连接处。

水平（图 11-13）。绝大多数患者存在鼻丘气房，向上切除上颌骨额突至中鼻甲前穹窿上方时，鼻丘气房黏膜会暴露出来（图 11-12b）。金刚磨钻头轻轻接触泪囊壁不会引起泪囊损伤，但明显压在泪囊上操作会造成损伤。切削钻头可以更快地切除骨质，但常会损伤泪囊，将泪囊壁磨出洞状缺损。骨质的切除以整个泪囊完全暴露为止。泪囊此时应该凸出于鼻腔外侧壁。因此当切开泪囊、翻转泪囊黏膜瓣后，泪囊壁可以平铺在鼻腔外侧壁上（图 11-13）。此时泪囊在鼻腔外侧壁上呈袋状开放，而不仅仅是造孔术。

接下来用泪点扩张子扩张下泪小点，将 Bowman 泪道探针置入泪囊（图 11-14）。当探针在泪囊内上下移动时，内镜下可观察到探针尖在泪囊壁后运动，以此确定探针位于泪囊中（图 11-15）。如果泪囊可动而没有观察到探针尖端，通常表明探针可能仍在泪总管 - 泪囊连接处，且探针将泪囊外侧壁压到内侧壁上，随内侧壁一起运动。此时沿着探针指示盲目切开泪囊，可能导致泪总管开口损伤。通过泪囊壁看到探针尖端后，可用鼻腔泪囊造孔专用矛状刀（Integra）在尽可能靠后的位置穿透泪囊壁做一垂直切口（图 11-15），以获取尽可能大的前泪囊

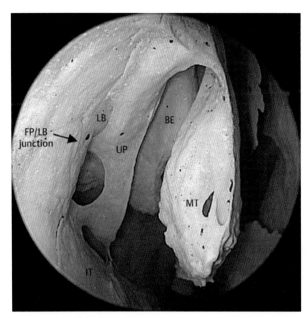

图 11-11 干颅骨标本图像显示坚硬的额突（FP）和软的泪骨（LB）之间的连接（黑色箭头）。泪骨和钩突之间共同的骨性边界清晰可见

IT：下鼻甲；MT：中鼻甲；BE：筛泡。

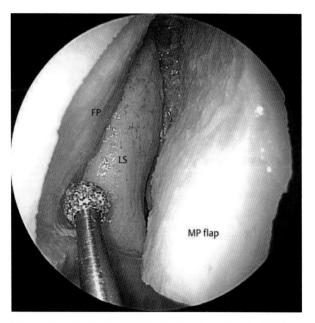

图 11-13 右侧解剖图显示通过磨除上颌骨额突（FP）及上部骨质充分暴露泪囊（LS）

MP flap：黏骨膜瓣。

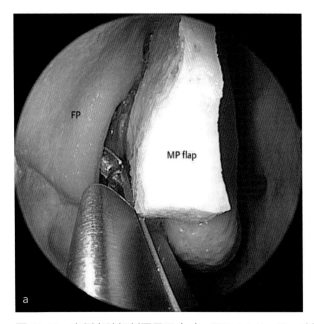

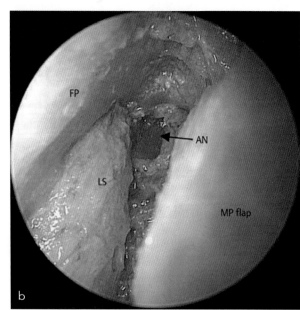

图 11-12 右侧鼻腔解剖图显示（a），用 Hajek Koeffler 咬钳切除上颌骨额突（FP）的下部，以金刚钻磨除额突上部。暴露泪囊（LS）及鼻丘气房（AN）黏膜（b）

MP flap：黏骨膜瓣。

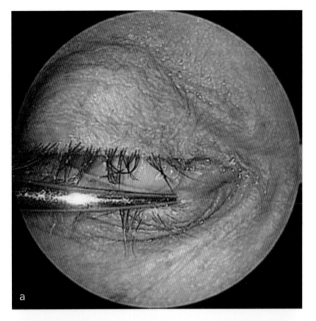

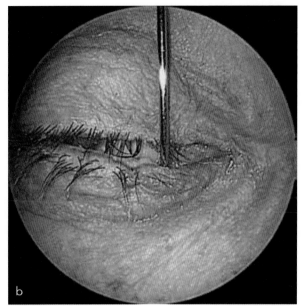

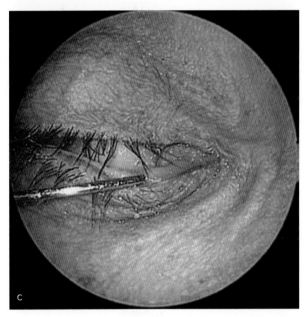

图 11-14   右侧下眼睑的尸解图

泪点扩张子置入下泪小点（a）；扩张子扩张后，置入泪道探针，首先使探针和下眼睑垂直非常重要（b），然后探针平行于下眼睑，旋转前进直到探针在泪囊内可见（c）。

瓣。矛状刀在紧贴探针支起的泪囊壁下方位置穿透泪囊壁，旋转切开泪囊（图 11-15）。穿透泪囊壁时不要将矛状刀全部插入囊腔，只需 2/3 刀长进入泪囊即可，从上到下切开泪囊。用鼻腔泪囊造孔专用小镰刀（Integra）在泪囊瓣上做上、下减张切口，翻转前泪囊瓣，泪囊壁平铺在鼻腔外侧壁上（图 11-16）。

用颅底器械专用的 3mm 软组织剪（Integra）在后黏膜瓣上做上、下减张切口，翻转后泪囊瓣，泪囊壁平铺在鼻腔外侧壁上（图 11-16）。前、后泪囊瓣翻转后，完成泪囊造袋术（图 11-16）。

鼻腔黏膜瓣要保留的宽度，取决于泪囊上、下方裸露骨质大小。将掀起的鼻腔黏膜瓣复位，平铺在已开放的泪囊上，可以估算裸露的骨面面积。一旦确定了要保留的鼻腔黏膜瓣宽度，用儿童 Blakesley 咬切钳修剪黏膜瓣，制作上、下两条相同厚度的黏膜瓣覆盖在上方和下方裸露骨质表面（图 11-17）。切除鼻腔黏膜瓣中间大部分，使泪囊黏膜瓣后壁和鼻腔黏膜瓣边缘相互对位。然而，由于中鼻甲牵拉造成鼻黏膜瓣远离鼻腔外侧壁，使得泪囊黏膜瓣后上部和鼻腔黏膜瓣后上部很难相互对位。此处恰好是开放的鼻丘气房，气房内黏膜与泪囊黏膜相互对位。修剪完毕后，

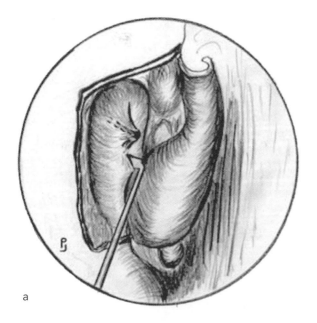

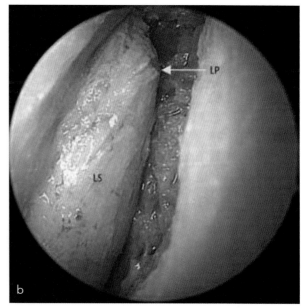

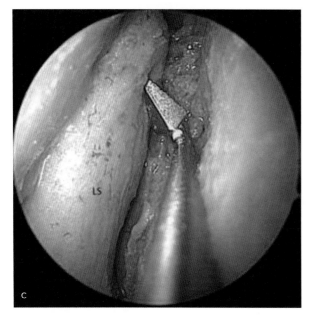

图 11-15　Bowman 探针呈帐篷样支起泪囊瓣，以利于 DCR 专用矛状刀切开泪囊（a）。尸解图（b）显示泪道探针（LP）呈帐篷样支起泪囊（LS），DCR 专用矛状刀尽量靠后切开泪囊黏膜，此切口尽量贴近泪囊壁的后 1/3 处，以保证形成尽量大的前泪囊瓣（c）（图 a 引自 Wormald PJ. Powered endoscopic DCR. Otolaryngol Clin North Am, 2006,39:539-549. 授权转载）

鼻腔黏膜瓣形成一个近似"U"形瓣，术者需小心将泪囊黏膜瓣与鼻腔黏膜瓣在上、后、下方对合好。修剪鼻腔黏膜瓣时，标准 Blakesley 咬钳很难用，因此儿童 Blakesley 咬切钳作为鼻腔泪囊造孔术的常备器械，专门用来修剪鼻腔黏膜瓣，以保证锐性切断黏膜而不是撕扯，防止造成黏膜瓣脱落。泪囊和鼻腔黏膜瓣对位后为一期愈合，而不是二期愈合，从而减少肉芽和瘢痕形成，降低泪囊造袋闭合和手术失败的潜在风险（图 11-18）。

　　接下来评估泪总管的紧张度，使用 Bowman 泪道探针通过泪总管进入泪囊后，可见泪道探针。若探针通过泪总管时较为紧张，则需要置入人工泪管以扩张泪总管[20]；反之，若探针很容易通过泪总管没有紧握感，则无须置入人工泪管。若对探针通过泪总管的紧张度难以评估，则对于功能性鼻泪管阻塞的患者建议置入人工泪管，而对于解剖性鼻泪管阻塞者不建议置入人工泪管。置入人工泪管时，需扩张泪小点，并经上、下泪小点置入泪道硅胶扩张管（O'Donoghue 管），内镜直视下从泪囊造袋口导出（图 11-19a）。双硅胶扩张管穿过一块方形明胶海绵（Pfizer；Kalamazoo，MI），将明胶海绵沿扩张管表面滑入鼻前庭（图 11-19b）；用一个套在双

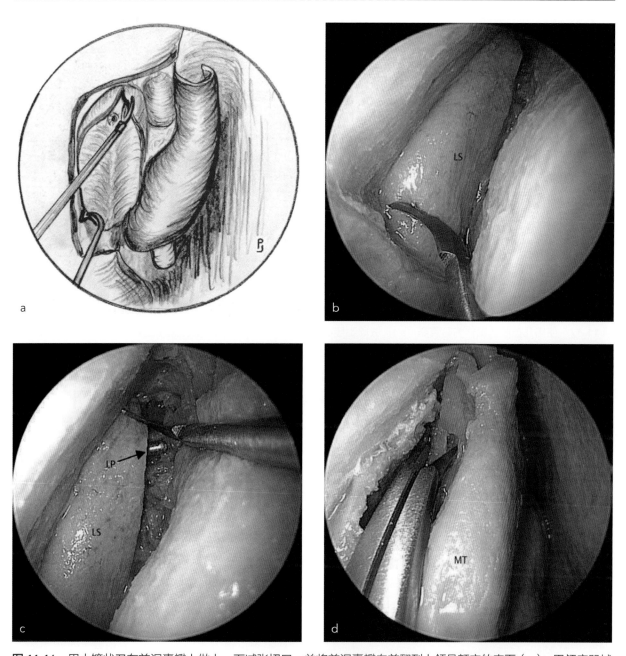

图 11-16   用小镰状刀在前泪囊瓣上做上、下减张切口，并将前泪囊瓣向前翻到上颌骨额突的表面（a）；用颅底器械的组织剪在后泪囊瓣上做上、下减张切口（引自 Wormald PJ. Powered endoscopic DCR. Otolaryngol Clin North Am, 2006,39:539-549. 授权转载）。尸解图显示用小镰状刀做前泪囊瓣的上下减张切开（b、c），颅底器械的组织剪用于后泪囊瓣的上下减张切口（d）

LS：泪囊；MT：中鼻甲；LP：泪道探针。

硅胶扩张管表面的硅胶环间隔器，沿硅胶扩张管滑入鼻腔并推动明胶海绵块置入黏膜瓣上（图 11-19c、d）。该硅胶环约长 10mm，直径 4mm，套在 2 根硅胶扩张管上滑动，起到一定的间隔器作用。在其后方的硅胶扩张管上放置有固定夹（Ligar 夹）用于固定硅胶扩张管（图 11-19d，图 11-20）。在固定硅胶扩张管之前，应确保硅胶扩张管在内眦部形成环形，不至于太紧（图 11-21）。如果太紧的话，硅胶扩张管就会呈"奶酪丝"样穿过泪小点。

剪掉多余的硅胶扩张管，在放置明胶海绵前，再次将明胶海绵轻轻抬起，确认黏膜瓣对位良好（图 11-22）。清理鼻咽部积血。

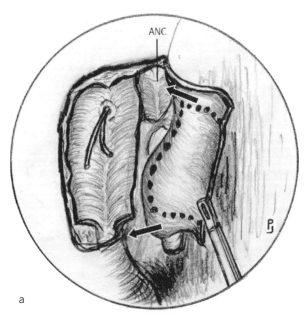

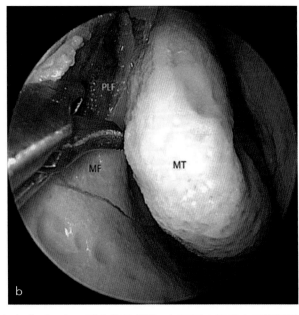

图 11-17 使用儿童咬切钳修剪黏膜瓣（a）；去除黏膜瓣中间部分后，上下剩余的黏膜瓣正好覆盖于泪囊上下部裸露的骨面上（黑色箭头）；鼻丘（ANC）黏膜暴露，开放后与此区域周围对位（引自 Wormald PJ. Powered endoscopic DCR. Otolaryngol Clin North Am, 2006,39:539-549. 授权转载）。尸头解剖（b）显示修剪黏膜瓣（MF）中部以覆盖上下裸露的骨质；以使泪囊后（PLF）和前黏膜瓣能够与鼻黏膜瓣对位，以利于创面一期愈合
MT：中鼻甲。

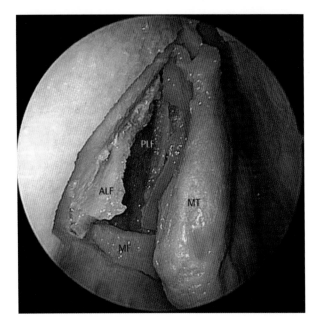

图 11-18 右侧尸头解剖图显示泪囊前黏膜瓣（ALF）和后黏膜瓣（PLF）开放，覆盖于鼻腔外侧壁。可见鼻黏膜瓣与泪囊前后黏膜瓣对位
MT：中鼻甲；MF：黏膜瓣。

【术后护理】

术后 3～4h 用盐水冲洗鼻腔，有利于清除残留血块，保持鼻腔湿润和清除鼻腔分泌物。患者可以在不捏紧鼻前庭的情况下轻轻擤鼻。术后口服 5d 广谱抗生素，抗生素滴眼液用 10d。如果放置了 O'Donoghue 硅胶扩张管，术后 4 周门诊去除，并检查鼻泪管系统的通畅情况——在结膜上滴荧光素，在内镜下观察荧光素从结膜流入鼻腔的情况。术后很少出现肉芽增生。如果有肉芽，予以去除。术后应连续随访 18 个月。

【结果】

这项技术的结果，已经在经过同行评议的期刊中发表[14,17-22]。当我们讨论 DCR 成功率的时候，给"成功"一个确切的定义非常重要。在以往研究中，或将"成功"定义为"术后症状改善、症状消失"，或定义为"术后鼻泪管系统通畅"。所谓成功的 DCR，应同时满足上述两个标准（症状消失和解剖通畅），即患者症状应完全消失及内镜下确认鼻泪管系统通畅。泪囊造袋后黏膜愈合好，成为鼻腔

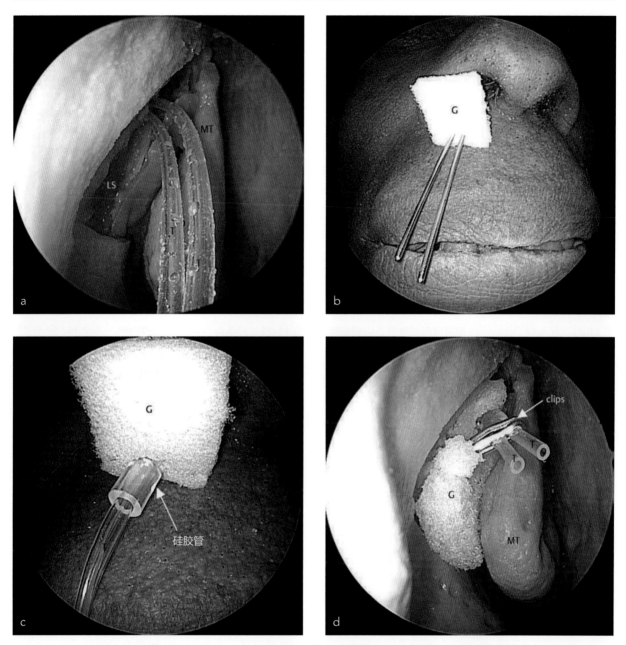

图 11-19　尸头解剖示右侧鼻腔，O'Donoghue 泪道扩张管（T）通过上下泪小点、泪总管、鼻腔，伸出右侧前鼻孔（a、b）；将泪道扩张管穿过一小块明胶海绵（G），后面缀以一长 10mm、直径 4mm 的短硅胶管（c）；将明胶海绵及短硅胶管送入中鼻道，固定泪囊黏膜瓣及鼻腔黏膜瓣不移位（d）。固定夹（白色箭头，Ligar 夹）放置于短硅胶管后以固定明胶海绵的位置

外侧壁的一部分（图 11-23a）。此时在睑结膜上滴上荧光素，很快在鼻内镜下观察到泪囊造袋口荧光素流出（图 11-23b）。

近期发表的文献中，有一篇文献分析了连续 162 例 DCR 病例，所有病例至少随访 12 个月以上[18]。入选病例包括泪囊造影显示泪囊未充盈的患者，因为这可能只是泪总管有问题，而其泪小管正常。只

有当泪囊造影和泪道探查都显示泪总管有 3 ~ 4mm 阻塞的患者才排除在外。有 4 例有明显泪总管狭窄 / 阻塞患者被排除。泪囊造影显示泪囊未充盈的患者，可能存在一个大的或膨胀的泪囊，导致泪总管在与泪囊连接的部位扭结。这类患者仍可以行鼻内镜下 DCR。为了更好地分析鼻内镜下 DCR 的结果，将入选病例进一步划分为：初次 DCR（没有前期手

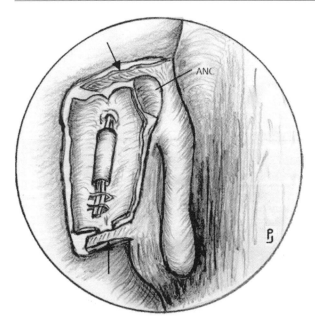

图 11-20 置入 O'Donoghue 泪道硅胶扩张管，以短的套状硅胶管及固定夹（Ligar 夹）固定之。上、下鼻腔黏膜瓣以黑箭头标示（引自 Wormald PJ. Powered endoscopic DCR. Otolaryngol Clin North Am, 2006,39:539-549. 授权转载）

ANC：鼻丘气房。

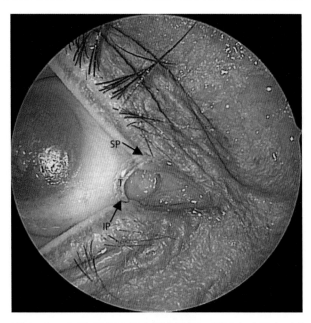

图 11-21 尸头解剖显示右侧内眦部，通过上（SP）、下泪小点（IP）放置 O'Donoghue 泪道扩张管（T）；注意扩张管放置不要太紧，以免睁眼困难

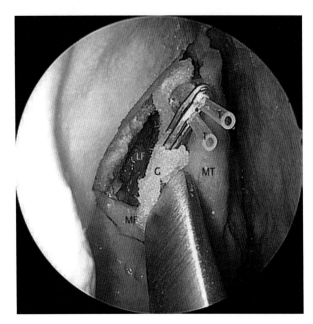

图 11-22 尸头解剖示右侧术腔，显示明胶海绵块（G）被抬起，剪断 O'Donoghue 泪道扩张管（T）后检查泪道黏膜瓣（LF）和鼻腔黏膜瓣（MF）的位置

术）、修正 DCR、儿童 DCR（<10 岁）三组。

【初次 DCR 的手术结果】[14,17-18,20-21]

前述大宗病例文献中，包括 162 例患者，其中初次 DCR126 例、修正 DCR19 例、儿童 DCR18 例。在初次 DCR 组，115 例次成功，11 例次失败。失败的 11 例中，有 6 例在鼻内镜下能观察到荧光素顺利地从结膜流入鼻腔，提示鼻泪管系统在解剖上是通畅的（如图 11-23b 所示）。因此，初次 DCR 组鼻泪管系统的解剖通畅率达 96%（121/126）。但是，即使术后鼻泪管系统解剖结构上是通畅的，如果患者仍有相关症状，技术上无论如何成功，仍被认定为失败手术。按术前检查（泪囊造影和泪道闪烁显影术）结果，初次 DCR 组可进一步分为结构性和功能性阻塞两组。结构性阻塞的成功率是 95%，功能性阻塞组的成功率为 81%。功能性阻塞组术后有 95% 达到解剖结构上的通畅，但少数患者仍有症状，因此也被认为是手术失败。如果手术成功被定义为"症状完全消失 + 解剖结构通畅"，那么功能性阻塞的患者鼻内镜下 DCR 的效果就不

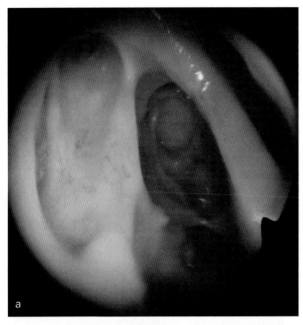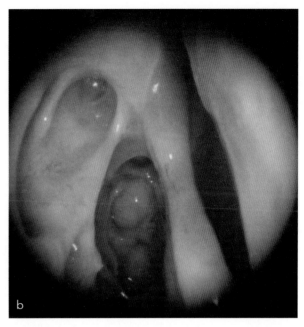

图 11-23　曾行内镜鼻窦手术患者，显示其泪囊在鼻腔外侧壁呈袋状开口（a）；可见荧光素顺利地流入开放的泪囊（b）

如结构性阻塞的患者那样成功。当面对功能性鼻泪管阻塞的患者时应谨记此点。但是应该注意，功能性泪道堵塞的患者均表示，DCR 术后症状有明显改善。

修正性 DCR 的疗效与技术改进

在本组病例中，修正性 DCR 有 19 例。在第二次修正手术后成功率由 83% 提高到 89%。修正性 DCR 在手术技术上与初次 DCR 相同，只有一点小的改进。初次手术造成的骨窗大小变异很大。残余泪囊变小、瘢痕增生，也是在初次 DCR 中不会遇到的情况，这些可以使鼻黏膜和泪囊黏膜对位更困难。黏膜切口部位仍如前所述；但应注意：垂直切口必须在前次手术形成骨窗的前方，换言之，该垂直切口必须位于外侧壁骨质上。如果不能确定前次手术的骨窗前界在哪里，用器械尖端在上颌骨额突骨质表面从前向后轻轻触诊，直到发现硬的上颌骨额突和软的泪囊之间的连接。一旦黏膜切口完成，用 Freer 吸引剥离子在上次骨窗的前、上、下分离黏膜瓣，掀起的黏膜瓣继续用手术刀向后分离。用刀锐性分离很重要，因为黏膜与其下方的泪囊之间存在纤维组织黏连。一旦黏膜瓣完全掀起，骨质的切除与余下的 DCR 步骤如前所述。如果泪囊瘢痕较重且形态较小，那么一旦开放泪囊，此时即使泪

囊黏膜仅呈一个小的袋状，也可以修剪之前掀起的泪囊表面残留的鼻黏膜，以使鼻黏膜和泪囊黏膜邻接，减少组织创面和骨质的暴露，有助于提高修正性 DCR 的成功率。

儿童 DCR 的疗效和技术改进 [14,17-23]

在最新的文献中，分析了连续 21 例儿童 DCR，成功率为 92%，入组年龄在 14 岁以下。术者需要了解：在儿童年龄组，特别是 18 个月至 6 岁年龄组，存在重要的解剖差异。儿童鼻前庭小，开始时将 4mm 内镜和手术器械同时放入鼻腔有一定困难。除了将常规的 Hajek Koeffler 咬钳替换为 2mm 的 Kerrison 咬骨钳以外，儿童 DCR 术中使用的鼻内镜和器械与成人大小一样。随着手术进行，鼻前庭的可延展性和狭窄问题不再是手术障碍。其他解剖差异包括：鼻甲尚未发育完全、鼻腔的垂直高度相对较小等，这使中鼻甲前穹窿相对靠近颅底，增加了颅底损伤的风险。鼻腔外侧壁黏膜切口与成人相似，上方切口依旧在前穹窿上方 8mm。在一例 2 岁患者中，此切口就在颅底下方，因此术者必须小心翼翼地从泪囊表面去除骨质。余下的 DCR 步骤如前所述。儿童 DCR 是一个非常成功的术式。作者报道的一组病例中，解剖通畅率为 100%（内镜下泪囊造口开放），然而手术成功率（患者症状完全消失）只

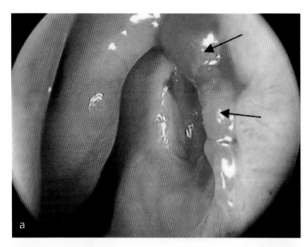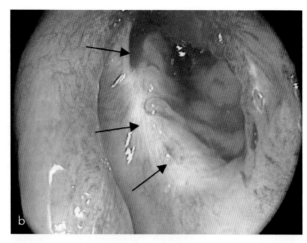

图 11-24　18 月龄患儿 DCR 术后 4 周，造口的前唇部可见肉芽组织增生（a，黑色箭头）；去除增生肉芽组织之后的泪道造孔术腔（b）。黑箭头标示后部一期愈合，没有肉芽组织增生。该患者后期愈合良好，且随访无症状

有 92%[20]。10 岁以下患者术后处理和先前介绍的有差异。我们常规选择在术后 4 周时行全身麻醉下术后评估，评估鼻内泪囊造孔开放情况，并取出 O'Donoghue 泪道硅胶扩张管。造孔周常会有肉芽，特别是造孔前壁处，这里是泪囊黏膜瓣和鼻腔黏膜瓣对位最困难的地方，往往有小的骨质裸露区（图 11-24）。复查时清除肉芽，随后此区域会很快愈合。有些患者，在鼻腔外侧壁和中隔之间可能会有少许黏连（往往是鼻腔狭小所致），复查时也要分开。除非患儿有明显的鼻中隔偏曲，否则不建议做鼻中隔成形术。对于明显鼻中隔偏曲的患者，做 Killian 切口，将中隔软骨从上颌骨鼻嵴和骨性鼻中隔分开，不切除软骨和骨质，这种分离移位通常就能够使术者进入堵塞的鼻腔。这种分离移位不切除组织，因而减少了对中隔后期生长及后续改变面部发育特征的风险。

【置入 O'Donoghue 管的原理】[20]

如果扩张泪总管发现其与泪囊连接处紧涩的话，则内镜 DCR 后放置 O'Donoghue 管。其目的是通过 4 周的扩张管置入，尽力扩张泪总管开放程度。至于造袋术后的泪囊开口，因泪囊黏膜和鼻腔黏膜对位愈合，开口足够宽大，因此不是放置泪道扩张管的目的。通过多年的观察发现，用 Bowman 泪道探针探查泪囊时，常发现泪总管与泪囊连接处的黏膜皱褶形成的 Rosenmuüller 瓣明显过紧，致使

一些患者出现症状。这并不是说需要更大的泪道引流口，而是提示未能意识到位于近端的潜在的阻塞。我们新近完成的研究发现，仅在 Bowman 探针探查发现泪总管紧涩的患者中置入泪道扩张管，其和泪总管较为松弛的患者的成功率没有明显差别[20]。我们确实观察到行泪囊造影时造影剂没有进入泪囊的患者，而在行泪道闪烁显影术时同位素进入泪囊。我们也发现功能性鼻泪管阻塞患者需要降低泪道扩张管的准入标准，因为此类患者手术的成功率较低，泪总管通畅障碍是导致成功率低下的原因。放射性同位素较泪囊造影有更长的时间通过泪道，更容易观察到造影剂缓慢进入泪囊，预示泪总管开放度如何。在图 11-25 中，我们观察了两例 Rosenmuüller 瓣狭窄的患者，可以清楚地看到探针末端卡在紧窄的黏膜皱襞处。

【辅助手术】

接受内镜 DCR 的患者中，约 47% 需要同时进行鼻中隔偏曲矫正术。内镜下鼻中隔成形术经 Killian 切口进行，切除阻挡中鼻甲前穹隆的偏曲骨质，保留前下方软骨。约 15% 的患者，因合并药物治疗无效的慢性鼻窦炎鼻息肉，需要同期行鼻内镜鼻窦手术。

【并发症】

内镜下吸引切割器辅助 DCR 的并发症非常罕

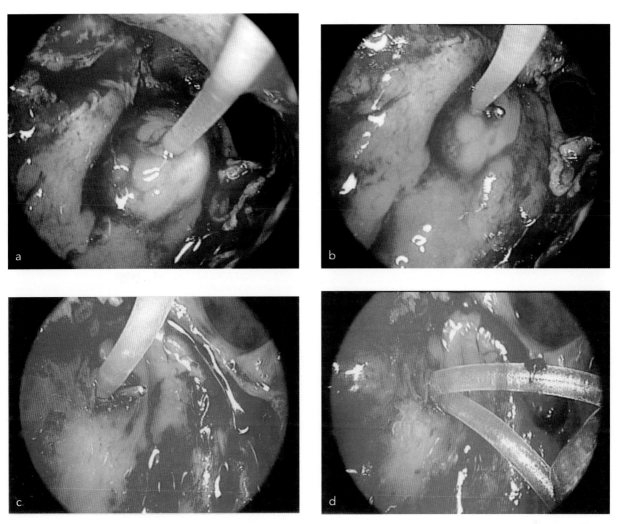

图 11-25　第一例患者，泪总管紧紧卡住单根泪道硅胶扩张管（a）；第二例患者，探针尖端被泪总管与泪囊连接处黏膜皱褶紧紧卡住（b）；探针尖端和单根泪道硅胶扩张管被泪总管与泪囊连接处瓣膜紧紧卡住（c）；2 根泪道硅胶扩张管扩张泪总管与泪囊连接处的瓣膜（d）

见。上述研究病例中，有 3 例术后出血，术后并发症发生率为 1.9%；没有观察到其他并发症。如果术中未能辨别解剖标志，则可发生严重并发症，包括眶和眶内容物损伤、前颅底损伤伴脑脊液漏等。如果术者牢记前述解剖标志，始终在钩突附着缘前方操作，则进入眼眶的风险很小；若术者在钩突附着缘之后操作，则可能损伤眶纸板，造成眶内脂肪暴露；该情况一旦发生，应立即停止手术，不要进行任何操作。中鼻甲上方的骨质切除后，鼻丘气房黏膜暴露。金刚砂钻头应与泪囊表面骨质直接接触，切除骨质后再行泪囊切口。如果术中不能确定到底是泪囊壁还是皮肤或是鼻丘气房黏膜，可将 DCR 导光束（Integra）放入泪囊，透照泪囊。如果手术只是切除紧贴泪囊的骨质，损伤颅底而引起脑脊液鼻漏的可能性甚微。

【要点】

刚开始进行内镜 DCR 的阶段，鼻内镜外科医生与眼科医生密切合作是非常有益的。在不同的专业领域和有经验的医生联合，对手术计划和手术实施都有帮助。我们的手术小组包括一名鼻内镜外科医生和一名眼整形外科医生，我们共同对溢泪患者进行评估。眼整形外科医生协助评估引起溢泪的其他病因如睑炎、睑内翻、睑外翻和睑松弛等，指导鼻内镜外科医生冲洗泪道和探查泪道；鼻内镜外科医生则通过内镜检查鼻腔、鼻中隔和任何伴随的鼻窦疾病。手术中，鼻内镜外科医生运用鼻内镜技术处理鼻中隔和暴露泪囊；眼整形外科医生则探查泪道、置入泪道硅胶扩张管、处理睑松弛、睑内翻、睑外翻等。两者在术中完成各自的工作，并从合作中获益。

　　内镜下吸引切割器辅助 DCR 成功的关键是：准确掌握泪囊在鼻腔内的解剖轮廓；清晰的解剖定位有助于术者在术中完整暴露整个泪囊，并在鼻腔外侧壁上造袋。另需注意黏膜保护，通过鼻腔黏膜和泪囊黏膜的一期愈合，尽量减少肉芽生长和瘢痕形成，获得良好的手术效果。

参考文献

1. Caldwell G. Two new operations for obstruction of the nasal duct, with preservation of the canaliculi, and with an incidental description of a new lacrymal probe. NY Med J. 1893;57:581–582

2. Toti A. Nuovo Metodo conservatore dicura radicale delle suppurazione croniche del sacco lacrimale (dacricistorhinostomia). Clin. Moderna (Firenza) 1904;10:385

3. Hartikainen J, Antila J, Varpula M, Puukka P, Seppä H, Grénman R. Prospective randomized comparison of endonasal endoscopic dacryocystorhinostomy and external dacryocystorhinostomy. Laryngoscope 1998;108(12):1861–1866

4. McDonogh M, Meiring JH. Endoscopic transnasal dacryocystorhinostomy. J Laryngol Otol 1989;103(6):585–587

5. Metson R. Endoscopic surgery for lacrimal obstruction. Otolaryngol Head Neck Surg 1991;104(4):473–479

6. Steadman M. Transnasal Dacryocystorhinostomy. Otolaryngol. Clin. of Nth. America 1985;6:107–111

7. Gonnering RS, Lyon DB, Fisher JC. Endoscopic laser-assisted lacrimal surgery. Am J Ophthalmol 1991;111(2):152–157

8. Massaro BM, Gonnering RS, Harris GJ. Endonasal laser dacryocystorhinostomy. A new approach to nasolacrimal duct obstruction. Arch Ophthalmol 1990;108(8):1172–1176

9. Woog JJ, Metson R, Puliafito CA. Holmium:YAG endonasal laser dacryocystorhinostomy. Am J Ophthalmol 1993;116(1):1–10

10. Linberg JV, Anderson RL, Bumsted RM, Barreras R. Study of intranasal ostium external dacryocystorhinostomy. Arch Ophthalmol 1982;100(11):1758–1762

11. Wormald PJ, Nilssen E. Endoscopic DCR: the team approach. Hong Kong Journal of Ophthalmology 1998;1:71–74

12. Welham RAN, Wulc AE. Management of unsuccessful lacrimal surgery. Br J Ophthalmol 1987;71(2):152–157

13. Wormald PJ, Kew J, Van Hasselt A. Intranasal anatomy of the nasolacrimal sac in endoscopic dacryocystorhinostomy. Otolaryngol Head Neck Surg 2000;123(3):307–310

14. Wormald PJ. Powered endoscopic dacryocystorhinostomy. Laryngoscope 2002;112(1):69–72

15. Unlü HH, Gövsa F, Mutlu C, Yücetürk AV, Senyilmaz Y. Anatomical guidelines for intranasal surgery of the lacrimal drainage system. Rhinology 1997;35(1):11–15

16. Rebeiz EE, Shapshay SM, Bowlds JH, Pankratov MM. Anatomic guidelines for dacryocystorhinostomy. Laryngoscope 1992;102(10):1181–1184

17. Wormald PJ, Tsirbas A. Investigation and endoscopic treatment for functional and anatomical obstruction of the nasolacrimal duct system. Clin Otolaryngol Allied Sci 2004;29(4):352–356

18. Tsirbas A, Wormald PJ. Endonasal dacryocystorhinostomy with mucosal flaps. Am J Ophthalmol 2003;135(1):76–83

19. Wormald PJ. Powered endoscopic dacryocystorhinostomy. Otolaryngol Clin North Am 2006;39:539–549

20. Callejas CA, Tewfik MA, Wormald PJ. Powered endoscopic dacryocystorhinostomy with selective stenting. Laryngoscope 2010;120(7):1449–1452

21. Leibovitch I, Selva D, Tsirbas A, Greenrod E, Pater J, Wormald PJ. Paediatric endoscopic endonasal dacryocystorhinostomy in congenital nasolacrimal duct obstruction. Graefes Arch Clin Exp Ophthalmol 2006;244(10):1250–1254

22. Mann BS, Wormald PJ. Endoscopic assessment of the dacryocystorhinostomy ostium after endoscopic surgery. Laryngoscope 2006;116(7):1172–1174

23. Tsirbas A, Davis G, Wormald PJ. Revision dacryocystorhinostomy: a comparison of endoscopic and external techniques. Am J Rhinol 2005;19(3):322–325

12 脑脊液漏修补

【前言】

前颅底脑脊液（cerebrospinal fluid，CSF）漏的传统治疗办法是通过前方开颅和颅内修复。这通常是通过抬高可疑漏孔部位区域的额叶，并在该区域上铺设一片阔筋膜来完成的。该技术的成功率约为 70%，但通常会使患者失去一些嗅觉。此外，额叶牵拉与术后癫痫的风险相关。20 世纪 80 年代末和 90 年代初，首次有报道内镜下修补 CSF 漏。此后，一系列已发表文献报道的成功率超过 90%[1-3]。这种高成功率和低并发症是内镜技术最大的优点[1]。目前已有多种材料来修补 CSF 漏[3-4]。游离黏膜移植物、带蒂黏膜移植物、脂肪、筋膜、肌肉和合成材料如羟基磷灰石等都有相似的成功率[3-4]。在最近发表的一篇综述中，Hegazy 等认为修复材料类型似乎并没有对修补成功率产生显著影响。虽然在小的 CSF 漏中确实如此，但单纯的表面贴敷技术可能不适合用于较大的 CSF 漏[3-4]。本章提出的技术（浴缸塞修补法和伴 / 不伴鼻中隔瓣）已被用于大量患者，并且已被证实对大和小的 CSF 漏都是可靠的[5-6]。根据我们的经验，如果仅使用表面贴敷技术修复伴有活动性的 CSF 漏的中等或较大的缺损，则移植物很容易从颅底被推离，脱离硬脑膜破损区域，导致 CSF 漏复发。虽然在手术结束时漏口封闭良好，但术后咳嗽或用力会使 CSF 压力显著升高，从而导致 CSF 漏复发。单纯表面敷贴技术修补高流量的 CSF 漏类似于在塑料袋外部贴片来修补塑料袋漏水[5-6]。浴缸塞技术是将塞子放在袋子内部，利用水压增加塞子周围的密封性。我们提出的另一种技术（单独衬垫或衬垫与表面贴敷筋膜移植结合）以及该技术的适应证也克服了 CSF 压力将移植物推离颅底的问题，即当筋膜置于颅内时，CSF 压力有助于修补区域形成密封。本章并未试图描述所有替代技术，而是集中于浴缸塞和内衬筋膜技术，因为我们在诸多情况下使用这些技术，具有很丰富的经验，并且发现这种技术适应范围广而又可靠[5-6]。

【脑脊液漏病因】

前颅底 CSF 漏根据其病因可分为四大类。在我们科最近的一个大型系列研究中显示，其病因在颅底创伤、自发性脑膜脑膨出和医源性鼻漏之间存在相当均匀的分布。

外伤性脑脊液漏

外伤性 CSF 漏通常发生于前颅底骨折后。最初应保守治疗，因为大多数鼻漏将在受伤后 10d 内停止。但是，持续时间超过 10d 的 CSF 鼻漏应该修补。持续性 CSF 漏的主要原因之一是骨片持续牵拉撕裂的硬脑膜边缘，如图 12-1 中的蝶骨的外伤性

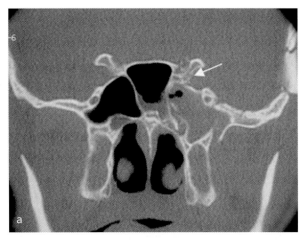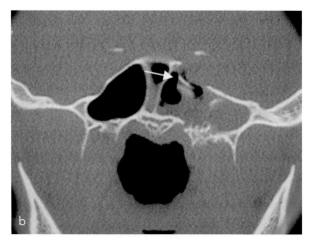

图 12-1　患者 CT 扫描显示前床突骨折（a，白色箭头）和移位的碎骨片（b，白色箭头）和脑脊液漏。注意蝶窦中的液平

CSF 漏。如果骨片是游离的，那么应该在修补时将其去除（图 12-1）。

相比蝶窦外伤性 CSF 漏，更常见的部位是筛凹，或者筛凹与嗅凹连接处（图 12-2）。

较少见的是额窦后壁骨折。幸运的是，这些颅底骨折导致的脑脊液漏很少需要修补。如果漏口持续存在，通常只能通过内镜下 6 级额窦钻孔开放术或骨成形瓣技术来修复。内镜额窦钻孔开放术可以直视大部分额窦后壁，在直视下修补 CSF 漏（图 12-3）。与 ESS 术中产生的损伤相反，颅底骨折引发的 CSF 漏容易自发愈合，究其原因是虽然存在硬脑膜撕裂，但通常没有骨片移位，也就没有硬脑膜膨出妨碍愈合。如果有骨片移位，应尽快手术修补脑脊液漏，不要进行观察等待。而在 ESS 手术中出现的 CSF 漏，几乎总是伴有骨质缺损和硬脑膜膨出，所以需要立即修补，术前不应保守观察。

自发性脑脊液漏

自发性脑脊液漏通常见于筛板或蝶窦外侧壁。筛凹漏通常是由围绕嗅丝的硬膜鞘扩张引起的。少量的硬脑膜脱垂也可能会导致脑脊液漏（图 12-4）。

蝶窦自发性脑脊液漏通常见于气化良好的蝶窦，有时蝶窦过度气化可进入上颌神经下的蝶骨翼。这使得该区域的蝶窦达中颅窝的颞叶区域，只有薄的骨质将两者分开。关于为什么颅底在该区域容易被侵蚀的一种理论是：颅中窝底部的蛛网膜颗粒通常不具有静脉连接，当这些蛛网膜囊充满脑脊液和搏动时，它们可能会逐渐侵蚀骨质，最终导致

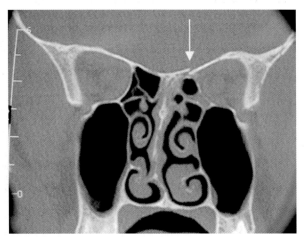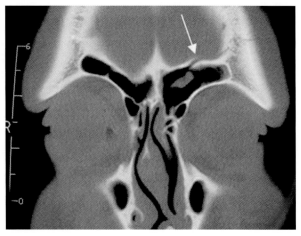

图 12-2　头部外伤患者的 CT 扫描，其中筛凹骨折（白色箭头）并发脑脊液漏。注意相邻筛窦中的液平

图 12-3　患者 CT 扫描，额窦后壁骨折并发脑脊液漏（白色箭头）

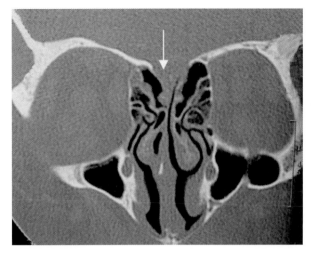

图 12-4　冠状 CT 显示嗅丝周围的筛板呈现三角形膨胀（白色箭头，术中确认）

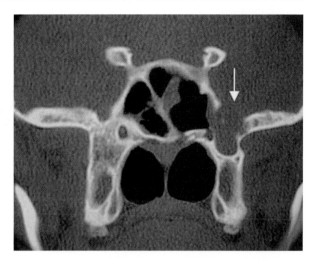

图 12-5　蝶骨左侧翼的缺损伴硬脑膜膨出（白色箭头）

硬脑膜和蛛网膜膨出进入蝶窦而导致渗漏[7-10]。此外，据认为许多此类患者可能具有未确诊的良性颅高压作为发病因素。在图 12-5 中，气化良好的蝶窦侧壁可以看到缺损伴随不透明的影像改变（膨出的脑膜和脑脊液）。

脑膜脑膨出伴脑脊液漏

　　脑膜脑膨出可能是自发性的（先天性或后天性），也可能与先前的外伤有关。先天性脑膜脑膨出通常出现在出生后的最初几年。脑膜脑膨出由包含 CSF 的脑膜和硬脑膜组成，还有不同量的脑组织通过颅底缺损进入鼻腔或鼻窦。膨出的脑组织通常是无功能的，为手术第一步要切除的。外伤后脑膜脑膨出通常在颅底有漏斗形的缺损，需要在修复过

程中识别，因为这会影响外科医生正确观察颅底缺损边缘以及颅腔内的情况。漏斗状骨缺损是由颅内容物从缺损处突出并将骨缺损边缘向下推入鼻腔 / 鼻窦引起的（图 12-6）。

医源性脑脊液漏

　　医源性 CSF 漏经常出现在嗅凹的外侧壁和筛凹。嗅凹的外侧壁构成额隐窝解剖的内侧界限。它可以非常薄，厚度为 0.1 ~ 1mm，并且有筛前动脉穿行。如果在该区域的手术过程中器械转向内侧，则可能发生对嗅凹侧壁的损伤。当筛前动脉破裂出血时，可能会试图应用电凝止血。如果用单极电凝止血，可能会损伤骨质和硬脑膜，引起脑脊液漏。如果医生术中迷失方向，并未意识到操作已到达颅

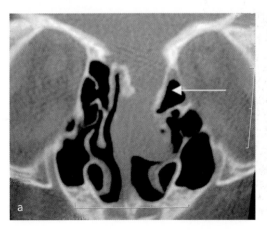

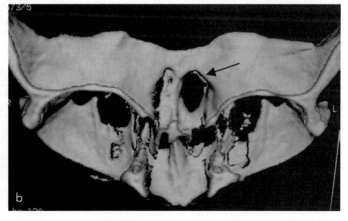

图 12-6　CT 扫描显示轻度脑脑膜膨出的边缘（a，白色箭头）。三维重建也显示脑脑膜膨出突出的漏斗形颅底缺损（b，黑色箭头）

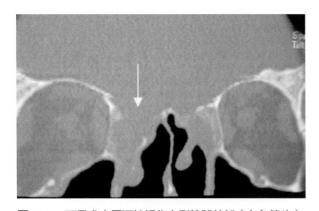

图 12-7　可见术中医源性损伤右侧筛凹前部（白色箭头）

底，则可能会损伤颅底骨质。如果误认为颅底附近仍存在"气房"，而试图去除这些"气房"，可能会损伤颅底并出现相关的脑脊液漏（图 12-7）。通常，这些漏口在手术过程中比较明显，可以用上述的浴缸塞修补术修复。

【术前评估】

如果患者于术中出现可疑的 CSF 漏，则应在术中及时处理。确认脑脊液漏的最可靠方法是测试鼻腔清水样分泌物中的 β2 转铁蛋白（β2 转铁蛋白仅存在于脑脊液中）[4-5,7,11]。确认脑脊液漏后，就可以通过行鼻窦高分辨率薄层 CT 扫描来寻找漏出位置 [5,11]。通过扫描结果，寻找前颅底不连续的区域。在前颅底的不同区域彻底检查是否存在骨质缺损。另外一条线索是鼻窦中存在液体，提示脑脊液漏出位置在不透亮的鼻窦。在 CT 扫描中没有骨性缺损的证据，同时也没有任何鼻窦混浊的自发性脑脊液漏的患者，应该在手术中仔细检查筛板区域是否存在脑脊液漏。根据我们的经验，这是脑脊液漏最可能发生的部位（见图 12-4）。

如果 CT 扫描显示脑脊液漏部位不明显，高分辨率 T2 加权 MRI 扫描可以使鼻窦内的液体可视化，如果患者在行 MRI 时仍然存在漏出，则可以识别脑脊液漏的部位 [5,11]。所有疑似脑膜膨出或脑膜脑膨出的患者都应进行术前 MRI 检查。这样可以识别脑膜脑膨出内的脑组织，并且应该咨询神经外科医生，询问经鼻切除这种组织是否合理和安全（图 12-8）。

虽然过去曾有其他检查方法用于识别脑脊液漏，但上述检查方法是唯一推荐的。鞘内造影不会

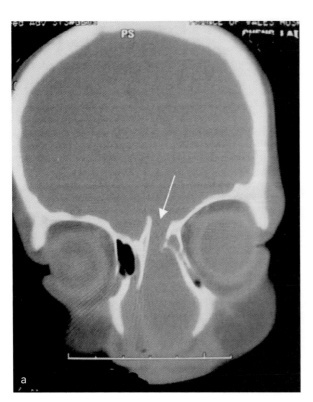

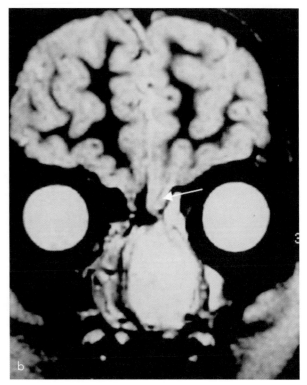

图 12-8　CT 扫描显示先天性脑膜脑膨出（白色箭头）的颅底缺损（a）；图 b 为 MRI T₂ 加权像，显示大量脑脊液呈囊状填充鼻腔，伴有脑组织通过颅底缺损膨出（白色箭头）。这种脑膜脑膨出可通过内镜处理

提高脑脊液漏部位检查的灵敏度。鞘内放射性同位素可以确认鼻腔中是否存在脑脊液，但不会增加 β2 转铁蛋白测试阳性获得的信息[3]。如果上述检查仍无法确定漏液部位，则考虑患者在手术室处于全身麻醉状态时，将鞘内注射荧光素注入脑脊液中来寻找漏口部位[11-12]。

【外科技术】

诱导麻醉时使用广谱静脉抗生素。

荧光素鞘内注射

大多数接受脑脊液漏修复的患者术前会鞘内注射荧光素[4-5,11-12]。术中发现脑脊液漏的患者将在手术期间修复，而无须鞘内注射荧光素。我们所有患者术前都签署一份单独的同意书，以解释鞘内注射荧光素的风险。最常见的不良反应是感觉异常、手脚刺痛和抽搐。但这些不良反应一般见于应用了过高剂量的荧光素时，并没有在我们的患者或其他患者队列中见到[4-6,11-15]。在选择性 CSF 修补中，患者在清醒状态下放置腰椎引流管。从鞘内空间抽取 10mlCSF。40.8 ~ 59.0kg（译者注：1 磅 =0.45kg）的患者将使用 0.2ml 的 5% 荧光素与 10ml 的 CSF 混合，而 59.0kg 及以上的患者使用 0.25ml 的 5% 荧光素与 10ml 的 CSF 混合[4-5,11-12]。含有荧光素的 CSF 通过过滤器以 1ml/min 的速率重新注入鞘内，这是在患者清醒时进行的，因此可以发现任何可能的不良反应。注射荧光素染色的脑脊液后，患者头低位保持在手术室恢复区 1 ~ 2h，以允许荧光素进入颅腔并与脑脊液混合。若是高流量 CSF 漏，此时 CSF 内荧光素的出现相当迅速（在 20min 内），但在低流量 CSF 漏或体内 CSF 相对缺乏的情况下可能需要更长的时间。麻醉后，在鼻腔局部麻醉的同时，将患者置于头低位。手术准备过程通常需要 10 ~ 20min，从而有足够的时间使荧光素进入颅内。

鞘内注射荧光素对于定位那些难以发现的 CSF 漏非常有用。荧光素可以帮助识别微小的 CSF 漏点、间歇性漏或最近停止的漏（通常在手术前）。如果在光源上使用蓝光滤光片，即使是最小量的荧光素也可以在术中显现漏出部位[5-6]。如果在这个阶段，仍然看不到漏点，患者应该保持头低位，由麻醉师进行强制吸气动作（Valsalva 样）。当医生检查 CSF 漏最可能的部位时，应重复多次。如果没有看到漏液，应将患者头低位并再通气 30min，然后再次检查鼻腔和鼻窦内有无荧光素染色的 CSF[6]。同样，蓝光滤光器可能非常有用。尝试操纵 CSF 空间。如果渗漏部位仍然不明显。把腰椎引流管连接到带有三通头的动脉压力监测器。测量 CSF 压力（正常 0 ~ 15mmH$_2$O）。通过腰椎引流管将 20ml 林格乳酸盐注射液注入鞘内并重新测量压力。注射 40ml 后，再次进行头低位、用力吸气操作，用蓝光过滤片检查是否可见 CSF 漏液。可以重复注射林格乳酸盐注射液，但必须在每次注射后测量鞘内压力，以确保其不超过 30mmH$_2$O。在我们病例中，有一例患者注射了 120ml 林格液才发现明显漏出[6]。

该操作的目的是识别 CSF 漏点。如果找不到漏出部位，也就无法进行修补。

荧光素染色 CSF 的另一个主要优点是外科医生能够测试 CSF 修补后是否仍有漏出液[5]。按下文所述进行修复后，将患者头低位并重复用力吸气操作。由于 CSF 呈亮黄 / 绿色，因此可以很容易地看到微小的 CSF 漏。

脑脊液漏修复的浴缸塞技术

这种技术是修补 CSF 漏的主要技术，超过 90% 的患者接受了这种手术。一旦确定了脑脊液漏的部位，就可以扩大硬脑膜缺损，直到可以看到颅底缺损的骨边缘。随着硬脑膜缺损增大，荧光素染色的 CSF 漏液通常会很明显。重要的是切除膨出的硬脑膜和脑膜，而不是在没有暴露骨质边缘的情况下，尝试修复硬脑膜或脑膜缺损，因为硬脑膜和脑膜无法为修复材料提供支撑。颅底骨是坚固的，只有具备这种硬性支撑，修复才能获得良好结果。有时，颅底可能存在骨折并且不稳定。如果可以看到小块骨片，应该在修补前予以去除。大块骨片可以留在原位，将硬脑膜打开至这些骨质的边缘。如果存在大的骨片，浴缸塞技术仍然适用，但移植物需要支撑，因为在颅内放置移植物后需要拉动缝合线。找到缺损骨边缘后，将缺损周围的鼻黏膜刮除至少 5mm。这样可以使游离的黏膜移植物贴敷到骨面上，达到更好的封闭效果（图 12-9）。

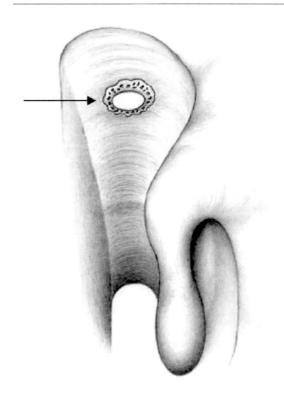

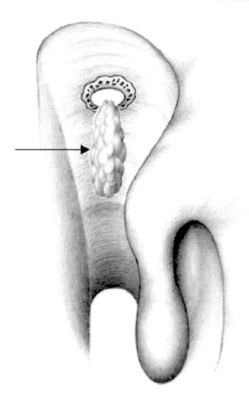

图 12-9　辨认颅底缺损的骨边缘，去除膨出硬脑膜，并将缺损边缘黏膜剥去约 5mm（黑色箭头）

图 12-10　基于缺损大小确定脂肪塞（黑色箭头），注意脂肪塞的直径与缺损的直径相同

使用刮匙测量颅底缺损。例如，缺损可以是两个刮匙的宽度和三个刮匙的长度。如果使用 3mm 刮匙，则缺陷为 6mm×9mm。然后从耳垂获取 6mm×9mm 的脂肪移植物。如果缺损大于 12mm，则从大腿大转子区域或腹部取脂肪。如果可能的话，耳垂是获得脂肪移植物的首选区域，因为该区域脂肪较为致密且易于使用。但是，如果耳垂有多次穿孔，或者缺损很大，那么首选大转子区域，因为该区域中的脂肪球比腹部脂肪纤维成分多且坚实。脂肪塞大小应该与缺损直径相同（否则将难以通过缺损），长度大约 1.5～2cm（图 12-10）。

将 4-0 Vicryl 缝线（Ethicon；Somerville，NJ）穿过脂肪塞的一端打结，缝合线沿着脂肪塞的长轴向下穿过（图 12-11）。

从鼻腔外侧壁（通常在 CSF 漏的对侧）获取游离黏膜瓣。黏膜取自鼻腔外侧壁中鼻甲前方，通常为 3cm×3cm（如果缺损较大则取更大黏膜瓣）。将脂肪塞置于缺损下方，并使用可弯曲额窦探针（Integra；Plainsboro，NJ）将脂肪塞轻轻地塞入缺损。用没有球形尖端的额窦探针有助于引入脂肪塞。

如果使用带有球形尖端的探针，脂肪往往会附着到球上，在颅内塞入脂肪后将探针拉回时容易再次将脂肪拉出，这使得填入脂肪塞变得困难[5]。这项技术的关键点是每次只填入极少量的脂肪。如果试图一次填入大量脂肪，则需要加大用力，可能会出现探针顺势滑入颅腔而损伤颅内结构的风险[5]。如果每次操作只填入少量脂肪，那么探头不需要进入颅腔，从而安全性更高，每次操作不超过几毫米[4-5]（图 12-12）。

需要考虑的是在填入脂肪塞的区域中有存在血管的可能性。在脑膜脑膨出的情况下，这种可能性更大，因为存在向膨出的脑和硬脑膜供血的血管。此外，缺损处膨出的脑组织通常黏附到缺损边缘，缩小了可填入脂肪塞的颅内空间。在这种情况下，推荐使用第一层内置阔筋膜，第二层用带蒂的中隔黏膜瓣贴敷的技术。然而，如果将脂肪塞轻轻地填入颅内，则损伤颅内结构的可能性非常小。在我们的研究中，没有发生此类损伤。

在通过缺损安全地填入了脂肪塞后，用探针稳定塞子并轻轻拉动 Vicryl 缝合线。这可以增大缺损

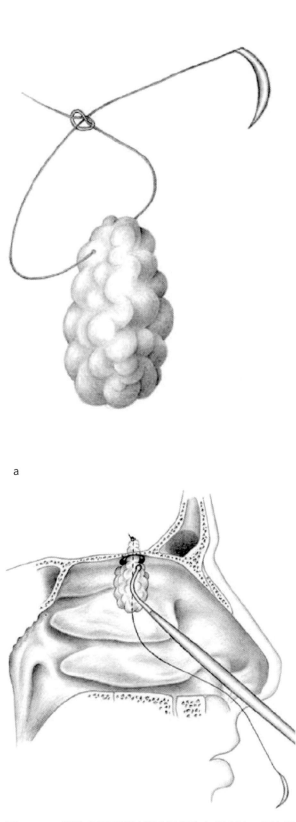

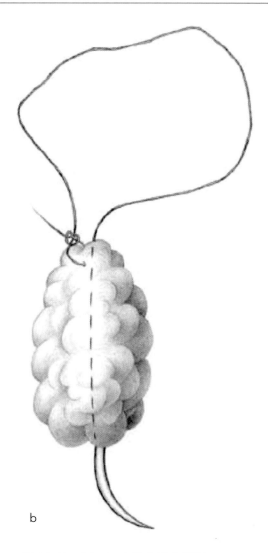

a

b

图 12-11   4-0 Vicryl 缝合线在穿过
脂肪塞长轴之前在脂肪塞的一端打结

图 12-12   脂肪塞轻柔通过颅底缺损塞入颅内腔。每次操
作只填入一小块脂肪

处颅内侧的脂肪塞，CSF 压力会增加缺损区域的脂
肪密封性（非常类似于在密封排水管中，水压会增
加浴缸塞的压力）（图 12-13）。

通过将患者头低位并要求麻醉师进行用力吸气
（Valsalva）操作来测试密封性，此时不应该看到含有
荧光素染色的 CSF。该操作会进一步将脂肪塞推入缺
损中，少量脂肪通过缺损区域是正常的。患者头抬高
（15°），把游离黏膜瓣沿 Vicryl 缝合线滑动直至覆盖
缺损，确保黏膜面朝向鼻腔一侧（图 12-14）。

使用纤维蛋白胶，剪断 Vicryl 缝合线。将明胶
海绵（Pfizer；Kalamazoo，MI）置于游离黏膜瓣上

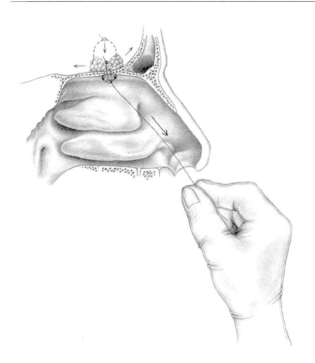

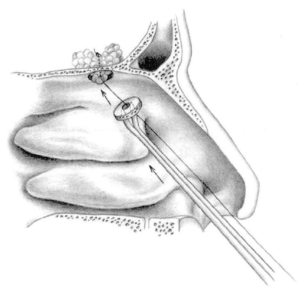

图 12-14　将游离黏膜瓣沿 Vicryl 缝合线向上滑动，以覆盖略微突出的脂肪塞和颅底缺损

图 12-13　在支撑脂肪移植物同时，轻轻拉动 Vicryl 缝线。这把颅内脂肪塞拉至缺损区域，形成对缺损区域的坚实封闭

并重新使用纤维蛋白胶。可以这种方式放置许多层。不必使用其他鼻腔填塞物。

特殊情况

脑膜脑膨出伴脑脊液漏（见视频）

膨出脑膜和脑组织被切除至颅底。通常使用吸引切割器或等离子刀完成。如果在 MRI 上发现有明显的脑组织进入鼻腔或鼻窦，应该就脑组织切除的安全性问题咨询神经外科。切除后，用双极电凝对硬脑膜边缘进行烧灼，以确保止血。暴露颅底缺损的骨性边界是很重要的，因为把移植物放置在膨出的硬脑膜上不能实现缺损的闭合，这样的修复注定失败。颅底缺损的骨质充分暴露后，把其周围的鼻腔黏膜从骨缺损的边缘轻轻去除，膨出的脑组织可以被处理。使用可吸引双极电凝烧灼脑组织，直到脑组织的残端平面位于颅内。这时，需要评估膨出的脑组织边缘是否与颅底缺损的边缘接触，以及它是否黏附到缺损周围的硬脑膜上。这种情况很常见，并且在这些患者中，由于在缺损的颅内面没有

足够的空间来放置脂肪塞，因此脂肪塞技术是不适用的。在大于 5mm 的缺损中尤其如此，因为更大量的脑组织容易膨出形成更大的缺损，这种膨出脑组织更有可能黏附在缺损周围的硬脑膜上。第一步是使用吸引双极电凝来收缩黏附在缺损边缘的脑组织。任何可见的血管都用双极烧灼。来自额窦可塑形组套 * 或颅底组套 *（Integra）的可塑形吸引剥离子，它可以弯曲到适当的角度，并且从缺损周围的硬脑膜边缘轻轻地分离脑组织，以在缺损周围创造足够的空间。阔筋膜移植物需要比缺损直径大约 20mm，这样才能使得在缺损边缘的脑和硬脑膜之间滑入至少有 5mm 的移植物。在某些情况下，两位外科医生配合操作很有效。第二位外科医生可以轻轻地向颅内推动膨出的脑组织，以便放置移植物。然后 CSF 和脑组织将移植物密封到位，在大多数情况下，不应再看到荧光素染色的 CSF（图 12-15）。

对于较大颅底缺损（＞ 2cm），可以将第二层阔筋膜放置在鼻腔面，或者旋转带蒂的鼻中隔黏膜瓣以封闭缺损，然后以纤维蛋白胶固定。较小的缺损，可以从中鼻甲或鼻底获取的游离黏膜瓣置于该颅内移植物上，然后以纤维蛋白胶固定。使用这种双层筋膜或黏膜瓣方法可以成功修补从额窦后壁到垂体前面以及双侧纸样板之间的缺损。当较大修补完成时，明胶海绵覆盖纤维蛋白胶，然后放置鼻腔

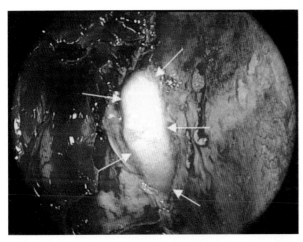

图 12-15 该患者出现右侧自发性脑脊液漏，手术时嗅裂区有 1.5cm×0.8cm 的缺损。大脑与缺损周围的硬脑膜黏连，需要在放置筋膜移植物之前小心地分离。这张照片显示了筋膜移植物作为底部衬垫（白色箭头标记缺损），没有看到荧光素并且已经实现了坚实密封。移植物覆盖着一层游离黏膜瓣、纤维蛋白胶和明胶海绵。没有放置鼻腔填塞物

填塞物 5d。腰大池引流不用于较大的缺损，因为这可能导致空气被吸入颅内，而并不会增加修补封闭性。图 12-16 显示了用双层筋膜修补大缺损后颅底的术后图像。

一些术者建议在修补较大颅底缺损时使用骨或

软骨，但我们发现这是不必要的。如果软骨或骨被填入颅内，它会将脂肪塞或筋膜推离缺损的硬脑膜和骨边缘。在我们试图放置骨或软骨以提供颅底硬性重建的患者中，这些骨或软骨在术中又被取出来，因为我们发现这种方法不能充分密封缺损，并且会有持续 CSF 漏发生。对于术后颅底缺损较大，且可能存在术后颅内高压因素的患者，需要对颅底进行硬性重建。在这些患者中，裁剪一块钛网，其长度比颅底缺损的宽度长几毫米。使用筋膜内移植物来覆盖脑组织，然后将钛网从一侧眶顶部到另一侧眶顶部搭在眶顶上，从而重建颅底。随后，将筋膜片放置在钛网上作为衬垫，覆盖缺损边缘。最后，将带蒂鼻中隔黏膜瓣覆盖以实现颅底的最终修补。对于将要接受进一步放疗的患者，这也非常有效。使用 BIPP 带状纱布支撑修复 1 周。我们有两例患者进行了颅底大面积缺损的重建，在多年的随访中逐渐发展为脑膨出。我们更喜欢应用钛网来重建颅底，因为骨和软骨有可能成为死骨而成为异物。

气化良好的蝶窦外侧壁缺损：经翼腭窝径路（见视频）

在这个病例组中，有 4 例患者在气化良好的蝶窦外侧壁存在缺损。所有患者均出现伴有脑脊液漏的脑膜膨出或脑膜脑膨出（图 12-17）。

其中 2 例患者在其他医疗机构中，多次尝试用脂肪修补缺损，但都失败了，患者转诊到我科进行

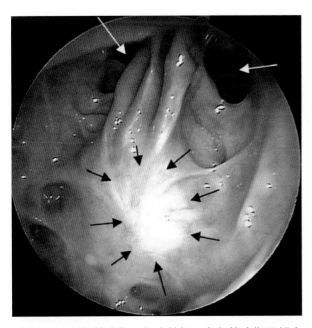

图 12-16 黑色箭头指示颅底缺损，白色箭头指示额窦口。注意缺损区域的上皮化

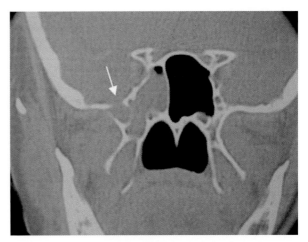

图 12-17 缺损在蝶骨右侧翼伴有 CSF 填充的蝶窦（白色箭头）

修补。为了修补缺损，需要充分暴露蝶窦侧壁。这是通过去除上颌窦后外侧壁，在保留上颌神经的情况下去除翼腭窝内侧区域结构来实现的。这种暴露可能需要牺牲翼管神经和蝶腭神经节。翼腭窝的后壁（也是蝶窦前壁）被去除并且通过翼腭窝直接进入。这通常涉及蝶腭动脉和上颌动脉的其他分支。大动脉分支需要用可吸引双极钳*（Integra）烧灼后切断，否则可能导致严重出血。翼腭窝的后壁很厚，需使用高速颅底钻磨除。注意不要损害上颌神经，因为上颌神经穿过翼腭窝。以这种方式进入蝶窦后，则以与上述相同的方式处理脑膜膨出或脑膜脑膨出。

【术后护理】

术后 5d 给予患者广谱抗生素。手术后第 2d 开始进行盐水洗鼻。指导患者术后至少 2 ~ 3 周不要擤鼻。只有当患者有脑脊液漏时，才打开腰椎引流管。引流速度应保持在 5 ~ 10ml/h。如果腰椎引流管每小时引流量超过 5 ~ 10ml/h，则将其抬高至肩部以上以减缓引流。如果腰椎引流管仍然在位，24h 后可以拔出，接下来的 24h 内可以让患者缓慢活动，然后出院。

【结果】

到目前为止，已有 39 例患者接受了这项技术的治疗 [4-5]。如果将这些患者分为四大类，则有 7 例外伤性脑脊液漏，8 例自发性脑脊液漏，12 例脑膜脑膨出，12 例医源性脑脊液漏。平均年龄为 40 岁，男女比例为 1.2∶1（表 12-1）。

其中 8 例医源性 CSF 漏自别院转至我科进行修

表 12-1　浴缸塞技术修补脑脊液漏的总结

	部位	大小 /mm	随访时间 / 月	是否需要二次修复	是否成功
外伤性脑脊液漏					
1	蝶窦外侧壁	4×3	28	否	是
2	蝶窦颈动脉周围,有碎骨片	4×3	5	否	是
3	额窦后壁	3×3	6	否	是
4	筛板	6×4	5	否	是
5	筛窦	3×3	26	否	是
6	蝶窦	7×5	26	否	是
7	蝶窦	6×6	18	否	是
医源性脑脊液漏					
1	既往损伤造成后筛颅底不连续	3×2	15	否	是
2	额窦后壁、窦内伴黏液囊肿形成	6×4	28	是	是
3	后筛	4×3	32	否	是
4	腺癌切除后的后筛;既往腺癌术后同一位置曾发生脑脊液漏	4×5	12	否	是
5	后筛	6×4	4	否	是
6	后筛	5×5	12	否	是
7	毗邻筛前动脉	3×3	74	否	是
8	颅内脑膜瘤切除后的蝶窦	3×3	15	否	是
9	颅面手术后前筛区脑脊液漏	3×3	20	否	是
10	腺癌切除术后筛区脑脊液漏	2×3	12	否	是
11	腺癌切除术后筛区脑脊液漏	2×3	10	否	是
12	筛顶(两侧筛凹异常菲薄,曾在别院行第一次手术)	16×12	16	否	是

续表

部位		大小/mm	随访时间/月	是否需要二次修复	是否成功
自发性脑脊液漏					
1	筛板	6×3	11	否	是
2	筛板	2×1	12	否	是
3	筛板	3×2	38	否	是
4	蝶窦外侧壁	6×4	7	否	是
5	筛板	5×5	64	否	是
6	蝶窦顶壁	12×8	70	否	是
7	后筛	8×6	68	否	是
8	蝶窦	1×2	8	否	是
脑膜脑膨出相关的脑脊液漏					
1	高度气化的蝶骨外侧壁蝶骨脑膜膨出;之前两次手术尝试都失败;轻微的颅高压	8×6	5	是	是
2	筛状板脑膜脑膨出	10×8	58	否	是
3	新生儿外伤后2年,发现筛板脑膜脑膨出	12×10	8	否	是
4	高度气化的蝶窦外侧壁脑膜膨出	8×6	7	否	是
5	额窦脑膜脑膨出	6×4	28	否	是
6	筛板脑膜膨出	3×3	11	否	是
7	筛板脑膜膨出	4×4	30	否	是
8	高度气化的蝶窦外侧壁脑膜脑膨出	4×4	26	否	是
9	前筛脑膜脑膨出	13×8	62	否	是
10	筛板脑膜脑膨出	14×8	75	否	是
11	颅面手术后2年,筛板脑膜膨出	12×9	30	否	是
12	高度气化的蝶窦外侧壁脑膜脑膨出	8×8	6	是	是
总计	39种	5.9×4.5	23.5	3例	39例

补。其中39例患者中的36例患者首次手术即实现成功修补,成功率为93%。所有患者的平均随访时间为28个月(STD=23),随访时间为14~95个月。手术失败的3例患者进行了修正性手术,目前所有患者均已成功修补。其中2名患者在蝶窦外侧壁有脑脊液漏,并且在转诊到我科前都曾经多次尝试修补[4-5]。查找这些患者的颅内压升高的证据,一名患者出现轻度左侧视乳头水肿。该患者可能患有轻度的特发性室性高血压,目前正在接受监测,以确保不会出现其他问题。第3例患者既往行额窦开颅手术,并在开颅额窦后壁发生脑脊液漏。通过鼻内镜下改良Lothrop手术进行探查,发现额窦处的漏口较高且靠外,放置脂肪塞存在困难。患者在修复后48h内开始漏液,返院后探查,发现脂肪塞被部分

挤出。重新放置一个新的脂肪塞后修补成功。

在鼻内镜下切除大部分颅底,进入颅内进行肿瘤切除,修复颅底大缺损的技术和结果未包括在上述结果中,但在后面的颅底外科章节中进行了相关讨论。对于非颅底手术相关的缺损,我们发现两层阔筋膜(一个放置在颅内,另一个放在颅底的鼻腔面或与带蒂的中隔黏膜瓣相贴)与纤维蛋白胶、明胶海绵和鼻腔填塞物联合治疗,效果可靠。该患者组中有一例术后复发,是由于我们仅用脂肪和纤维蛋白胶封闭了一个3cm×3cm的大缺损。

【关键点】

如果无法识别CSF漏,则无法修补。本研究中共有5例患者,高分辨率CT扫描和MRI扫描无法

在术前识别漏口部位。鞘内注射荧光素被应用于所有病例，包括放射学检查提示那些可能存在漏点的患者。荧光素是在说明书应用范围以外的使用，因此所有患者都对其使用的潜在并发症进行了咨询，并签署了单独的使用同意书[4-5,11-12]。在 4 例患者中，需要配合蓝光滤光片使用和控制脑脊液压力，才最终发现漏点。虽然腰椎引流管的放置和超范围应用荧光素存在争议，但我们发现，这对于一些难以识别 CSF 漏部位的患者非常有用。此外，荧光素染色可以使外科医生通过提高颅内压并寻找含有荧光素染色的 CSF 来测试是否存在漏液，从而仔细评估 CSF 漏修补的安全性。最后，如果患者术后开始出现漏液，则将腰椎引流管保持 24h。

将脂肪塞入颅内可能会损害颅内血管结构。脑膜脑膨出的患者，在 CSF 漏区域出现血管的风险更高，特别是如果脑组织附着于颅底缺损周围的硬脑膜。在这些情况下，我们改进了技术，使用双层闭合（较小缺损用筋膜和黏膜，较大缺损用两层筋膜）或带蒂鼻中隔黏膜瓣的筋膜移植物。如果对缺损区域的血管存在疑虑，应进行合适的放射学检查。能够在不需要血管造影的情况下重建颅底脉管系统的放射学软件的出现，使其成为一个相对简单的操作。如果对脑组织切除存在疑问，应征求神经外科的建议。最后，通过缺损对脂肪塞的操作应该非常柔和，并且每次操作时探针不应该在颅内探入

超过几毫米。这将最大限度地降低颅内损伤的风险。在这些患者中，没有发生并发症，并且患者的术后观察过程中，不需要进行任何术后放射学检查。

参考文献

1. Marshall AH, Jones NS, Robertson IJA. CSF rhinorrhoea: the place of endoscopic sinus surgery. Br J Neurosurg 2001;15(1):8–12
2. Hughes RGM, Jones NS, Robertson IJ. The endoscopic treatment of cerebrospinal fluid rhinorrhoea: the Nottingham experience. J Laryngol Otol 1997;111(2):125–128
3. Hegazy HM, Carrau RL, Snyderman CH, Kassam A, Zweig J. Transnasal endoscopic repair of cerebrospinal fluid rhinorrhea: a meta-analysis. Laryngoscope 2000;110(7):1166–1172
4. Bolger WE, McLaughlin K. Cranial bone grafts in cerebrospinal fluid leak and encephalocele repair: a preliminary report. Am J Rhinol 2003; 17(3):153–158
5. Wormald PJ, McDonogh M. 'Bath-plug' technique for the endoscopic management of cerebrospinal fluid leaks. J Laryngol Otol 1997;111(11): 1042–1046
6. Wormald PJ, McDonogh M. The bath-plug closure of anterior skull base cerebrospinal fluid leaks. Am J Rhinol 2003;17(5):299–305
7. Casiano RR, Jassir D. Endoscopic cerebrospinal fluid rhinorrhea repair: is a lumbar drain necessary? Otolaryngol Head Neck Surg 1999;121(6): 745–750
8. Badia L, Loughran S, Lund V. Primary spontaneous cerebrospinal fluid rhinorrhea and obesity. Am J Rhinol 2001;15(2):117–119
9. Ommaya AK, Di Chiro G, Baldwin M, Pennybacker JB. Non-traumatic cerebrospinal fluid rhinorrhoea. J Neurol Neurosurg Psychiatry 1968; 31(3):214–225
10. Har-El G. What is "spontaneous" cerebrospinal fluid rhinorrhea? Classification of cerebrospinal fluid leaks. Ann Otol Rhinol Laryngol 1999;108(4):323–326
11. Gacek RR. Arachnoid granulation cerebrospinal fluid otorrhea. Ann Otol Rhinol Laryngol 1990;99(11):854–862
12. Mattox DE, Kennedy DW. Endoscopic management of cerebrospinal fluid leaks and cephaloceles. Laryngoscope 1990;100(8):857–862
13. Syms CA III, Syms MJ, Murphy TP, Massey SO. Cerebrospinal fluid fistulae in a canine model. Otolaryngol Head Neck Surg 1997;117(5):542–546
14. Mao VH, Keane WM, Atkins JP, et al. Endoscopic repair of cerebrospinal fluid rhinorrhea. Otolaryngol Head Neck Surg 2000;122(1):56–60
15. Zweig JL, Carrau RL, Celin SE, et al. Endoscopic repair of cerebrospinal fluid leaks to the sinonasal tract: predictors of success. Otolaryngol Head Neck Surg 2000;123(3):195–201

13 内镜垂体瘤手术

【前言】

垂体瘤多为良性垂体腺瘤，极少数为恶性或起源自垂体后叶[1]。垂体腺瘤多发于30~40岁人群，其临床表现取决于瘤体是否有分泌功能，无分泌功能的垂体腺瘤更为多见[1]。分泌性垂体瘤的症状取决于其所分泌的激素[1-2]。最常见的是催乳素瘤，其次是分泌生长激素、促肾上腺皮质激素（adrenocorticotropic hormone，ACTH）、促卵泡成熟激素和促黄体生成素的腺瘤[1-2]。非分泌性垂体腺瘤常表现为占位效应，包括头痛、垂体功能低下、视力下降和视野缺损（最常见为双侧偏盲）和脑神经症状。

MRI是评估病变性质的首选影像学检查，同时可以明确周围结构的受累情况。临床上垂体腺瘤可分为微腺瘤（直径小于1cm）和大腺瘤（直径大于1cm）。微腺瘤在MRI上很难看到，但是正常垂体前叶在MRI钆强化后的T_1加权像上可以显影，借此可以发现微腺瘤。对于大腺瘤的患者，往往无法看到正常的垂体前叶。垂体瘤有很多分期方法，但最常应用的是依据其鞍外侵袭范围分期（表13-1）[3]。

近年来，垂体窝的外科手术入路可分为经鼻中隔或经筛窦[4-5]。经鼻中隔入路采用唇下切口或半贯穿切口。分离鼻中隔黏膜瓣并切除蝶窦前壁后，插入Cushing牵开器。在显微镜视野下，暴露垂体窝前面。切除蝶嘴和窦间隔。这项技术的优点是术者可以双手操作，而缺点是唇下切口可能会造成一些并发症以及鼻中隔穿孔、鼻腔黏连和术后鼻窦炎。此外，医生无法观察到肿瘤向外侧和上方的扩展。

近来很多医生开始主张采用经鼻入路，通过外移中鼻甲、切除上鼻甲和蝶窦前壁暴露垂体窝[5-9]。Cushing牵开器经鼻孔插入蝶窦并撑开[6-7]。撑开牵开器会使中鼻甲进一步骨折外移并使中隔向对侧鼻腔骨折。放置牵开器后再使用显微镜，术者可双手用器械切除垂体窝的前壁[6-7]。这项技术的优势是不需要任何面部的切口，而缺点是中鼻甲和鼻中隔的骨折移位。更重要的是，术者不能看清肿瘤的外界和上界。打开牵开器使鼻中隔向外侧骨折，出现中隔不稳定，因此常会造成术后的鼻中隔偏曲。中鼻甲外移后也可能会阻塞鼻窦开口，较为少见。

开展鼻内镜下垂体瘤手术的主要目的是将鼻内并发症最小化，并提供更好的视野。与显微手术相比，内镜下的视野是全景的，这有助于辨认蝶窦内的重要解剖标志。此外，借助角度内镜可以切除超出蝶鞍外的肿瘤，提高了医生完整切除肿瘤的能力[8-9]。使用显微镜无法看到的蝶鞍隐窝内的肿瘤在鼻内镜下就可以看到（图13-1）。如果肿瘤能完整切除，复发的可能性就会更小。

表 13-1　基于垂体瘤鞍外侵犯程度的 Wilson 分级系统

分级	标准
0 级	无鞍上侵犯
A 级	仅侵入鞍上池
B 级	侵入第三脑室前隐窝
C 级	前隐窝闭塞和第三脑室底变形
D 级	侵入前、中，或后颅窝
E 级	侵入硬膜外海绵窦

【术前评估】

垂体瘤术前的基本影像学评估包括鼻窦 CT 和颅脑 MRI。这两项检查有助于评估鼻腔、鼻窦和垂体瘤。MRI 扫描按照计算机影像导航手术（computer-aided surgical，CAS）系统的要求进行。

术中影像导航可以提示视神经和颈内动脉的位置，提高了手术的安全性。此外，在肿瘤切除过程中，影像导航有助于明确垂体窝的范围和颈内动脉在海绵窦内的位置，从而提高了手术的安全性。在术前影像学评估中，需要特别注意颈内动脉的走行。正常情况下，颈动脉进入蝶窦底后垂直上行至垂体底部，然后向后内侧走行直到折返形成垂体两侧海绵窦内的颈内动脉虹吸部。随后颈内动脉向前走行，此段常见于蝶窦外侧壁。然后垂直走向后上，于视神经的外侧进入中颅窝（图 13-2）。

垂体瘤手术前最重要的评估是外侧壁上颈内动脉的位置，及其与瘤体和蝶窦前壁的关系。如果瘤体包绕外侧壁内的颈内动脉，可以造成颈内动脉的移位，将颈内动脉推向蝶窦前壁（图 13-3）。从轴位 MRI 我们可以看到右侧颈内动脉紧邻蝶窦前壁，瘤体包绕颈内动脉。在图 13-4 中，使用 Kerrison 咬钳开放蝶窦前壁以显露肿瘤的过程中不慎碰到了颈内动脉的前壁，造成其破损（图 13-5）。幸运的是，通过肌肉补片和支架植入，患者没有出现并发症。颈内动脉出血的处理方法详见第 22 章。

一部分患者的颈内动脉在虹吸段后向前移行时会向内侧走行，遮挡垂体窝的前壁，并影响腺体暴露（图 13-6）。对于这类患者，在切开硬膜显露垂体瘤时应格外注意避免破坏颈内动脉（图 13-6）。

【外科技术】

大腺瘤

患者术前导尿。这有助于术中调节患者液体平衡，以及术后监测尿量。这对于诊断抗利尿激素失调所造成的尿崩非常重要。这可能是因为术中刺激垂体柄（相对常见，多为一过性）、损伤或者垂体后叶功能紊乱。经静脉给予预防性抗生素——通常使用头孢菌素、庆大霉素和甲硝唑。术中鼻腔给予局部减充血剂。先采用 Killian 切口或者 Freer 切口（半贯穿切口）矫正明显的鼻中隔偏曲，这有助于

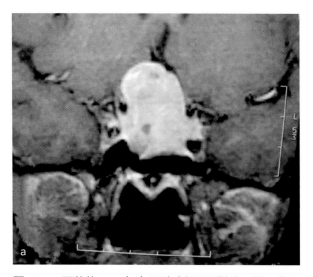
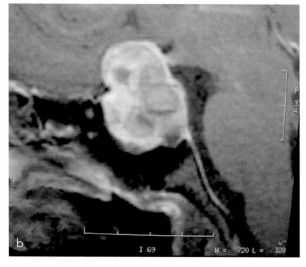

图 13-1　冠状位 MRI（a）示肿瘤侵犯至鞍上；图 b 为同一患者的矢状位 MRI。角度内镜有助于观察突入鞍上的肿瘤

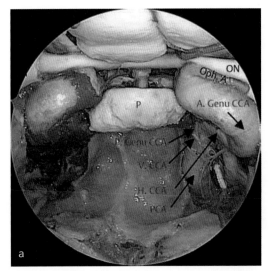
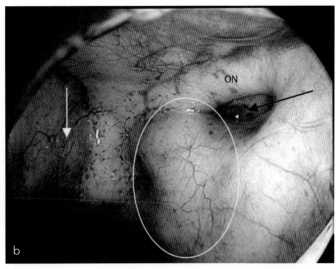

图 13-2　图 a 示去除蝶窦外侧壁后的尸头解剖。斜坡段颈内动脉（paraclival carotid artery，PCA）进入蝶窦底后垂直上行。约在 V2（三叉神经上颌支）水平进入海绵窦成为海绵窦段颈内动脉（intercavernous carotid artery，CCA）。颈内动脉进入海绵窦后先上行一小段，成为海绵窦段颈内动脉垂直段（V.CCA），而后向前形成海绵窦段颈内动脉后膝（P.Genu CCA）。后膝通常位于鞍底水平。颈内动脉随之前行成为海绵窦段颈内动脉水平段（H.CCA），直至海绵窦段颈内动脉前膝（A.Genu CCA）。随后颈内动脉走行出海绵窦，穿出海绵窦底成为颈内动脉床突段。床突段位于视柱的底部（视神经颈内动脉外侧隐窝），直到进入颅内成为颈内动脉脑池段。图 b 白色箭头指向虹吸段的起始处，在此处颈内动脉垂直段返折向前构成前膝部，直到在视神经（ON）后方走出海绵窦进入中颅窝。这一段颈内动脉常可见于蝶窦外侧壁（图中白色椭圆形区域）。黑色箭头所指为视神经颈内动脉隐窝

Oph. A：眼动脉。

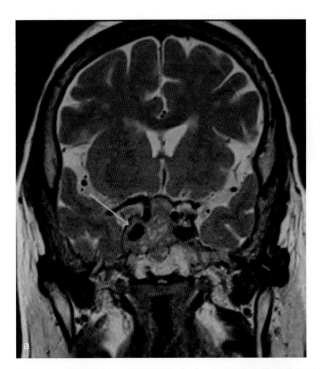
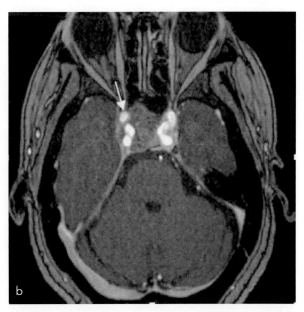

图 13-3　在冠状位 MRI 扫描中（a），显示垂体瘤环绕颈内动脉生长（绿色箭头）。在水平位 MRI 扫描中（b），注意颈内动脉紧邻蝶窦前壁（白色箭头）

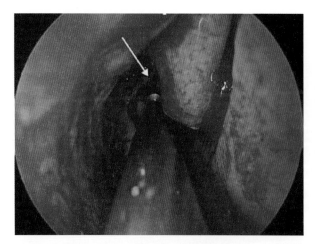

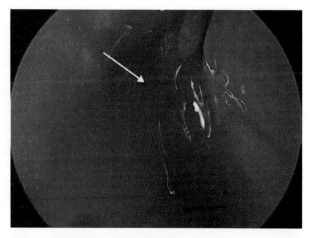

图 13-4　使用 Kerrison 钳向外上咬除蝶窦前壁，以扩大进路，显露并切除该区域包绕颈内动脉的肿瘤

图 13-5　Kerrison 咬钳仍在蝶窦内（黑色箭头），大量血液从颈内动脉壁破损处（白色箭头）涌出

术中显露双侧蝶窦。如果有明显的鼻中隔偏曲而不给予处理，则可能会造成严重的鼻腔损伤。因为术中经常会有器械不在内镜监视下进入鼻腔的情况，鼻中隔偏曲会造成器械难以在盲视下进入鼻腔，延缓手术进程。

鼻内镜和吸引切割器经中鼻甲和上鼻甲内侧进入，并确认蝶窦口（图 13-7）。

接下来切除双侧上鼻甲的下 2/3，并暴露蝶窦自然口（图 13-8）。为了保护中隔瓣的血管蒂，沿蝶窦自然口的下缘做一水平切口，转向中隔上方。可以

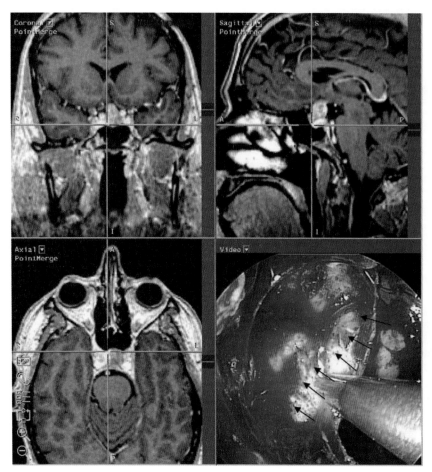

图 13-6　本图来自影像导航系统，从三个层面显示颈内动脉行程，双侧颈内动脉向内侧移位，之间仅留有一个小窗可供进入切除垂体瘤。黑色箭头示鼻内镜下见右侧颈内动脉内界。垂体前壁上的骨隔几乎就是中线

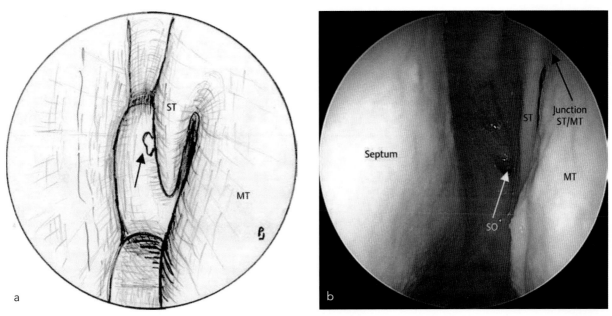

图 13-7　图 a 为鼻内镜下左侧上鼻道、蝶窦开口（黑色箭头）和上鼻甲（ST）的手绘图。尸头解剖示左侧上鼻道和蝶窦开口（b）。上鼻甲前缘附着于中鼻甲上，构成二者交汇之处

Septum：鼻中隔。

用可吸引剥离子将黏膜瓣推向下方，鼻后动脉位于这个黏膜瓣中，是鼻中隔黏膜瓣的主要血供来源。对于鞍膈缺损严重或者颈内动脉暴露的患者，需要鼻中隔瓣进行修复。如果没有预留黏膜瓣而是直接开放蝶窦口，为了建立内镜与器械通道，在向下扩大开放蝶窦前壁时就会破坏血管蒂。在保护黏膜瓣

的基础上，向下扩大蝶窦口至器械可以直接轻易地到达垂体窝底壁下面。在双侧完成上述操作。使用切割钻和反张咬钳切除鼻中隔后端 1cm，暴露蝶窦间隔。Kerrison 咬钳从左鼻孔进入，切除垂体窝右侧壁的骨质，右鼻孔则相反。向上扩大蝶窦口至蝶窦外侧壁。形成的入路应足够器械向下进入垂体窝下

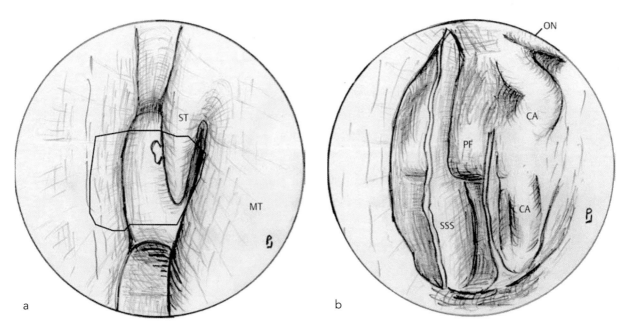

图 13-8　图 a 示需要切除的范围为上鼻甲下 2/3、后筛和扩大蝶窦大口。图 b 示切除完成后可以看到颈内动脉（CA）、视神经（ON）、垂体窝（PF）和蝶窦间隔（SSS）

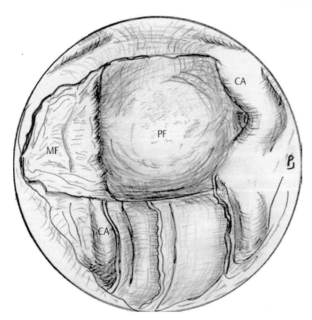

图 13-9　垂体窝（PF）的骨质被广泛切除。将黏膜瓣（MF）放置在一侧，暴露两侧海绵窦之间的垂体窝（PF）CA：颈内动脉。

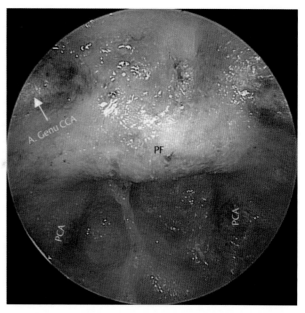

图 13-10　尸头解剖示蝶窦间隔已经被彻底切除，暴露垂体窝（PF）

PCA：斜坡旁颈内动脉；A.Genu CCA：颈内动脉海绵窦段前膝部。

方，向外到达颈内动脉和视神经隆起（图 13-8）。接下来从较大一侧蝶窦去除蝶窦间隔上的黏膜。从内向外去除整个垂体窝表面的黏膜，将黏膜瓣的根蒂留在蝶窦壁的外下侧。用速即纱（Surgicel）覆盖黏膜瓣以免后续术中被吸走。将蝶窦间隔彻底切除（图 13-9）。如果垂体窝前壁的骨质太厚，先用电钻将其磨薄。由于肿瘤膨胀生长使骨质变薄，大多数大腺瘤患者垂体窝的前壁都是软的。然而，微腺瘤患者垂体前面的骨质较为坚硬。

　　垂体瘤手术的关键是从双侧鼻腔充分暴露垂体窝，从而使两个术者可以在电视监视下同时操作。我们的团队由一名掌握内镜技巧的神经外科医生和一名鼻科医生组成。这些医生都有能力独立完成手术，因此术中的角色可以互换。两个术者可以同时操作，这允许手术全程在内镜监视下，有两个器械同时操作。如果出现大出血，其中一位术者使用吸引器可以保证无血的视野。用 Kerrison 咬钳骨折去除垂体前壁菲薄的骨质（图 13-10、图 13-11）。将两侧海绵窦之间的骨质切除以充分暴露垂体前壁。鞍结节下有硬脑膜皱襞，并且离骨质非常近，因此在切除上方的骨质时应格外谨慎。如果 Kerrison 咬钳没有紧贴着骨壁进行切除，就有可能咬伤硬脑膜

皱襞，并造成脑脊液鼻漏。

　　大多数情况下都不需要电凝硬脑膜，因为这会使硬脑膜回缩。但是如果硬脑膜上有明显的血管时，则需要使用带吸引的双极电凝，然后用 7 号刀

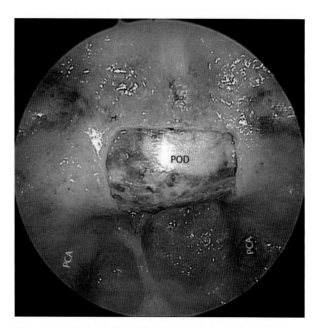

图 13-11　尸头解剖示垂体窝前壁骨质切除术后暴露硬脑膜骨膜层（POD）

PCA：斜坡旁颈内动脉。

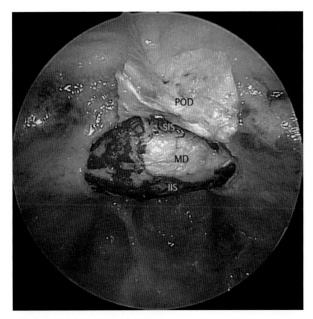

图 13-12 尸头解剖示硬脑膜上的"U"形切口。只有硬脑膜的骨膜层（POD）被掀起，才能暴露硬脑膜上海绵间窦（SIS）和下海绵间窦（IIS）。这些静脉窦走行于硬脑膜骨膜层和脑膜层（MD）之间

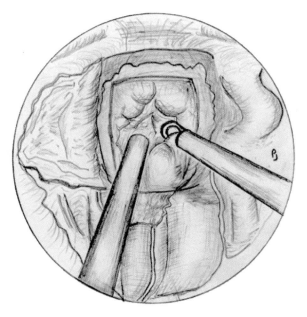

图 13-13 一名术者用环形刮匙去除垂体窝下部的肿瘤，同时另一位术者持内镜和吸引器以保证术野清晰；或牵拉硬脑膜，帮助第一位术者更好地观察外侧壁和鞍膈区

柄和 11 号刀片在硬脑膜上制作一"U"形切口（图 13-12）。我们认为"U"形切口优于十字形切口，因为十字形切口的硬膜交角区域会部分阻挡视野，不利于术中观察蝶鞍。"U"形切口可以充分暴露鞍膈和外侧壁，以及蝶鞍外上侧隐窝，如暴露不佳可能造成肿瘤残留。此外，将硬脑膜卷入垂体窝有助于封闭鞍膈前缘的小瘘口。

对于大腺瘤患者，肿瘤会在压力的作用下从硬膜切口溢出。用 Decker 或颅底 Blakesley 钳（Integra）钳取部分组织送病理。用可塑形带吸引的环形刮匙（Integra 颅底组套）或标准垂体环形刮匙沿垂体窝底壁去除肿瘤，直到暴露垂体窝后壁（图 13-13）。

此时注意肿瘤外侧的海绵窦。用环形刮匙沿海绵窦轻柔搔刮，肿瘤会被刮匙上的吸引装置吸除。可以感到刮匙在颈内动脉上滚动。最后去除鞍膈上的肿瘤。应注意观察鞍膈，因其会随着肿瘤下沉。对于肿瘤显著侵及鞍上的患者，使用 30° 鼻内镜可以观察鞍上并在直视下切除。使用角度内镜是鼻内镜入路的一大优势，它可以暴露传统方法无法观察到的瘤体，并予以切除。此外，可塑形颅底组套（Integra）中带吸引环形刮匙可以弯曲角度，即使

鞍上的巨大肿瘤也可以从下面切除。图 13-14 为一位鞍上大范围侵犯的患者，此肿瘤就是从下方切除的。当肿瘤从下方减容后，鞍上成分下沉进入垂体窝。对于广基的鞍上肿瘤常会发生这种情况。哑铃型或细颈型肿瘤可能会在鞍膈处断裂，因此，最好采用扩大的垂体入路（图 13-15）。

双术者的另一个好处是，其中一人可以在另一人切除肿瘤时牵拉鞍膈，以免鞍膈和海绵窦夹角中的肿瘤残留（图 13-16）。根据我们的经验，因为此处在垂体窝开窗的上方，在显微镜下往往观察不到，所以是肿瘤残留最常见的位置。并且，由于鞍膈下沉会遮挡这个夹角。用 Freer 剥离子轻柔地将鞍膈抬起，可以帮助另一位术者去除残余肿瘤（图 13-16）。

为了清除残留于蝶鞍壁的微小肿瘤，可以用小块脑棉片在蝶鞍擦拭（图 13-17）。这同时可以吸除血块，有助于看清鞍膈、蝶鞍的外侧壁和底壁（图 13-17）。此时借助 30° 内镜有助于观察前上和前外侧隐窝。在图 13-17b 中，生长激素分泌型垂体瘤经单纯显微镜下垂体切除术后，前外侧壁上有肿瘤残留（白色箭头）。角度内镜下可以清楚观察到残余肿瘤，并予以切除，术后生长激素降至正常水平。这个病例展示了鼻内镜入路在大腺瘤和微腺瘤切除

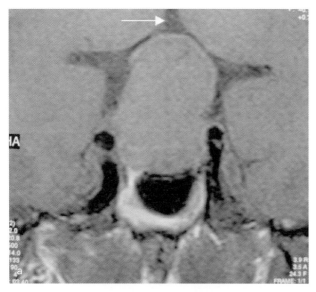
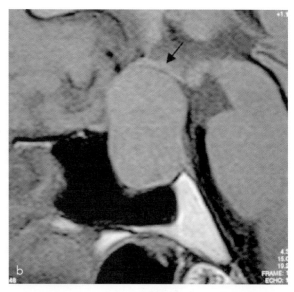

图 13-14 巨大的鞍上肿瘤侵入第三脑室和侧脑室（a，白色箭头）。注意 a 和 b 两图中均显示肿瘤是广基的，并向上压迫垂体腺（b，黑色箭头）

中最重要的优势。

彻底切除肿瘤后，明胶海绵粉末加生理盐水调成膏状，填塞入垂体窝。将预留的硬膜瓣和蝶窦黏膜复位盖在蝶鞍前壁，纤维蛋白胶涂于表面（图13-18）。

将中鼻甲复位后手术结束，不需要在蝶窦或鼻腔内进行任何填塞。如果患者有脑脊液自鞍膈漏出，首先明确漏口位置，然后取一圆锥形脂肪块放在缺损处，用可塑探针（Integra 颅底组套）轻柔地将脂肪塞入漏口，直到将漏口封闭。这样一部分脂肪在缺损内侧，而大部分仍在蝶鞍内，呈哑铃型。用脂肪填塞其余蝶鞍，阔筋膜盖在脂肪上，将筋膜周边塞到硬膜下。硬膜和蝶窦黏膜盖在筋膜上，涂上纤维蛋白胶（图 13-19）。用胶原蛋白膏覆盖后，用碘仿纱条或抗生素纱条填塞蝶窦。纱条的作用是在术后恢复期间压迫筋膜。纱条的尾端留在鼻腔，术后第 5 天在门诊取出。不需要额外的鼻腔填塞。如果脑脊液鼻漏的量很大，需要在术后行腰大池引流，保持 2～3d 以缓解恢复过程中脂肪植入体上的压力。

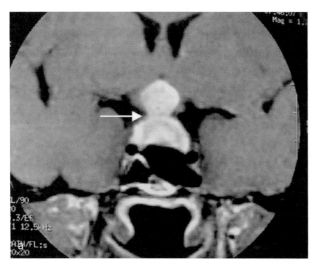
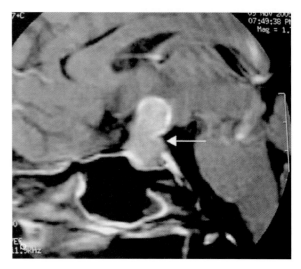

图 13-15 冠状位（a）和矢状位（b）示哑铃型鞍上侵犯。白色箭头示颈部

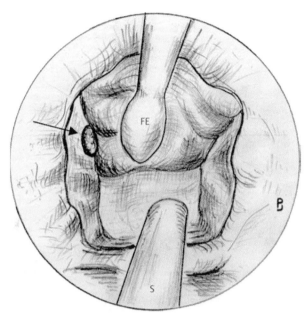

图 13-16 一位术者持 Freer 剥离子（FE）帮助另一术者，检查海绵窦和鞍膈夹角处的残余肿瘤（箭头）并将其切除

微腺瘤切除术

这些患者需要 MRI 影像导航。有助于术中定位微腺瘤，并且确保切除了正确的腺体部位。原则上在切开硬膜之前，微腺瘤和大腺瘤的术式是一样的。在切开硬膜后，在微腺瘤的区域做切口。通过钝性分离，探查这一区域的腺体。肿瘤通常质地柔

软，与正常腺体部位不同；并且大部分情况下可以和腺体分离。然而，有些微腺瘤无法同正常腺体鉴别，在腺体上可能需要多处切开才能发现肿瘤。因为垂体后叶比前叶更为柔软和苍白，需要注意避免将垂体后叶误认为肿瘤。

海绵窦侵袭

垂体瘤可能以不同程度侵入海绵窦。我们采用的是 Knosp 等[10] 的分类法（图 13-20）。

1 度和 2 度与上述标准的垂体瘤切除术并无区别，3 度肿瘤位于颈内动脉外侧。明辨颈内动脉并看清肿瘤从何处进入海绵窦非常重要。一般肿瘤在海绵窦内颈动脉水平段的上方进入（图 13-21）。如果侵犯的范围很广，可能会有一部分侵入并包裹颈内动脉的下方。总体来说，非分泌性肿瘤不会广泛扩展侵入海绵窦。对这些非分泌性肿瘤患者，以及老年患者，采用较为保守的术式。然而，对于分泌性肿瘤，需要积极追踪争取彻底切除，以达内分泌水平治愈的目的。可以从垂体窝追踪肿瘤到海绵窦。有些患者侵入海绵窦的部分是广基的，但也有些以细蒂或哑铃型穿过硬膜缺损。侵入海绵窦的肿瘤会造成静脉窦闭塞，因此追踪肿瘤进入海绵窦一般不会造成大量出血。通常需要将 30° 内镜探入垂体窝内完成这一切除。使用弯头、可塑形的环形刮匙切除肿瘤。有些病例，可以在海绵窦的外侧壁看

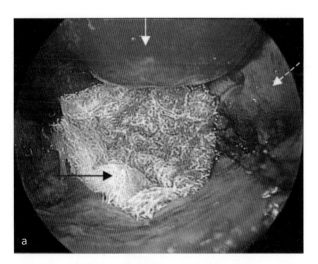

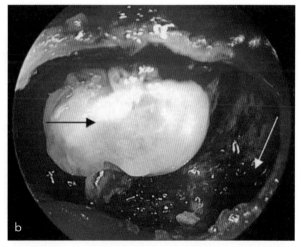

图 13-17 脑棉片（黑色箭头）放在蝶鞍的后壁上，可以清楚观察到鞍膈（白色实线箭头）、海绵窦（白色虚线箭头）和鞍底（a）。患者 3 周前曾行显微镜垂体切除术，术后生长激素一度下降，第三周再次升高。行鼻内镜探查术，在前外侧区（白色箭头）发现残余肿瘤，予以切除后患者治愈。鞍膈（黑色箭头）清晰可见（b）

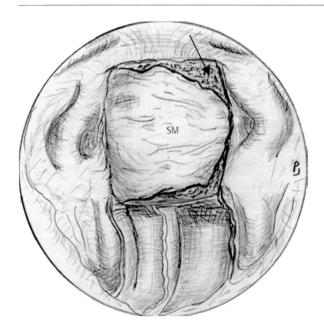

图 13-18　硬膜瓣覆盖在明胶海绵膏上，再在硬膜上盖上蝶窦黏膜（SM），覆盖蝶鞍前壁。涂上纤维蛋白胶

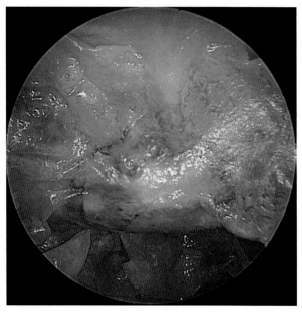

图 13-19　尸头解剖示在垂体手术的最后，复位硬脑膜和蝶窦黏膜

到动眼神经，吸引动眼神经往往毫无例外地造成动眼神经功能障碍和术后麻痹。然而，在我们的经验中，动眼神经麻痹在 3 个月后可以完全恢复。经颈内动脉下方侵入海绵窦的肿瘤可以用同样的方法追踪和切除。对于侵入颈内动脉外侧和前方的肿瘤，需要在颈内动脉外侧另行切口以直接暴露海绵窦。这有助于从前方直接进入和切除海绵窦内肿瘤。牢记外展神经横穿海绵窦，并包绕颈内动脉前膝的前下缘，在解剖颈内动脉前膝下方时有损伤外展神经的风险（图 13-21）。

扩大垂体瘤切除术

该术式适用于垂体瘤向前生长达鞍结节，或者破坏鞍膈明显进入鞍上区。此外，该术式适用于将垂体推向下方，并跨越鞍结节到蝶骨平台的鞍结节肿瘤，如脑膜瘤等。当垂体瘤呈明显哑铃型，达到或者进入第三脑室时，说明肿瘤破坏鞍膈。手术入路需要去除垂体窝和蝶骨平台上方的骨质。暴露垂体硬膜后，去除覆盖蝶鞍的骨质。显露双侧视神经，去除两者之间的骨质。视神经和颈内动脉前膝前上部之间的骨质称为视神经颈内动脉内侧隐窝（medial OCR）（图 13-22）。两侧 OCR 之间是进入视交叉下池最狭窄的区域，应谨慎去除尽量多的骨

质以扩大术野。然而，考虑到此处骨质的边界是视神经和颈内动脉，去除时需格外谨慎。如果不去除 OCR，则术者很难在这一狭窄区域操作，因而会影响切除肿瘤。待暴露双侧视神经之间的硬脑膜后，开始行蝶骨平台切除（图 13-23）。向上去除骨质至蝶窦前壁，硬脑膜暴露形成沙漏状术野。用 11 号刀片沿中线切开硬脑膜，观察视交叉下池（图 13-24）。可以看到侵及鞍上的肿瘤、双侧视神经和垂体上动脉。对于视交叉固定的患者，视交叉活动受限严重限制了视交叉上区域的手术进路，因为视神经和视交叉构成了前界，它们固定的位置越低，术者越需要在它们周围操作。如果能在术前作出判断，这是扩大垂体瘤切除术的一个相对禁忌证。

所有接受扩大垂体瘤切除术的患者都需要底衬阔筋膜瓣，可以或不伴脂肪填塞，在上方覆盖带血管蒂的鼻中隔黏膜瓣以确保牢固闭合术腔。视交叉下池是高流量脑脊液区域，需要尽可能牢靠的封闭技术（图 13-24）。

【术后护理】

夜间密切监测患者的神经系统常规指标和每小时尿量。如果每小时尿量超过 250ml 且持续 2h，就需要请内分泌科会诊，并可能需要给予去氨加压

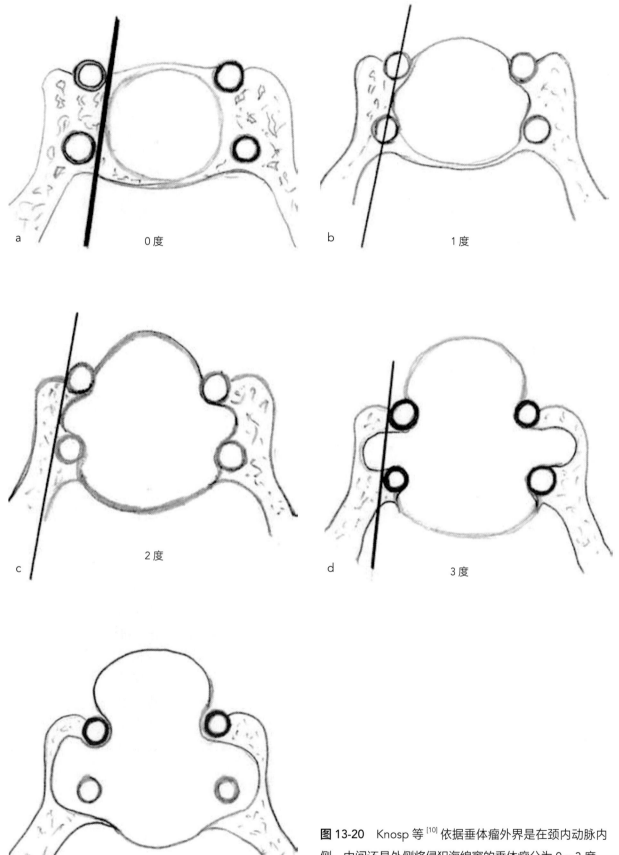

a　0度

b　1度

c　2度

d　3度

e　4度

图 13-20　Knosp 等[10] 依据垂体瘤外界是在颈内动脉内侧、中间还是外侧将侵犯海绵窦的垂体瘤分为 0～3 度，4 度则包绕颈内动脉（a～e）

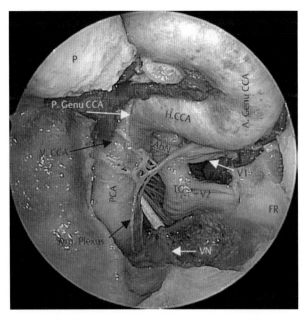

图 13-21 蝶窦外侧壁的尸头解剖（70° 内镜拍摄），示海绵窦内颈动脉（CCA）各段

P：垂体；A. Genu CCA：海绵窦内颈内动脉前膝；H. CCA：海绵窦内颈内动脉水平段；P. Genu CCA：海绵窦内颈内动脉后膝；V. CCA：海绵窦内颈内动脉垂直段；PCA：斜坡旁颈内动脉；Sym. Plexus：交感神经丛；TG：三叉神经节；V2：三叉神经上颌支；FR：卵圆孔；VN：翼管神经；AbN：外展神经。

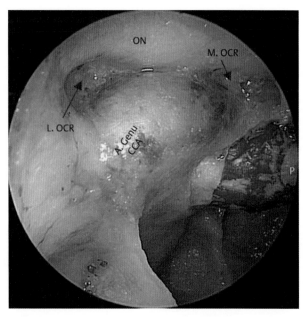

图 13-22 在尸头解剖中，颈内动脉前膝和走行于其上方的视神经（ON）构成视神经颈内动脉外侧隐窝（L. OCR）。在视神经走行出蝶窦和颈内动脉进入前颅窝前之间是视神经颈内动脉内侧隐窝（M. OCR）

P：腺垂体；A. Genu CCA：海绵窦内颈内动脉前膝。

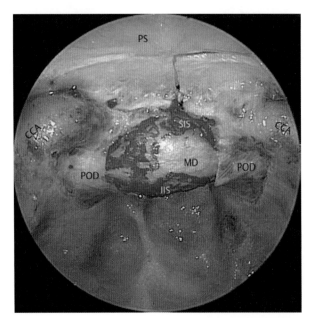

图 13-23 尸头解剖示骨质已切除，暴露双侧海绵窦内颈动脉（CCA）和视神经。一部分蝶骨平台已切除，以更好地暴露硬脑膜膜骨膜层（POD）

SIS：上海绵间窦；IIS：下海绵间窦；MD：硬脑膜层；PS：蝶骨平台。

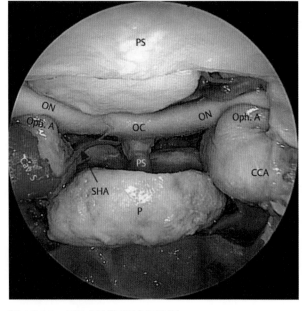

图 13-24 尸头解剖示视交叉下池

PS（上）：蝶骨平台；ON：视神经；OC：视交叉；Oph. A：眼动脉；CCA：海绵窦内颈内动脉；SHA：垂体上动脉；PS（下）：垂体柄；P：垂体；CaV.S：海绵窦。

素。围手术期不常规使用可的松，但需要请内分泌科监测血清水平，并在必要时给予补充。对于不复杂的手术，患者可在术后第 2 天下床活动，在内分泌水平稳定，得到内分泌科医生的许可后可以出院。

【结果】[11]

虽然我们已经报道了最初的连续 32 例接受上述鼻内镜垂体瘤手术的患者，但现在手术例数已达上百例。在该报道中，5 例是分泌性微腺瘤。在大腺瘤的患者中，6 例侵犯鞍上或鞍旁区。术后影像提示有 4 例肿瘤残留，其中 3 例位于颈内动脉外侧[11]。所有微腺瘤患者的内分泌水平均恢复正常。有 6 例术中出现脑脊液鼻漏并予以修补。2 例术后出现脑脊液鼻漏，其中一人是二次手术后瘤体纤维化非常严重，返台两次才彻底封堵了漏口。没有出现其他并发症。其他 22 例患者术后 MRI 影像证实大腺瘤得到彻底切除[11]。5 例患者需要继续治疗糖尿病；8 例需要长期激素替代治疗。上述结果与国际上大多数医学中心的数据相近[12-13]。通过对我们近期病例的分析，脑脊液鼻漏的发生率低于 5%，大腺瘤的复发率低于 15%，分泌性肿瘤的治愈率超过 85%。

【关键点】

这项技术的两大优势之一是暴露腺垂体过程中的微创，只需要开放双侧蝶窦，一部分病例需要行鼻中隔矫正。此外，在切除肿瘤过程中可以使用角度内镜是另一大优势。在传统的显微镜垂体瘤切除术中可能无法发现的肿瘤，在角度内镜下可以直视并切除（图 13-17）。术中还可以抬起下沉的鞍膈，用 30° 内镜观察鞍膈和海绵窦夹角内的残余肿瘤，并在直视下切除。

广泛侵犯海绵窦的病例，如果是分泌性的肿瘤，需要积极彻底的切除。海绵窦内的非分泌性肿瘤，尽可能地追寻肿瘤切除，但不要把患者置于危险境地下强求切除。

肿瘤向前或向上广泛侵犯的患者可能需要行扩大垂体瘤切除术。这些病例需要保留中隔瓣修补缺损。

这项技术需要两位术者一起在内镜监视器下工作，我们的团队是由神经外科和耳鼻喉科医生组成的。两位术者均具备完成手术的技巧和能力，充分保障手术各个阶段的技术水平和充沛精力。

参考文献

1. Otori N, Haruna S, Kamio M, Ohashi G, Moriyama H. Endoscopic transethmosphenoidal approach for pituitary tumors with image guidance. Am J Rhinol 2001;15(6):381–386
2. Sawers HA, Robb OJ, Walmsley D, Strachan FM, Shaw J, Bevan JS. An audit of the diagnostic usefulness of PRL and TSH responses to domperidone and high resolution magnetic resonance imaging of the pituitary in the evaluation of hyperprolactinaemia. Clin Endocrinol (Oxf) 1997;46(3):321–326
3. Wilson CB. A decade of pituitary microsurgery. The Herbert Olivecrona lecture. J Neurosurg 1984;61(5):814–833
4. de Divitiis E, Cappabianca P. Microscopic and endoscopic transsphenoidal surgery. Neurosurgery 2002;51(6):1527–1529, author reply 1529–1530
5. Thomas RF, Monacci WT, Mair EA. Endoscopic image-guided transethmoid pituitary surgery. Otolaryngol Head Neck Surg 2002;127(5): 409–416
6. Mason RB, Nieman LK, Doppman JL, Oldfield EH. Selective excision of adenomas originating in or extending into the pituitary stalk with preservation of pituitary function. J Neurosurg 1997;87(3):343–351
7. Aust MR, McCaffrey TV, Atkinson J. Transnasal endoscopic approach to the sella turcica. Am J Rhinol 1998;12(4):283–287
8. Shah S, Har-El G. Diabetes insipidus after pituitary surgery: incidence after traditional versus endoscopic transsphenoidal approaches. Am J Rhinol 2001;15(6):377–379
9. Cooke RS, Jones RA. Experience with the direct transnasal transsphenoidal approach to the pituitary fossa. Br J Neurosurg 1994;8(2):193–196
10. Knosp E, Steiner E, Kitz K, Matula C. Pituitary adenomas with invasion of the cavernous sinus space: a magnetic resonance imaging classification compared with surgical findings. Neurosurgery 1993;33(4):610–617, discussion 617–618
11. Uren B, Vrodos M, Wormald PJ. Fully endoscopic transsphenoidal resection of pituitary tumors: technique and results. Technique and Results Am J Rhinol 2007;21(4):510–514
12. Cappabianca P, Cavallo LM, Colao A, et al. Endoscopic endonasal transsphenoidal approach: outcome analysis of 100 consecutive procedures. Minim Invasive Neurosurg 2002;45(4):193–200
13. Kabil MS, Eby JB, Shahinian HK. Fully endoscopic endonasal vs. transseptal transsphenoidal pituitary surgery. Minim Invasive Neurosurg 2005;48(6):348–354

14 内镜眶减压术治疗恶性突眼、急性眶内出血及眶壁骨膜下脓肿

【前言】

内镜眶减压术在 Graves 病、急性眶内出血伴眼球突出的治疗以及眶壁骨膜下脓肿引流中具有重要作用。

【Graves 病】

Graves 病的突眼症是由于免疫复合物在眼外肌和脂肪中沉积引发水肿和纤维化导致[1]。眶内压升高，将眼球向前推压，形成突眼症。如果突眼症严重，会导致眼睑闭合不全，发生球结膜水肿伴 / 不伴暴露性角膜炎。另外，因为明显增粗的眼外肌增加眶尖的压力，会导致视神经受压。少数患者甚至会因为突眼不断加重导致视神经受到牵拉后出现视神经病变及视力丧失。视力丧失在 Graves 病中并不常见，发生率仅有 2% ~ 7%[2-3]。如果药物治疗（大剂量激素联合 / 不联合小剂量放疗）失败则需要进行眶减压术[4]。虽然眶减压手术通常采取外径路，但是现在应用鼻内镜技术获得良好的突眼改善已成为可能[5-6]。图 14-1 中是 Graves 病伴视力丧失患者中常见的眼外肌增粗情况。

高达 30% 的 Graves 病患者术前存在复视症状。从图 14-1 可以看到，肥大的肌肉限制了眼球的运动，在过度凝视时，会导致复视。眶减压之后，内侧及下部眶内软组织膨出，术前无复视的患者中，高达 30% 的比例术后发生了复视。眶外侧壁减压可以平衡眶内软组织的移位从而减少术后出现复视的

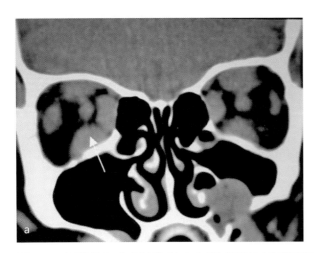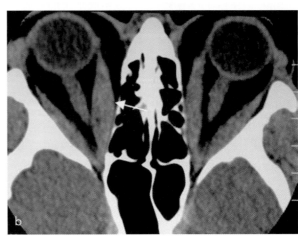

图 14-1 冠状位（a）和轴位（b）CT 软组织窗中眼外肌肿大（白色箭头）。注意臃肿的眶尖

可能性[7]。虽然眶减压会大大减少突眼症的发生，但是患者依然可能因为上睑提肌的纤维化和缩短出现眼睛凝视的情况。虽然突眼症术后减轻，但上睑提肌的纤维化和缩短使巩膜暴露面积增大，眼外观仍不理想。这时可以进行上睑提肌的松弛术减少巩膜的暴露。

【眶内出血】

眶内出血发生率较低，主要与内镜手术中筛前动脉损伤有关。损伤的动脉回缩到眶内，在眶内容物中继续出血，导致眶内压升高。眶内压力导致渐进性突眼并牵拉或压迫视神经。上述情况，加上眶内压升高影响视网膜供血，会导致进行性视力下降。色觉下降在视敏度下降前就可出现。如果怀疑即将出现视力下降，患者可以进行红色分辨测试及相对性传入性瞳孔障碍检查。通过让患者观看具有红色色彩的图片并命名图片上的颜色来检测色觉。一旦视敏度下降后，出现不可逆视觉损失的时间存在个体差异。如果视网膜血供中断，最短 40min 就可出现不可逆性失明。因此，一旦出现眶内出血，医生需要立即采取合理措施，减轻眶内压、恢复视网膜和视神经的血供。除了进展性突眼症，结膜下及眶周血肿也时有发生。触诊眼球会感觉到眼球较硬、弹性减小。检查眼底会发现视网膜动脉循环出现间歇或跳动。

如果术中确认出现眶内出血，患者仍在手术台上，那么则需进行下面所述的眶减压术。如果患者在麻醉恢复室或者病房出现了突眼和视力下降，那么则须采取以下操作：

- 嘱患者床上端坐位；
- 去除所有鼻腔填塞物；
- 外眦处局部浸润麻醉后行外眦切开术。

这些操作为患者再次手术探查行眶减压术争取时间十分重要。

外眦切开术及其手术技术

外眦部进行局部麻醉（2% 利多卡因和 1：80 000 肾上腺素混合）。用锋利的剪刀在外侧的眼睑和眶骨缘结合处做皮肤和软组织的水平切口（图 14-2）。用镊子将眼睑外翻，暴露附着于下睑板的肌腱至眶周骨质（图 14-3）后，垂直翻转剪刀切断外眦韧带（图 14-3）。

韧带切开后可以见到眶脂肪，眼睑可以没有张力的翻到面颊上（图 14-4）。这样可以降低眶内压并使视神经视网膜恢复血流灌注。然而，这些操作可能并不足够，只是为患者返回手术室进行常规眶减压术争取一些时间而已。

切口不需要进行缝合，敷料包扎即可。切口及外眦韧带可以在 24h 或 48h 后缝合。外眦韧带缝合在眶骨膜上。由于切口在眼睑褶皱中，瘢痕并不明显。

内镜下眶减压手术技术

常规的术前准备和鼻腔及鼻腔外侧壁浸润麻醉完成后，进行钩突切除。确认上颌窦自然窦口，应

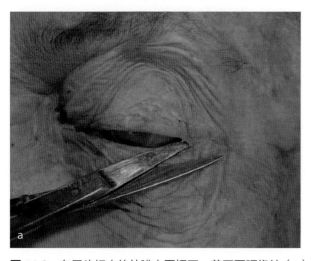
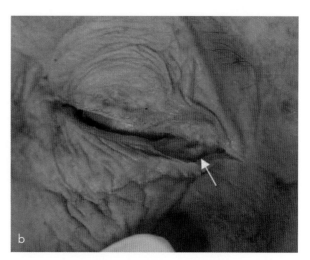

图 14-2　在尸头标本的外眦水平切开，剪开至眶缘处（a）；将眼睑向下牵拉显露外眦韧带（b，白色箭头）

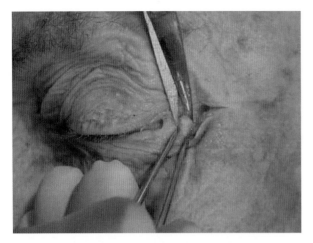

图 14-3 用镊子钳住外眦韧带并用剪刀垂直剪断韧带

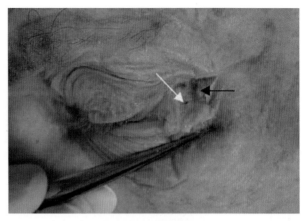

图 14-4 将眼睑翻至面颊侧，黑色箭头示剪断的外眦韧带，白色箭头示眶脂肪

用 Blakesley 直咬钳及吸引切割器扩大到后囟区[5]。进行最大程度的窦口开放对于进入眶底是非常重要的，完成眶减压后，如果出现明显的眶脂肪脱垂，也可以防止其阻塞窦口。如果窦口开放较小，就会堵塞进而继发鼻窦炎。

做中鼻甲前穹窿黏膜瓣，完成额隐窝气房清除后确认额窦口。彻底的蝶筛气房切除并确认蝶窦口[5]。扩大蝶窦开口，允许通过后筛进入蝶窦。确认颅底并清理气房后使整个眶纸板得以暴露（图 14-5）。

应用中隔剥离子探查上颌骨额突坚硬的骨质部分及相对较软的泪骨（类似泪囊鼻腔吻合术，图 14-6）。质软的泪骨可以保留，确认泪骨和眶纸板结合处。如果不能确认泪骨，则可以将骨质剥离暴露泪囊并通过触诊来进一步确认泪囊。以中隔剥离子圆钝的一端轻柔地穿过眶纸板推压剥离眶纸板[5]。一开始必须十分小心的保护眶骨膜，因为眶骨膜的撕裂会伴随眶脂肪脱出，影响视野导致后续的眶纸板剥离变得困难（图 14-7）。另外，也需要注意保留额窦口下方至少 1.5cm 的眶纸板骨质。这部分骨质的保留可以防止眶脂肪膨出堵塞额窦引流通道。眶减压术导致慢性额窦炎的治疗非常困难。残余的眶纸板向上一直剥离至颅底，向后达蝶窦，然后切开眶骨膜（图 14-8）。这对于眶内血肿和 Graves 病眼球突出（约 2mm）导致突眼患者的眶减压才有可能足够[5-11]。如果需要更大范围的眶减压及眼球突出矫正，可以通过去除后半部分的眶底骨质切除来实现[5-11]。眶内侧壁向眶底过渡的区域骨质增厚。应用

带角度的刮匙和 Blakesley 咬骨钳骨折骨质并将其去除。此时可以确认眶下神经沿眶底（上颌窦顶）走行。切除眶底后部的骨质至眶下神经（图 14-9）。只有眶底的后半部分可以通过上颌窦开窗进入，因为眶底前半部分以目前手术器械无法通过上颌窦开窗进路处理[5,11]。眶内侧壁及眶底切除后，眼球回缩的平均值约为 5mm[5-11]。眶骨膜可以做一系列水平切口或者完全切除。保留眶骨膜的中间部分可以防

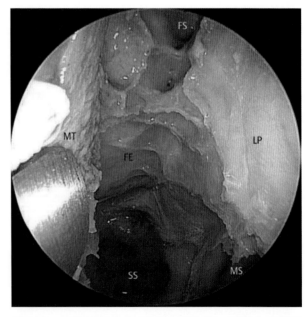

图 14-5 尸头解剖中完成蝶筛气房切除，完全去除筛窦气房后暴露筛凹（FE）、眶纸板（LP）、蝶窦（SS）、上颌窦（MS）及额窦（FS）

MT：中鼻甲。

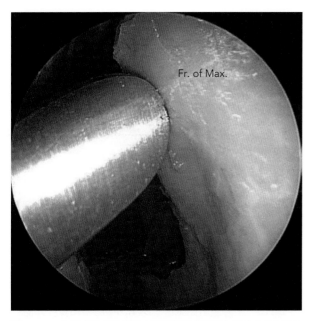

图 14-6　尸头解剖显示用中隔剥离子触碰左侧上颌骨额突（Fr. of Max.）

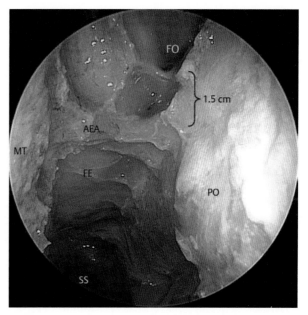

图 14-7　尸头解剖中切除眶纸板暴露眶骨膜（PO）。小心操作不要撕裂眶骨膜，防止眶脂肪脱垂。保留额窦口（FO）下方 1.5cm 的骨质以防脱垂眶脂肪堵塞额窦

SS：蝶窦；FE：筛凹；AEA：筛前动脉；MT：中鼻甲。

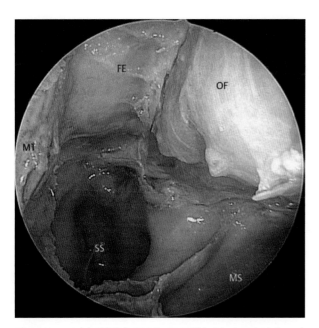

图 14-8　尸头解剖清晰显示了眶骨膜切除后眶脂肪（OF）的暴露

MT：中鼻甲；FE：筛凹；SS：蝶窦；MS：上颌窦。

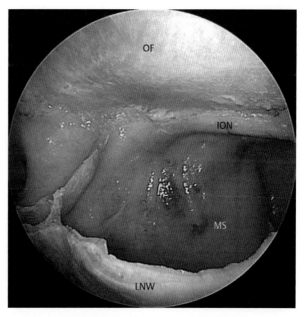

图 14-9　尸头解剖中应用 70°鼻内镜观察左侧上颌窦（MS）。眶底已经通过扩大的上颌窦开放的方式切除至眶下神经（ION）上方

OF：眶脂肪；LNW：鼻腔外侧壁。

止术后复视，但我并不这样做。如果需要眼球进一步的回缩，那么眶底前部及眶外侧壁可以通过下眼睑切开的方式处理。结膜切开并解剖确认下眼睑脂肪垫。确认眶缘后掀起眶骨膜，切除眶下神经的内侧和外侧部分的眶下壁前部，这部分骨质切除可以用向前和向后的 Kerrison 咬钳完成。应用磨钻进一步对眶外侧壁进行打磨切除。眶外侧壁的减压可以一定程度上减轻眶脂肪脱垂导致的术后复视。这些操作可有效地增加眶内容物回缩的程度，在我们的病例中，三侧眶壁减压可使眼球回缩 5 ~ 7mm。

眶减压术治疗 Graves 病的疗效

16 例患者眼球回缩平均 5.4mm[5]。如果仅切除内侧壁及底壁，平均眼球回缩为 5.75mm。行单纯眶内侧壁切除减压的 4 例患者，眼球平均回缩 1.75mm。行三侧眶壁减压的 6 例患者，眼球回缩 6.5mm。这些结果与我们近期发表的研究略有差异，因为我们将后续进行双侧三面眶壁减压的 3 例患者统计纳入了研究 [5]。16 例进行眶减压术的患者中，其中一例因为视力下降较长时间术后没有视力改善。其他患者术前视力正常，术后视力没有下降[5]。2 例患者术前没有复视，术后有一过性复视表现，术后 1 ~ 3 个月完全缓解。4 例患者术前已有复视，术后复视持续而进行了眼外肌的手术矫正。

【眶骨膜下脓肿的眶减压术】

鼻窦炎患者的眶并发症通常会有一定程度的眶蜂窝织炎及眶周水肿（球结膜水肿）伴眼球突出，同时也可能存在眼球活动受限。通常患者会有鼻塞、脓涕、面部压迫感及疼痛。鼻内镜检查可见中鼻道黏膜炎症水肿伴脓性分泌物表现（图 14-10）。

如果怀疑眶骨膜下脓肿，行鼻窦增强 CT 可见眶纸板及额窦底周围出现典型的软组织密度影。图 14-11 所示肿块边缘将随着对比而强化。另外，轴位 CT 上可见眼球突出表现。

医生应根据自身的经验和技术来决定眶骨膜下脓肿是通过鼻内镜手术还是鼻外径路手术。鼻外进路快速简单，可以安全迅速地实现脓肿引流。如果医生鼻内镜技术及经验足够，那么可以考虑进行内镜下眶骨膜下脓肿引流术。鼻内镜径路手术的难点

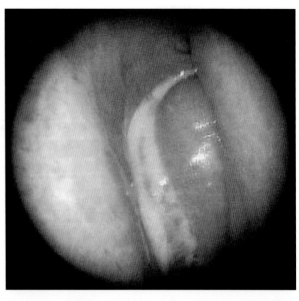

图 14-10　中鼻道可见脓性分泌物。中鼻甲和鼻腔外侧壁之间因黏膜水肿而阻塞

是在鼻窦急性炎症条件下明显的血管炎。内镜及器械操作时鼻黏膜较易出血，如果术者经验不足，就不容易解剖定位而出现并发症。通常应用减充血剂脑棉片填塞鼻腔可以减少术腔出血，但是无法彻底止血。在急性鼻窦炎患者手术时，需要麻醉师通过对血流动力学方面的优化，帮助实现最佳的术野（见第 2 章）。如果麻醉师缺乏鼻窦手术中控制血液循环方面的经验，在急诊手术时，术中出血情况则更难以控制。

手术方式是钩突切除加扩大的上颌窦开放术。只进行钩突切除而不做上颌窦开窗术，术后因炎症水肿及瘢痕黏连有可能造成上颌窦闭锁。额隐窝处理取决于眶骨膜下脓肿是否起源于额窦。如果脓肿位于筛窦附近（多数情况），那么额隐窝则不需要进行处理。清除筛泡及后组筛窦的同时确认眶纸板。眶骨膜下脓肿表面的眶纸板进行广泛暴露并切除。如果脓肿涉及额窦底，那么依然可以通过鼻内镜进行引流。在额隐窝切除前在额窦中放置额钉，它可以辅助定位额窦引流通道（沿着器械指示的通道清除额隐窝气房）。额隐窝气房清除并定位额窦口。切除位于泪囊后的眶纸板，应用刮匙，保持眶骨膜完整（可活动）并轻柔地向外侧推压眶骨膜使刮匙进入眶骨膜下脓肿，引流脓肿。脓肿开放后按压眼球有助于脓肿引流。导入吸引剥离子或是额窦

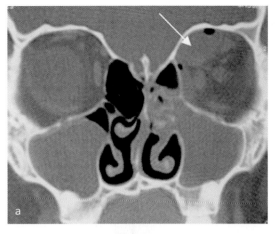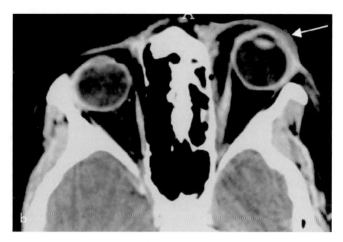

图 14-11 冠状位 CT 中可见左侧眶顶壁骨膜下脓肿（a，白色箭头）；CT 轴位软组织窗中可见左侧眼球突出（b，白色箭头）

吸引器（Integra 公司）清理脓腔内的血性分泌物。可以在脓腔留置窄三角形波纹引流条，确保脓性分泌物不在脓腔内潴留。第 2 天可剪短引流条，并于术后第 2 天撤出。鼻内镜眶骨膜下脓肿引流有效率较高，但是需要术者具有较丰富的鼻窦手术经验。

【关键点】

眶减压术对于 Graves 病引起的眼球突出、角膜暴露及视力下降是一种有效的手术方式。突眼症改善的程度与术中进行多少侧眶壁减压相关。三侧眶壁减压具有较好的均衡减压特点，降低术后复视可能性。然而，技术可靠性依然需要实践检验。

眶内血肿需要进行外眦切开（如果患者已出手术室）后再进行眶内壁切除减压。对于术中就发现并发症，则直接进行眶减压术而不需再进行外眦切开。

内镜下眶骨膜下脓肿的减压应由经验丰富的鼻内镜医师进行，因为术野出血多，手术难度增加，同时发生并发症的可能性也更高。如果术者经验不

足，则应经鼻外切开径路行引流。

参考文献

1. Konishi J, Herman MM, Kriss JP. Binding of thyroglobulin and thyroglobulin-antithyroglobulin immune complex to extraocular muscle membrane. Endocrinology 1974;95(2):434–446
2. Warren JD, Spector JG, Burde R. Long-term follow-up and recent observations on 305 cases of orbital decompression for dysthyroid orbitopathy. Laryngoscope 1989;99(1):35–40
3. Garrity JA, Fatourechi V, Bergstralh EJ, et al. Results of transantral orbital decompression in 428 patients with severe Graves' ophthalmopathy. Am J Ophthalmol 1993;116(5):533–547
4. Asaria RHY, Koay B, Elston JS, Bates GEM. Endoscopic orbital decompression for thyroid eye disease. Eye (Lond) 1998;12(Pt 6):990–995
5. Wee DTH, Carney AS, Thorpe M, Wormald PJ. Endoscopic orbital decompression for Graves' ophthalmopathy. J Laryngol Otol 2002;116(1):6–9
6. Lund VJ, Larkin G, Fells P, Adams G. Orbital decompression for thyroid eye disease: a comparison of external and endoscopic techniques. J Laryngol Otol 1997;111(11):1051–1055
7. Kennedy DW, Goodstein ML, Miller NR, Zinreich SJ. Endoscopic transnasal orbital decompression. Arch Otolaryngol Head Neck Surg 1990;116(3):275–282
8. Metson R, Dallow RL, Shore JW. Endoscopic orbital decompression. Laryngoscope 1994;104(8 Pt 1):950–957
9. Metson R, Shore JW, Gliklich RE, Dallow RL. Endoscopic orbital decompression under local anesthesia. Otolaryngol Head Neck Surg 1995;113(6):661–667
10. Neugebauer A, Nishino K, Neugebauer P, Konen W, Michel O. Effects of bilateral orbital decompression by an endoscopic endonasal approach in dysthyroid orbitopathy. Br J Ophthalmol 1996;80(1):58–62
11. Koay B, Bates G, Elston J. Endoscopic orbital decompression for dysthyroid eye disease. J Laryngol Otol 1997;111(10):946–949

15 内镜视神经减压术

【前言】

内镜下视神经减压术最常见的适应证是外伤性视神经病[1]。目前认为大约 5% 的严重头部外伤都伴随着视神经、视束、视皮质的损伤[1-3]。然而，如果回顾文献，只有很少数的患者接受过视神经减压术[4]。因为外伤性视神经病患者中严重颅脑损伤占 40%～72%[5]，显然颅脑损伤的治疗更需要优先，这往往导致受外伤一段时间后视神经损伤才得以诊断。一些学者认为，早期诊断并治疗外伤性视神经病对患者更有益处[6-7]，并建议当出现绝对或相对传入性瞳孔反射障碍时，且有视乳头水肿和血管充血的证据支持，就可以诊断视神经受损[6]。以上这些查体发现，再结合 CT 扫描、MRI 扫描和视觉诱发电位，就可以提供足够的证据支持视神经减压术[6-7]。然而，在本章的治疗方案中仍然更趋保守，因为在大剂量激素治疗和视神经减压术之间，仍然存在争议[3-5,7]。目前，尚未开展适当的随机对照实验，比较大剂量激素治疗、手术减压和观察随诊之间的差异[8]。在一项 Meta 分析中，Cook 等总结发现，使用大剂量激素、手术或二者联合治疗效果均优于未干预治疗[4]。Tandon 等在一项入组 111 例的大型实验中评估了在手术或非手术患者中使用激素的作用。他们将患者分为两组：一组是使用大剂量激素，若激素治疗失败则进行神经减压术；另一组单纯使用激素治疗[1]。这项研究显示，激素结合手术治疗患者组的结局明显好于单纯应用激素的患者组[1]。Sofferman 在一项外伤性视神经病动物模型的研究中发现，视神经损伤将导致一种进行性脱髓鞘但轴突会有保留的损伤。此理论支持使用激素或者手术减压能够逆转视神经损伤病情进展[7]。

外伤性视神经病是由两种视神经明显损伤造成的。原发性损伤要么是由于视神经管和神经受到直接的冲击力，要么是由于蝶骨的弹性变形将力传导到管内视神经，扰乱轴突和血管[5]。这种原发损伤可能因碎骨片或神经鞘内出血压迫视神经。如果损伤未处理，就可能发生继发损伤。由于肿胀的神经被局限在硬脑膜鞘和骨管，会导致神经的滋养血管受压，引起缺血和持续的轴突功能丧失[5,7]。在我们科，除非发现碎骨片压迫视神经，对于所有的外伤性视神经病的患者在接受手术前都先给予大剂量激素。

【药物治疗外伤性视神经损伤】

目前，大剂量静脉用甲强龙的方法是参照脊髓损伤治疗方案而制订的。首先应用甲强龙 30mg/kg 作为负荷剂量，之后以 5.4mg/（kg·h）进行输注治疗[4]。每小时监测患者的视敏度，如果患者达到以下标准之一，则应考虑手术干预：

1. CT 扫描示视神经管骨折，且视力 <6/60。
2. 视神经管骨折，视力 >6/60，但激素治疗过程中视力仍下降。

3. 在给予激素治疗 48h 后，视力 <6/60（或视力下降），且可能存在视神经管损伤（后筛和蝶窦出现液平，和 / 或存在筛骨、眶尖和蝶骨骨折等可提示视神经管损伤）。

【外伤性视神经病外科技术】

鼻部常规术前准备包括鼻腔收缩和浸润麻醉。行钩突切除术以暴露上颌窦口。做中鼻甲前穹窿黏膜瓣，开放鼻丘气房，以便于进入颅底。暴露筛泡上方的筛凹。如果额隐窝气房有破损或者怀疑额隐窝阻塞，应该清理额隐窝；否则，额隐窝气房应该留置不动。对于一些严重鼻窦骨折的患者，整个颅底可能是活动的。图 15-1 所示的患者，整个后颅底都是活动的。

在大多数患者中，后组筛窦充满积血，此时如果合并眶纸板和颅底活动，术者将可能迷失方向。

因此，这种手术只能由经验丰富的内镜鼻窦外科医师施行。应行后筛与蝶窦开放术，如第 8 章所述。在后组筛窦的眶纸板和筛凹需要明确辨识（图 15-2）。如果后筛和眶纸板明显破坏，那么应施行经中鼻道的上颌窦扩大开窗术，以提供额外的手术标志以减少术者迷失方向的可能性（图 15-2）。蝶窦自然开口需要识别，蝶窦前壁也应该被广泛开放。这对于术者充分识别蝶窦外侧壁的解剖结构非常重要（图 15-3）。如果可能，对于解剖标志严重破坏的患者，应使用影像导航系统协助手术。

蝶窦前壁开放时应该尽可能向上，以保证蝶窦和后筛顶壁的连续性[3,9-10]。检查蝶窦识别视神经、颈内动脉管和垂体窝位置[9-10]。如果眶尖或蝶窦外侧壁损伤严重，识别这些重要的解剖结构将会很困难（图 15-4）。在这种情况下，影像导航可以提供帮助。

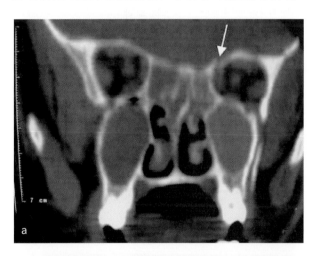
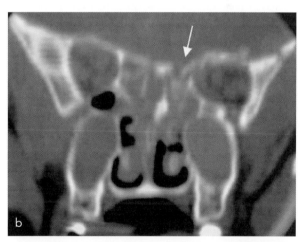
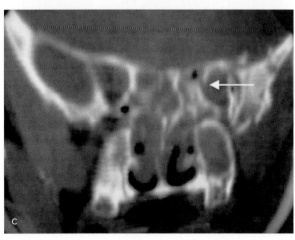
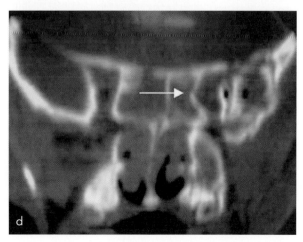

图 15-1　图 a～d 示从蝶窦（d）到后组筛窦（a）的断层扫描冠状位序列。白色箭头指向骨折处并提示筛窦和蝶窦存在积血。另外，白色箭头指示颅底存在骨质缺失（b）。因患者颅脑外伤意识不清而躁动导致图像清晰度较差

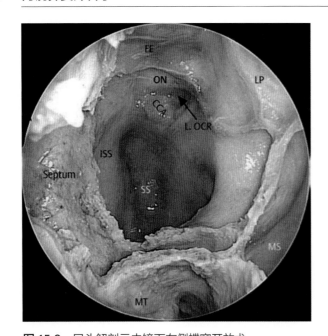

图 15-2   尸头解剖示内镜下左侧蝶窦开放术

FE：筛凹；LP：眶纸板；ON：视神经；CCA：颈内动脉
海绵窦段前膝部；L.OCR：视神经颈内动脉外侧隐窝；
ISS：蝶窦中隔；SS：蝶窦；MS：上颌窦；MT：中鼻甲。

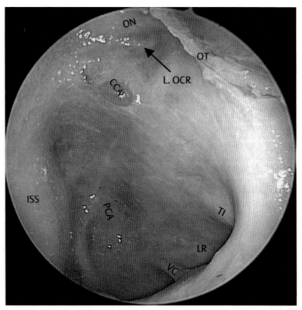

图 15-3   内镜下尸头解剖，左侧蝶窦最大开放术后。翼
管（VC）和三叉神经上颌支形成的三叉神经压迹（TI）
清晰可见。如果蝶窦气化良好，可见翼管与三叉神经压
迹之间蝶窦外侧壁的凹陷即外侧隐窝（LR）。图中可见视
神经颈内动脉外侧隐窝（L. OCR），此隐窝与气化良好的
视柱（将视神经管与眶上裂分隔开的骨性结构）相对应。
进一步气化进入视柱可以导致前床突气化，视神经接韧
带与前床突相接。视结节（OT）是眶尖与蝶窦连接处的
骨性结构

ISS：蝶窦中隔；ON：视神经；CCA：颈内动脉海绵窦
段前膝部；PCA：斜坡旁颈内动脉。

　　眶尖和蝶窦交界区域增厚的骨质称之为视结
节。此处骨质很厚因而不易剥落，需要以配有冲洗
的金刚钻（可以用美敦力公司 15°、3.2mm 的颅底
金刚钻或 25°、2.5mm DCR 金刚钻）磨薄骨片，
直至几乎透明（图 15-4）[9-10]。

　　自后组筛房与蝶窦连接处前方约 1.5cm 处，用
钝头 Freer 剥离子沿着眶纸板向后分离（图 15-4）。
在上述操作时，注意保持眶骨膜的完整性。否则，
眶脂肪膨出会严重妨碍视神经解剖。将眶尖后部的
骨质与眶骨膜相剥离（图 15-4）[9-10]。

　　当眶尖骨质去除后，视神经管即可暴露。在大
部分患者中，此骨管通常很薄并且很容易与视神经
剥离开（图 15-5）。然而，在一些病例中，视神经
管的骨质太厚，需要以金刚钻磨薄后才能去除。一
旦骨质足够薄，能够与下面的神经剥离开，就需要
选择合适的器械。任何前端粗钝的器械都是不合适
的。如果器械与视神经管的骨质接触时，造成视神
经管产生凹痕，那么这种器械是不合适的。合适的
器械包括 Beale 剥离子和 House 刮匙，二者均为耳
科器械（图 15-5）[9]。

　　当视神经骨管所有的骨质都被去除，其下方的

视神经鞘将清晰可见，鞘膜应该被切开 [9-10]（图 15-
6）。眼动脉的走行应该熟记于心。眼动脉通常走行
于神经的后下象限。然而在一小部分患者中，此动
脉会移行至视神经下缘并进入手术术野 [8]（图 15-
7）。所以，如果在内上象限切开神经鞘膜，误伤眼
动脉的风险较小 [9,11]。锋利的镰状刀 [一次性使用
的 DCR 小镰状刀片（Integra）最适宜] 用于切开视
神经鞘。当鞘膜切开时，视神经肿胀产生的压力将
使得鞘膜裂开，而视神经会自切口膨出。

　　切口将延续至眶尖后部的眶骨膜，此时会有眶
脂肪突出（图 15-8）。覆盖于此区域内直肌上的眶
脂肪很薄，因此要小心操作避免损伤肌肉（图 15-
9）。这种切口有潜在的造成脑脊液鼻漏的风险，但
至今尚未遇到过。这可能与神经肿胀使得任何潜在

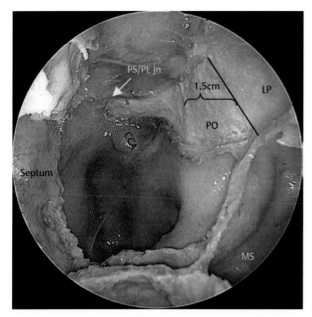

图 15-4 内镜下尸头解剖显示左侧蝶窦。蝶窦前壁已被切除，蝶窦顶壁与后组筛窦相延续。以金刚钻磨除眶尖与蝶窦连接处（视结节）的骨质。距离后筛和蝶窦交界处 1.5cm 的眶纸板（LP）被移除以暴露眶骨膜（PO）
CCA：颈内动脉海绵窦段前膝部；MS：上颌窦。

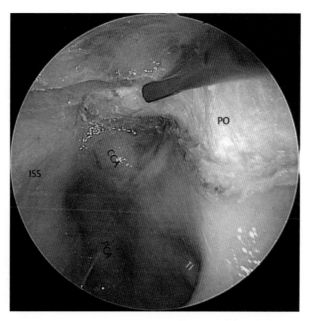

图 15-5 眶尖和视神经上覆盖的薄层骨质被轻轻剥离
PO：眶骨膜；CCA：颈内动脉海绵窦段前膝部；PCA：斜坡旁颈内动脉；ISS：蝶窦中隔；TI：三叉神经压迹。

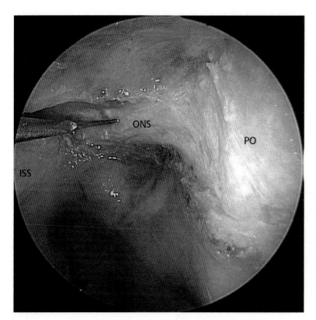

图 15-6 切开视神经鞘（ONS）以减压视神经
PO：眶骨膜；ISS：蝶窦中隔。

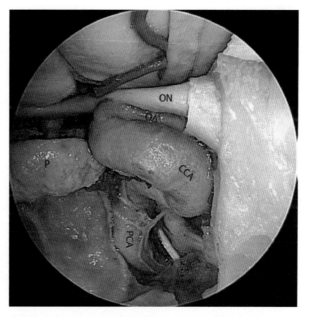

图 15-7 内镜下左侧视神经（ON）和眼动脉（OA）尸头解剖图。去除视神经鞘以显露内部结构。可见眼动脉自视神经下内象限的颈内动脉发出。因此，在内上象限切口伤及动脉的风险较低
P：垂体；PCA：斜坡旁颈内动脉；CCA：颈内动脉海绵窦段前膝部。

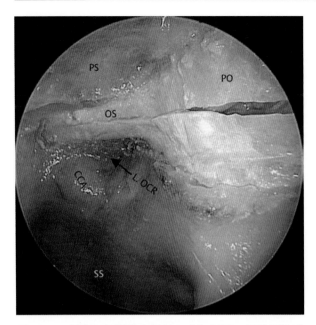

图 15-8　内镜下左侧蝶窦侧壁尸头解剖图。视神经鞘膜及眶尖的眶骨膜均已去除

PS：蝶骨平面；CCA：颈内动脉海绵窦段前膝部；L. OCR：视神经颈内动脉外侧隐窝；OS：视神经鞘膜。

的脑脊液漏空间被阻塞有关。手术完毕，神经表面或鼻窦内均不予填塞。

【外伤性视神经病行视神经减压术疗效】

钝性损伤

4 例患者在钝性损伤后出现外伤性视神经病（通常是机动车交通事故）。额骨可见创伤，后组筛窦和蝶窦可见骨折。所有患者后组筛窦和蝶窦内均可见积血。

两例患者有明显贯穿视神经骨管的骨折（图 15-10）。

所有患者药物治疗（大剂量激素）失败，原发损伤 5d 内接受手术治疗。两例患者眶尖周围可见血肿（图 15-1），术前视力仅为光感，术后视力为 6/9。第 3 例患者视力由术前的光感提高至术后的 6/60，第 4 例患者由无光感提高至 6/60。患者中有 3 例遗留视野缺损。

锐性损伤

2 例患者在刀贯通伤后出现视神经病，受伤后

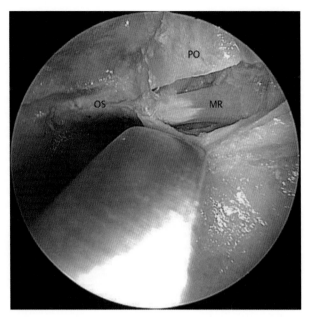

图 15-9　内镜下尸头解剖，可见眶尖部内直肌（MR）

PO：眶骨膜；OS：视神经鞘膜。

均无光感。一位在受伤 8d 后接受手术，另一位在受伤 12d 后接受手术。因为患者在转诊我院前先于某一乡村医院就诊，术前药物治疗被明显地延误。术前 CT 扫描与 MRI 检查考虑视神经是完整的，其中一例视神经管有明显损伤。一例术中可见碎骨片明显地扎于神经上，取出碎骨片，同时行视神经减压及鞘膜切开术，但术后患者的视力并无明显缓解。另一位患者术后视力也无明显改善。尚不十分清楚这种局部损伤后的病理机制是否有所不同，或者说延迟就诊是否也会影响术后恢复效果。

【眶尖假瘤及压迫视神经管的肿瘤的视神经减压术疗效】

4 例患者因眶尖及视神经管的压迫性病变出现进行性视力丧失。其中一例眶尖假瘤范围由眶尖延伸至视神经管，患者表现为进行性视力丧失，行眶尖及视神经管减压术。术后，她视力恢复正常，但在几个月的时间里视力逐渐下降。再次手术切开 Zinn 环，术后使她的视力提高到 6/18，没有进一步恶化（图 15-11）。

第 2 例患者表现为渐进性视力丧失 8 个月，只能看到手动。他有一个相当广泛的压迫眶尖和视神经管病变。手术减压后，他的视力保持稳定，但未

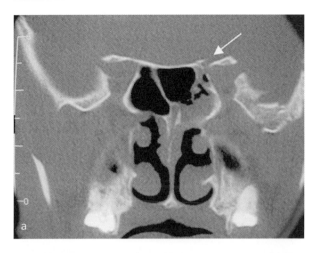

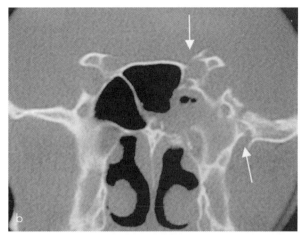

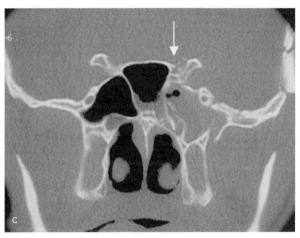

图 15-10　一例患者的冠状位蝶窦 CT，显示颈内动脉周围的视神经管骨折，白色箭头指向蝶窦侧壁（a～c）

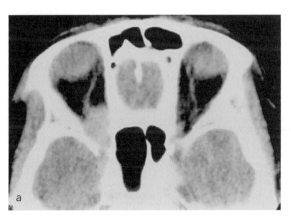

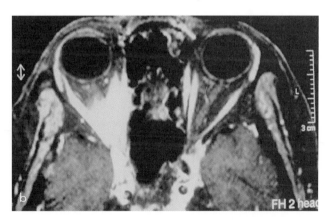

图 15-11　眶尖假瘤的 CT（a）及 MRI（b）

改善（图 15-12）。长期视力丧失者对视神经减压术的反应不如视力迅速下降的患者好。

2 例压迫性病变的患者（蝶骨翼脑膜瘤及骨纤维异常增生包裹），视力丧失及视野缺损均很严重，但减压术后视力均恢复正常。

【关键点】

视神经减压术是一项非常复杂的手术，需要经验丰富、技术熟练的内镜鼻窦外科医生才能完成。潜在的风险包括可能发生颅底损伤造成脑脊液漏或损伤颈内动脉（图 15-10）[12]。对于碎骨片的不当

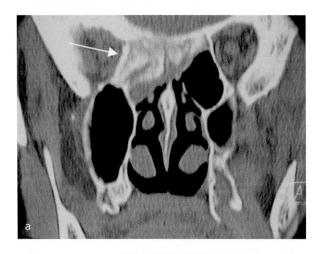
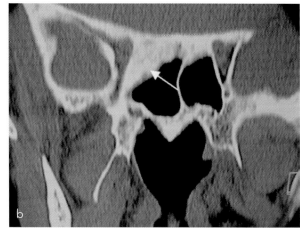
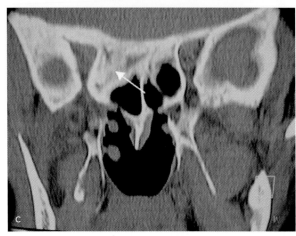
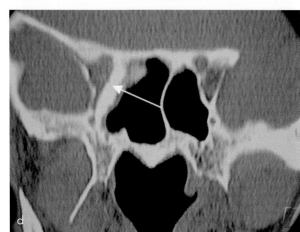

图 15-12　从后组筛窦到蝶窦的连续冠状位 CT（a～d）。白色箭头指向压迫眶尖和视神经管的病变

操作会引起灾难性的后果。除非明显存在压迫视神经的碎骨片，否则患者都应该在手术之前尝试药物治疗[4]。本章的小样本病例系列分析和文献中的更大样本研究认为，应该在药物保守治疗无效的24～48h进行手术治疗[5,7]。延迟治疗太久将减小手术成功的机会。从神经上剥离骨质以暴露神经时要特别小心。草率应用不合适的器械会潜在的加重视力损害，这一点在手术中要牢记于心[12]。在经验丰富的鼻内镜鼻窦外科医生看来，此类手术相对安全，死亡率低，能够有望改善或者恢复丧失的视力，特别是那些遭受钝性损伤的患者。

参考文献

1. Tandon DA, Thakar A, Mahapatra AK, Ghosh P. Trans-ethmoidal optic nerve decompression. Clin Otolaryngol Allied Sci 1994;19(2): 98–104

2. Kountakis SE, Maillard AA, El-Harazi SM, Longhini L, Urso RG. Endoscopic optic nerve decompression for traumatic blindness. Otolaryngol Head Neck Surg 2000;123(1 Pt 1):34–37

3. Kuppersmith RB, Alford EL, Patrinely JR, Lee AG, Parke RB, Holds JB. Combined transconjunctival/intranasal endoscopic approach to the optic canal in traumatic optic neuropathy. Laryngoscope 1997;107(3): 311–315

4. Cook MW, Levin LA, Joseph MP, Pinczower EF. Traumatic optic neuropathy. A meta-analysis. Arch Otolaryngol Head Neck Surg 1996;122(4): 389–392

5. Steinsapir KD, Goldberg RA. Traumatic optic neuropathy. Surv Ophthalmol 1994;38(6):487–518

6. Lübben B, Stoll W, Grenzebach U. Optic nerve decompression in the comatose and conscious patients after trauma. Laryngoscope 2001;111(2): 320–328

7. Sofferman RA. Harris P. Mosher Award thesis. The recovery potential of the optic nerve. Laryngoscope 1995; 105(7 Pt 3, Suppl 72):1–38

8. Steinsapir KD, Seiff SR, Goldberg RA. Traumatic optic neuropathy: where do we stand? Ophthal Plast Reconstr Surg 2002;18(3):232–234

9. Luxenberger W, Stammberger H, Jebeles JA, Walch C. Endoscopic optic nerve decompression: the Graz experience. Laryngoscope 1998;108(6): 873–882

10. Chow JM, Stankiewicz JA. Powered instrumentation in orbital and optic nerve decompression. Otolaryngol Clin North Am 1997;30(3): 467–478

11. Chou PI, Sadun AA, Lee H. Vasculature and morphometry of the optic canal and intracanalicular optic nerve. J Neuroophthalmol 1995;15(3): 186–190

12. Metson R, Pletcher SD. Endoscopic orbital and optic nerve decompression. Otolaryngol Clin North Am 2006;39(3):551–561, ix

16 内镜累及上颌窦、翼腭窝及颞下窝的肿瘤切除术

【前言】

在过去20年里，内镜鼻窦手术技术的发展，新技术的引入，使得在内镜下切除那些传统上认为难以达到区域的肿瘤成为可能[1]。总体而言，本章介绍的手术径路更适合良性肿瘤，但是，随着技术的进步和辅助治疗的发展，这些径路也被越来越多地用于恶性肿瘤的切除。

CT和MRI是评估内镜下切除肿瘤可行与否所必需的[2-4]。利用CT和MRI不同的特性，术者可以判断CT显示的鼻窦内软组织影到底是分泌物还是肿瘤[2-3]，并可以精确地勾勒出肿瘤的范围从而制订缜密的手术计划。内镜下切除上颌窦内侧部分有助于进入上颌窦的前、后和侧壁[3,5-6]。

【进入上颌窦、翼腭窝和颞下窝的手术技术】

泪前入路和尖牙窝钻孔术进入上颌窦

累及上颌窦内侧壁、底壁前部、前壁或者前外侧壁的肿瘤，通过上颌窦开放术不能切除，不论上颌窦口有多大。这些患者需要选择其他的手术径路。上述部位的肿瘤可以通过下鼻道穿刺，导入4mm的吸引切割器钻头，钻头在上颌窦内操作的同时会引起下鼻甲的移位。这是因为鼻前庭作为钻头旋转时的一个支点，会明显破坏作为另一支点的下鼻甲，而且这个进路不能很好地处理上颌窦前壁和

内壁的病变。处理上颌窦前壁和鼻泪管后部病变的最佳方式是泪前入路。第一步是行中鼻道上颌窦扩大开放术，然后从鼻窦造口开始做切口，沿着下鼻甲附着处到鼻腔外侧壁，在下鼻甲头端向下到达梨状孔（图16-1）。这个切口需要深达骨质。使用可塑形Freer吸引剥离子掀起下鼻甲头端黏膜，暴露垂直部骨质，做内侧的鼻甲黏膜瓣（图16-2）。辨别梨状孔骨，然后使用4mm的骨凿围绕梨状孔骨缘多点进行骨切开（图16-3）。下鼻甲头端骨质被移除后，继续向后方去骨直至暴露鼻泪管（图16-4）。鼻泪管从骨管向外侧移开，暴露鼻泪管的后方骨质，进一步凿开骨质直至可以移除该骨质（图16-5），使得鼻泪管从泪囊至Hasner下鼻甲瓣呈游离状态（图16-6）。如果需要，上颌窦前壁和内侧壁交界处的骨质可以使用Hajek Koefler咬骨钳咬除。这样就可以直接从鼻腔观察到上颌窦前壁了。可以对起源于上颌窦前壁的内翻性乳头状瘤等肿瘤进行处理，并磨除肿瘤的基底骨质。手术完毕，复位下鼻甲黏膜瓣并缝合固定，鼻泪管保留完好（图16-7）。如果肿瘤位置偏后方，位于上颌窦内侧壁、底壁或外侧壁，则可以采用尖牙窝钻孔入路。第5章详细描述了尖牙窝钻孔术。在尖牙窝入路中，只有一个支点，钻头围绕该支点旋转，提供进入上颌窦内壁、外壁以及底部的良好通道（图16-8）。然而，尖牙窝钻孔术不适合起源于上颌窦前壁

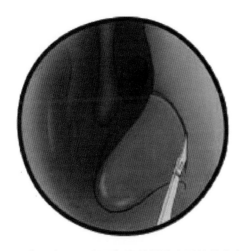

图 16-1　切口起于下鼻甲与鼻外侧壁交界处的中鼻道上颌窦口，延至下鼻甲的头端与梨状孔

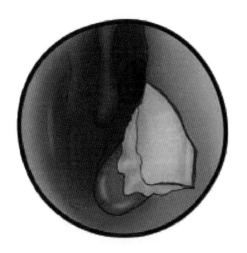

图 16-2　使用 Freer 剥离子分离下鼻甲头端的黏骨膜瓣

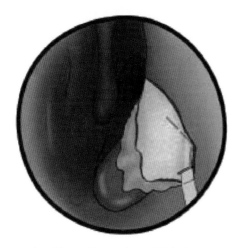

图 16-3　在梨状孔前缘至下鼻甲头端去除骨质

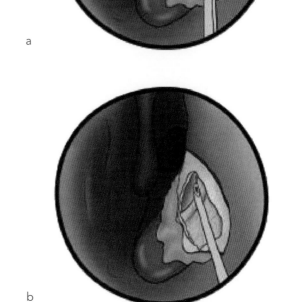

a

b

图 16-4　骨质被分离并移除（a），暴露鼻泪管（b）

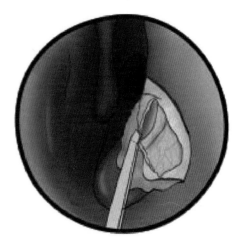

图 16-5　从其骨管中移开鼻泪管，暴露于鼻泪管的后方骨质，进一步凿开骨质并移除

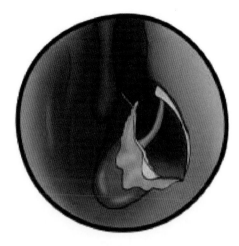

图 16-6 把从泪囊至 Hasner 下鼻甲瓣之间的鼻泪管游离，在鼻泪管前方形成大的开窗，可以借此进入上颌窦前壁

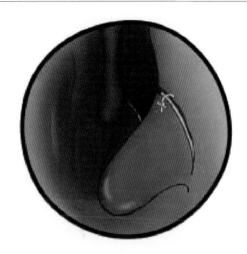

图 16-7 肿瘤切除完成后，下鼻甲黏膜瓣需要复位，并使用缝线固定，以完成下鼻甲和鼻腔外侧壁的解剖学重建

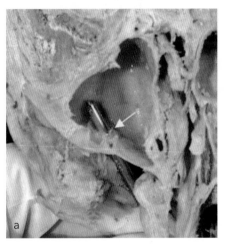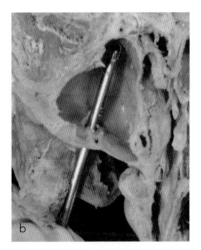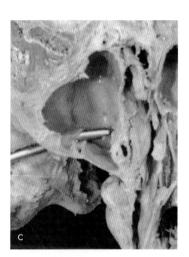

图 16-8 尸头标本，在上颌窦层面沿轴位切开，显示经尖牙窝钻孔术可以到达右侧上颌窦的外侧壁、底壁和内壁。白色箭头显示上颌窦前壁钻孔的位置（a～c）

或广泛附着于上颌窦前壁的肿瘤，因为穿刺针会通过肿瘤部位。

内镜下上颌窦内侧壁切除进入上颌窦前壁和颞下窝[5-6]

鼻腔使用可卡因和肾上腺素棉片充分收缩。鼻腔外侧壁和鼻中隔使用 2% 利多卡因 +1：80 000 肾上腺素浸润麻醉。使用 2ml 利多卡因 + 肾上腺素于腭大管行翼腭窝阻滞麻醉（见第 2 章）。翼腭窝阻滞麻醉可以减少上颌窦内壁切除和翼腭窝手术过程中的出血。

内镜下上颌窦内侧壁切除术的第一步是切除钩突和中鼻道上颌窦口扩大开放术（图 16-9）。上颌窦口向后开放至上颌窦后壁水平（图 16-10）。这可以提供观察眶内壁的良好视角，在去除剩余的上颌窦内侧壁时而不会危及眶壁安全。多数上颌窦和/或翼腭窝的大肿瘤会累及后组筛窦和蝶窦。这些患者还要行中鼻甲前穹窿黏膜瓣和额隐窝开放，进一步暴露额窦口，并行筛泡开放、后组筛窦开放和蝶窦开放手术。颅底需要辨识清楚。任何累及前、后组筛窦的肿瘤需要评估一下，如果需要，可以取病理活检或者冷冻切片。这有助于肿瘤的完整切除。

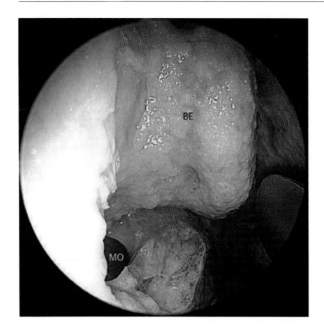

图 16-9 尸头解剖显示右侧钩突切除后

BE：筛泡；MO：上颌窦窦口。

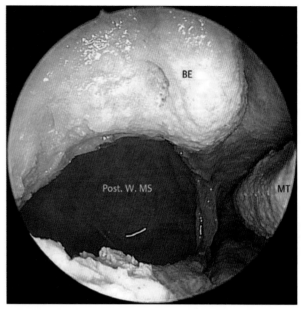

图 16-10 上颌窦口向后开放至上颌窦后壁水平

Post. W. MS：上颌窦后壁；BE：筛泡；MT：中鼻甲。

内镜下上颌窦内侧壁切除术时，需要将下鼻甲向内移位。使用 Tilley 填塞钳挤压下鼻甲前端与鼻腔外侧壁连接处。如果肿瘤较大，质地软、非血管性肿瘤，可行肿瘤减容（图 16-11）。如果富含血管或质硬，可以先将肿瘤向上推或部分减容。由于血管纤维瘤起源于鼻腔后部，减容通常是不可能的。

使用下鼻甲剪刀沿着已夹持的下鼻甲前端剪至下鼻甲鼻腔外侧壁的附着处（图 16-12）。用手术刀在下鼻甲下方做黏膜切口，这样在上颌窦内侧壁切除后，黏膜可以翻转复位，覆盖于鼻底和鼻窦交界处的、残留的上颌窦内侧壁裸露骨质[5]（图 16-12）。用锋利的骨凿切除上颌窦内侧壁与鼻底交界区域的骨质（图 16-12）。后端垂直切除时可以进入上颌窦及邻近的上颌窦后壁和大的上颌窦口[5]（图 16-12）。

当上颌窦内侧壁骨质活动后，可见鼻泪管维系于其前缘（图 16-13）。使用手术刀切开鼻泪管（图16-13）。手术结束时，使用泪囊鼻腔造孔术（dacryocystorhinostomy，DCR）矛状刀 *（Medtronic ENT）纵行切开鼻泪管下半部分，将黏膜瓣向前和向后翻转[5-7]，防止术后鼻泪管狭窄[5-6]。上颌骨切缘部分用吸引切割器修整平齐。此时使用 70° 内镜观察，整个上颌窦内一览无余[5]（图 16-14），包括上颌窦前壁和底壁（图 16-14，图 16-15）。上颌窦内肿

瘤可以在直视下完整切除。如果需要其他径路，同时肿瘤并非来源于前壁，可行尖牙窝造孔术。尖牙窝造孔后，经上颌窦前壁可导入器械或者内镜，有助于处理其他方法不能到达的区域。可塑形吸引解剖器械 *（刮匙、Freer 剥离子；Integra）也非常有用，因为这些器械可以调节至需要的角度，处理上颌窦前壁或前外侧壁等难以达到的区域。

如果上颌窦前壁看不清楚，或者广泛附着于上

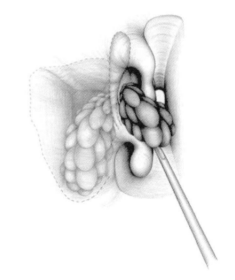

图 16-11 用吸引切割器将起源于上颌窦内的内翻性乳头状瘤部分切除，目的是确认肿瘤起源

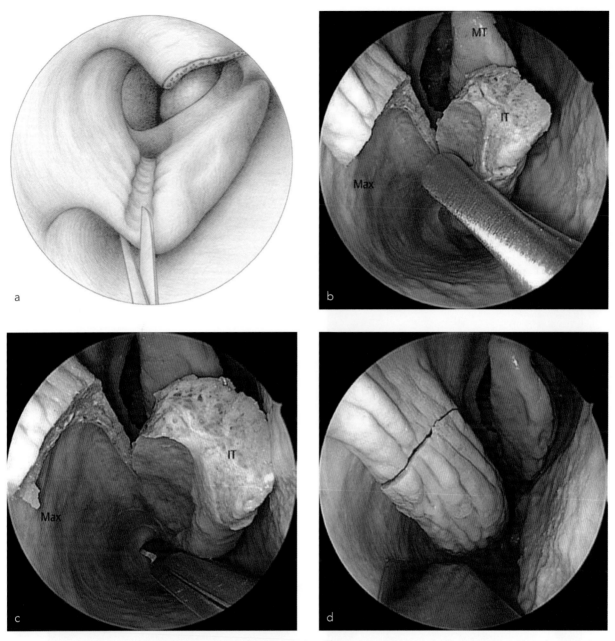

图 16-12　将下鼻甲自上颌窦内侧壁连接处夹持并切除（a）；尸头解剖显示下鼻甲（IT）已经被从上颌窦（Max）内侧壁上切除（b）；切口沿鼻底延续至下鼻甲的后方（c）；用锋利的骨凿沿黏膜切口将切口下骨质切除（d）

MT：中鼻甲。

颌窦前壁的肿瘤需要更好的进路的时候，则可以进一步切除上颌窦前内侧壁和上颌骨额突（图 16-16）。这类似于第五章提到的泪前径路，不过下鼻甲已经在上颌窦内侧壁切除中去除。在这种情况下，尖牙窝钻孔被认为是不合适的，因为有肿瘤种植到面颊软组织的风险。虽然种植不太可能发生，但如果进入上颌窦的切入点是肿瘤而非正常黏膜，这种风险就加大了。

如果上述径路仍然困难，不能充分处理上颌窦前壁病变，经鼻中隔径路可以提供到达此区域的更好的角度。经中隔径路需要行对侧鼻前庭半贯穿切口（图 16-17a），水平方向切除上颌窦前部对应小部分软骨和 / 或骨（图 16-17b）。手术器械可以穿过鼻前庭切口、软骨窗（图 16-17c）、对侧鼻腔的水平黏膜切口（图 16-17d），提供到达上颌窦前壁的更好径路（图 16-18）。此径路可改善暴露角度，

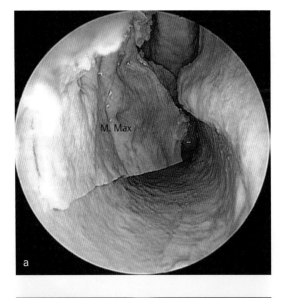
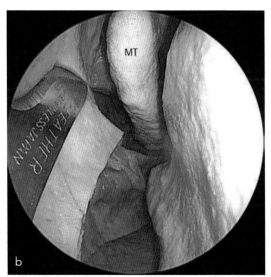
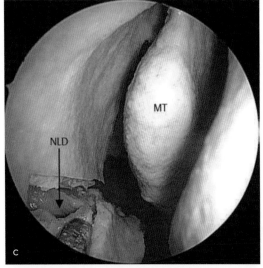

图 16-13　尸头解剖显示上颌窦内侧壁（M. Max）部分活动，然而它仍然和鼻泪管（NLD）相连（a）；手术刀自前端横断鼻泪管（b）；图 c 示鼻泪管断端

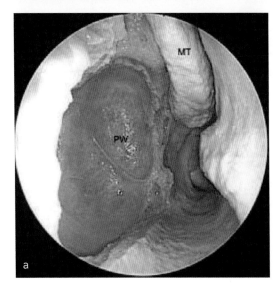
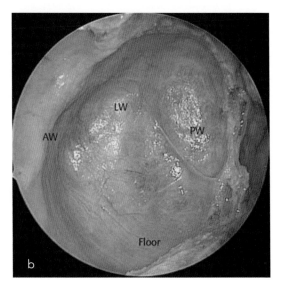

图 16-14　尸头解剖示上颌窦内侧壁切除后的上颌窦暴露情况；图 a 为 0° 镜，图 b 为 70° 镜

PW：后壁；LW：侧壁；AW：前壁；MT：中鼻甲。

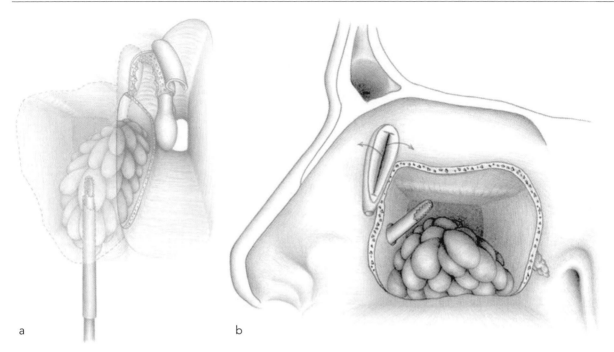

图 16-15　图 a 示内镜下上颌窦内侧壁切除后 0°镜下所见；图 b 示上颌窦 70°镜下所见。注意经尖牙窝钻孔进入上颌窦的吸引切割器

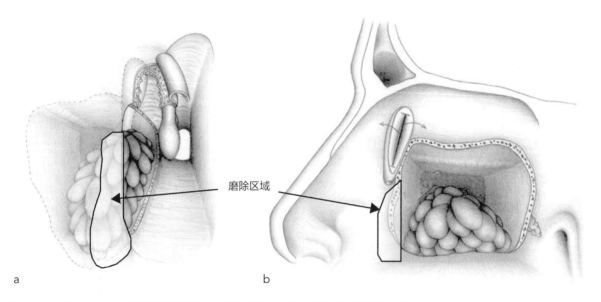

磨除区域

图 16-16　图 a、b 示如果需要直接进入上颌窦前壁，则应磨除上颌骨额突区域

可以处理整个上颌窦前壁（图 16-18）。进入这个区域，最好用 60°吸引切割器钻头或者 70°金刚砂钻头（Medtronic ENT）。

进入翼腭窝

　　进入翼腭窝需要切除上颌窦后壁。大多数病例并不需要经上颌窦内侧壁切除，因为只需扩大的中鼻道上颌窦开放术就可以进入翼腭窝。如果需要，可以行下鼻甲部分切除术，上颌窦开放到达鼻底。剥离并保护上颌窦后壁黏膜。进入翼腭窝必须去除上颌窦后壁骨质。去除上颌窦后壁骨质，按照第 10 章描述解剖蝶腭动脉，使用带吸引双极电凝钳烧灼切断。使用 Hajek-Koeffler 咬骨钳或者 45°Blakesley 钳切除蝶腭动脉前壁的骨质。咬骨钳进入蝶腭孔切

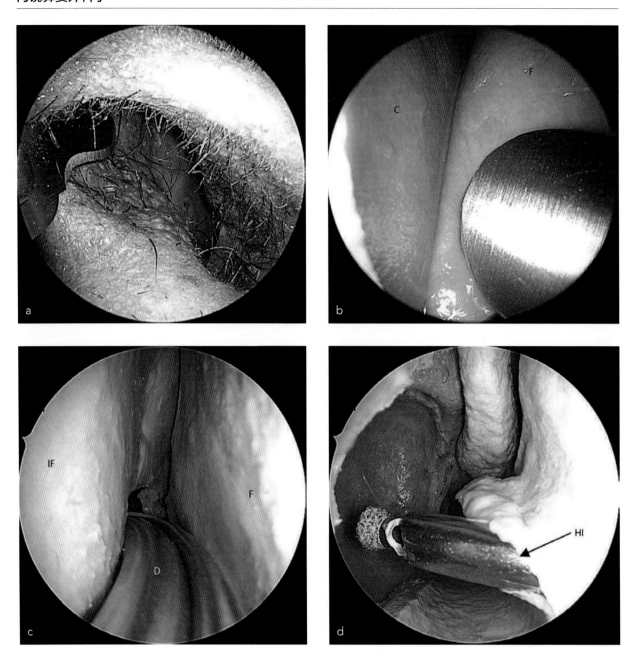

图 16-17 图 a 尸头解剖显示在左侧鼻孔前部做半贯穿切口（需切除肿瘤的对侧）。图 b 示剥离黏骨膜瓣；图 c 示移除鼻中隔软骨窗后，在肿瘤同侧（IF）黏骨膜做水平切口，可以由此通过 70° 金刚钻头（D）。图 d 示内镜已置于右鼻腔内，钻头通过左侧半贯穿切口和水平的鼻中隔瓣切口（HI）进入右侧上颌窦内

C：软骨；F：瓣。

除蝶腭孔前方骨质，到达上颌窦后壁（图 16-19）。随后可以继续使用咬骨钳或 45° Blakesley 咬钳去除骨质，暴露翼腭窝内容（图 16-20）。

进入颞下窝

进入颞下窝，需要切除上颌窦后壁和侧壁所有骨质。大部分骨质可以经过同侧鼻孔，使用 Hajek-

Koeffier 咬钳或者 Blakesley 咬切钳去除。为了彻底暴露，上颌窦顶壁至底壁间所有骨质都应去除（图 16-21）。

经对侧鼻孔建立中隔径路，导入 Hajek-Koeffier 咬骨钳或 Blakesley 咬钳到达上颌窦前壁后，继续切除骨质。经中隔径路到达颞下窝的方法与到达上颌窦前壁相似。该径路允许手术器械到达上颌窦前

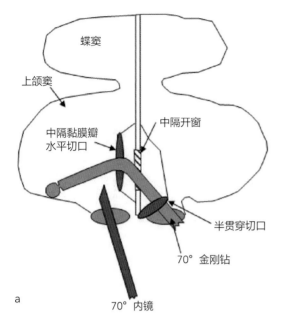

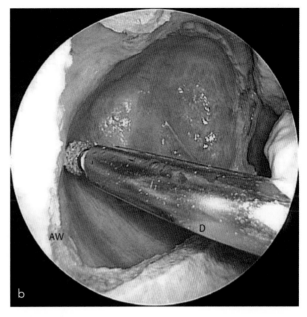

图 16-18 图 a 显示，中隔切口可以获得一个良好的视野，充分地暴露整个上颌窦前壁，切除来源于该区域或者该区域粘连紧密的肿瘤；图 b 尸头解剖显示，70° 金刚钻（D）可以到达上颌窦前壁（AW）

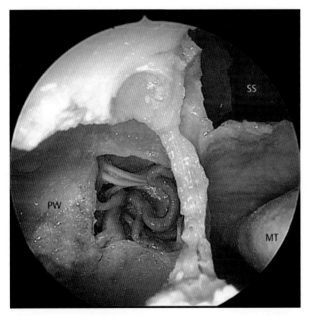

图 16-19 尸头解剖显示通过扩大的上颌窦口可以观察到右侧翼腭窝的解剖结构

PW：上颌窦后壁；SS：蝶窦；MT：中鼻甲。

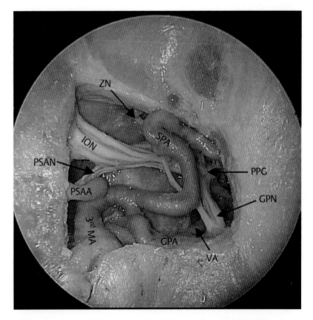

图 16-20 尸头解剖示从右侧上颌窦内观察翼腭窝结构，脂肪组已经去除

PPG：蝶腭神经节；GPN：腭大神经；VA：翼管动脉；GPA：腭大动脉；SPA：蝶腭动脉；ZN：颧神经；ION：眶下神经；PSAA：后上牙槽动脉；PSAN：后上牙槽神经；3ʳᵈ MA：上颌动脉第三段。

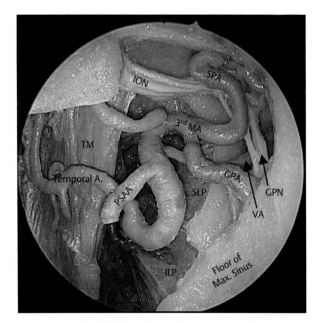

图 16-21　尸头解剖显示右侧上颌窦外侧壁、底壁和后壁均被切除。图示颞肌（JM）直接位于上颌窦外侧壁后方。可见翼外肌的上（SLP）和下（ILP）头端附着并覆盖于翼外板表面

GPN：腭大神经；VA：翼管动脉；GPA：腭大动脉；SPA：蝶腭动脉；ION：眶下神经；PSAA：后上牙槽后动脉；3rd MA：上颌动脉第三段；Floor of Max. Sinus：上颌窦底。

壁的角度，在本章"上颌窦入路"已有描述。

【内镜解剖】

腭大管和翼腭窝的内镜解剖

　　腭大管和翼腭窝相通（图 16-22、图 16-23）。翼腭窝形似一个倒立的椎体，椎体的底部形成腭大管。翼腭窝内容包括上颌动脉终末分支即蝶腭动脉和腭大动脉（图 16-20）。翼管神经进入翼腭窝后部，然后向外侧止于蝶腭神经节，蝶腭神经节与上颌神经相连（图 16-20）。翼腭窝向外侧逐渐变窄，通过翼上颌裂向外侧通向较宽大的颞下窝（图 16-22、图 16-23）。

　　翼腭窝顶部由蝶骨大翼和眶上裂、圆孔和上颌神经组成，上颌神经走行于眶尖下方，经过圆孔，从内向外穿过翼腭窝顶部（图 16-22、图 16-23）。翼腭窝内壁由腭骨、蝶腭孔和蝶腭动脉构成（图 16-24），而底部由腭大管形成，侧壁由翼上颌裂形

成（图 16-20、图 16-22）。图 16-25 显示了翼腭窝后壁上各个孔道的关系，包括腭鞘管、翼管、圆孔，还显示了眶下裂和翼上颌裂（图 16-26）。

　　如果在内镜下观察翼腭窝区域，逐层去除，依次显示，有助于理解其解剖关系。首先要认识到翼腭窝是一个位于上颌窦后壁后方的狭小空间（图 16-19）；其次，进入翼腭窝首先遇到的结构是血管，而神经结构深藏于动脉丛的后方（图 16-20）。

　　进一步解剖翼腭窝顶部，可见上颌神经恰恰位于翼腭窝顶部、眼眶下方。如果沿神经向后内侧追溯，即可见圆孔（图 16-26）。如果我们切除翼腭窝内大部分血管丛，可以辨识翼管神经自后方进入翼腭窝（图 16-25）。

眶上裂的内镜解剖

　　另一个必须要掌握的要点是翼腭窝、颞下窝和眶上裂的相互毗邻关系。肿瘤可以从颞下窝和翼腭窝向上穿过眶上裂进入眶尖。此外，肿瘤可以跟随眶下神经和上颌神经进入翼腭窝，向后累及海绵窦和颈内动脉。图 16-26 显示眶上裂和穿行其间的眶下神经和颧神经。注意眶上裂内侧部分与翼腭窝沟通，眶上裂外侧部分与眼眶沟通。

　　临近眶尖和蝶窦的区域，眶纸板下部变厚。眶上裂外壁由中颅窝内壁形成。眶下神经走行于眶上裂下面，肿瘤可以循此累及眶尖，继而侵犯到蝶窦外侧壁和中颅窝之间的空间（图 16-26）。如果肿瘤侵袭明显，还可能累及海绵窦甚至颈内动脉。

　　为了进一步了解手术如何进入眶上裂内侧区域，图 16-27、图 16-28、图 16-29 和图 16-30 显示了内镜下该区域的解剖所见。应注意图 16-24 显示右侧上颌窦后壁已经切除，蝶窦筛窦也已充分开放。图 16-27 可见蝶窦外侧壁，注意外侧壁的标志，包括视神经、海绵窦段颈内动脉前膝部、三叉神经上颌支的压迹以及蝶窦底壁的翼管神经。视神经颈内动脉外侧隐窝可见。图 16-28 显示蝶窦外侧壁已经被切除，蓝色硅胶显示颈内动脉前膝部完全位于海绵窦内。前界标志着眶尖和眶上裂的开始。在图 16-29 中可以看到动眼神经、滑车神经和三叉神经眼支，离开海绵窦外侧壁进入眶尖。在图 16-30 中，解剖蝶骨外侧壁和颞窝内侧壁之间的空

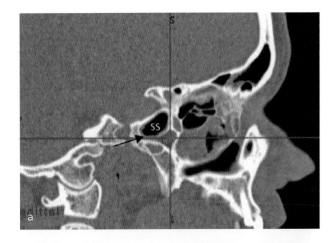
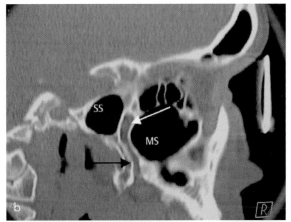
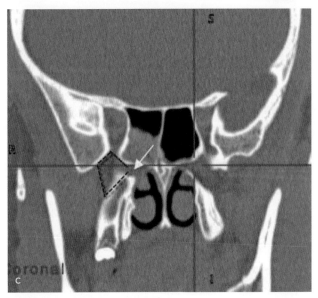
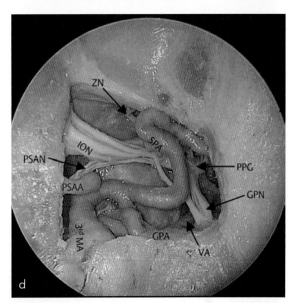

图 16-22   矢状位 CT 显示翼腭窝呈锥形（a）（白色箭头），翼管进入翼腭窝后壁（黑色箭头）。同一 CT（b），翼腭窝（白色箭头）位于上颌窦（MS）和蝶窦（SS）之间，翼腭窝与腭大管相通（黑色箭头）。注意，翼腭窝向外侧逐渐变窄经翼上颌裂与颞下窝相连。冠状位 CT 上（c），用黑色虚线勾勒出锥形翼腭窝的轮廓，白色箭头和十字准线指示蝶腭孔的位置。右侧上颌窦后壁切除后，显示翼腭窝的内容物（d）

GPN：腭大神经；VA：翼管动脉；GPA：腭大动脉；SPA：蝶腭动脉；PPG：蝶腭神经节；ION：眶下神经；PSAN：后上牙槽神经；PSAA：后上牙槽动脉；3rd MA：上颌动脉第三段。

间，切除了颞窝硬脑膜以显示颞叶内侧。此图中，眶尖的眶骨膜使用 Freer 剥离子分离。对上颌神经的分析可以显示该区域肿瘤的侵犯路径。向后方肿瘤可累及海绵窦并侵入海绵窦内结构，如海绵窦内颈内动脉；向内侧肿瘤累及蝶窦的外侧壁；肿瘤向外侧挤压可以进入中颅窝。

中颅窝区域的内镜解剖

进一步切除蝶窦外侧壁，才能进入中颅窝和卵

圆孔（图 16-30）。为了暴露中颅窝，需要显露蝶窦底壁的翼管神经和蝶窦外侧壁上的上颌神经，使用金刚钻磨除上述神经周围的骨质（图 16-30）。翼管后端指向斜坡旁段颈内动脉的第二膝，此处动脉将垂直向上并经蝶窦外侧壁，向垂体窝走行。图16-30 显示骨质被磨除后，翼管和上颌神经之间的关系。这部分骨质去除后，可显露上颌神经上方和下方的中颅窝与蝶窦外侧壁之间的空间。继续向后方去除骨质，可以看到卵圆孔和三叉神经下颌支，

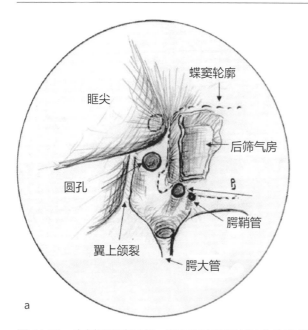
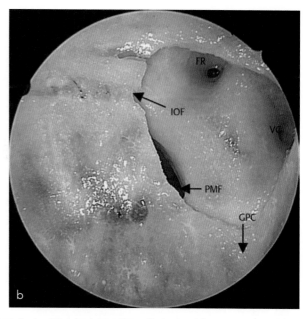

图 16-23 右侧翼腭窝后部、顶部和底部解剖结构的毗邻关系（a），图中没有显示翼腭窝内壁和蝶腭孔；干颅骨标本显示使用 0°镜在上颌窦内所见。在翼腭窝区域切除了上颌窦后壁，可以看到翼突和一些重要的周围结构（b）。可见圆孔（FR）、翼管（VC）和眶下裂（IOF）与翼上颌裂伴随存在。注意观察翼上颌裂和颞下窝如何彼此连续

GPC：腭大管。

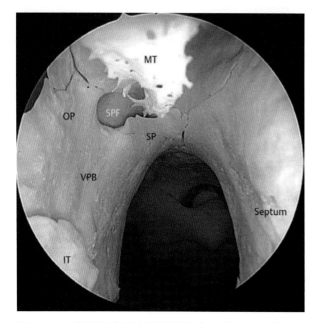
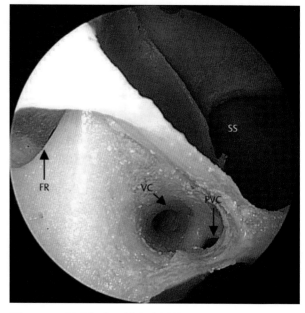

图 16-24 颅骨标本示右侧蝶腭孔（SPF）。腭骨垂直板发出两个突起，眶突（OP）和蝶突（SP），蝶腭孔位于两者之间

MT：中鼻甲；IT：下鼻甲；Septum：鼻中隔。

图 16-25 颅骨标本示扩大右侧蝶腭孔，切除腭骨蝶突，近距离观察可以清晰地看到翼管（VC）以及内侧的腭鞘管（PVC）

SS：蝶窦；FR：圆孔。

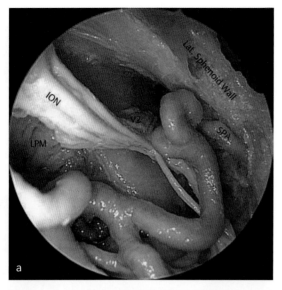
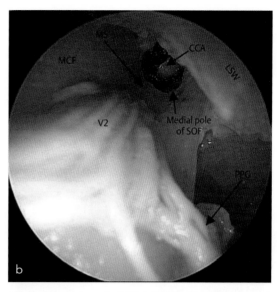

图 16-26　尸头解剖，鼻内镜显示右侧翼腭窝（a）。三叉神经上颌支（V2）出圆孔分叉为眶下神经（ION）和颧神经。LPM：翼外肌；SPA：蝶腭动脉。近距离观察 V2 离开圆孔处，外侧为颅中窝，上侧为上颌柱，后侧为眶上裂（b）。注意上颌柱（MS）是将圆孔及其内容物（V2）与眶上裂分开的骨隔。眶上裂（SOF）形成海绵窦前壁，在此处可以看到海绵窦段颈内动脉（CCA），可见 SOF 的内侧孔（黑色箭头）LSW：蝶窦外侧壁。

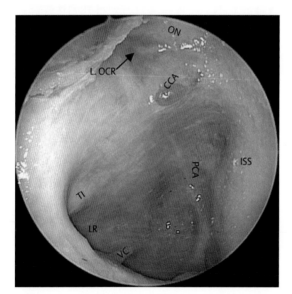
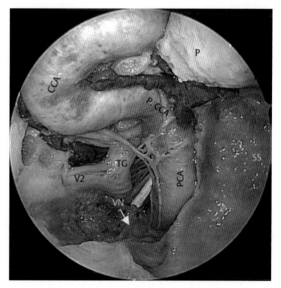

图 16-27　尸头解剖显示右侧蝶窦扩大开放术后。翼管（VC）、三叉神经上颌支压迹（TI）清晰可见。如果蝶窦气化良好，在 VC 和 TI 之间的蝶窦外侧壁上有凹陷，即外侧隐窝（LR）。可以看到视神经颈内动脉外侧隐窝（L.OCR）。这个隐窝与视柱（将视神经管与眶上裂分开的骨桥）的气化程度相符。视柱的进一步气化可导致前床突气化，与视神经依靠系膜相连

ISS：蝶窦中隔；ON：视神经；CCA：海绵窦颈内动脉前膝部；PCA：斜坡旁颈内动脉。

图 16-28　尸头解剖显示蝶窦外侧壁骨质去除后

P：脑垂体；CCA：海绵窦段颈内动脉；V2：三叉神经上颌支；TG：三叉神经节；VN：翼管神经；PCA：斜坡旁颈内动脉；P. CCA：海绵窦内的颈内动脉后膝部；SS：蝶窦。

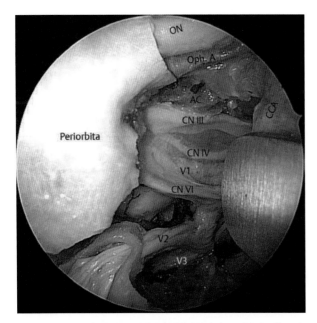

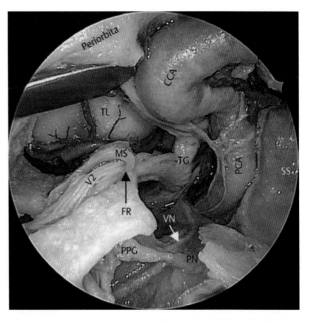

图 16-29　尸头解剖显示右侧蝶窦外侧壁骨质已切除，内移海绵窦段颈内动脉前膝部。海绵窦外侧壁硬膜层内的神经清晰可见。内侧可看到外展神经（CN Ⅵ）行走于海绵窦内。注意眶尖眶骨膜（Periorbita）。前床突（AC）骨质留在原位，其位于视神经颈内动脉外侧隐窝内

ON：视神经；Oph .A：眼动脉；CN Ⅲ：动眼神经；CN Ⅳ：滑车神经；V1：三叉神经眼支；V2：三叉神经上颌支；V3：三叉神经下颌支。

图 16-30　尸头解剖显示右侧蝶窦外侧壁切除后。继续向前解剖至下方的翼腭窝和上方的眶尖。此图中，向上方切除眶骨膜（Periorbita）。注意观察上颌柱（MS）的残余部分，该支柱是将圆孔与眶上裂 / 眶尖分开的骨隔。翼管神经（VN）在翼腭窝后方走行并到达蝶腭神经节（PPG）。圆孔（FR）和颞叶（TL）的毗邻关系清晰可见

V2：三叉神经上颌支；PN：咽神经；PCA：斜坡旁颈内动脉；CCA：海绵窦内颈内动脉；SS：蝶窦；TG：三叉神经节。

其位于颈内动脉的前外侧（图 16-32）。翼管神经位于内侧，标志蝶窦底壁和外侧壁交界区域的颈内动脉。外侧壁的卵圆孔正上方是海绵窦（cavernous sinus，CS），海绵窦上方是眶尖（orbital apex，OA）。上颌神经上方的空间恰位于眶尖下方，为蝶骨外侧壁和中颅窝骨质之间的空间。累及该区域的肿瘤可能压迫眶尖。图 16-31 和图 16-32 显示眶尖与蝶窦外侧壁、中颅窝内侧壁之间的关系。

蝶窦外侧壁解剖最后暴露的是位于斜坡旁颈内动脉和海绵窦段颈内动脉后膝部前方的海绵窦。如果去除蝶窦外侧壁残余的骨质，卵圆孔上方可见海绵窦和三叉神经下颌支（mandibular branch of the trigeminal nerve，V3）（图 16-32）。向外侧进一步去除骨质，移除中颅窝下方的骨质，暴露下方硬脑膜。覆盖海绵窦的硬脑膜与蝶窦有关，硬脑膜非常薄且脆弱，有多个小静脉加入或离开海绵窦，所以

在实际解剖中出血多而且难以控制。图 16-28、图 16-29、图 16-30 和图 16-32 显示了翼管神经（vidian nerve，VN）、颈内动脉（carotid artery，CA）、海绵窦（cavernous sinus，CS）、V2、V3、卵圆孔和中颅窝（middle cranial fossa，MCF）之间的关系。

颞下窝的内镜解剖

上颌窦后壁骨质完全切除后，可见翼腭窝和颞下窝（图 16-33）。眶下神经位于颞下窝与眶连接处。翼腭窝和颞下窝均包绕有骨膜，切开骨膜可见其内容物，包括脂肪、血管和神经组织。脂肪和血管通常位于神经组织的前内侧。去除表面脂肪组织后，即可见上颌动脉和颞下窝内的肌肉。翼外肌（lateral pterygoid muscle，LP）的上、下头直接起源于腭大管后方，上颌动脉经翼外肌两头之间进入颞下窝。进一步向外侧解剖，可以看到颞肌（temporalis Muscle，

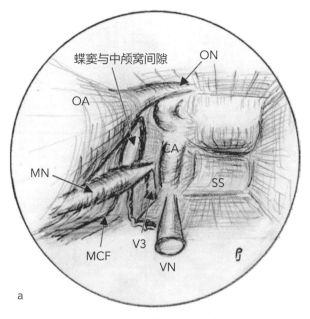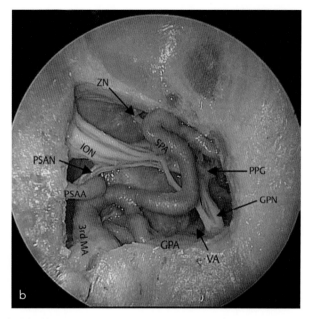

图 16-31 图 a 示从前方观察右侧上颌神经、眶上裂和翼腭窝之间的重要毗邻关系。图 b 示上颌神经离开圆孔，穿过翼腭窝顶壁，占据眶上裂形成的间隙。这些关系很重要，因为它有助于了解肿瘤是如何从一个窝扩展到另一个窝，有时侵犯眶尖

OA：眶尖；MCF：中颅窝；VN：翼管神经；PPG：蝶腭神经节；GPA：腭大动脉；GPN：腭大神经；VA：翼管动脉；SPA：蝶腭动脉；ION：眶下神经；ZN：颧神经；PSAA：后上牙槽动脉；PSAN：后上牙槽神经；3rd MA：上颌动脉第三段。

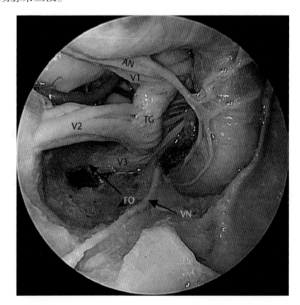

图 16-32 尸头解剖示右侧蝶窦外侧壁。外侧隐窝（翼管神经和三叉神经上颌支之间）的骨质已被移除。可以看到卵圆孔，下颌支（V3）在离开三叉神经半月节（TG）后，很快穿过这个孔。注意位于 V1和 V2、V2 和 V3 之间的硬脑膜已经被去除

VN：翼管；V2：三叉神经上颌支；V1：三叉神经眼支；AN：外展神经。

TM），切除颞肌可显示下颌支（图 16-34）。使用角度内镜向下观察，可以看到翼内肌浅头。

【累及上颌窦、翼腭窝和颞下窝的肿瘤】

上颌窦后鼻孔息肉

上颌窦后鼻孔息肉常来源于上颌窦后壁。需要从息肉基底区域完整切除以防止复发。手术第一步先行中鼻道上颌窦扩大开放术，暴露息肉基底。如果整个基底可以经中鼻道上颌窦开放达到，可以将息肉基底及其周边的正常黏膜切除。如果经中鼻道上颌窦开放不易到达基底区，应行尖牙窝钻孔术，将吸引切割器或 Freer 剥离子经钻孔处导入，将息肉基底及其周边的正常黏膜一并切除。

内翻性乳头状瘤

另一种最常见累及上颌窦的良性肿瘤是内翻性乳头状瘤（inverting papilloma，IP）。小的、非上颌窦前壁起源的 IP 可以采用扩大的中鼻道上颌窦开放和尖牙窝钻孔术切除（见第 5 章）。当内镜由上颌

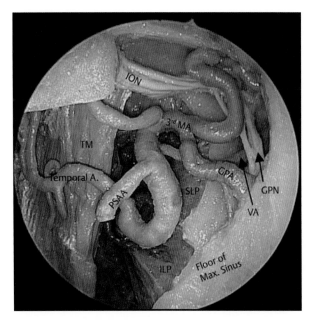

图 16-33　尸头解剖显示切除右侧上颌窦外侧壁、底壁和后壁后。颞肌（TM）位于上颌窦外侧壁的深方。可见翼外肌的上头（SLP）和下头（ILP）附着和覆盖于翼外板表面

GPN：腭大神经；VA：翼管动脉；GPA：腭大动脉；SPA：蝶腭动脉；ION：眶下神经；PSAA：后上牙槽动脉；3rd MA：上颌动脉第三段；Floor of Max. Sinus：上颌窦底。

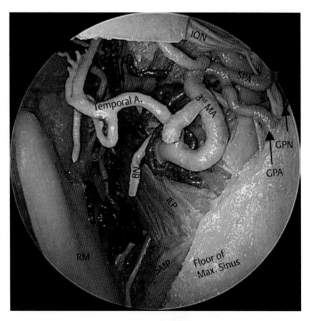

图 16-34　尸头解剖显示颞肌切除后的右颞下窝，显示下颌支（RM）。利用角度内镜，可以看到翼内肌（SMP）浅头。注意翼内肌有浅头和深头，其浅头位于翼外肌（ILP）下头的浅面。上颌动脉自翼外肌上头和下头之间进入颞下窝

GPN：腭大神经；GPA：腭大动脉；SPA：蝶腭动脉；ION：眶下神经；3rd MA：上颌动脉第三段；Floor of Max. Sinus：上颌窦底。

窦窦口导入观察时，器械经钻孔处导入切除肿瘤，反之亦然。采用这个术式，几乎可以处理整个上颌窦病变。唯一不能够处理的位置是上颌窦前壁。上颌窦前壁肿瘤，需要采用泪前进路或内镜下上颌窦内侧壁切除术。所有其他小的或者局限性的肿瘤均可用这两个进路切除。

大的或者上颌窦前壁肿瘤

如果肿瘤不能通过尖牙窝钻孔切除，或者肿瘤范围广泛，或者起源于上颌窦前壁，应采用泪前径路（如前文所述）或者内镜下上颌窦内侧壁切除术。在行上颌窦内侧壁切除术时，如果需要附加进路，可以将上颌骨额突磨除。也可以联合经中隔径路，如本章所述，这样可以改善处理上颌窦前壁病变的角度。所有上颌窦壁都需要评估，肿瘤及其周围黏膜应一并切除。图 16-35 中，患者有巨大内翻性乳头状瘤，向外侧侵犯超出了上颌窦范围。

此内翻性乳头状瘤起源于下鼻甲，切除上颌骨内侧壁可以切除大部分肿瘤起源。此外，肿瘤其他根基位于上颌窦后壁和临近底壁，在内镜下上颌骨内侧壁切除后很容易处理这些病变。肿瘤基底区域骨质应当使用金刚钻适当磨除，以确保其新骨形成区域的骨质间隙中没有肿瘤浸润。

下一个患者内翻性乳头状瘤起源于上颌窦前外侧壁，根基部有新骨形成。上颌窦前外侧壁的肿瘤切除后（内镜下上颌窦内侧壁切除术后），使用70° 金刚钻处理肿瘤根基部，磨除其下方的骨质（图 16-36）。内翻性乳头状瘤根基部周围新骨形成很常见，将新骨磨除非常重要，因为黏膜可以伴随新骨形成进入骨缝，做不到这一点就会导致肿瘤复发[8]。

【内镜下切除内翻性乳头状瘤的结果】

内翻性乳头状瘤患者按照 Krouse 分期标准进行分期。分期标准见表 16-1。

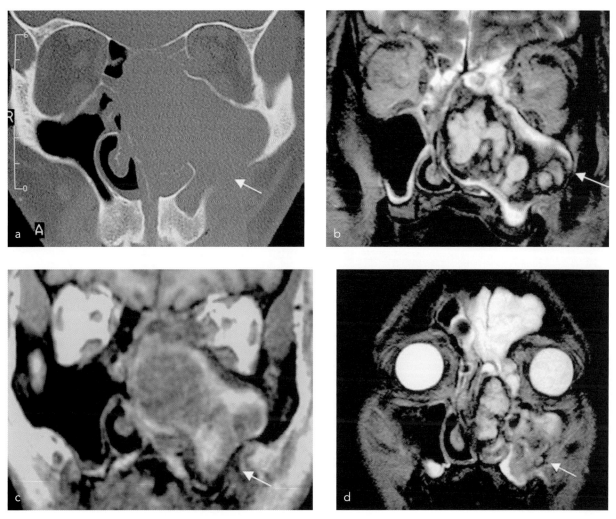

图 16-35　大的内翻性乳头状瘤侵蚀上颌窦外侧壁骨质（白色箭头）。图 a 为 CT，图 b 为 MRI，图 c 为 T_1 和 T_2 加权像，图 d 显示肿瘤的累及范围，MRI（T_2 加权像）显示被黏液阻塞的额窦内高亮影像

　　已发表的一系列接受内镜内翻性乳头状瘤切除的患者情况见表 16-2。这些包括大的和广泛扩展的肿瘤，接受内镜下上颌窦内侧壁切除术的患者。从这些结果和近来 Krouse[9] 发表的结果以及 Melroy 和 Senior[10] 综述的文献来看，内镜下内翻性乳头状瘤切除手术的疗效优于过去的开放径路手术。开放径路术后平均复发率约 18%，而内镜下手术的平均复发率约 12%。

表 16-1　内翻性乳头状瘤 Krouse 分期

分期	肿瘤累及范围
Ⅰ 期	肿瘤局限于鼻腔；未恶变
Ⅱ 期	肿瘤累及窦口鼻道复合体、筛窦和 / 或上颌窦内侧壁；未恶变
Ⅲ 期	肿瘤累及上颌窦下壁、上壁、外侧壁或前壁，蝶窦和 / 或额窦；未恶变
Ⅳ 期	肿瘤累及鼻腔 / 鼻窦以外区域；肿瘤恶变

表 16-2　症状、起源、分期、术式及内镜切除 IP 的结局，包括接受内镜下上颌窦内侧壁切除术治疗 IP 的患者[5]

编号	性别，年龄/岁	症状	起源	分期	内镜手术方式	目前状况及随访
1①	男,51	左鼻塞、流涕	左上颌窦口、眶纸板、蝶窦	IV	上颌骨内侧壁切除 + 尖牙窝穿刺 + 筛窦、蝶窦、额隐窝开放术	术后 4 个月左侧颞下窝肿瘤复发，再次手术后随访 3 年无复发
2	男,54	左鼻塞、鼻出血	左上颌窦及下鼻甲	II	上颌骨内侧壁切除 + 尖牙窝穿刺 + 泪囊鼻腔吻合术	无复发
3	男,71	右鼻塞、流涕	右侧钩突	II	MMA	无复发
4	男,41	左鼻塞、（既往因内翻行鼻侧切开术）	左眶纸板、额窦	III	MMA+ 额窦、蝶窦开放 + 内镜下 Lothrop 手术	无复发
5	男,74	左鼻塞	鼻中隔左侧	I	MMA+ 筛窦开放术	无复发
6	男,72	无症状	左中鼻甲	I	左中鼻甲切除 + 筛、蝶窦开放术	无复发
7	男,46	左鼻塞	左上颌窦	II	MMA+ 筛、蝶窦开放术	无复发
8	男,53	右额窦炎（既往因内翻行鼻侧切开术）	右上颌窦底	III	上颌骨内侧壁切除 + 尖牙窝穿刺术	无复发
9	女,60	右鼻塞、流涕	右上颌窦底	III	MMA+ 尖牙窝穿刺术	无复发
10	女,78	右鼻出血、鼻塞	右上颌窦底	III	上颌骨内侧壁切除 + 筛窦开放 + 泪囊鼻腔吻合 + 尖牙窝穿刺术	无复发
11	男,53	左鼻塞（既往行柯-陆氏入路手术）	左上颌窦底	III	MMA+ 筛窦、额隐窝开放术	无复发
12	男,44	右鼻塞	左中鼻甲	I	MMA+ 筛窦开放 + 中鼻甲切除术	无复发
13	男,67	左鼻塞	蝶窦及后筛	III	MMA+ 筛窦开放 + 上鼻甲切除 + 蝶窦扩大开放术	无复发
14	女,58	右鼻塞、涕中带血	鼻中隔后端	I	筛、蝶窦开放 + 鼻中隔、中鼻甲、上鼻甲切除术	无复发
15	男,71	右鼻塞	右中鼻道及上颌窦内侧壁	II	筛窦、额隐窝开放 + 中鼻甲切除 + 上颌骨内侧壁切除 + 尖牙窝穿刺术	无复发
16	女,50	左鼻塞、鼻出血、流涕	左上颌窦口上缘	II	前筛开放 +MMA+ 尖牙窝穿刺术	无复发
17	男,56	右鼻塞	中鼻道上颌窦口后缘	II	筛窦开放 +MMA	无复发

注：①复发与鳞癌细胞种植相关。

DCR：泪囊鼻腔吻合术；IP：内翻性乳头状瘤；MMA：中鼻道上颌窦开放术。

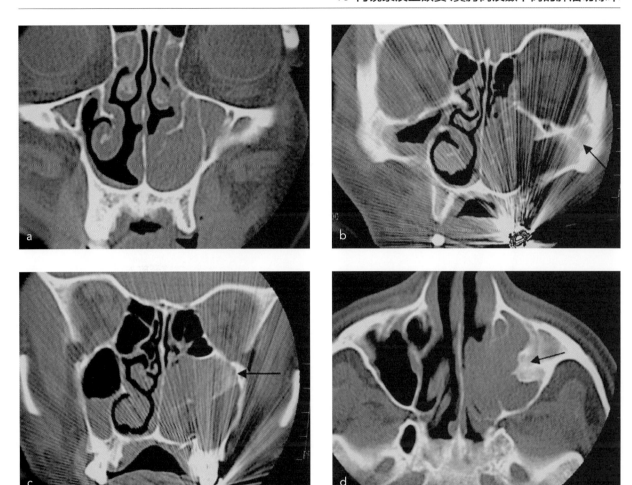

图 16-36 内翻性乳头状瘤起源于上颌窦外侧壁，根基部可见新骨形成（a～d）（黑色箭头）

青少年鼻咽血管纤维瘤

对于仅占据鼻腔或累及翼腭窝或邻近鼻窦的青少年鼻咽血管纤维瘤（juvenile nasopharyngeal angiofibroma，JNAs）可以经鼻内镜切除，此观点目前已被广泛接受[6,10]。第一步，在术前 24h 内进行血管栓塞，减少肿瘤血供。如果 24h 之前完成栓塞，肿瘤可能会开放大量的侧支循环，恢复一定程度的血供。第二步，进行中鼻道上颌窦口扩大开放术，切除后囟，并行筛窦、蝶窦开放术，打开经肿瘤顶端进入蝶窦的通道。随后用 Freer 可调式吸引剥离子游离鼻腔部分肿瘤。这部分肿瘤通常与鼻中隔和骨性后鼻孔缘粘连，但是在肿瘤表面会有一个解剖界面。如果鼻内操作空间充裕，无须将肿瘤减容，但如果鼻腔部分肿瘤内过大，就需要先切除，以便于处理向外侵犯的肿瘤。对于较大的鼻腔和鼻咽部分肿瘤，在此阶段游离鼻咽部分肿瘤很重要，

肿瘤紧密附着于鼻咽壁，可使用消融刀头进行游离。游离充分后，使用消融刀头将肿瘤进入蝶腭孔处切断。组织切除和止血同步进行，用消融刀头控制肿瘤切面的出血。鼻腔和鼻咽部肿瘤推向鼻咽部经口取出。接下来，需要暴露翼腭窝内肿瘤。自蝶腭孔开始切除上颌窦后壁，显露翼腭窝内肿瘤和供血的上颌动脉（图 16-37）。累及翼腭窝的大的肿瘤切除方法，详见后述。

【大的鼻咽血管纤维瘤】[11]

累及翼腭窝（和颞下窝）的最常见的良性肿瘤是 JNA。通常鼻咽血管纤维瘤起源于翼管开口区域，向翼腭窝侵犯。大的、侵犯颞下窝的鼻咽血管纤维瘤通常会有较大鼻腔内肿瘤，并且累及邻近的鼻窦，特别是蝶窦。在此区域，其他良性肿瘤相对较少，包括来自鼻腔的内翻性乳头状瘤、来自神经

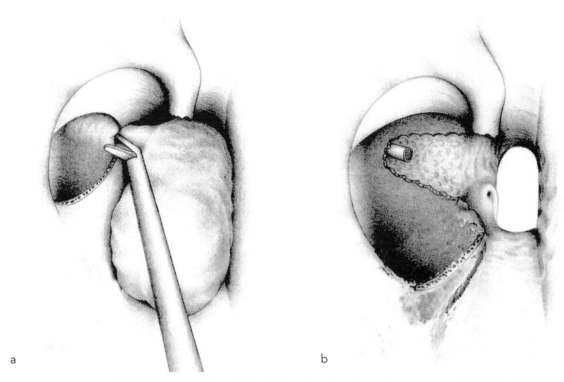

图 16-37　鼻腔内肿瘤已经游离，行扩大的中鼻道上颌窦口开放术，使用 45° Blakesley 咬切钳去除上颌窦后壁（a）。切除鼻腔肿瘤，暴露翼腭窝（b），瘤床上可见上颌动脉

鞘膜的肿瘤（神经鞘瘤）、来自软骨或肌肉组织的肿瘤等。之所以对于处理这些肿瘤的最佳手术方式存在争议，其原因在于肿瘤具有丰富的血供。肿瘤切除过程中可能会遇到大量出血，如果医生没有准备或不能处理这种出血，就会导致并发症。内镜下处理大的鼻咽血管纤维瘤需要两个关键的步骤。第一步，术前行肿瘤供血血管的栓塞，显著降低肿瘤血供，改善术野（图 16-38）[6,11]。

第二步，采用两位术者协作的方式。第二个术者可以用高通量吸引器置于手术区域，能够及时吸除血液，还可以用吸引器压迫肿瘤以便于切除[6,11]。

术前，需要对大的鼻咽血管纤维瘤仔细评估，确认肿瘤是否适合内镜下切除。大的鼻咽血管纤维瘤有沿着阻力最小的路径生长、扩展到潜在空间的趋势。在决定是否采用鼻内镜下切除肿瘤之前，需要仔细评估翼腭窝和颞下窝区域[11]。在翼腭窝，特别需要对眶上裂仔细评估。如本章解剖部分所述，在蝶窦外侧壁与中颅窝之间有一潜在间隙，肿瘤可以沿着眶下神经侵犯神经上方的这一间隙。肿瘤向后进一步生长还可以挤压到海绵窦和颈内动脉海绵

窦段的前膝部。如图 16-39 所示的病例中，肿瘤通过向眶上裂侵犯至这一间隙，贴近海绵窦和颈内动脉，压迫眶尖。

图 16-39 所示的病例中，上颌神经被肿瘤完全包绕，不太可能将神经从肿瘤上分离出来，切除肿瘤时需要牺牲上颌神经。大多数情况下，肿瘤很少累及眶上裂，肿瘤只是把神经向上推移，通常可以将神经从肿瘤上分离。在手术时，应该尽早在上颌窦内识别神经近端，继续向后追踪。神经通常可以从肿瘤顶部进行剥离，实现与肿瘤的分离。在肿瘤表面，把肿瘤向下推压，就可以轻轻地把神经解离出来。上颌神经呈新月状悬挂于上颌窦后壁到圆孔之间。只要牢记其解剖特征，在肿瘤顶部向后方追溯神经，神经就可以保留完整。如果神经穿过肿瘤，就无法保留。带吸引的解剖器械可用于从肿瘤分离神经。无法分离的纤维组织，可以用 Wormald 颅底手术器械 *（Integra）中的软组织剪切断。软组织剪的刀片长度有 3mm 和 5mm 两种规格，包括左弯、右弯和直剪。

鼻咽血管纤维瘤另一个经常累及的区域是翼

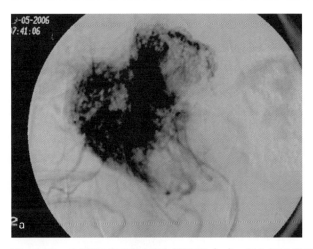
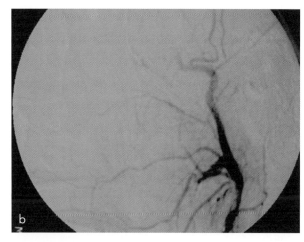

图 16-38　血管造影显示肿瘤血管浓聚（a），行上颌动脉栓塞后，浓聚的造影剂消失（b）

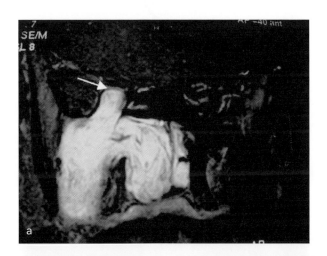
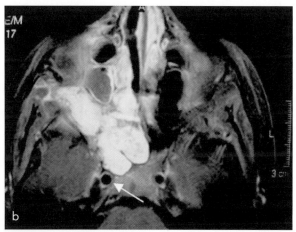

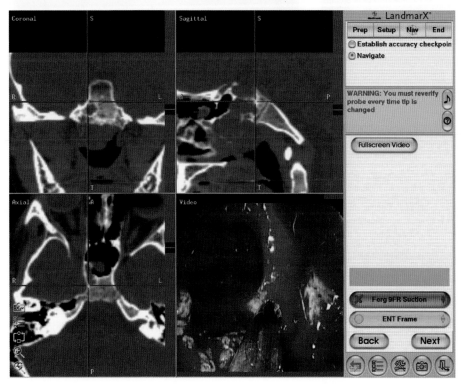

图 16-39　肿瘤沿眶下神经侵犯至蝶窦外侧壁与颞叶之间的空间，明显压迫眶尖（a，白色箭头）；肿瘤向后侵犯这个空间，临近海绵窦和颈内动脉（b，白色箭头）；术中影像导航图像，显示肿瘤切除后，将吸引探针置于蝶窦外侧壁与颞叶之间的空间，相邻 CT 扫描中的十字交叉点显示吸引探针的位置（c）

管[11]。肿瘤生长区域邻近翼管开口。肿瘤容易沿着漏斗形开口生长而侵犯翼管。应通过 CT 和 MRI 对此区域，特别是翼管进行充分评估。理解翼管解剖和毗邻关系对于评估肿瘤在此区域的扩展至关重要。如前文所述，翼管走行于蝶窦底壁，呈前后方向，指向由破裂孔段移行为海绵窦段的颈内动脉。肿瘤可以侵犯翼管并侵蚀蝶窦底壁，一些病例中（图 16-40）临近颈内动脉。我们认为 JNA 手术时对翼管评估不够，是导致肿瘤术后复发的最大原因之一。肿瘤小碎片容易被残留在翼管内，术后随着时间推移会逐渐生长。

【内镜"双术者"技术处理翼腭窝和颞下窝肿瘤】[6-11]

尽管内镜上颌窦内侧壁切除可以提供良好的径路，大的鼻咽血管纤维瘤内镜切除的成功关键是两个术者协同操作[6-11]。实现这一目的，需要给助手提供中隔径路可以直达瘤床。手术开始时，于肿瘤对侧鼻中隔行 Freer 切口（半贯穿切口）。采用标准鼻中隔成形技术，掀起中隔软骨表面的黏膜瓣，保留中隔软骨，切除部分后端骨性中隔。在需要进入的部位，在对侧中隔黏膜做横切口，使器械可以经过对侧鼻孔、Freer 切口，经中隔到达对侧鼻腔的肿瘤区域（图 16-41）。另一种选择是进行后部鼻中隔切除，助手借此通道进入对侧瘤床。

切除肿瘤过程中，需要助手配合牵拉肿瘤，牵拉对于帮助主刀医生连续肿瘤切除起到至关重要的作用。转动肿瘤有助于确认肿瘤滋养动脉（通常是上颌动脉），切断前予以夹闭或电凝。如果有明显出血，用高通量吸引器在瘤床吸引，以颅底角度血管钳（Integra）钳夹血管，然后用血管夹夹闭或双极可吸引电凝烧灼。肿瘤切除后，近距离检查瘤床

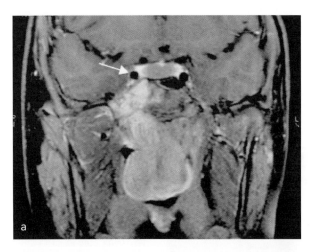

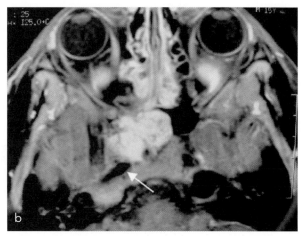

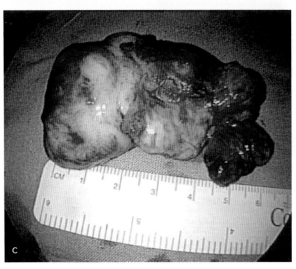

图 16-40　肿瘤充满鼻咽部，向后侵犯翼管，邻近颈内动脉（a，白色箭头）；肿瘤贴近颈内动脉（b，白色箭头）；内镜下切除肿瘤后，标尺测量肿瘤尺寸（c）

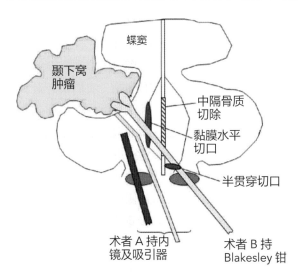

图 16-41 示意图显示双术者技术的手术径路

图中标注：
蝶窦
颞下窝肿瘤
中隔骨质切除
黏膜水平切口
半贯穿切口
术者 A 持内镜及吸引器
术者 B 持 Blakesley 钳

者数量增加，包括了过去 10 年所有手术病例。

表 16-3 鼻咽血管纤维瘤的 Radkowski 分期方法

分期	分期标准	n=18
Ⅰ A	局限于鼻腔和鼻咽部	1
Ⅰ B	累及一个以上的鼻窦	0
Ⅱ A	小范围累及翼腭窝	2
Ⅱ B	累及翼腭窝，未侵犯眼眶	5
Ⅱ C	累及颞下窝，未侵犯脸颊和翼板	4
Ⅲ A	侵犯颅底（中颅窝或翼突）	6
Ⅲ B	侵犯颅底，累及颅内，伴或不伴海绵窦受累	0

以确保无肿瘤碎片残留，特别是在翼管区域。如果有残余肿瘤，应仔细清除。使用双极电凝钳充分止血后，将保留的上颌窦后壁黏膜复位。如果需要的话，用可吸收止血纱布（Ethicon；Somerville，NJ）或者明胶海绵粉末（Pfizer；Kalamazoo，MI）填塞，缝合鼻中隔黏膜横切口。中隔黏膜横切口采用自后向前的贯穿缝合，在 Freer 切口底部穿出，然后连续缝合切口。

最后一步是确认泪囊充分敞开，防止术后狭窄和溢泪。文献报道如果术中不处理泪囊的话，术后溢泪发生率高达 30%。

【鼻内镜下鼻咽血管纤维瘤切除术的结果】

连续 18 例内镜下鼻咽血管纤维瘤切除手术回顾分析，12 例因为病变广泛需要采用内镜下上颌窦内侧壁切除术[6-11]。采用 Radkowski[12] 的方法对鼻咽血管纤维瘤的分期，见表 16-3。只有 Ⅱ C 或者 Ⅲ A 的患者需要采用内镜下上颌窦内侧壁切除径路切除肿瘤。

所有患者术后均常规复查 MRI。2 例患者 MRI 显示翼管内有强化的残余组织。这些患者数年间多次复查 MRI，强化区域并没有增大，每月监测其变化。这种强化是否能够提示肿瘤复发或组织供血增加尚不清楚，只有在多次 MRI 复查时发现强化组织逐渐增长，才需要再次手术。其他患者平均随访 6 年，均无复发迹象。从近年发表的文献看[6-11]，患

累及翼腭窝和颞下窝的神经鞘瘤

上颌窦内侧壁切除径路可以用于累及翼腭窝和颞下窝其他肿瘤。如图 16-42，来源于上颌神经的神经鞘瘤累及整个翼腭窝并明显侵犯颞下窝。上颌窦内侧壁切除术可以进入整个上颌窦后壁，随后切除肿瘤。

图 16-43 显示图 16-42 的肿瘤经上颌窦内侧壁切除径路予以切除。病理证实为神经鞘瘤。

恶性肿瘤累及鼻腔、鼻窦、翼腭窝和颞下窝

目前，关于内镜手术在切除累及翼腭窝和颞下窝的恶性肿瘤中的作用尚不清楚[13-14]。近年来，已有一些应用内镜切除鼻腔鼻窦恶性肿瘤的文献报道，但是作者们都强调这些病例还需要长期随访，开放径路的根治性切除仍然是金标准[13-14]。在我们的患者中，如果肿瘤累及眼眶或者边界不清，会采用标准的外径路行根治性手术，尤其是对于鳞状细胞癌。如果影像学表现肿瘤边界清晰，则采用内镜下肿瘤切除联合术后放疗，伴或不伴化疗。大多数鼻腔鼻窦恶性肿瘤会推压而不是浸润眶骨膜或硬脑膜。这些肿瘤通常质柔，在肿瘤和鼻腔鼻窦自然边界之间存在潜在手术层次。对于那些局限的浸润眶骨膜或硬脑膜的肿瘤，可以采用内镜下肿瘤切除及硬脑膜修补手术。

恶性肿瘤切除的首要原则是肿瘤减容，在鼻腔

创造操作空间。可以使用 Blakesley 钳（切除部分可以送病理检查）和吸引切割器。不要急于从周围组织中把肿瘤切除。一旦有足够的操作空间，即可在肿瘤和眶纸板或者眶骨膜（如眶纸板缺损）之间建立手术层次。在颅底区域，则手术层次位于肿瘤与颅底或者硬脑膜（如颅底骨质缺损）之间。开始切除肿瘤的时候，先在前端找到肿瘤和鼻腔外侧壁之间的连接处，用 Freer 可调式吸引剥离子分离出肿瘤前端正常黏膜，在黏膜和骨质之间建立手术平面。建立肿瘤周围的手术操作平面。如果手术层次位于眶骨膜或硬膜表面，即可将肿瘤从眶骨膜或者硬膜上切除且保持完整。如此操作，可以切除未侵袭周围结构的大肿瘤，并完整保留肿瘤下方的眶骨膜和硬脑膜。然而，如果肿瘤侵犯眶骨膜或硬脑膜，则需要切除眶骨膜或硬脑膜。下面的例子是一

个鼻窦未分化癌的患者（sinonasal undifferentiated carcinoma，SNUC）（图 16-44）。手术计划先在内镜下切除肿瘤，如果必要将联合内镜和开颅手术。手术中，肿瘤在内镜下完全切除，我们认为附加开颅手术并无益处。患者接受术后放疗，至今已随访 5 年，无复发。

下面是一个软骨肉瘤病例，患者表现为明显突眼、复视和鼻阻塞（图 16-45）。由于高龄（85 岁）、身体状况不佳，头颈肿瘤综合诊断后所认为他不宜行颅面切除手术，因此他接受了内镜切除和放射治疗。肿瘤减容后建立操作空间，从前方直到肿瘤根基区域，形成了良好的手术层次，能够从硬脑膜和眶骨膜表面切除肿瘤。肿瘤并没有侵犯硬脑膜或眶骨膜。行内镜下上颌窦内侧壁切除术改善外侧径路。最终肿瘤全部切除，患者接受了术后放疗。

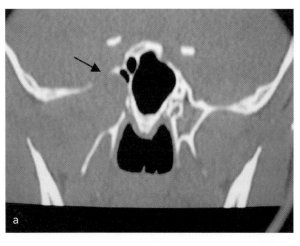
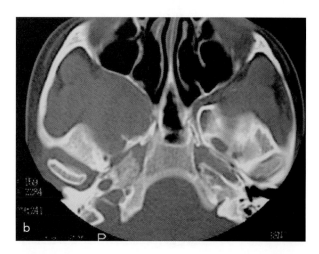
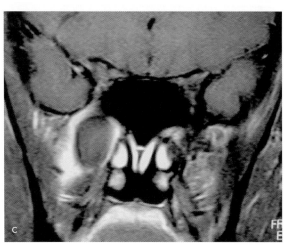
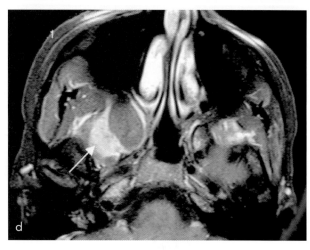

图 16-42　图 a 与 c、图 b 与 d 为 CT 与 MRI 对照显示肿瘤范围

a 中黑色箭头显示肿瘤侵蚀中颅窝底骨质，d 中白色箭头显示肿瘤侵入颞下窝。

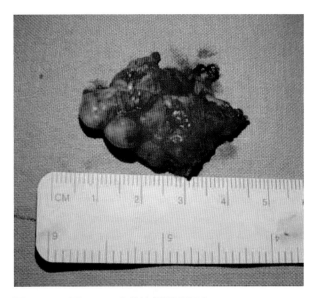

图 16-43 图 16-42 中的神经鞘瘤标本

【术后护理】

术后连续应用广谱抗生素 10d。术后开始用盐水冲洗鼻腔。术腔结痂通常会持续到黏膜修复完成。如果患者接受放疗，刚放疗后的一段时间会更为严重。多数患者，术后结痂并不是一个长期问题，尽管有些患者（接受过放疗的患者）可能会因为黏液纤毛引流功能尚未恢复而持续数月。把一个安瓿（1mg/ml，2ml）的布地奈德稀释在 240ml 盐水中，做鼻腔、鼻窦冲洗，每日 1 次。这个方法非常有效。如果效果良好，可以建议患者持续数月甚至数年，以消除症状。

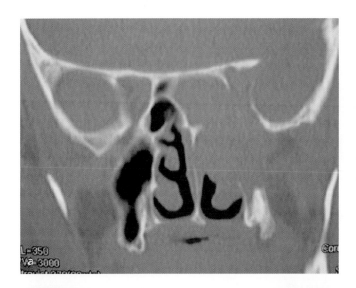

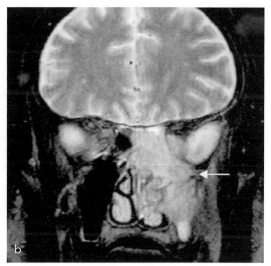

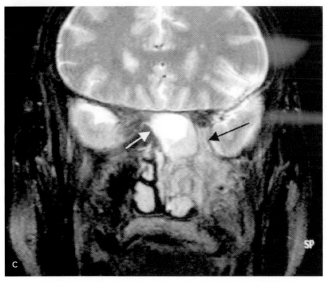

图 16-44 CT 显示蝶窦外侧壁、翼板上端受累，眶上裂增宽（a）。MRI 显示肿瘤侵犯至颞下窝（b，白色箭头）。肿瘤经眶上裂侵犯蝶窦外侧壁与颞叶之间的潜在空间（c，黑色箭头），蝶窦内充满黏液（白色箭头）

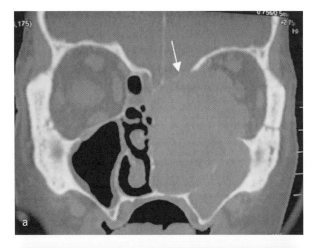

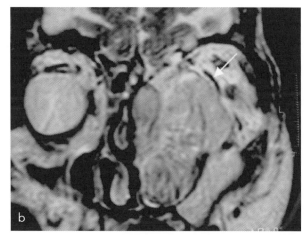

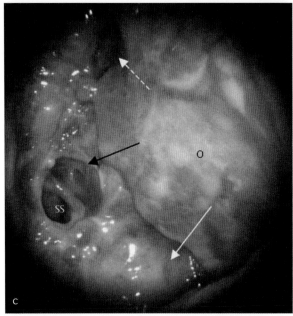

图 16-45　CT 显示颅底受累骨质吸收（a，白色箭头），眼眶明显受压。MRI 显示肿瘤压迫眼眶而不是侵袭，表现为内直肌（b，白色箭头）被推向视神经。术后内镜照片（c）显示：蝶窦（SS）、眼眶（O）、筛后动脉（黑色箭头）、上颌窦（白色实线箭头）和额窦开口（白色虚箭头）

【结论】

　　理解翼腭窝和颞下窝、眶下裂和包括翼管在内的蝶窦毗邻区域的解剖，对于应用内镜处理此区域的肿瘤至关重要。本章详细描述了该区域的解剖以及各种内镜手术技术。

参考文献

1. Hyams VJ. Papillomas of the nasal cavity and paranasal sinuses. A clinicopathological study of 315 cases. Ann Otol Rhinol Laryngol 1971;80(2):192–206

2. Keleş N, Değer K. Endonasal endoscopic surgical treatment of paranasal sinus inverted papilloma—first experiences. Rhinology 2001;39(3):156–159

3. Sukenik MA, Casiano R. Endoscopic medial maxillectomy for inverted papillomas of the paranasal sinuses: value of the intraoperative endoscopic examination. Laryngoscope 2000;110(1):39–42

4. Krouse JH. Development of a staging system for inverted papilloma. Laryngoscope 2000;110(6):965–968

5. Wormald PJ, Ooi E, van Hasselt CA, Nair S. Endoscopic removal of sinonasal inverted papilloma including endoscopic medial maxillectomy. Laryngoscope 2003;113(5):867–873

6. Wormald PJ, Van Hasselt A. Endoscopic removal of juvenile angiofibromas. Otolaryngol Head Neck Surg 2003;129(6):684–691

7. Vrabec DP. The inverted Schneiderian papilloma: a 25-year study. Laryngoscope 1994;104(5 Pt 1):582–605

8. Chiu AG, Jackman AH, Antunes MB, Feldman MD, Palmer JN. Radiographic and histologic analysis of the bone underlying inverted papillomas. Laryngoscope 2006;116(9):1617–1620

9. Krouse JH. Endoscopic treatment of inverted papilloma: safety and efficacy. Am J Otolaryngol 2001;22(2):87–99

10. Melroy CT, Senior BA. Benign sinonasal neoplasms: a focus on inverting papilloma. Otolaryngol Clin North Am 2006;39(3):601–617, x

11. Douglas R, Wormald PJ. Endoscopic surgery for juvenile nasopharyngeal angiofibroma: where are the limits? Curr Opin Otolaryngol Head Neck Surg 2006;14(1):1–5

12. Radkowski D, McGill T, Healy GB, Ohlms L, Jones DT. Angiofibroma. Changes in staging and treatment. Arch Otolaryngol Head Neck Surg 1996;122(2):122–129

13. Batra PS, Citardi MJ. Endoscopic management of sinonasal malignancy. Otolaryngol Clin North Am 2006;39(3):619–637, x–xi

14. Stamm AC, Pignatari SS, Vellutini E. Transnasal endoscopic surgical approaches to the clivus. Otolaryngol Clin North Am 2006;39(3):639–656, xi

17 内镜咽鼓管及后鼻孔区肿瘤切除术

【前言】

后鼻孔区最常见的肿瘤是鼻咽癌。该肿瘤对放疗敏感，很少需要手术切除。少见的情况下，经过反复放疗后仍然复发的鼻咽癌需要进行手术切除。在这些病例中，复发的肿瘤最好采用鼻外径路手术，如上颌骨外旋、经上颌骨径路、面部掀翻、经颈 - 下颌 - 硬腭径路、颞下窝径路、颞下窝外侧中颅窝径路[1-7]。内镜下切除术只适用于那些没有广泛侵袭周围结构的复发肿瘤[8-9]。经过放疗的患者局部纤维化明显，会使解剖层次模糊难辨，增加手术难度。如果肿瘤已经明显累及周围结构，应当在适当控制血管前提下应用传统手术方式予以切除。但是，也有极少一部分原发于后鼻孔区和咽鼓管的良、恶性肿瘤对放疗不敏感，因此手术切除是最佳的治疗手段。这类肿瘤包括一些良性及恶性小涎腺肿瘤、恶性黑色素瘤、鼻咽血管纤维瘤等。它们通常与周围组织有明显分界，手术平面易于辨认，甚至在局限累及咽旁间隙的情况下，均可以在内镜下切除。内镜下切除与鼻外径路切除相比，并发症轻微。在此区域进行内镜下手术，需要十分熟悉此区域的解剖。

【解剖】

此区域关键解剖标志是翼突内侧板。需要了解翼突内侧板、翼内肌、腭帆提肌、腭帆张肌及咽鼓管之间的关系。用内镜观察后鼻孔区，可以清晰看到翼突内侧板、咽鼓管和咽隐窝（图 17-1）。

进入咽鼓管，需要去除翼突内侧板，暴露下方的翼内肌（图 17-2、图 17-3）。注意腭帆张肌附着于咽鼓管的前表面，形成天然的手术平面（图 17-4）。咽鼓管位于腭帆提肌上方，向外侧附着于颅底（图 17-4）。翼外肌附着于翼突外侧板的外侧面，除非肿瘤明显侵犯颞下窝，通常不会显露。在咽鼓管颅底附着处前方可以看到三叉神经下颌支（V3）（图 17-5）。V3 后方，咽隐窝顶端可以看到颈内动脉（图 17-2、图 17-5）。

【手术径路】

常规鼻部术前准备。经口于腭大孔处进行翼腭窝局部神经阻滞麻醉。手术的第一步是切除下鼻甲后半部分。行扩大的中鼻道上颌窦开放术（图 17-6），充分暴露上颌窦的后壁，开窗一直扩展到鼻底，掀起翼突内侧板表面的黏膜瓣（图 17-7）。

此区域手术推荐采用"双人四手技术"，双侧鼻孔同时操作，既可以扩大手术视角，在出血时又可及时清除积血，保证手术顺利进行。首先需要在肿瘤的对侧取带蒂鼻中隔黏膜瓣（见第 20 章）。在肿瘤侧鼻中隔后部做上下两个横切口，后方做一竖切口使两者相连，形成一个根蒂位于前方的黏膜瓣。将此瓣向前旋转并用 3-0 Vicryl 线（Ethicon；

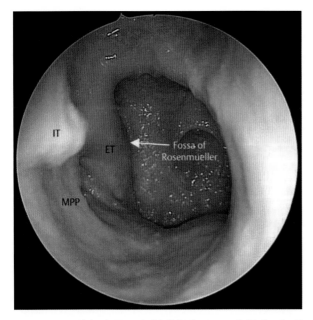

图 17-1 尸头标本显示右侧后鼻孔区：下鼻甲（IT）后端附着于腭骨的垂直部，右翼突内侧板（MPP）的黏膜突起位于咽鼓管（ET）前方，咽隐窝（白色箭头）位于咽鼓管后方

Somerville，NJ）固定。为了便于双人操作时手术器械进出鼻腔，可以在鼻小柱与双侧鼻腔处放置一片（5～6）cm×1.5cm 的硅胶薄片，用丝线固定。之后切除鼻中隔后部，便于双人四手在后鼻孔区域操作。该入路在解剖鼻后外侧区时可以向内侧牵拉咽鼓管和肿瘤，使切除更加容易，损伤颈内动脉的风险更低（图 17-8）。

下一步是用 Stylus 颅底弯金刚钻（Medtronic ENT）切除翼突内侧板（图 17-3）。切除翼内板后，暴露腭降动脉。用双极吸引电凝阻断腭降动脉之后，可见翼内肌和翼突外侧板。翼内肌被密集的静脉丛包绕，锐性切开该肌肉会导致明显的静脉出血。我们推荐用等离子消融方法切除翼内肌以减少出血。

在咽鼓管的前面有天然的手术平面，由咽鼓管软骨部前表面和附着的腭帆张肌纤维腱膜组成。顺着腱膜向下可以看到腭帆张肌的肌纤维（图 17-9）。切除翼突内侧板和部分翼内肌，可显露咽鼓管前面的手术平面（图 17-10）。

下一步是向下向后方解离咽鼓管（图 17-11），可应用等离子射频消融来完成该操作，减少出血。做横切口切开腭帆张肌和腭帆提肌，进一步解剖进

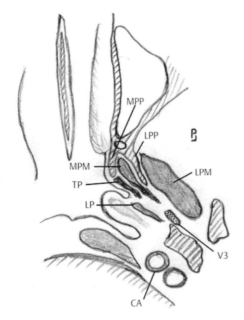

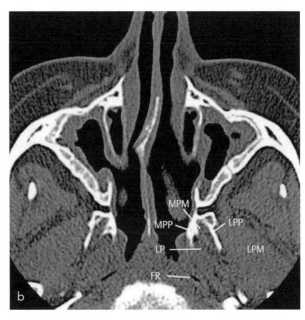

图 17-2 示意图（a）和轴位 CT（b）显示翼突内侧板（MPP）和翼突外侧板（LPP）。翼内肌（MPM）位于翼突内、外侧板之间。翼外肌（LPM）位于翼突外侧板外侧。腭帆提肌（LP）附着于咽鼓管内侧，腭帆张肌（TP）位于咽鼓管下方。咽隐窝（FR）构成咽鼓管的后界。注意三叉神经下颌支（V3）、颈内动脉（CA）、咽隐窝顶部之间的关系

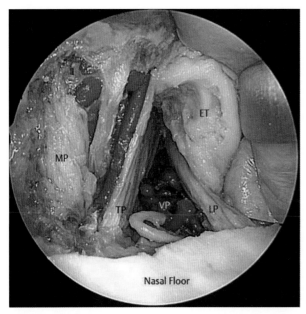

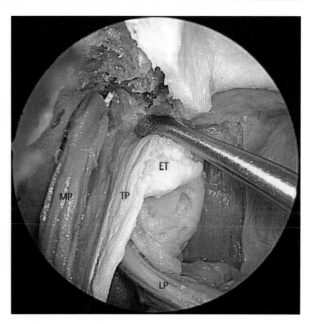

图17-3　尸头标本显示：70°内镜下可见右侧咽鼓管（ET）。掀起黏膜瓣以暴露咽鼓管软骨部。翼突内侧板已被磨除，可见翼内肌（MP）的深头，伴行的有腭帆提肌（LP）和腭帆张肌（TP）。移除腭帆提肌和腭帆张肌之间的纤维脂肪组织以显露血管丛（VP）

Nasal Floor：鼻底。

图17-4　尸头标本显示：右侧腭帆张肌（TP）附着于咽鼓管（ET）的软骨部前方

LP：腭帆提肌；MP：翼内肌。

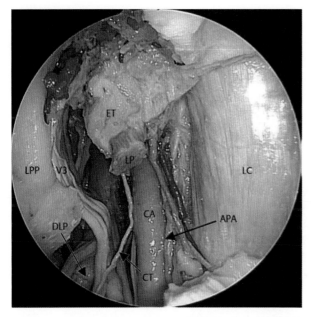

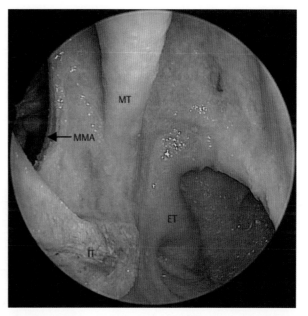

图17-5　尸头标本显示：在30°内镜下切除大部分咽鼓管（ET）软骨部，只剩余小部分附着于颅底。颈内动脉（CA）位于残留咽鼓管和腭帆提肌（LP）的后方。腭帆提肌是颈内动脉进入颈动脉管的重要解剖标志

LPP：翼突外侧板；DLP：腮腺深叶；CT：鼓索神经；APA：咽升动脉；LC：头长肌。

图17-6　尸头标本显示：在右侧鼻腔中行中鼻道上颌窦开放术（MMA）。中鼻甲（MT）及下鼻甲（IT）后端附着于鼻腔外侧壁之处清晰可见。下鼻甲已切除

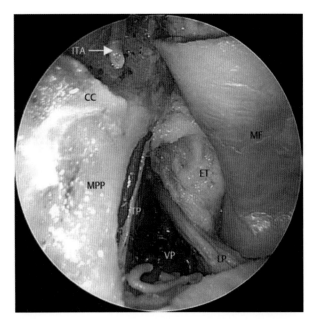

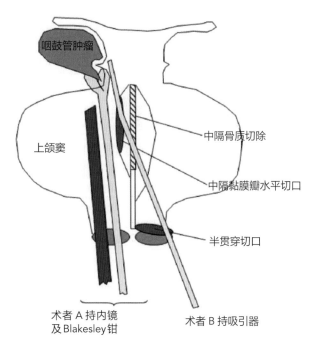

图 17-7 尸头标本显示：掀起翼突内侧板（MPP）上黏膜瓣（MF），暴露咽鼓管（ET）软骨部和腭帆提肌（LP）。鼻甲嵴（下鼻甲附着于腭板的后部）（CC）清晰可见。切除腭帆提肌和腭帆张肌（TP）之间的纤维脂肪组织以显露血管丛（VP），可见蝶腭动脉的下鼻甲支（ITA）

图 17-8 在掀起的对侧中隔黏膜上做横切口，切除更靠后部的鼻中隔骨质。双术者技术更有利于器械导入，更好暴露该区域肿瘤

入咽旁间隙，再向外直接到咽鼓管的下方，将咽鼓管从咽旁间隙游离开来。如果想要一并切除咽隐窝，应在头长肌表面再做一个后切口。手术平面位于该肌肉筋膜前方。如果手术超过此肌肉平面，则

位于该间隙最外侧的颈内动脉，颈内静脉受损伤的风险大大提高（图 17-5）。

除非将咽鼓管附着于颅底的纤维切断，咽鼓管复合体的位置相对固定难以移动。这些纤维组织很

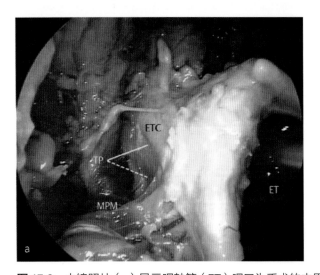

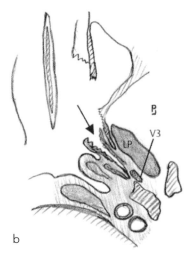

图 17-9 内镜照片（a）显示咽鼓管（ET）咽口为手术的内界。翼内肌（MPM）翻向外侧后暴露咽鼓管软骨（ETC）前部。腭帆张肌（TP）的纤维腱膜（白色实箭头）附着于咽鼓管软骨，其下方可见腭帆张肌纤维（白色虚箭头）。轴位示意图（b）显示：切除下鼻甲、上颌骨的后内侧、翼突内侧板、翼内肌，黑色箭头指示咽鼓管前方、V3 内侧的手术界面

LP：腭帆提肌；V3：三叉神经下颌支。

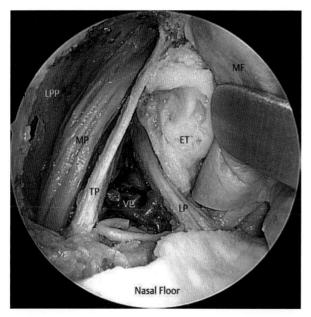

图 17-10　尸头标本显示：在 30° 内镜下，磨除右侧翼突内侧板，切除一些翼内肌（MP）的深头以显示翼突外侧板（LPP）

TP：腭帆张肌；VP：血管丛；LP：腭帆提肌；ET：咽鼓管；MF：黏膜瓣。

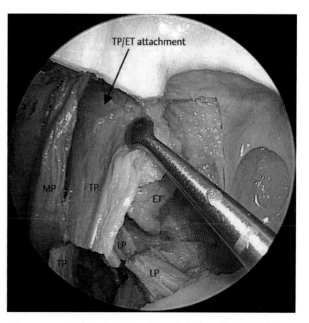

图 17-11　尸头标本显示：做下部横切口切开腭帆张肌（TP）和腭帆提肌。手术平面前方为腭帆张肌与咽鼓管（ET）软骨部的附着点（黑色箭头），向后内侧牵拉咽鼓管

MP：翼内肌深头。

坚韧，应用颅底手术器械中的弯剪 *（Integra）等锐性器械进行分离。术中不建议使用手术刀进行操作，手术刀会增加颈内动脉损伤风险。建议利用剪刀尖端的自然弯曲向内侧分离（远离颈内动脉）。此外，助手应该将咽鼓管向下牵引，使剪刀的每一次分离动作都更有效，并减少颈内动脉损伤风险。

　　咽鼓管切除后，周围的解剖结构可以清楚地暴露出来（图 17-12）。在图 17-13 中，可见翼突外侧板、三叉神经分支、咽升动脉、部分腮腺深叶，将要进入颞骨岩部的颈段颈内动脉，以及头长肌。咽鼓管颅底附着处上外侧可见三叉神经下颌支（V3）。颈内动脉常处在 V3 后方，有些患者中位于 V3 更外侧。

【术后处理】

　　可吸引双极电凝充分止血。带蒂鼻中隔皮瓣转位覆盖创面，边缘覆盖止血纱布（Ethicon）。用纤维蛋白胶封闭术区，无须填塞鼻腔。术后连续使用 10d 广谱抗生素。为了减少术后干痂，应定期冲洗鼻腔。术后两周第 1 次术腔清理，以后按需清理术

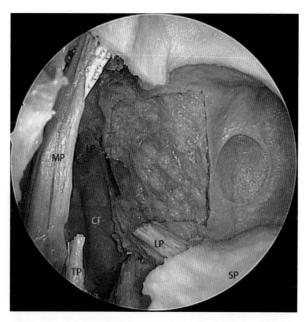

图 17-12　尸头标本显示：切除咽鼓管软骨部后，可见覆盖在颈内动脉表面的颈动脉筋膜（CF）位于腭帆提肌残端（LP）后方。腭帆提肌是颈内动脉进入颈动脉管的重要解剖标志。颈内动脉管位于腭帆提肌与颅底附着点的后方

TP：腭帆张肌；MP：翼内肌深头；SP：软腭。

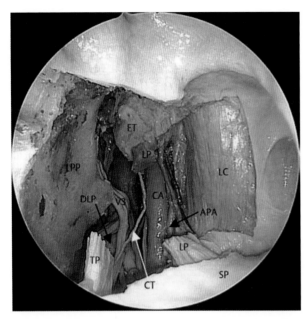

图 17-13　尸头标本显示：在 30° 内镜下切除右侧颈动脉筋膜和翼内肌深头，暴露翼突外侧板（LPP）和三叉神经下颌支（V3），恰位于咽鼓管（ET）与颅底的附着处前方 LC：头长肌；LP：腭帆提肌；TP：腭帆张肌；SP：软腭；CA：颈内动脉；APA：腭升动脉；CT：鼓索；DLP：腮腺深叶。

腔。手术后 6 个月、12 个月及以后每年复查 MRI，明确有无肿瘤复发。

【病例】

我们近年行后鼻孔区和咽鼓管区手术 3 例。第

1 例患者是咽鼓管黏膜的恶性黑色素瘤；第 2 例患者是原发于咽鼓管官腔的低度恶性黏液表皮样癌，经咽鼓管壁累及咽旁间隙，部分肿瘤脱垂到鼻咽部引起鼻塞；第 3 例患者是复发鼻咽血管纤维瘤，向后下累及咽鼓管。

第 2 例黏液表皮样癌患者因鼻塞就诊，MRI 检查发现后鼻孔区肿物（图 17-14）。患者接受手术，将从咽鼓管口脱出的肿瘤切除送病理检查，明确诊断。

负责活检的医生确认咽鼓管内有残留肿瘤，于是将患者转入肿瘤科。肿瘤科认为鼻内镜手术切除是最佳治疗方案。应用计算机辅助手术十分重要，这些病例中，该技术可以将 CT 和 MRI 图像进行融合。医生可在 CT 和 MRI 之间切换，而且可以将 CT 和 MRI 以任何比例进行融合。在这个病例中，CT 图像未能清楚显示肿物，而在 MRI 中则显示清晰。CT 和 MRI 融合则可同时显示骨性标志（翼突板）和肿瘤（图 17-15）。如果使用增强影像，颈内动脉也可以清晰显示。

经前述步骤，以上 3 例肿瘤均完整切除。切缘活检证实没有肿瘤残留。所有患者均未经其他治疗，未发生局部复发。但是，恶性黑色素瘤患者出现了远处转移。

【要点】

在后鼻孔区和咽鼓管区域进行内镜手术，术者

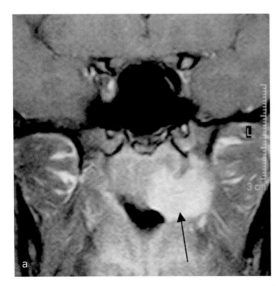

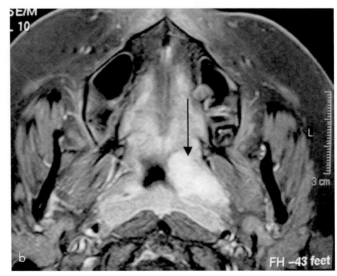

图 17-14　冠状位 T₁ 加权像 MRI（a）和轴位 MRI（b）：黑色箭头指示肿瘤

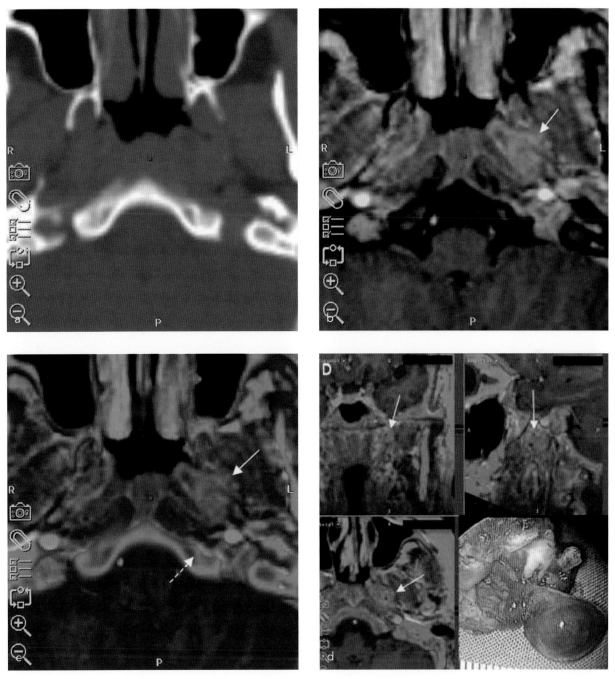

图 17-15　轴位 CT 上，肿瘤显示并不清楚，但是骨性标志显示清楚（a）；MRI 上，肿瘤显示清楚，但是骨性标志显示并不清楚（b）；将 CT 和 MRI 图像融合后，肿瘤（白色箭头）和骨性标志（白色虚箭头）可以同时清楚地显示出来（c）；术中影像导航图像，在三个层面的图像上清楚地显示出肿瘤（白色箭头）和骨性标志（d）；内镜照片显示切除的咽鼓管和肿瘤标本

熟悉该区域解剖极为重要。术者应在脑海中形成三维解剖图像，并能随时与实际解剖对应。计算机辅助导航系统可以实现 CT 和 MRI 影像的融合，同时辨识骨质和软组织，对手术有很大帮助。使用双人四手技术也能显著提高手术安全性，助手可以清理积血保持手术视野清晰，并且在分离的关键步骤牵拉肿瘤。颈内动脉损伤是最大的手术风险，麻醉医师和术者都应该制订风险防范预案，以应对这种风险。

参考文献

1. Fee WE Jr, Gilmer PA, Goffinet DR. Surgical management of recurrent nasopharyngeal carcinoma after radiation failure at the primary site. Laryngoscope 1988;98(11):1220–1226
2. Hsu MM, Ko JY, Sheen TS, Chang YL. Salvage surgery for recurrent nasopharyngeal carcinoma. Arch Otolaryngol Head Neck Surg 1997;123(3):305–309
3. Wei WI, Lam KH, Sham JS. New approach to the nasopharynx: the maxillary swing approach. Head Neck 1991;13(3):200–207
4. Hao SP, Tsang NM, Chang CN. Salvage surgery for recurrent nasopharyngeal carcinoma. Arch Otolaryngol Head Neck Surg 2002;128(1): 63–67
5. Morton RP, Liavaag PG, McLean M, Freeman JL. Transcervico-mandibulo-palatal approach for surgical salvage of recurrent nasopharyngeal cancer. Head Neck 1996;18(4):352–358
6. Fisch U. The infratemporal fossa approach for nasopharyngeal tumors. Laryngoscope 1983;93(1):36–44
7. Schramm VL Jr, Imola MJ. Management of nasopharyngeal salivary gland malignancy. Laryngoscope 2001;111(9):1533–1544
8. Yoshizaki T, Wakisaka N, Murono S, Shimizu Y, Furukawa M. Endoscopic nasopharyngectomy for patients with recurrent nasopharyngeal carcinoma at the primary site. Laryngoscope 2005;115(8): 1517–1519
9. Roh JL, Park CI. Transseptal laser resection of recurrent carcinoma confined to the nasopharynx. Laryngoscope 2006;116(5):839–841

18 颅底手术中蝶窦及其相邻重要结构的解剖

【蝶窦解剖】

开放蝶窦后，术者应该能够通过内镜辨别该蝶窦是否为优势蝶窦（译者注：指双侧蝶窦中气化较大的一侧）。蝶窦中隔通常附着在颈内动脉区域的蝶窦侧壁上。如果在窦腔中可看到垂体窝的前壁，那么术者就处于优势蝶窦中（图 18-1）。如果蝶窦腔很小，蝶窦中隔与蝶窦侧壁相连，看不到垂体窝，术者则在非优势蝶窦中。这应该与 CT 图像相对应。蝶窦中隔被去除后（通常使用 Blakesley 咬切钳或金刚砂磨钻，尽量避免扭转，以降低骨折对颈内动脉造成损伤的可能），正常结构应该是可识别的。垂体窝位于中线，双侧有海绵窦段颈内动脉前膝部。随着颈内动脉的上行，在侧壁和顶壁的交界处可以看到视神经。在气化良好的蝶窦中，视神经和颈内动脉之间通常存在隐窝，由视柱气化形成，称为视神经颈内动脉隐窝（opticocarotid recess，OCR）（图 18-2）。视神经穿出蝶骨处的内侧和颈内动脉前上内侧之间的骨质稍增厚，称为内侧 OCR，与中床突的气化有关。在外侧壁上可以看到三叉神经 V2 分支，以及处于蝶窦底壁的翼管神经。在垂体窝下面的中线后方，可以看到斜坡。根据蝶骨气化的程度不同，这部位的骨质可能很厚或很薄。在斜坡的两侧是垂直的斜坡旁段颈内动脉（图 18-2）。这些是斜坡区手术的重要标志。

垂体窝上方的鞍结节——为一骨质增厚区域，形成垂体窝前面和蝶骨顶部（称为蝶骨平台）——之间的连接。

【垂体窝解剖】

将双侧海绵窦之间骨质逐步切除，从垂体窝底向上直至鞍结节。当行鞍结节入路时，需要注意此处有一硬膜系带，随鞍结节一同下降，如果用 Kerrison 咬钳损伤硬膜系带，可能引起脑脊液漏（cerebrospinal fluid，CSF）。当垂体窝骨质去除后，下面的骨膜会暴露出来。此处骨膜和硬脑膜之间有一个潜在的空间，此空间为静脉窦占据，在垂体上、下区域的海绵窦间形成交通（图 18-3）。在多数大腺瘤中，这些静脉丛由于肿瘤的压迫而闭塞。但在微腺瘤和鞍结节脑膜瘤中，这些静脉窦没有封闭，可能在手术过程中大量出血。双极电凝装置可以用于此区域止血，但通常最有效的方法是使用 Aquamantas 系统（Medtronic ENT），该系统利用射频能量和盐水来止血。如果止血失败，可以使用明胶海绵粉末和盐水的膏剂（Pfizer）或流体明胶海绵（Surgiflo），将其直接注射到静脉窦区域，以脑棉片压迫。

【垂体窝外侧壁】

垂体窝外侧壁由海绵窦和颈内动脉海绵窦段构成。术者需要深刻理解垂体窝外侧壁的颈内动脉解

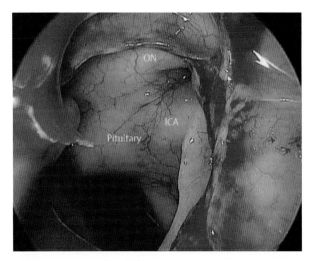

图 18-1 吸引器抵在垂体（Pituitary）窝上，可以清晰地看到颈内动脉（ICA）和视神经（ON），表明术者处于优势蝶窦中

剖，这是很重要的。海绵窦内颈内动脉有三个部分：水平部，前膝部和床突部。水平部从后膝部起始，在垂体手术中常见于蝶鞍侧壁。前膝部通常只位于蝶窦侧壁，而在鞍区中少见，除非前方存在肿瘤明显的挤压。之后颈内动脉再次进入蝶鞍侧壁，肿瘤可能突入水平部和膝部上部之间，然后颈内动脉出海绵窦。当离开海绵窦时，颈内动脉动眼神经膜增厚，形成包绕颈内动脉的下纤维环。此环上方为较短的床突段颈内动脉。上纤维环由增厚的镰状韧带延续形成（图 18-4）。通常使用吸引和标准垂体刮匙将肿瘤从外侧壁去除，了解颈内动脉走行对于医生十分重要，特别注意不要对颈内动脉施加任何压力。有时需要切除侵入海绵窦的肿瘤，因此理

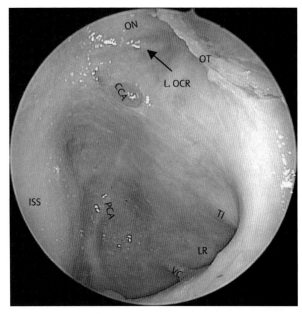

图 18-2 尸头解剖图像显示左侧蝶窦，蝶窦扩大开放术后。可以清楚地看到翼管（VC）和三叉神经上颌支走行的三叉神经压迹（TI）。如果蝶窦气化良好，则可以看到位于蝶窦外侧壁 VC 和 TI 之间的外侧隐窝（LR）。可以看到视神经颈内动脉外侧隐窝（L.OCR），隐窝的产生是由于视柱（分隔视神经管和眶上裂的骨桥结构）的气化。视柱进一步气化可使得前床突气化，会使视神经悬于蝶窦内。视结节（OT）是由眶尖和蝶窦交界处的骨质形成
ISS：蝶窦中隔；ON：视神经；CCA：海绵窦段颈内动脉前膝部；PCA：斜坡旁颈内动脉。

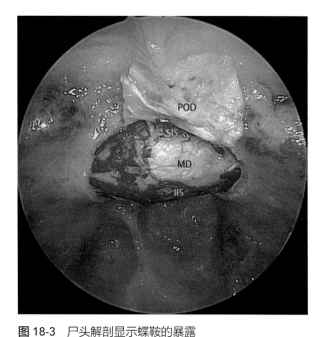

图 18-3 尸头解剖显示蝶鞍的暴露
此解剖中，硬脑膜的骨膜层（POD）被翻起，暴露海绵前间窦（SIS）和后间窦（IIS）。这些静脉窦处于硬脑膜骨膜层和脑膜层（MD）之间。

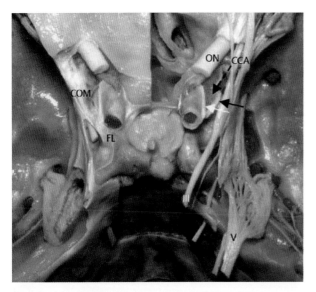

图 18-4　该图右侧显示包绕颈内动脉的两个纤维环（黑色和白色箭头）。图像的左侧则显示颈内动脉动眼神经膜（COM）（黑色箭头），左侧是完整的镰状韧带（FL）（白色箭头）而右侧部分韧带已被切除。图像充分展示了颈内动脉动眼神经膜如何包绕动眼神经（Ⅲ）

ON：视神经；CCA：床突旁颈内动脉；V：第Ⅴ对脑神经。

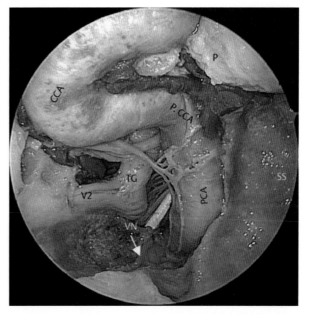

图 18-5　尸头解剖显示的是蝶窦外侧壁骨质去除后的图像

P：垂体；CCA：海绵窦段颈内动脉；V2：三叉神经上颌支；TG：三叉神经节；VN：翼管神经；PCA：斜坡旁颈内动脉；P.CCA：海绵窦段颈内动脉的后膝部；SS：蝶窦

解解剖对于医生知道在哪里追寻肿瘤很关键。图 18-5 显示颈内动脉在外侧壁正常走行以及需要特别注意的位置。

【海绵窦解剖】

当患者肿瘤侵犯海绵窦时，理解海绵窦解剖很重要。如果术者经垂体窝进入海绵窦，通常可以沿肿瘤扩展的方向，进入海绵窦内颈内动脉水平部上方和前膝部的后方（图 18-5）。如果肿瘤位于颈内动脉外侧，那么需要暴露海绵窦外侧壁。可以看到第Ⅲ脑神经水平走行于外侧壁。随着海绵窦内颈内动脉形成前膝部，进而延续为床突段，肿瘤可能同时包绕。通常不必在床突段颈内动脉区域探查肿瘤，因为颈内动脉动眼神经膜形成的下纤维环很坚韧，可以防止肿瘤侵袭（图 18-5）。如果肿瘤位于海绵窦段颈内动脉前膝部的前方或侧方，可以通过前膝部外侧的单独硬膜切口进入海绵窦。切开时需要非常小心，医生可以用影像导航和鼻内多普勒超声定位颈内动脉的位置。在此区域，轻柔地吸除肿

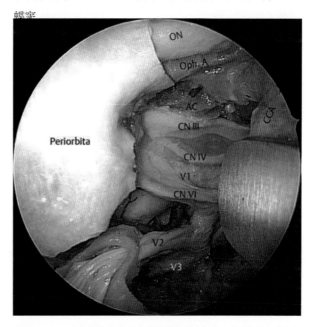

图 18-6　尸头解剖显示右侧蝶窦外侧壁。骨质已经被去除，向内侧牵拉海绵窦段颈内动脉前膝部，以更好地暴露外侧壁位于硬膜内的脑神经。内侧的外展神经（第Ⅵ对脑神经）在海绵窦内走行。可以看到眶尖部的眶骨膜。前床突骨质留在原位，处于视神经颈内动脉外侧隐窝

ON：视神经；Oph，A：眼动脉；CN Ⅲ：动眼神经；CN Ⅳ：滑车神经；V1：三叉神经眼支；V2：三叉神经上颌支；V3：三叉神经下颌支；Periorbita：眶骨膜。

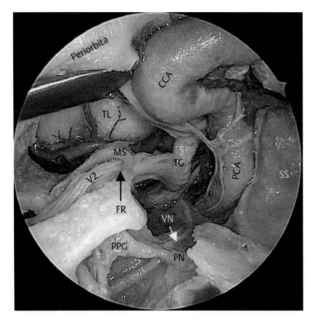

图18-7　尸头解剖显示右侧蝶窦外侧壁。继续向前解剖，显示下方的翼腭窝和上方的眶尖。图中，眶骨膜被向上掀起。注意残留的上颌柱，它是将圆孔与眶上裂/眶尖分隔的骨隔。翼管神经进入翼腭窝后部并汇入蝶腭神经节（PPG）。图中清楚显示了圆孔（FR）和颞叶（TL）之间的关系

V2：三叉神经上颌支；PN：咽神经；PCA：斜坡旁颈内动脉；CCA：海绵窦段颈内动脉；SS：蝶窦；TG：三叉神经节；Periorbita：眶骨膜。

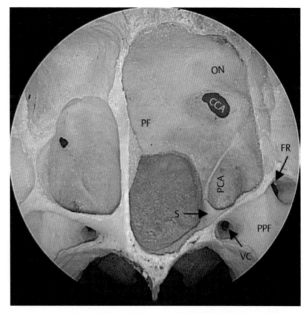

图18-8　蝶窦的骨结构解剖。图中清晰地显示了翼管神经（VC）与前方翼腭窝（PPF）的交通关系，以及和破裂孔的解剖关系。翼管穿过蝶窦底壁，常有蝶窦分隔（S）与翼管顶壁相连。破裂孔是颈内动脉破裂孔上膝部的位置，在此处，岩骨段颈内动脉水平部转向上方成为斜坡旁段颈内动脉。翼管和翼管神经是此处重要的解剖标志

PF：垂体窝；FR：圆孔；CCA：海绵窦段颈内动脉前膝部；PCA：斜坡旁颈内动脉。

瘤后，可以在海绵窦上外侧显露第Ⅲ脑神经（图18-6、图18-7）。如果围绕前膝部下方解剖，可以看到外展神经悬垂于其前外侧缘，从内侧到外侧穿过海绵窦（图18-7）。颈内动脉表面的交感神经丛通常与外展神经交叉。在海绵窦外侧壁的下方，可以看到Gasserian神经节及其分支V1、V2和V3（图18-7）。注意海绵窦总是在V2上方，在V2下方留有进入中颅窝的解剖通路（图18-7）。

【翼管神经的解剖】

　　临床上，翼管神经总是从翼腭窝后方进入蝶窦底壁。通常在气化良好的蝶窦中，它在蝶窦底壁形成隆起（图18-2）。在去除蝶窦底壁进入斜坡时，翼管神经为重要的外侧界标志（图18-8）。如果向后追踪翼管神经，它先是指向颈内动脉破裂孔段膝部内侧，随后向外侧走行至颈内动脉岩骨段上方

（图18-7）。如果翼管神经被追踪到岩斜区膝部，需要清楚地理解解剖关系，否则操作过程中会无意地损伤颈内动脉。在颈内动脉岩骨段，岩深神经（交感神经纤维）与岩浅大神经（副交感神经纤维）交汇形成翼管神经。

【斜坡解剖】

　　斜坡两侧是斜坡旁颈内动脉，从蝶窦底壁延伸到垂体窝底壁。斜坡骨质的厚度取决于蝶骨气化程度。经斜坡入路进入后颅窝时首先要准确定位双侧斜坡旁颈内动脉，避免损伤。斜坡旁颈内动脉定位明确后，可以去除斜坡骨质，显露骨膜。在骨膜和硬脑膜之间为静脉湖聚集之地：基底静脉丛。术中静脉丛出血猛烈，经常需要打开硬膜、翻转并使用双极电凝止血。同样，Aquamantas系统（Medtronic ENT）对于控制这些静脉湖有帮助。此外，明胶海

绵粉末或可吸收明胶海绵等材料与脑棉片压迫静脉湖，可以用于控制出血。在此区域最重要的解剖结构之一是第Ⅵ脑神经。在椎基底动脉分叉处的外侧，第Ⅵ脑神经穿出脑桥，向外侧进入后颅窝（称为脑池段）后，直到进入硬脑膜内（在 Dorello 点），在硬脑膜和斜坡骨膜之间穿行，两层之间的间隙被称为 Dorello 管（图 18-9、图 18-10）。Dorello 点位于颈内动脉后方，通常在蝶窦底和垂体窝之间的中点。脑膜背侧动脉是一个很好的标志，它位于神经进入 Dorello 管的内侧。其他标志包括 Dorello 点距后床突的距离，平均为 20mm，Dorello 距中线一般为 10mm。Dorello 管走行于 gulfar 静脉丛（gulfar venous plexus）的下方。此静脉丛位于硬脑膜和骨膜之间，由岩下窦、海绵窦后部和基底静脉丛组成。它们都汇入此区域，外展神经在其底部穿行，称为

gulfar 段。后床突和鞍背外侧到岩尖之间的蝶岩韧带（Gruber 韧带）是此区域另外一个解剖标志。外展神经在海绵窦段颈内动脉水平部下方进入海绵窦后部，它在海绵窦的外侧壁穿行，前行紧贴颈内动脉前膝部的下方。然后经由眶上裂入眶。

V2 解剖

三叉神经上颌支（V2）自 Gasserian 神经节分出后离开海绵窦，水平向前经过圆孔和翼腭窝。在气化良好的蝶窦中，V2 可以在蝶窦侧壁上形成一个明显的隆起，称为三叉神经压迹（图 18-2）。蝶窦还可以在 V2 下方气化，使得蝶窦与颅中窝之间骨质变薄。这种气化还可进入翼板根部。颅中窝和蝶窦外侧气化导致的骨质菲薄区域，为硬脑膜脱垂和形成自发性脑脊液漏的常见区域。

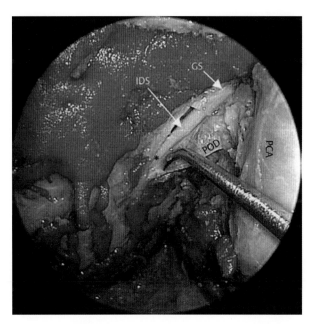

图 18-9 尸头解剖显示左侧中斜坡（用 30° 内镜拍摄），显示外展神经分段。外展神经在穿过后颅窝（脑池段），然后穿过硬脑膜的脑膜层（用星号标记）。然后进入硬脑膜脑膜层和骨膜层（POD）之间。该区域称为硬膜间段（IDS）。图中硬脑膜骨膜层被切开，显露其中的外展神经。随后外展神经进入硬脑膜窦的汇合处，此处由岩上窦、岩下窦、基底静脉丛和海绵窦组成。此处被称为 gulfar 段（GS）

PCA：斜坡旁颈内动脉。

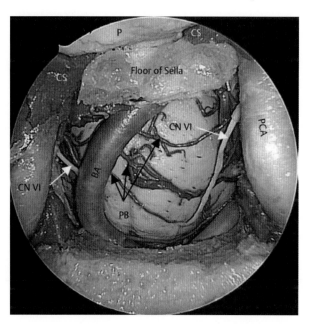

图 18-10 尸头解剖示切除中斜坡骨质及其硬脑膜。可以看到非常曲折的基底动脉（BA），脑桥分支（PB）也可以清楚地看到

CN Ⅵ：外展神经；CS：海绵窦；P：垂体；PCA：斜坡旁颈内动脉；Floor of Sella：鞍底。

19 内镜斜坡与后颅窝的肿瘤切除术

【前言】

　　传统的神经外科径路很难处理斜坡和后颅窝肿瘤。以往，颅底外科医生通常会经外侧径路或前方径路切除岩骨斜坡区肿瘤。外侧径路是经扩大的中颅窝入路[1]，前方径路是经上颌、口腔或颈部入路[2-3]。这些手术径路会损伤正常结构，不可避免地引起并发症[1-4]。即使这样，这些径路对术野的暴露也很局限，一旦肿瘤超过术野暴露范围，手术显微镜则不能观察到受累区域，更无法在直视下切除。

　　经蝶窦内镜手术入路的优点是能够进入整个斜坡，向下可以直达颈椎的寰椎。还能清晰地显露重要的血管结构，如双侧颈内动脉和海绵窦，以及相关的神经结构[4]。斜坡区域最常见的肿瘤是脊索瘤，虽然彻底切除肿瘤及周围骨质是最佳手术方案，但由于该区域位置深在和毗邻重要解剖结构，通常很难实现彻底切除[2,5]。而尽可能切除肿瘤也可以被接受[5]。在大多数情况下，斜坡脊索瘤生长缓慢，手术与放疗（特别是质子束放射疗法）相结合，可以最大限度地延长患者的生存期[2,5]。根治性手术很难实现，还要尽量避免减容手术引发的并发症，在这种情况下，经内镜入路切除肿瘤显得更加有实际意义，因为它可以最小的手术创伤，达到尽可能完全切除肿瘤的目的[4]。为了切除斜坡肿瘤和其他相关颅内肿瘤，熟悉和掌握该区域的解剖结构至关重要。

【斜坡、后颅窝和海绵窦的解剖】

斜坡

　　斜坡的范围是从鞍背到枕骨大孔（图 19-1、图 19-2）。斜坡厚度与蝶骨气化程度有关，个体差异很大。如果斜坡骨质很厚，其内可能会有丰富的静脉窦（图 19-3）。去除松质骨时会有明显出血，这导致磨除骨质的进程很缓慢。通常需要应用 Gelfoam 凝胶（Pfizer；Kalamazoo，MI）迅速填充创面来止血，这种凝胶由明胶海绵粉和盐水混合而成。进一步的磨除骨质会引起再出血，所以需要反复填塞止血。还没有更加迅速有效的控制此区域出血的办法。斜坡手术的外侧边界是斜坡旁颈内动脉，在手术开始时，该区域就需要充分解剖暴露，以避免造成意外损伤（图 19-4）。手术切除的下界通常需要到达蝶窦底，也可以到达枕骨基底、枕骨大孔，甚至位置更低的第一颈椎，整个蝶窦底都需要切除（图 19-4）。

　　完全磨除斜坡才能暴露后颅窝的硬脑膜。切除双侧颈内动脉下部后方的骨质，就可使颈内动脉暴露于侧方（图 19-5）。颈内动脉管走行于颞骨岩部的角度是 45°，这决定了骨质切除的界限。切除颈内动脉岩骨段在蝶骨底壁垂直转弯的区域骨质，就可以到达岩尖。在一些患者中，大的胆固醇肉芽肿

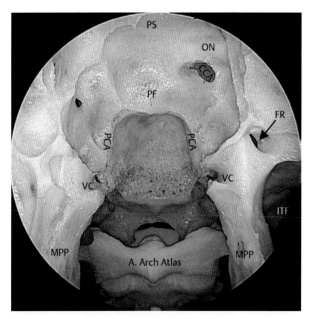

图 19-1 尸头解剖显示蝶窦底切除，暴露中、下 1/3 斜坡。在蝶窦底的两侧可以看到翼管（VC）

PS：蝶骨平台；PF：垂体窝；ON：视神经；CCA：颈内动脉海绵窦段的前膝部；FR：圆孔；PCA：斜坡旁颈内动脉；MPP：内侧翼板；A.Arch Atlas：寰椎前弓；ITF：颞下窝。

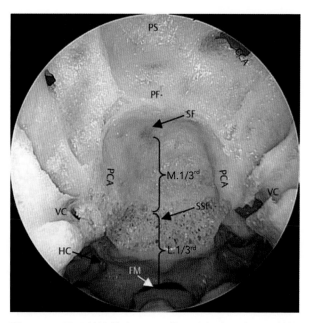

图 19-2 显示斜坡的中下 2/3 的尸头标本。中 1/3 斜坡是指鞍底（SF）至蝶窦（SSF）底壁间的区域，下 1/3 斜坡是从蝶窦底壁至枕骨大孔（FM）的区域。上 1/3 对应的是鞍背，受垂体阻挡而不能窥及，垂体移位后可暴露斜坡的上 1/3

VC：翼管；HC：舌下神经管；PCA：斜坡旁颈内动脉；PF：垂体窝；PS：蝶骨平台；CCA：颈内动脉海绵窦段前膝部。

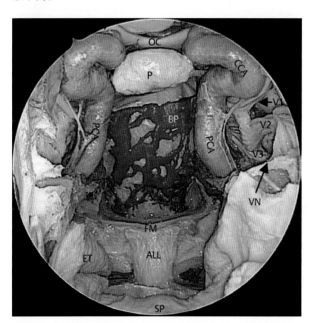

图 19-3 尸头解剖显示斜坡内的大静脉丛，其构成基底静脉丛（BP），在手术可引起大量出血

OC：视交叉；P：垂体；CCA：颈内动脉海绵窦段前膝部；PCA：斜坡旁颈内动脉；VN：翼管神经；FM：枕骨大孔；ET：咽鼓管；ALL：前纵韧带；SP：软腭；V1：三叉神经眼支；V2：三叉神经上颌支；V3：三叉神经下颌支。

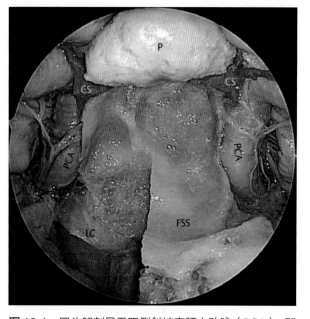

图 19-4 尸头解剖显示双侧斜坡旁颈内动脉（PCA），即外侧边界。如果继续解剖下斜坡，则需要切除整个蝶窦底壁。头长肌（LC）牢固地附着在蝶窦（FSS）底部

CS：海绵窦；P：垂体。

可以压迫吸收此区域骨质，使之变薄，进而通过此区域引流。

后颅窝

硬脑膜有两层：骨膜层和脑膜层，这里有广泛而丰富的静脉丛——基底静脉丛，在硬脑膜的两层间走行。有一例复发性脑膜瘤的患者，行外进路手术，手术切开斜坡骨膜层的过程中有明显的出血，出血量达到了 3L。封闭这些静脉窦的方法之一是打开硬脑膜时使用双极电凝。另外，美敦力公司的耳鼻喉 Aqamantas 系统控制静脉窦出血也非常有效。但对此患者，即使联合应用双极电凝和 Floseal（Baxter；Springfield，IL）也未能有效控制出血，出血过多使手术难以继续进行，只能取肌肉填塞于静脉窦，随即停止手术。在 2 周后的第二次手术中，因为出血量极少，肿瘤被成功切除。术中在打

开硬脑膜之前，外科医生需要熟悉掌握第Ⅵ对脑神经的可能走行。正如第 18 章描述，第Ⅵ对脑神经进入 Dorello 管（在脑膜后动脉的下方，中 1/3 斜坡的中间位置，由骨膜层和硬脑膜层形成的管道），然后在颈动脉后方进入 gulfar 区域（图 19-5、图 19-6）。gulfar 区域由岩上窦、岩下窦、基底静脉丛和海绵窦后部区域连接形成。所有这些静脉窦都在硬脑膜的骨膜层和脑膜层之间。该区域的体表标志是垂体基底与斜坡旁颈内动脉的垂直部交界处。一旦后颅窝的硬脑膜被打开，就可以看到后颅窝的结构（图 19-7、图 19-8）。第一个最重要的结构是基底动脉，通常被蛛网膜覆盖（图 19-8）。图 19-9 至图 19-14 展示了常见解剖结构。在大多数患者中，脑干区域容易显露的部分是延髓上部、脑桥和中脑下缘。血管有基底动脉、大脑后动脉、小脑上动脉和小脑前下动脉。在颅脑的不同状态下，可以看到

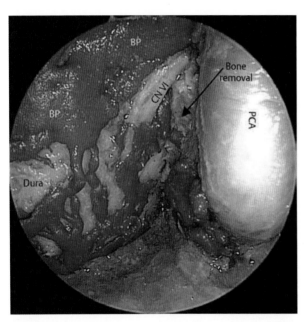

图 19-5　尸头解剖图，30° 内镜拍摄。切除斜坡旁颈内动脉（PCA）后面的骨质（黑色箭头），颈内动脉突出显示于外侧边界

BP：基底静脉丛；PCA：斜坡旁颈内动脉；CN Ⅵ：外展神经。

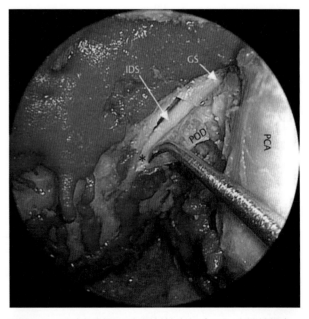

图 19-6　尸头解剖显示左侧斜坡中部（30° 内镜拍摄），展示了外展神经的不同部分。外展神经通过后颅窝（脑池段）后穿过硬脑膜（星号标记），然后进入硬膜的脑膜层和骨膜层（POD）之间的通道。该段为硬膜间段（IDS）。在这个解剖中，硬脑膜的骨膜层（POD）被切开并掀起，可以清楚地显示其内走行的外展神经。然后神经进入由岩上窦、岩下窦、基底静脉丛和海绵窦组成的硬脑膜窦处，此段称为 gulfar 段（GS）

PCA：斜坡旁的颈内动脉。

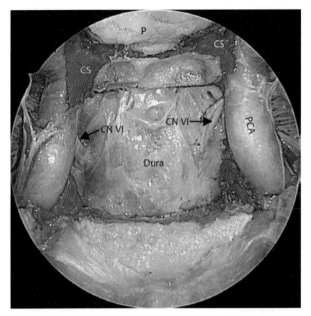

图 19-7　尸头解剖显示中 1/3 斜坡，去除基底静脉丛，暴露硬脑膜（Dura）。在双侧可以看到外展神经（CN VI），它们穿过硬脑膜，形成了第 VI 对脑神经的硬膜内段
CS：海绵窦；PCA：斜坡旁颈内动脉；P：垂体。

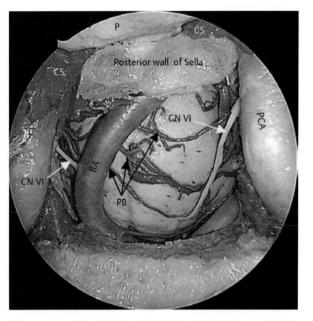

图 19-8　尸头解剖显示去除斜坡和硬脑膜中 1/3 后的解剖，可以清楚地看到扭曲的基底动脉（BA）和它的脑桥支（PB）
CN VI：外展神经；CS：海绵窦；P：垂体；PCA：斜坡旁颈内动脉；Posterior wall of Sella：蝶鞍后壁。

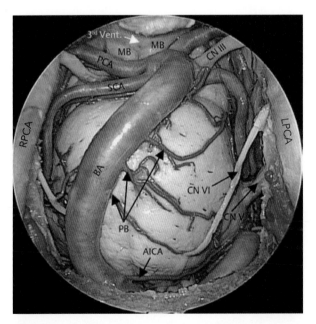

图 19-9　尸头解剖显示切除斜坡上 1/3 和中 1/3，可见大脑后动脉（PCA），小脑上动脉（SCA）和两者之间的动眼神经（CN Ⅲ）
3rd Vent：第三脑室；MB：乳头体；RPCA：右侧斜坡旁段颈内动脉；LPCA：左侧斜坡旁段颈内动脉；BA：基底动脉；PB：桥脑分支；CN VI：外展神经；CN V：三叉神经；AICA：小脑前下动脉。

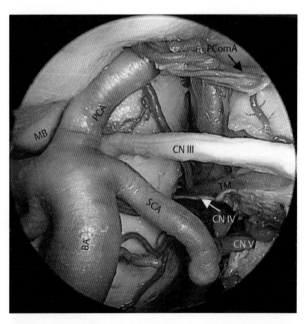

图 19-10　尸头解剖显示切除斜坡上 1/3 后，用 30° 内镜拍摄的图像，可看到沿着天幕边缘走行的细小的滑车神经
BA：基底动脉；PCA：大脑后动脉；SCA：小脑上动脉；CN Ⅲ动眼神经；CN Ⅳ：滑车神经；CN V：三叉神经；TM：天幕；PComA：后交通动脉；MB：乳头体。

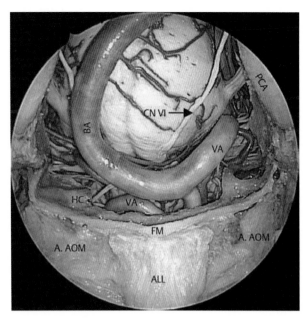

图 19-11　尸头解剖显示切除斜坡下 1/3 的结构。注意基底动脉和椎动脉在其走行中极度弯曲

ALL：前纵韧带；A. AOM：前寰枕膜；FM：枕骨大孔；HC：舌下神经管；VA：椎动脉；BA：基底动脉；CN Ⅵ：外展神经；PCA：斜坡旁颈内动脉。

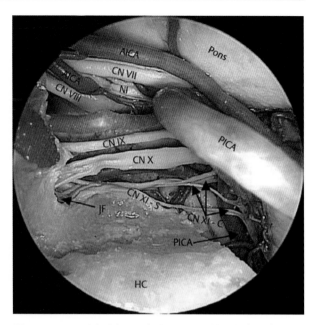

图 19-12　尸头解剖显示在位于舌下神经管（HC）上方的桥小脑角结构。可以看到小脑前下动脉（AICA）与前庭听神经（CN Ⅷ）、面神经（CN Ⅶ）和中间神经（N Ⅰ）密切相关。小脑后下动脉（PICA）在迷走神经（CN Ⅹ）和副神经脊髓支、脑支（CN Ⅺ -S，CN Ⅺ -C）之间走行
Pons：脑桥。

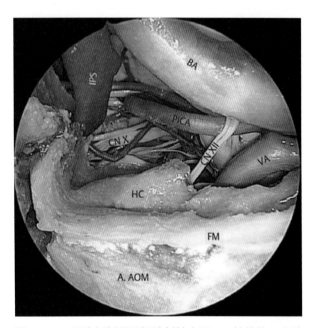

图 19-13　尸头解剖显示切除斜坡右下 1/3 的结构。小脑后下动脉（PICA）来自椎动脉（VA），它通常穿过舌下神经根（CN Ⅻ），撑起神经根后进入小脑延髓裂，最后行经Ⅶ～Ⅸ脑神经

CN Ⅹ：迷走神经；HC：舌下神经管；IPS：岩下窦；BA：基底动脉；FM：枕骨大孔；A.AOM：前寰枕膜。

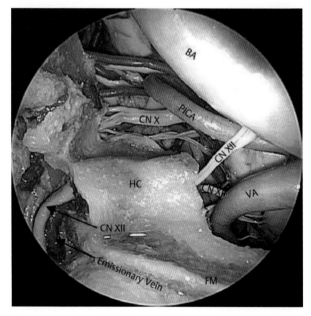

图 19-14　尸头解剖图像显示的是离开舌下神经管的舌下神经及其相伴随的静脉（Emissionary Vein），这些静脉使颈内静脉与基底静脉丛相沟通

HC：舌下神经管；CN Ⅻ舌下神经和神经根；FM：枕骨大孔；VA：椎动脉；PICA：后下小脑动脉；BA：基底动脉；CN Ⅹ：迷走神经。

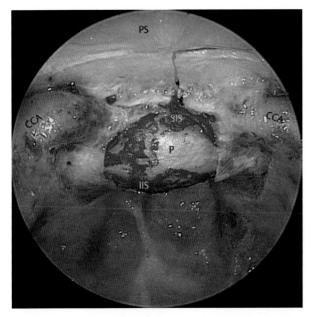

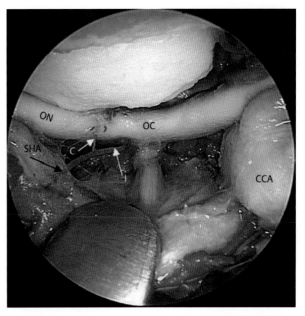

图 19-15　尸头解剖显示蝶窦区域，移除覆盖于颈内动脉海绵窦段、蝶鞍、鞍结节和蝶骨平台（PS）后半部的骨质 CCA：颈内动脉海绵窦段前膝部；IIS：下海绵间窦；SIS：上海绵间窦；P：垂体。

图 19-16　尸头解剖显示了交叉下池。可以看到垂体上动脉（SHA）发出其视交叉支（C）和漏斗支（I） ON：视神经；OC：视交叉；CCA：颈内动脉海绵窦段。

不同数目的脑神经。应用甘露醇使脑部脱水后，扩大脑干周围的空间，能够更容易地观察脑神经。

垂体移位进入上斜坡

侵犯到垂体后面的肿瘤通常无法被切除，除非去除上 1/3 斜坡。为了达到此目的，可以把垂体向前移位，或者切除部分腺体，或对于垂体功能低下的患者，切除无功能的腺体。在垂体移位之前，需要在蝶骨平台为垂体创造足够的空间。第一步是将垂体窝到颈内动脉间的所有骨质切除，然后，磨除覆盖在鞍结节、蝶骨平台后半部分的骨质（图 19-15）。去除双侧视神经之间的骨质，使得蝶骨平台区域更宽。切开硬脑膜可见视交叉下池（图 19-16）。可以观察到鞍膈，用颅底剪分离暴露垂体柄（图 19-17）。为了移开垂体，需要辨别并且显露出垂体前部的骨膜层和脑膜层，建立解剖层面，分离固定垂体的齿状韧带（图 19-18）。分离垂体下动脉，以便于移动垂体（图 19-19、图 19-20）。手术操作要小心，因为周围的海绵窦壁菲薄，很容易破损引起静脉大出血。虽然这种出血可以通过明胶海绵膏和脑棉片加压填塞来控制，但是应该尽量避免这种情况的发

生。一旦垂体完全游离后，就移位到蝶骨平台区域（图 19-20 至图 19-22）。进而可以切除斜坡上 1/3 部分（图 19-23）。在中线处做倒置的"Y"形骨质切除，使用 1 ~ 2mm 高速 Stylus 金刚钻（Medtronic ENT）进行磨骨（图 19-24）。后床突完全游离后，用钝钩和剥离子轻柔地将后床突从骨膜层剥离。注意后床突紧邻颈内动脉的颅内段和海绵窦段后部，操作时风险很大（图 19-23、图 19-24）。此时切开硬膜，鞍上区解剖展露充分。另一种可选择的方法是切除 1/3 的垂体，利用这个通道切除上 1/3 斜坡。此过程中，向侧方推压残余垂体，可以增加操作空间。这种方式虽然不及垂体移位获得的空间大，但更容易操作，而且我们的患者中，术后垂体功能仍然保留。去除了斜坡上 1/3 的硬脑膜后，看到的第一个结构就是 Lilequist 膜，它为附着于后床突和第三对脑神经的致密的蛛网膜，形成一个半圆形裂孔，基底动脉由此孔穿过（图 19-25）。

垂体移位或部分切除后，可以更好地观察后颅窝内的脑神经。如图 19-26 显示，将镜头侧方转动，可以看到位于颈内动脉下方的第Ⅵ对脑神经走行在颈内动脉后方的海绵窦中。第Ⅲ对脑神经从大脑后

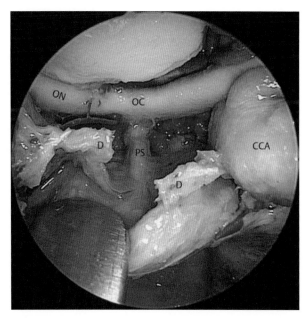

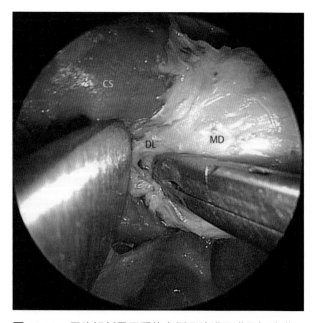

图 19-17　尸头解剖显示了切开鞍膈（D）显露垂体柄（PS）

ON：视神经；OC：视交叉；CCA：颈内动脉海绵窦段。

图 19-18　尸头解剖显示垂体右侧硬脑膜骨膜层与脑膜层（MD）之间的平面。垂体齿状韧带（DL）清晰可见

CS：海绵窦。

动脉和小脑上动脉之间离开脑干（图 19-10）。在天幕缘可以看到细小的第Ⅳ对脑神经（图 19-10）。

　　通过 30° 内镜可以观察到位于后颅窝的其余脑

神经（图 19-4）。三叉神经在脑桥的侧面离开，细小的第Ⅳ对脑神经位于脑桥下方（图 19-10）。第Ⅴ对脑神经进入 Meckel 腔，然后进入海绵窦。在第Ⅴ

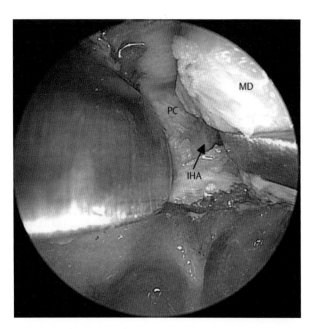

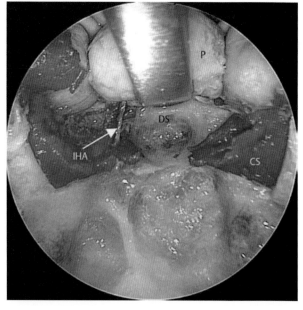

图 19-19　尸头解剖显示垂体右侧区域，在硬脑膜的骨膜层和脑膜层（MD）之间解剖，到达鞍背区。在后床突（PC）的基部可以看到垂体下动脉（IHA）

图 19-20　尸头解剖显示将垂体移位，垂体下动脉（IHA）与之相连。图中硬脑膜的脑膜层和骨膜层已被移除。结扎并离断 IHA 后，可以使垂体在颈内动脉间整体移位，可以显露鞍背（DS）

P：垂体；CS：海绵窦。

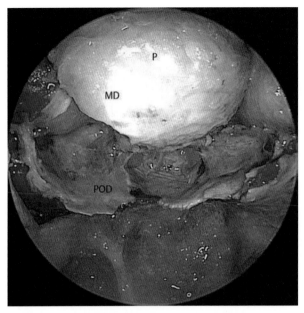

图 19-21 保留硬脑膜的脑膜层（MD）和骨膜层（POD）的解剖，显示在颈内动脉之间移位的垂体（P）

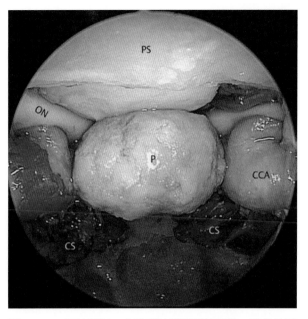

图 19-22 尸头解剖，去除硬脑膜层后的图像。移位的垂体（P）对应着蝶骨平台（PS），位于颈内动脉海绵窦段（CCA）之间

ON：视神经；CS：海绵窦。

对脑神经的下方，可以看到第 7、第 8 和中间神经从脑干离开并进入内听道（图 19-12、图 19-28）。虽然尸头解剖（图 19-27）显示脑干和颅底之间似乎

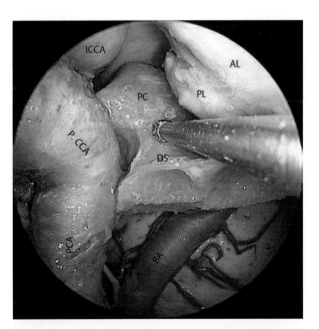

图 19-23 尸头解剖显示磨除后床突（PC）基底部，与鞍背（DS）分离

P.CCA：颈内动脉海绵窦段后膝部；PCA：斜坡旁颈内动脉；ICCA：颈内动脉颅内段；BA：基底动脉；PL：垂体后叶；AL：垂体前叶。

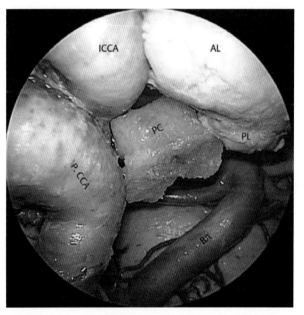

图 19-24 尸头解剖图像显示后床突（PC）与颈内动脉颅内段（ICCA）及颈内动脉海绵窦段后膝部（P.CCA）的密切关系

AL：垂体前叶；PL：垂体后叶；BA：基底动脉。

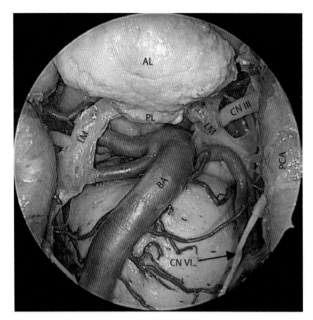

图 19-25 尸头解剖图像：去除鞍背后，可以看到由致密的蛛网膜构成的 Liliequist 膜（LM），基底动脉（M）在分出其终末分支之前穿过 LM 的半圆形裂孔

AL：垂体前叶；PL：垂体后叶；CN Ⅲ：动眼神经；CN Ⅵ：外展神经；PCA：斜坡旁颈内动脉。

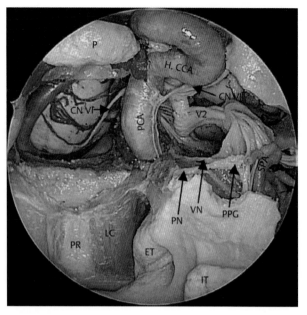

图 19-26 在 70° 内镜下拍摄的解剖图像。可以看到外展神经（CN Ⅵ）走行于斜坡旁颈内动脉（PCA）后面、与颈内动脉海绵窦段（H.CCA）水平部伴行，位于颈内动脉内侧，三叉神经眼支外侧

P：垂体；V2：三叉神经上颌支；PN：咽神经；VN：翼管神经；PPG：蝶腭神经节；SPA：蝶腭动脉；ET：咽鼓管；IT：下鼻甲；LC：头长肌；PR：咽缝。

存在间隙，但在患者手术中不是如此，因此在后颅窝的外侧区域切除肿瘤时应小心谨慎。探查脑桥延髓沟的外侧末端，可以看到从脑干发出的面神经和前庭神经，中间神经位于二者之间，与小脑前下动脉（anterior inferior cerebellar artery，AICA）关系密切（图 19-12、图 19-27）。中间神经大多在面神经和前庭神经之间作为单个神经支出现，但也可能由多达四个神经根组成，正如图 19-12 显示，中间神经由 3 个神经根组成。在多数情况下，AICA 动脉在脑干周围走行于面神经和前庭神经的正下方，但有时它会穿过面神经和前庭神经之间（图 19-12），或者位于二者上方。AICA 发出迷路动脉、弓状下动脉和回返穿通支到脑干。在延髓，面神经与舌咽神经、迷走神经、副神经的神经根聚集处有密切关系。面神经通常从神经根上方 2～3mm 处发出。

在第Ⅶ和第Ⅷ对脑神经的下方，可以看到第 9 和第 10 对脑神经进入颈静脉孔（图 19-12）。AICA 在一些患者中（54%）呈环形不同深度的进入内听道，然后发出迷路支（图 19-27）。舌咽、迷走神经和副神经的神经根平行排列于后橄榄沟（橄榄核和

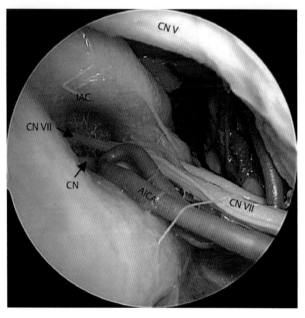

图 19-27 尸头解剖图，70° 内镜下可以清楚地显示右侧内听道（IAC），小脑前下动脉（AICA）的内听道段进入内听道，该血管在面神经（CN Ⅶ）和前庭听神经之间呈环形

CN：耳蜗神经；CN Ⅴ：三叉神经。

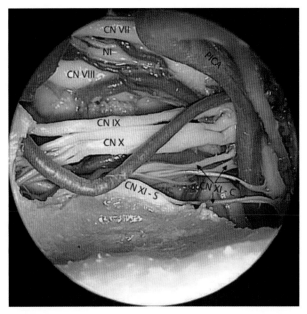

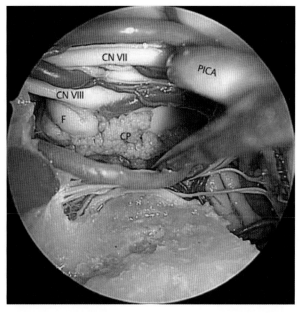

图 19-28　尸头解剖图像显示小脑后下动脉（PICA）走行在迷走神经（CN X）和副神经根（CN XI -C）离开脑干处

CN Ⅶ：面神经；CN Ⅷ：前庭听神经；NI：中间部；CN Ⅺ -S 副神经脊髓支。

图 19-29　尸头解剖图像（右侧），将舌下神经和迷走神经向下牵拉，暴露出从 Luschka 孔发出的脉络丛（CP）。在侧面可以看到面神经（CN Ⅶ）和前庭听神经（CN Ⅷ）后方的绒球（F）

PICA：小脑后下动脉。

延髓后外侧之间的浅沟）。舌咽和迷走神经发自橄榄核的上 1/3，而副神经则发自于下 2/3 橄榄核的后缘和延髓下部、脊髓上段。舌咽神经起源于面神经下方的一个或两个来自上延髓的神经根。小脑后下动脉（posterior inferior cerebellar artery，PICA）起源于延髓水平的椎动脉，走行在迷走神经和副神经之间的背面，如图 19-28 所示，随后到达小脑脚下部的表面，供应小脑延髓裂，发出分支供应小脑枕下面。脉络丛位于这些神经后面，从 Luschka 孔中发出，位于脑桥延髓沟的外侧缘（图 19-29）。在面神经和前庭听神经后面可以看到绒球（图 19-29）。舌下神经神经根起源于延髓前橄榄沟，这是橄榄和延髓锥体之间的浅沟。舌下神经根从椎动脉的后面发出（图 19-14），在舌下神经进入神经管之前，PICA 可以交叉、围绕或者穿行之间。舌下神经常与静脉湖伴行离开舌下神经管，该静脉湖汇入颈内静脉（图 19-14）。

海绵窦

　　海绵窦与许多肿瘤关系密切，尤其是脊索瘤，

因此，正如本书第 18 章讨论所述，熟知海绵窦和脑神经之间的关系显得尤为重要。与斜坡肿瘤关系最密切的是第 Ⅵ 对脑神经，因其较为脆弱。硬膜内肿瘤常常包裹外展神经脑池段，其海绵窦段经常被累及，多发于脑膜层和骨膜层之间的 gulfar 区域和 Dorello 管区域（图 19-6、图 19-9、图 19-26）。

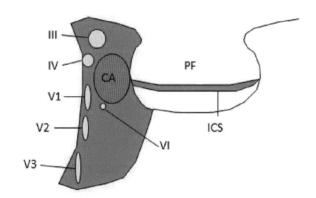

图 19-30　右侧海绵窦示意图，展示了海绵窦内的颈内动脉（CA）。第 Ⅵ 脑神经位于最内侧，而第 Ⅲ、第 Ⅳ 和第 Ⅴ 脑神经依次排列在海绵窦侧壁。海绵间窦（ICS）将两侧的海绵窦连接到一起

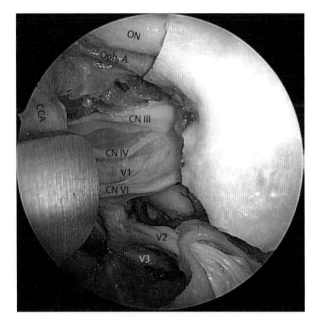

图 19-31　尸头解剖显示蝶窦左侧壁。去除蝶窦骨壁，将颈内动脉海绵窦段（CCA）前膝部向内侧牵拉。可以看到位于硬脑膜内，呈叠瓦状排列在海绵窦外侧壁的脑神经。外展神经（CN Ⅵ）走行在海绵窦内，位于最内侧

ON：视神经；Oph. A：眼动脉；CN Ⅲ：动眼神经；CN Ⅳ：滑车神经；V1：三叉神经眼支；V2：三叉神经上颌支；V3：三叉神经下颌支。

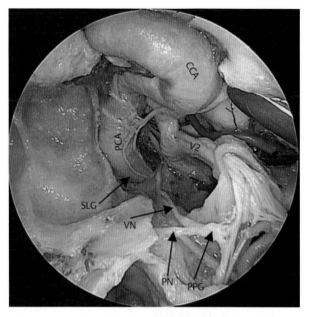

图 19-32　尸头解剖图像，去除蝶窦左侧骨壁，翼管神经（VN）位于斜坡旁颈内动脉垂直部（PCA）与岩骨段颈内动脉水平部交界处（SLG）

PCA：斜坡旁颈内动脉；CCA：颈内动脉海绵窦段前膝部；V2：三叉神经上颌支；VN：翼管神经；PN：咽神经；PPG：蝶腭神经节。

　　侵犯到海绵窦的肿瘤也可能累及第Ⅲ、第Ⅳ和第Ⅴ对脑神经。图 19-30 显示的是与垂体相邻的海绵窦内结构示意图。图 19-31 显示了上述神经走行在海绵窦外侧壁，随后进入眶尖和眶上裂（颈内动脉海绵窦段已经被向内侧牵拉）。

　　在手术过程中很少看到海绵窦内的结构，只有在肿瘤已经侵犯海绵窦并且压闭静脉窦的情况下，才可能打开海绵窦。熟知海绵窦的解剖结构非常重要，这样才能在切除肿瘤的同时不损伤窦内重要结构。在图 19-31 中，颈内动脉被向内侧牵拉以暴露海绵窦。注意粗大的第Ⅲ对脑神经是如何走行在海绵窦顶部侧面的，而细小的、不容易观察到的第Ⅳ对脑神经在其下方。第Ⅵ对脑神经从后下方进入海绵窦，然后从下向上走行，与颈内动脉前膝部相邻。内移第Ⅵ脑神经，就可以看到第Ⅴ脑神经的V1和V2分支，V3 支处于同一平面的更低位置。

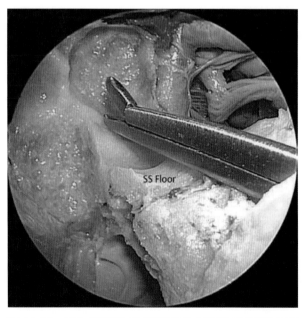

图 19-33　尸头解剖显示在没有充分去除蝶窦底壁的情况下，手术器械接触的区域是垂体窝下方的中 1/3 斜坡。去除蝶窦（SS）底壁骨质，才会进入蝶骨底壁后部和邻近斜坡的交界处

【处理斜坡和后颅窝病变的外科技术】

　　第一步是获取 Hadad 带蒂鼻中隔瓣,将其置于扩大开放的上颌窦中。如本书第 20 章所述,将对侧鼻中隔黏膜瓣转移向前覆盖软骨暴露区域,同时去除鼻中隔后部,创造足够大的空间以满足术者和助手双人四手操作。用 3-0 Vicryl(Ethicon;Somerville,NJ)缝合线固定黏膜瓣。如第 17 章所述,薄硅胶片可以贴附鼻小柱上,便于手术器械从双侧鼻腔进出。随后,切除上鼻甲,扩大开放双侧蝶窦,以翼管神经为外侧界标志,用高速弯金刚钻(Medtronic ENT)将双侧翼管神经之间的蝶窦底壁骨质磨除。注意在颈内动脉破裂孔段,翼管神经初位于其内侧,渐渐走行至颈内动脉外侧,继而到其顶部(图 19-32)。蝶窦底壁骨质彻底去除非常重要,否则残留的底壁前份骨质就会使手术器械朝向垂体上方(图 19-33)。

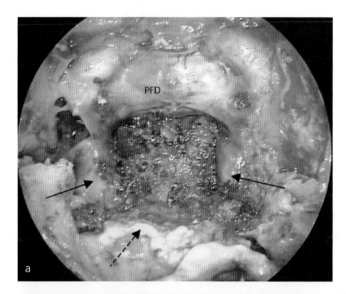
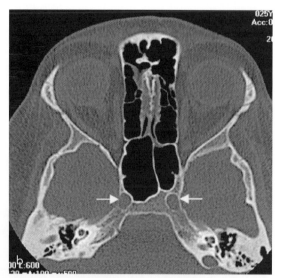
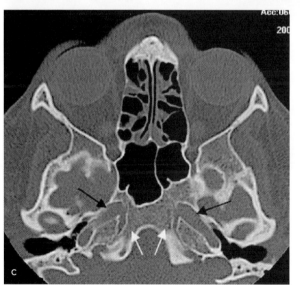
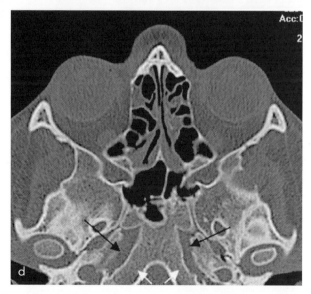

图 19-34　颈内动脉的垂直部分已暴露(a,黑色实线箭头),覆盖在垂体窝(PFD)上方的硬脑膜已暴露,可以清楚地看到两侧的海绵窦(CS)。注意连接两侧海绵窦的海绵间窦。蝶窦底壁已被磨除,几乎与斜坡的硬脑膜相接(黑色虚线箭头)。颈内动脉的垂直部分(b,白色箭头)与颈内动脉之间的斜坡。轴位 CT(c、d)示颈内动脉岩部和破裂孔用黑色箭头标记,在颈内动脉后面的斜坡后外侧部分用白色箭头标记。注意颈内动脉岩骨段是如何呈 45° 移行为颈内动脉垂直段的

以两侧垂直的斜坡旁颈内动脉为标志，确定中1/3斜坡切除的外侧界（见图19-3）。通常用高速弯金刚钻（Medtronic ENT）来磨薄颈内动脉表面骨质，保留薄层骨壳以保护动脉。影像导航系统和术中多普勒超声在正确识别颈内动脉时起重要作用。覆盖颈内动脉的骨质可以磨的很薄甚至透明，使颈内动脉清晰可辨。如果钻头无意中触碰到颈内动脉壁的外膜，只要马上识别出，就会避免损伤。但钻头与颈内动脉壁长时间接触是非常危险的，可能导致动脉损伤。如果肿瘤侵及颈内动脉管的下外侧，可以循管壁进行操作，要牢记颈内动脉岩骨段和垂直段之间约成45°。在脊索瘤患者中，可以使用弯金刚钻去除这些肿瘤。在某些情况下，40°或70°金刚钻（Medtronic ENT）适宜处理偏外侧的病变（图19-34）。

如果肿瘤突破斜坡脑膜进入颅内，则可以用内镜颅底剪刀*（Integra）对肿瘤进行锐性分离。对于侵入后颅窝的残余肿瘤，医生往往可以绕过斜坡

部位进行手术操作。可以用剪刀扩大硬脑膜开口，以方便内镜观察颅内肿瘤部分。斜坡脊索瘤一般非常柔软，在没有与第Ⅵ脑神经或脑干血管粘连的情况下，可以轻柔地用吸引器进行减瘤。牵拉包裹脑干穿通支（brainstem perforator）的肿瘤可能导致灾难性的出血、脑干出血甚至导致术中死亡。在这种情况下，耳鼻喉科医生和神经外科医生的紧密合作至关重要。轻微牵拉肿瘤，使用可塑形颅底钝钩和探针*（lntegra Wonnald Skull Base Set）将肿瘤通过硬脑膜切开处轻柔地牵拉至蝶窦中。使用带角度内镜和可调式吸引器*（Integra Wormald Skull Base Set）检查颅内，以确保没有肿瘤残留。若发现残留肿瘤，则减轻吸引器吸力，通过硬脑膜缺损吸除残余肿瘤。这种吸引器的可调节范围比较大，如果有血管或神经无意中被吸入吸引器，移开手指，吸引器吸力就会消失，血管或神经不至于受到损伤。

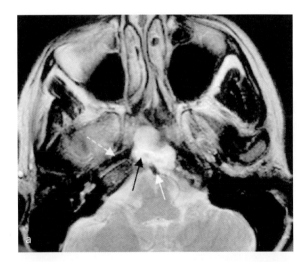

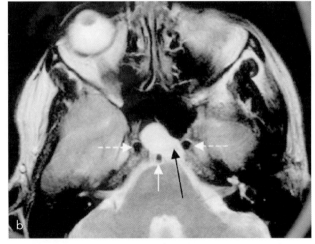

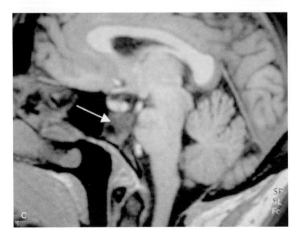

图 19-35　在轴位 MRI 上（a、b），可以看到脊索瘤（黑色箭头）位于颈内动脉（白色虚线箭头）之间，并且贴近基底动脉（白色实线箭头）。在旁矢状位 MRI 扫描中，可见病变位于垂体下方的斜坡并与脑桥相邻（c）

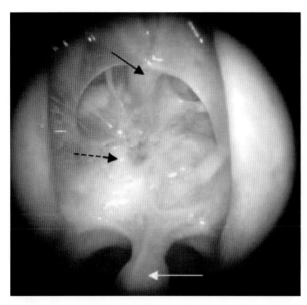

图 19-36　内镜图像显示残余的鼻中隔（白色箭头），蝶窦间隔（黑色实线箭头）和重建后的后颅窝（黑色虚线箭头）

【病例报告和结果】

患者为中年女性，为巨大的斜坡脊索瘤突入蝶窦，与双侧颈内动脉相邻，并侵犯到颅内与基底动脉相邻（图 19-35）。

该患者治疗由两位术者配合完成，先行双侧扩大蝶窦开放术，切除鼻中隔后部，磨除蝶窦底壁。完成进路后，用粗金刚砂钻暴露两侧颈内动脉垂直部。去除残余的斜坡骨质，暴露有缺损的硬脑膜，脊索瘤通过此缺损处进入后颅窝。通过两位手术医生配合操作，手术器械得以到达肿瘤的颅内部分，并在直视下将肿瘤缓慢切除。术中使用 30° 内镜可以观察到向颅内下方侵犯的肿瘤。使用可塑形的钝钩和弯曲探针将肿瘤与蛛网膜分离，将肿瘤移到蝶窦内并切除。颅底的修补重建最初仅用脂肪，但术后约 1 个月时间患者发生了脑脊液鼻漏（cerebrospinal fluid，CSF）。二次手术用阔筋膜修复。术后随访 8 年，修复区域恢复完好（图 19-36）。迄今为止，MRI 扫描显示肿瘤没有复发迹象。

第二例患者是一名中年男性，表现为不完全的第 Ⅵ 脑神经麻痹。MRI 扫描显示病变在两侧颈内动脉之间，并向下、外方向侵犯颈内动脉的垂直部。肿瘤侵犯颅内并压迫脑桥，使基底动脉向侧方移位（图 19-37）。

另一方面是需要评估肿瘤是否侵袭破坏下方的骨质。CT 可以看到肿瘤侵犯到颈内动脉岩骨段的后下方（图 19-38），斜坡向下至枕骨大孔有明显的骨质破坏，右侧岩尖部（白色箭头）骨质破坏严重。

该患者仍然采用常规的双术者配合手术，扩大开放蝶窦、切除鼻中隔后部、切除蝶窦底壁。在肿瘤完全显露后，用金刚钻磨除从蝶窦底壁至垂体窝底部的骨质，以暴露斜坡旁颈内动脉的垂直部，随即整个垂体底部的硬脑膜得以显露，至此确定了肿瘤切除的上界和外界。继续磨除残余蝶窦底部骨质，追踪颈内动脉垂直部后方和侧方的肿瘤，直至暴露后颅窝的硬脑膜。在暴露了硬脑膜下方（斜坡基底部）、侧方（颈内动脉后面）、上方（垂体 - 斜坡连接处）之后，肿瘤周围处于游离状态。轻轻牵拉肿瘤，随着后颅窝硬脑膜缺损处移位，可以看到脑脊液涌出。使用内镜颅底剪刀 *（Integra），将位于蝶窦 / 斜坡区域的肿瘤与后颅窝硬脑膜内的肿瘤分开。去除蝶窦内肿瘤后，两位术者就会有足够的操作空间，游刃有余地去除剩余的颅内肿瘤。用内镜颅底剪刀扩大硬脑膜缺损，扩大后颅窝术野。使用可塑形的直角钩和钝头探针（颅底器械，Integra），将颅内部分肿瘤经硬脑膜缺损处轻轻取出。换用 30° 内镜重新探查后颅窝，在脑桥前方可以窥及残留肿瘤，将可调式吸引器放置在吸引器管上，以限制吸引力度，用弯曲可塑形的额窦吸引器通过硬脑膜缺损上方，轻轻地吸除压迫脑桥的残余肿瘤。至此实现了在显微水平下的肿瘤完全切除。用两层阔筋膜修复颅底缺损，一层置于颅内，另一层置于蝶窦后壁缺损的硬脑膜上，术腔应用纤维蛋白胶和鼻腔填塞。遗憾的是，该患者在术后复查时，清除术腔填塞物后发生了脑脊液漏。再次手术探查，硬脑膜的修复是坚实的，而在垂体硬脑膜和筋膜瓣的连接处看到了轻微的脑脊液漏。用"浴缸塞技术"和纤维蛋白胶对漏点重新进行了修复。

至今，我们已经在内镜下完成了 16 例斜坡脊索瘤切除术。9 例原发病例中，有 8 例接受了放射治疗，1 例接受了质子束照射。7 例复发病例中，有 4 例在来我们医院治疗前，已经接受过放射治疗。9 例原发病例中，有 7 例实现了显微水平下的肿瘤彻底切除，平均随访 4 年，没有发现肿瘤复

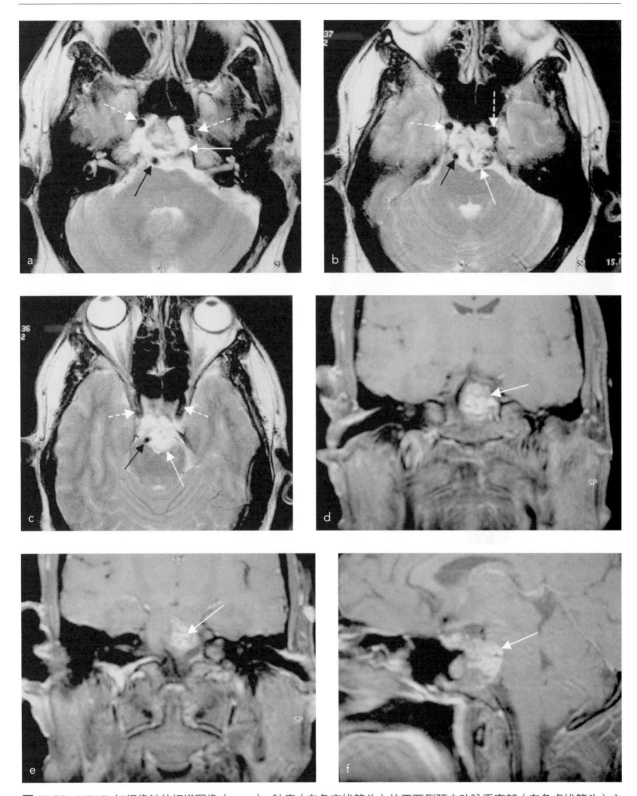

图 19-37　MRI T$_2$ 加权像轴位扫描图像（a～c），肿瘤（白色实线箭头）位于两侧颈内动脉垂直部（白色虚线箭头）之间，肿瘤明显压迫脑桥并使基底动脉（黑色箭头）向侧方移位。T$_1$ 加权像冠状位扫描图像（d、e），肿瘤压迫脑桥（白色实线箭头），这在 MRI 扫描矢状位 T$_1$ 加权像显示更为明显（f），肿瘤明显向后挤压脑桥（白色实线箭头）

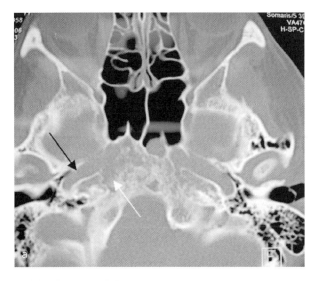

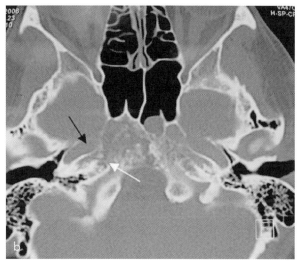

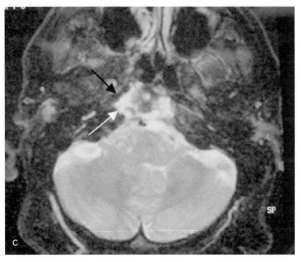

图 19-38   轴位 CT 扫描图像（a、b）和 T_1 加权像 MRI 图像（c）显示，颈内动脉的水平部（黑色箭头）和斜坡底部、颈内动脉后方的骨质破坏（白色箭头）

发。在肿瘤部分切除的患者中，残余肿瘤生长非常缓慢，进行间断 MRI 扫描，追踪监控病情变化，如果发现肿瘤生长迅速或引起临床症状，将进行进一步的手术治疗。在 7 例复发病例中，所有患者均在其他医院进行了首次手术，其中 5 例术后仍有放射学可见的残余病灶，2 例死亡。

【结论】

内镜下切除斜坡和后颅窝肿瘤是颅底手术的一种挑战，这需要外科医生熟知颅底解剖，并拥有精湛的内镜技术，才能成功实施手术。颅底内镜手术团队一般是由鼻科医生和神经外科医生组成，他们在接受专门的内镜操作技术培训后，可以先从一些

对技术要求不是很高的颅底内镜手术做起，如垂体瘤切除术，待内镜手术技术纯熟后，再去尝试斜坡和后颅窝肿瘤手术。

参考文献

1. Brackmann DE, Arriaga MA. Surgery of the posterior cranial fossa. In: CW Cummings, ed. Otolaryngology Head and Neck Surgery. 4th ed. St Louis, MO: Mosby; 2005
2. Lanzino G, Dumont AS, Lopes MB, Laws ER Jr. Skull base chordomas: overview of disease, management options, and outcome. Neurosurg Focus 2001;10(3):E12
3. DeMonte F, Diaz E Jr, Callender D, Suk I. Transmandibular, circumglossal, retropharyngeal approach for chordomas of the clivus and upper cervical spine. Technical note. Neurosurg Focus 2001;10(3):E10
4. Solares CA, Fakhri S, Batra PS, Lee J, Lanza DC. Transnasal endoscopic resection of lesions of the clivus: a preliminary report. Laryngoscope 2005;115(11):1917–1922
5. Giorgio F, Vittorio S, Fabio C, Giovanni F, Diego M, Ernesto P. The endoscopic transnasal transphenoidal approach for the treatment of cranial base chordomas and chondrosarcomas. Op Neurosurg Suppl 2006;59(1):50–57

20 内镜前颅底肿瘤切除术

【前言】

经鼻内镜切除前颅底肿瘤技术最初应用于累及鼻腔、鼻窦和前颅底的肿瘤。随着经验积累，这项技术开始应用于未累及鼻腔、鼻窦的前颅底肿瘤。虽然这些技术经验大部分源于脑膜瘤的治疗，但仍可用于治疗原发于颅内或向颅内侵犯的鼻部恶性肿瘤。全内镜下切除鼻窦恶性肿瘤的初始步骤，即是标准颅面切除手术中应用内镜处理鼻部肿瘤的过程。我们发现应用内镜处理鼻部肿瘤与传统鼻外径路一样有效。对于累及双侧鼻腔的大肿瘤，内镜手术更具优势，因为它可以同时处理双侧病变，而大多数鼻外径路只能处理单侧病变。很多的恶性肿瘤会累及颅底和眼眶。在颅面切除手术中，颅底受肿瘤累及的部分可以完整切除[1-3]。但大多数情况下，受累眶壁需要分开切除。经内镜切除可以提供更好的视野观察肿瘤，对非基底区域的肿瘤进行减压，准确辨认肿瘤基底附着部。进而能够完全切除鼻部和眶部肿瘤（如果存在的话）。随着前颅底肿瘤切除技术的经验积累，根据肿瘤大小以及侵犯颅底和颅内的范围，其手术适应证在逐步扩展。最适合内镜手术切除的恶性肿瘤是腺样囊性癌和嗅神经母细胞瘤，这些肿瘤通常是挤压而不是浸润周围结构，因此更容易通过内镜处理。鳞状细胞癌也可以通过内镜切除，但仅限于肿瘤小范围侵犯眼眶或脑组织的情况。过去，治疗这些恶性肿瘤的金标准是颅面

切除术[1]。然而，现有越来越多的证据表明，全内镜切除手术可以获得与之相当的效果[2-6]。最近发表的系列研究报道，内镜切除手术可以获得相似的生存率和死亡率，局部复发率也非常相似[2-3,5-6]。并且，内镜切除手术对患者有明显益处，可以保留未受累及的结构，避免皮肤切口，保持面部美观[2-5]。此外，对那些从医学角度或其他方面考虑不适合，或者不能接受标准颅面切除手术的患者，内镜手术为可供选择的治疗方法。内镜前颅底切除需要术者仔细理解并掌握区域解剖。

【前颅底解剖】

前颅底由额骨眶板及分隔它们的筛板构成（筛骨结构）。这些板状结构向后附着于蝶骨平台（蝶骨小翼）（图 20-1）。筛板向上发出鸡冠，为大脑镰前部附着处。

内镜下从前向后观察前颅底，依次为额骨（额窦后壁）、筛凹、筛板（图 20-2、图 20-3）。筛凹与筛板向后附着于蝶骨平台（图 20-4）。前颅底重要的血管有筛前动脉与筛后动脉。注意在额窦口与筛前动脉之间会存在一个空间或者气房（图 20-5）。通常，筛前动脉走行于第二基板的基底部，即筛泡前壁向上附着的区域。

首先需要判断的一点为是否需要完整切除颅

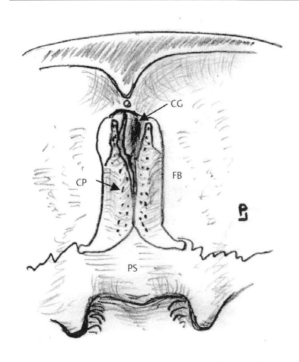

图 20-1 描绘图显示从上方观察前颅底（颅内观）

可以看到鸡冠（CG）、筛板（CP）、额骨眶板（FB）和蝶骨小翼的蝶骨平台（PS）。

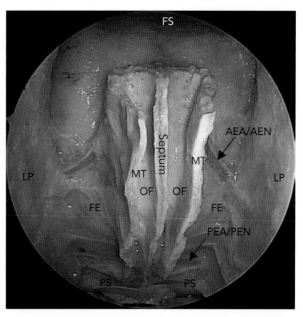

图 20-2 尸头解剖显示前颅底，已经部分切除中鼻甲（MT）和鼻中隔（Septum）。双侧融合的额窦引流通道（FS）位于暴露的筛凹（FE）前方。外侧界是薄弱的眶纸板（LP），并且可以看到后方的蝶骨平台（PS）

OF：嗅窝；AEA：筛前动脉；PEA：筛后动脉；AEN：筛前神经；PEN：筛后神经。

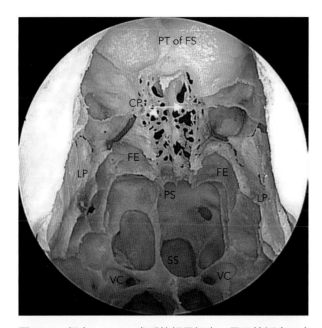

图 20-3 额窦 Lothrop 术后的颅骨标本，显示筛板（CP）和筛凹（FE）。鼻中隔和中鼻甲已完全切除，可以看到位于后部的蝶窦（SS），其顶壁平面形成蝶骨平台（PS）。眶纸板（LP）仍然完整

VC：翼管；PT of FS：额窦后壁。

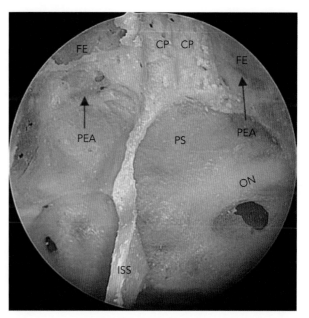

图 20-4 30° 内镜拍摄的颅骨解剖图像，显示筛凹（FE）和筛板（CP）与蝶骨平台（PS）的连接。筛后动脉（PEA）可作为明显标志

ISS：蝶窦中隔；ON：视神经；CCA：颈内动脉海绵窦段前膝部。

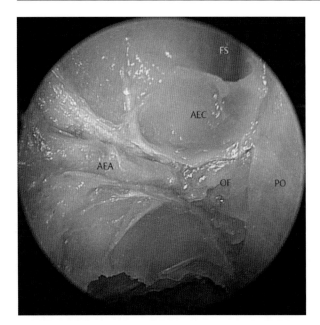

图 20-5　尸头解剖示左侧筛窦照片，显示筛前动脉（AEA）位于额窦（FS）后面的一个前筛气房（AEC）内 OF：眼眶脂肪；PO：眶骨膜。

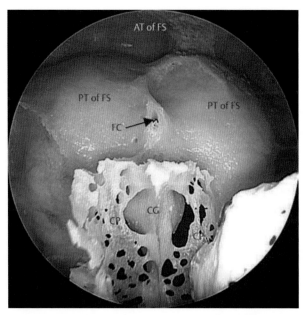

图 20-6　额窦 dirllout 手术颅骨标本。标本清楚显示了额窦和筛板（CP）之间的密切关系，因此 Drillout 手术利于前颅底病变处理

AT of FS：额窦前壁；PT of FS：额窦后壁；FC：盲孔；CP：筛板；CG：鸡冠。

底，这取决于筛前动脉和肿瘤前缘的关系。如果肿瘤累及的范围没有超过筛前动脉，则可以行后颅底切除，而无须行额窦钻孔开放术（EFFS 6 级或者改良 Lothrop 手术）。一旦肿瘤侵犯的范围超过筛前动脉，则必须行额窦钻孔开放术，以便获得处理肿瘤的合适角度，才能处理肿瘤与蛛网膜交界的受累区域。这是一个必需的步骤，当肿瘤内部减容完成后，可以辨识出肿瘤与蛛网膜交界，随着肿瘤壁塌陷进入肿瘤腔中，可以逐步切除肿瘤。

　　进行前颅底切除，需要充分暴露整个前颅底。首先要完成双侧筛窦、蝶窦开放，暴露蝶窦、前筛与后筛之间的颅底，能够看到额窦引流口。如果需要切除整个前颅底，需要进行 EFFS 6 级（Draf3）额窦开放手术。图中所示的颅骨模型能够清楚地显示出筛板与额窦之间的关系，对于基底更靠近前部的肿瘤而言，额窦钻孔开放是非常重要的（图 20-6）。其他需要辨别的重要结构是筛前动脉与筛后动脉。需要注意筛前动脉与筛前神经如何相伴而行，以及眶纸板如何与颅底交汇形成筛前动脉管（图 20-5、图 20-7）。这对于暴露和电凝筛前动脉是很重要的。我们喜欢采取的方式是用金刚石磨钻解剖筛前动脉，然后用可吸引双极电凝动脉。但是如果

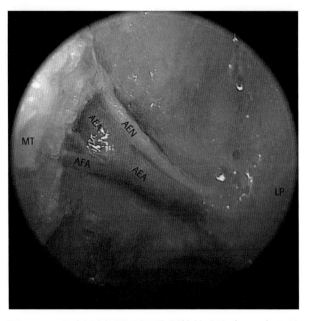

图 20-7　尸头解剖图像显示左侧筛前动脉（AEA）和神经（AEN）穿过颅底走行到中鼻甲（MT）附着处。这里可以看到几个分支。前大脑镰动脉（AFA）供应大脑镰

LP：眶纸板。

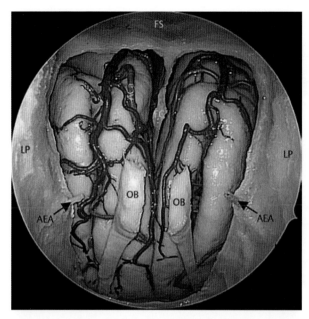

图 20-8 尸头解剖图像显示：颅底被移除后的双侧额叶底面。可以看到嗅球（OB）、大脑前动脉分支（ACa）和大脑镰（FC）的下切缘

FS：额窦；AEA：筛前动脉；LP：眶纸板。

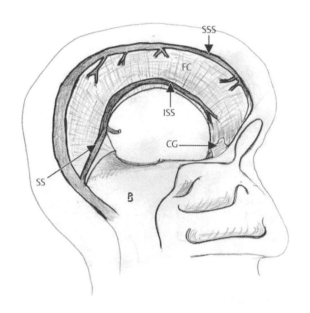

图 20-9 可见大脑镰（FC）附着于鸡冠（CG）前部。上矢状窦（SSS）走行于大脑镰的上部，下矢状窦（ISS）走行于大脑镰下缘，下矢状窦与大脑大静脉汇合为直窦（SS）

钻头太大或者过多地暴露外侧三角形脂肪内陷区，就有可能损伤动脉分支，血管回缩引起眶内血肿。曾经有一例前颅底肿瘤患者在术中出现此情况，需要立即行眶减压手术来降低眶内压力。眶减压手术后肿瘤切除顺利完成。筛后动脉也可以应用上述方式处理。动脉处理完成后，从前颅底去除所有残存骨隔。

前颅底切除后，可以看到前颅窝（图 20-8）。在前大脑半球的下表面可以看到双侧嗅球与嗅束。主要的血管结构是大脑前动脉及其分支。前颅窝静脉通过上矢状窦与下矢状窦引流。上矢状窦和下矢状窦分别走行于大脑镰的上、下缘（图 20-9）。大的前颅底肿瘤可能会有粗大的静脉回流入下矢状窦，一旦损伤会引起明显的出血。

【前颅窝的血管解剖】

起源于鞍结节区域、蝶骨平台或者嗅凹后部的肿瘤向后和向上挤压周围结构时，容易影响 Willis 环的前部与前颅窝血管（图 20-10）。图 20-11 显示颈内动脉是如何进入前颅底，然后形成 Willis 环的前部供应前颅底的。此区域最常见的肿瘤为鞍结节

脑膜瘤，其他还有颅咽管瘤以及向前 / 向上扩展的垂体瘤。当肿瘤占据交叉下池的时候，垂体上动脉有受损伤的风险。一旦损伤到这些血管，可能会造成视神经与视交叉的缺血，导致失明。当肿瘤环绕 A1-AComm-A2 复合体时，熟悉局部解剖结构对于保证手术安全极为重要（图 20-10）。对于大脑前动脉的详述可以参见图 20-12。A1 段（大脑前动脉的第一段）形成于颈内动脉分叉，为大脑中动脉与大脑前动脉处。它进入终板池后被增厚的蛛网膜束系于视神经外侧[7]。内侧豆纹动脉自 A1 前半段的后上方发出，供应内侧透明隔、前联合与苍白球内侧、穹窿柱、嗅旁区、内囊前脚、纹状体前下部与下丘脑前部。起源于 A1 段后半部的血管比较小，它融入视神经、视交叉及视束的动脉丛[7,8]。然后，沿 A1 段血管继续追踪到 AComm 与 Heubner 返动脉（图 20-10、图 20-12）。85% 的患者 Heubner 返动脉（recurrent artery of Heubner，RAH）为双侧，11% 的患者为单侧，4% 的患者缺如[8]。它向后沿着 A1 主干走行，进入蛛网膜下腔，然后在内侧与外侧嗅沟交汇处进入脑实质，供应尾状核头部、内囊前下部、下丘脑前部和嗅区，是手术中需要保护

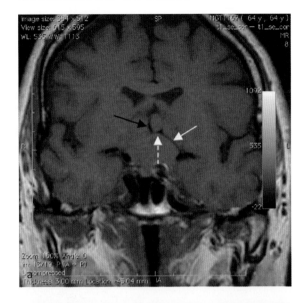
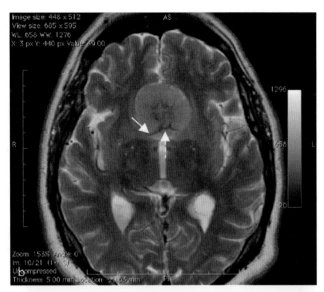
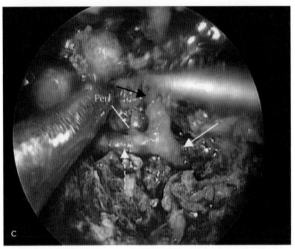
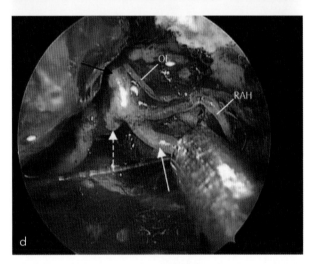

图 20-10 MRI 扫描（a、b）显示 A1（白色实线箭头）离开大脑前动脉走向 Acomm（白色虚线箭头），而 A2s（黑色箭头）则向上延伸。这些血管在肿瘤实质内。图 c 和 d 示术中所见，可以看到肿瘤包埋 Acomm 发出的穿通支（Perf）。当所有肿瘤被切除后，可以清晰地看到 A1-Acomm-A2 复合体、A1 的重要分支 [Heubner 返动脉（RAH）] 和 A2 分支 [眶额动脉（OF ）]

的血管。此区域其他的重要血管还有 AComm 发出的后穿支，来源于 AComm 的上表面和后表面，这些分支可以从 1~6 予以编号，向后分别供应垂体漏斗部、视神经及视交叉、终板、前穿质、胼胝体、前联合、边缘系统以及相关的皮质区域。这些血管的损伤会导致严重记忆力下降、性格改变和电解质失衡。A1 血管闭塞可导致下肢瘫痪、上肢活动受限、大小便失禁、意识丧失、运动性失语和额叶症状。

A2 有三个主要分支（图 20-10、图 20-12）。约有 90% 的患者，RAH 起自 AComm-A2 交界处或者起自 A2 的前几毫米（其余 10% 起源于 A1 上部）[7-8]。

另外两个分支是额眶支和额极支。额眶支通常起源于终板和胼胝体交界处的 A2 前 5mm，并向前下走行，穿过嗅沟到达直回。额极支起源于额眶支之后，沿额下沟前内侧走行。

【手术技术】

前颅底肿瘤切除需要一个由鼻内镜外科医生和神经外科医生组成的团队。所有成员都需要掌握内镜技巧，这一点至关重要。最好的磨合方式是团队协作完成垂体肿瘤切除术。神经外科医生需要学习如何操作内镜，以适应在监视器二维视野下操作，

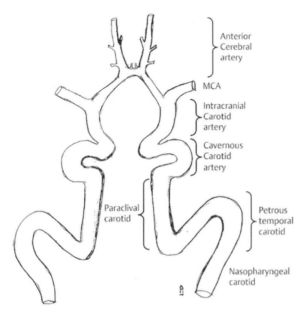

图 20-11 颈内动脉于鼻咽部向外侧弯曲，之后进入颞骨岩部，然后转向前方，在蝶骨底壁成为斜坡旁颈内动脉，进而垂直向上进入海绵窦，进入前颅窝后发出大脑中动脉（MCA），最后延伸为大脑前动脉

这不同于显微镜下的三维视野。鼻内镜外科医生需要学习如何处理颅内肿瘤和周围的神经、血管结构。手术经验积累有助于树立颅底团队成员的信心，使其具备处理累及颅内的良恶性肿瘤的能力。

手术第一步是完整切除蝶窦筛窦，暴露整个颅底。如果肿瘤位置偏后，颅内侵犯范围相对较小，可以在不做额窦钻孔开放术的情况下进行颅底切除。在肿瘤侵袭颅内范围很小的病例中，切除肿瘤时可能不需要跨越中线。术中应清楚地显露颅底缺损，扩大并暴露各边界处未受累的硬脑膜。用内镜颅底剪刀（Integra）或手术刀切除硬脑膜，直至暴露正常硬脑膜缘，再将肿瘤和受累硬脑膜从鼻腔取出。

如果要完全切除前颅底，必须要行额窦钻孔开放术（EFSS 6 级），以暴露颅底前部（图 20-13）。将鼻中隔与颅底分离，充分显露从额窦前部到垂体窝前方的颅底（图 20-2）。双侧眶纸板为切除的外侧界。在颅底切除前，需要识别出筛前动脉和筛后动脉，并结扎或电凝灼烧、分离。不推荐通过去除眶纸板寻找筛前动脉管的方法来确定筛前动脉，因为它有可能导致动脉破损，并且此区域脂肪膨出会使术者难以识别筛前动脉。比较简单、安全的方法是用金刚石磨钻磨除筛前动脉走行区域的骨质，暴露骨管中的动脉，用可弯曲刮匙进一步去除覆盖动脉的骨质，直到动脉完全显露后再电凝、离断动脉。同样方式处理筛后动脉。筛后动脉通常在后筛和蝶骨平台的交界处进入颅底，用磨钻在此区域磨除骨质，直到动脉清晰显露，再电凝、切断筛后动

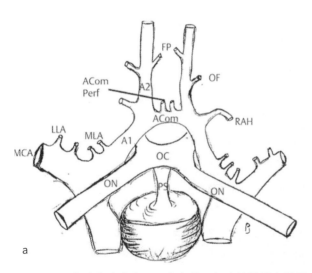
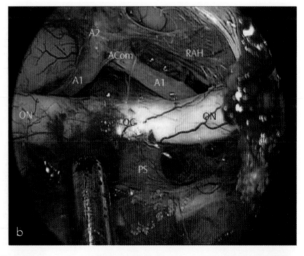

图 20-12 大脑中动脉（MCA）在分叉复合体处发出外侧豆纹动脉（LLA），内侧豆纹动脉（MLA）起源于 A1 的近端，在 A1-Acomm-A2 复合体连接处发出 Heubner 返动脉（RAH）。Acomm 构成 Willis 环的前部，并发出许多朝后方走行的穿通支（ACom Perf），在 A2 的前 5mm 处发出额眶动脉（OF），额极动脉（FP）位于其内侧（a）。切除鞍结节脑膜瘤后的临床图片清楚显示大脑前动脉（b）

ON：视神经；OC：视交叉。

脉（图 20-4）。

下一步是行额窦钻孔开放术（EFSS 6 级），如第 9 章所述。行鼻中隔开窗，开放双侧额窦，切除窦间隔实现双侧额窦融合（图 20-13）。

接下来的步骤是将鼻中隔与颅底断开。直接用 Blakesley 咬切钳将鼻中隔与颅底交界处切断。在筛凹和眶纸板的交界处进行截骨，这样可以分离颅底，使颅底能够自鼻腔切除（图 20-14）。使用 3mm（30 000r/min）颅底钻或 Stylus 3mm 高速金刚石钻（Medtronic ENT）沿图 20-14 所示的界线磨除骨质。硬脑膜需要暴露，但可以大部分保留下来。必要时可用 2～3mm 的 40° 前向 Kerrison 咬骨钳去除残留骨质，最大限度地扩大骨质切除范围，便于处理向侧方侵犯的肿瘤。注意在蝶骨平台区域去除骨质时，需将视神经管作为外侧标志。接下来用手术刀切开硬脑膜。这时，维系前颅底的唯一部位就是大脑镰与鸡冠的附着处（图 20-15、图 20-16）。

大脑镰中通常有血管走行，在切开之前用可吸引双极电凝（Integra）进行处理，以保持最清晰的术野。大脑镰可以向后延伸切开一段距离（通常超过 1cm），需要注意不要损伤大脑镰两侧的血管。用弯曲的内镜颅底剪刀（Integra）以弯度向下的角

度剪开大脑镰，将颅底移入鼻腔并取出（图 20-16、图 20-17）。操作过程中，一名术者向下牵压已经活动的颅底，使其附着部处于伸展状态，以便于另一术者在放大的、清晰的术野中精细解剖和切除残余附着部位。如果没有完全切断后部的骨质，可以通过截骨线轻轻地进行骨折，但硬脑膜需要在直视下切开。在大多数情况下，对颅底侵犯范围有限的肿瘤可以连同周围正常骨质一并整块切除，类似于颅面切除手术中的操作方式[9]。切除整个前颅底后，可以显露前颅窝和残留的肿瘤。这些操作非常精细，需要两位术者都具备高超的内镜技巧。术中需要确认蛛网膜平面并从蛛网膜层次切除肿瘤。特别是对于向后延伸到视交叉和向上包绕 A1（大脑前动脉至前交通动脉）、AComm（前交通动脉）和 A2（AComm 之后的大脑前动脉）复合体的脑膜瘤，从肿瘤中解剖这些血管是非常关键的（图 20-10）。当 A1-A2 复合体被肿瘤包裹时，有两种辨别、解剖血管的方法。用 Cusa Excel 超声波吸引器（Integra Radionics；Burlington，MA）或 Sonopet 超声波吸引器（Stryker；Kalamazoo，MI）移除肿瘤主体后，显露蛛网膜平面，肿瘤壁陷入肿瘤大体切除后形成的空间。可以在上方寻找 A2 段的额极支

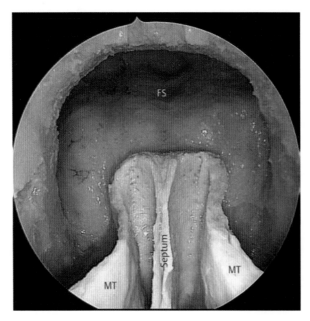

图 20-13 尸头解剖示额窦钻孔开放术，通过此操作可以得到最大的额窦前后径，完全切除窦间隔（Septum）
MT：中鼻甲；FS：额窦。

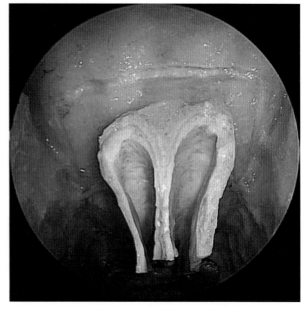

图 20-14 尸头解剖示用金刚石磨钻完成截骨

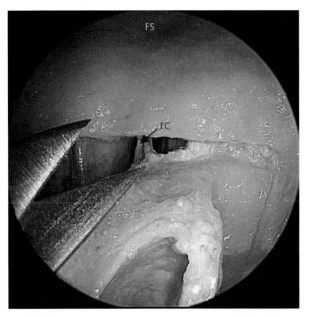

图 20-15 颅底剪刀切开大脑镰（FC）与鸡冠的附着处

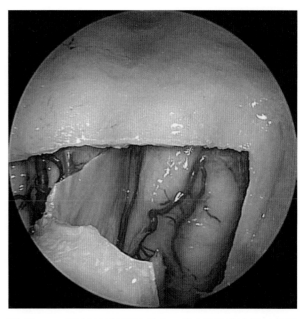

图 20-16 颅底处于被牵拉状态，残余的后部大脑镰依然与颅底相连。将其切断后，前颅底就可以断开进入鼻腔

或 A2 本身，或从下方将肿瘤向上推压以便寻找 A1段（图 20-10、图 20-12）。无论采用何种方式，一旦找到了血管，便可通过钝钩（Integra 内镜颅底器械组套）将血管从周围肿瘤中解剖出来，轻柔去除血管壁表面的肿瘤。如果因为肿瘤致密、肿瘤位置危险或术者技术水平有限而无法安全地进行上述操作，可以留置残余肿瘤，避免损伤血管。

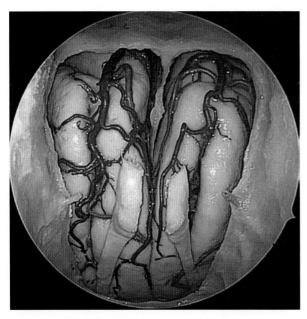

图 20-17 前颅底已被切除，可见大脑前回和嗅球

需要保留的血管要从肿瘤中小心地解剖分离，但肿瘤的滋养血管需要用双极电凝并切断。

【颅底重建】

如果存在硬脑膜或大血管（如蝶窦内颈内动脉）的裸露，则覆盖裸露区域对术后顺利愈合非常重要。大多数情况下，术中用有血供的带蒂瓣、鼻腔游离黏膜瓣或阔筋膜游离瓣覆盖裸露区。不能在颈内动脉裸露、无覆盖保护的情况下结束手术。所有颅底病例应常规大腿部备皮，以便术中获取阔筋膜，而垂体肿瘤病例术前应做大腿或腹部备皮，方便获取移植物。在过去，如果采用较大的蛛网膜内颅底入路切除肿瘤，缺损部位的封闭需要先用脂肪，然后衬垫和覆盖阔筋膜或无细胞真皮移植物AlloDerm（Life Cell；Branchburg，NJ），其外层再覆盖游离黏膜瓣。如果打开了容易发生高流量脑脊液漏（cerebrospinal fluid，CSF）的区域，需将脂肪放置在颅内，用于支持第一层阔筋膜移植物或硬脑膜替代移植物。内衬移植物需要超过缺损边缘5～10mm（图 20-18）。在前颅底，特别是行额窦钻孔开放术后，颅底缺损到达额窦后壁时，内置移植物常常会向后滑动，所有脑脊液漏点源自缺损前缘。现在我们将这个内置移植物固定在前面，通过

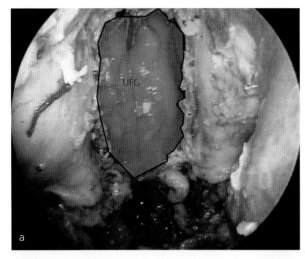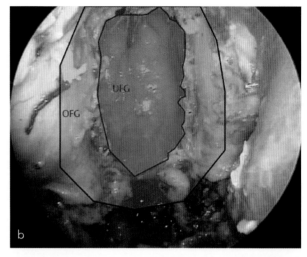

图 20-18　在解剖图（a）中，将阔筋膜移植物作为内衬（UFG）放置于颅腔内部，并使其边缘平整。在解剖图（b）中，第二块阔筋膜放置在缺损的鼻腔面，作为外置移植物（OFG），同样使其边缘平整，确保移植物紧贴缺损区域

在颅底做两个 1mm 的钻孔，将移植物尾端穿过钻孔以"铆接"固定，或者用缝合线穿过内置移植物和钻孔，将两根缝合线连接在一起从而向前固定移植物（图 20-19）[10-11]。确保移植物在所有方向上的延伸均超过缺损边缘是非常重要的。使用可弯曲颅底探针（Integra）效果最好。它没有球状尖端，当移植物放置合适后，不会再将其移动位置。移植物不能有任何褶皱，必须平整地贴附在颅底的内表面上。沿缺损边缘在内置移植物上放置一圈薄层脂肪，可以增加此层的密封性。将第二层阔筋膜覆盖于颅底，再次确保铺设平滑，并与颅底贴合紧密。如果有游离黏膜瓣，可以将其覆盖在第二层筋膜上，但这不是必需的。移植物边缘要超过缺损边缘 10mm，贴附于去除黏膜后的骨面上。用氧化纤维素 [Surgicel（Ethicon；Somerville，NJ）] 固定移植物的边缘，将纤维蛋白胶敷在表面，再放一层明胶海绵（Pfizer；Kalamazoo，MI），可以防止鼻腔填塞物粘连在移植物上。鼻腔内填塞采用浸有防腐剂碘化铋石蜡膏（bismuth iodoform paraffin paste，BIPP）的纱条或充气鼻腔球囊。我们不使用球囊，因为放置球囊后需行术后 CT 检查，以确保重建的颅底没有被球囊推向颅内。填塞 BIPP 也并不是必需的，如果填塞 BIPP，需要术者在直视下操作，并且始终控制好填塞力度。这种颅底重建方式术后脑脊液漏发生率较高，约为 15%～30%[10-11]。

最近 Hadad 等 [12] 学者提出血管化的鼻中隔带蒂黏膜瓣，这是一项重要创新，极大改变了目前颅底缺损的修复方式（图 20-20、图 20-21）。该黏膜瓣的血供来源于蝶腭动脉的分支 - 鼻后动脉（图 20-22）。鼻后动脉从蝶腭孔后上方发出，沿着蝶窦自

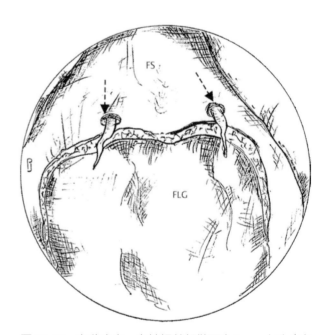

图 20-19　在此患者，在缺损前部做两个 1mm 小孔（虚线箭头）。将内衬移植物的尾端穿过小孔，使移植物"铆接"在颅底部，防止移植物向后滑动。经验表明，该区域是术后脑脊液鼻漏最常发生的部位

FS：额窦。

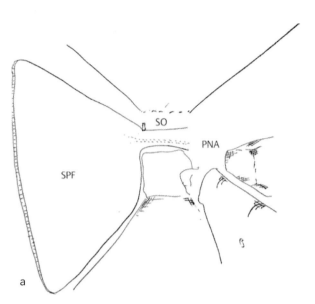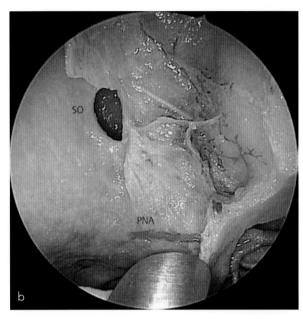

图 20-20 Hadad 带血管蒂鼻中隔黏膜瓣（SPF）以鼻后动脉（PNA）为蒂，包括整个鼻中隔黏膜（a）；在解剖图（b）中，可以清楚地看到 PNA 从蝶腭孔穿出

SO：蝶窦口。

然口下方，经蝶窦前壁进入鼻中隔后部，而后分为两个分支，与筛前动脉、筛后动脉沟通吻合，供应大部分鼻中隔黏膜。术中通常先开放鼻窦并切除中鼻甲，再做此黏膜瓣的切口。需要注意切除中鼻甲后部时，不要损伤黏膜瓣的血管蒂。在游离黏膜瓣前完成鼻窦开放，可以提供更大的空间便于手术操作。助手可以牵拉黏膜瓣使之产生张力，以便术中剪刀的使用。我喜欢用手术刀做黏膜瓣切口，虽然其他医生使用 Bovie 单极针状电极也能达到这一目的。鼻中隔黏膜瓣的切口上缘始于蝶窦自然口的下缘，继而向颅底延伸，再转向前直到黏膜皮肤交界处后方，随后垂直转到鼻腔底部，再向后到达后鼻孔，沿着后鼻孔下缘至鼻腔外侧壁（图 20-21）。用可吸引剥离子以与鼻中隔成形术相同的操作方式分离黏膜瓣。在分离层次不甚清晰的部位，助手可以将黏膜瓣轻轻牵拉，使之保持一定张力，术者使用颅底剪刀继续分离黏膜瓣。前颅底手术操作时，可以将黏膜瓣置于开放的鼻窦内。修复缺损可以使用内置筋膜移植物或硬脑膜替代物 [如胶原蛋白补片 DuraGen（Integra life Science）或 Durepair（Medtronic）]。内置移植物应如前所述超过缺损骨质边缘 5～10mm，并保证与骨缺损边缘贴附平整。带蒂鼻中隔黏膜瓣

要比缺损面更大，并且与裸露的缺损边缘骨质重叠至少 5mm。如果一侧鼻中隔黏膜瓣不够大，可以考虑获取对侧鼻中隔黏膜瓣，并切除鼻中隔。然后将这些黏膜瓣并排放置，保证覆盖颅底缺损边缘。在一些病例中，仍不能完全覆盖缺损的情况下，可以用阔肌筋膜做第二层修复，并用细条状脂肪在交界区域填塞。用速即纱固定黏膜瓣，纤维蛋白胶密封，再用明胶海绵覆盖。最后用 BIPP 纱条填塞鼻腔或者用充气的鼻内球囊进行支撑。

使用带蒂鼻中隔黏膜瓣的并发症之一是在供区产生结痂。为了解决这个问题，可以在对侧鼻中隔黏膜瓣做 "U" 形切口，将黏膜瓣转向对侧，覆盖供区部位。在手术开始时用缝合线固定该黏膜瓣（图 20-22）。手术过程中，鼻腔和鼻前庭容易变得干燥，影响手术器械通过。为了解决这一问题，我们在鼻小柱上放置一块长方形的硅胶膜，其两端置入前鼻孔，将硅胶膜与鼻中隔做贯穿缝合固定。这有助于内镜和器械的通过，并可以保护旋转缝合后的鼻中隔黏膜瓣。

对于肿瘤累及鼻中隔或者再次手术病例，鼻中隔已被切除或者黏膜瓣已经使用过，无法获取鼻中隔黏膜瓣。可以使用带蒂下鼻甲黏膜瓣作为替代方

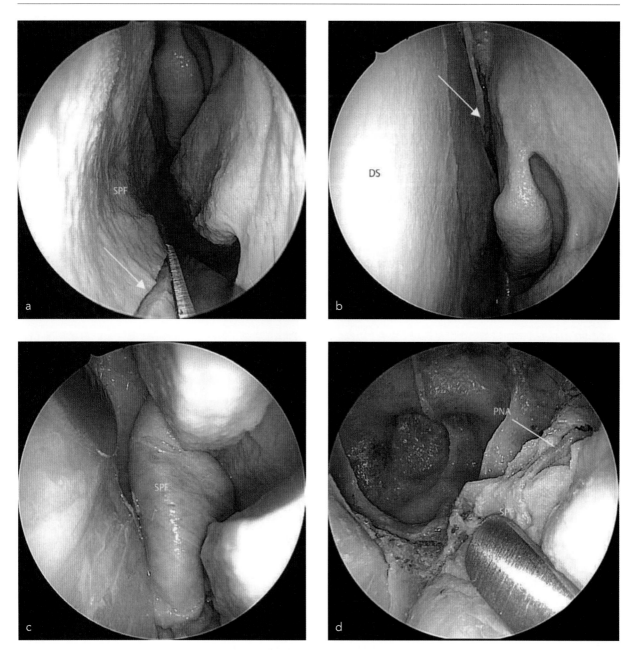

图 20-21 如尸头解剖所示，口下缘（白色箭头）向后达后鼻孔（a）切；在图 b 中可见上切缘（白色箭头）和供区部位（DS），带蒂黏膜瓣（SPF）被推向后鼻孔；在图 c 中，将鼻中隔带蒂黏膜瓣（SPF）推到鼻咽部，以备重建颅底；在图 d 中可见鼻后动脉（PNA）进入制备好的鼻中隔带蒂黏膜瓣（SPF）

案。黏膜瓣由下鼻甲及相邻鼻底区域黏膜构成，血供来自下鼻甲后端附着部的蝶腭动脉下鼻甲支。自下鼻甲前端做垂直切口，切口上切缘沿下鼻甲上方的鼻腔外侧壁向后（钩突水平部）延伸至下鼻甲全长（图 20-23），在后缘处弯曲向上朝向蝶腭孔，要避免切断供应黏膜瓣的动脉。切口下缘由垂直切口沿下鼻甲前端到达鼻底，再向后延伸，在下鼻甲后端弯曲至鼻腔外侧壁上（图 20-23）。此黏膜瓣的局

限性在于它平均只能覆盖约 60% 的前颅底。然而，它将血管化组织移入缺损区域，联合应用游离移植物，能够成功修复再手术病例中大的颅底缺损。

麻醉医师需要知道麻醉苏醒过程中，应该选择在患者处于相对深度麻醉和有喉罩的状态下拔管，这样患者不需要使用面罩通气，且能确保拔管期间不会咳嗽或痉挛，从而避免颅内出血和重建区域移位。鼻腔填塞可以放置 1 周。患者可在鼻腔填塞状

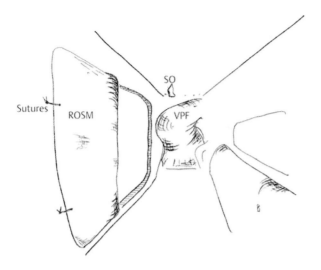

图 20-22 对侧（右侧）鼻中隔黏膜瓣（ROSM）从右侧旋转到左侧，并用缝线固定（Sutures）。它覆盖供区，有助于术后愈合

SO：蝶窦口；VPF：血管化的带蒂黏膜瓣。

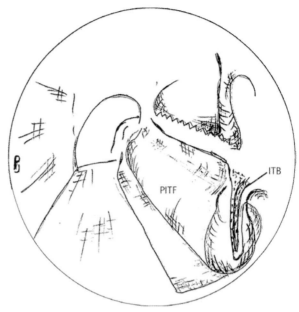

图 20-23 通过解剖下鼻甲骨（ITB），将下鼻甲黏膜及邻近鼻底黏膜掀起，获取带蒂下鼻甲黏膜瓣（PITF）

态下出院，在出院 1 周后返院复查取出填塞物。

【病例和手术技术】

前颅底中线脑膜瘤是适合全内镜技术治疗的肿瘤之一。脑膜瘤起源于前颅底的硬脑膜和骨质，由于早期没有症状，往往到晚期才被发现。通常，典型的额叶症状如性格轻微改变或不恰当的非特征性行为，可能是患者唯一的症状。当颅内压升高时，患者可能会有头痛主诉。脑膜瘤确实有手术切除后容易复发的倾向，近期研究探讨了蝶骨翼突脑膜瘤的高复发率，认为骨质中的残留肿瘤是导致复发的主要原因[7]。内镜手术可以通过去除硬脑膜及其下方可疑受累的骨质来解决肿瘤残留的问题，从而减少术后复发的可能性。

病例 1

第一例患者为年轻女性，主诉头痛。诊断为颅底中线脑膜瘤，最初用连续 MRI 扫描进行监测，发现肿瘤持续生长（图 20-24）。在内镜手术与传统外部入路手术之间，患者选择了内镜手术。

手术首先是进行双侧全蝶窦筛窦开放并暴露额窦口。因为肿瘤位于前颅底后部，所以不必行额窦钻孔开放术。去除鼻中隔后半部分。下一步需要确定肿瘤边界。借助计算机辅助手术（computer-aided surgical，CAS）导航系统确定肿瘤范围，标记颅底骨质切除界限。使用金刚石磨钻和 Kerrison 咬骨钳去除骨质。用手术刀和内镜颅底剪刀配合切开硬脑膜，使肿瘤暴露于鼻腔。仔细解剖分离肿瘤与蛛网膜附着处，电凝并切断滋养血管。完整切除肿瘤和附着的硬脑膜。使用上述的内衬和外覆阔筋膜的方法修复颅底，使用纤维蛋白胶并填塞鼻腔。进行此手术时，临床上还未开始应用带蒂鼻中隔黏膜瓣。患者第二天出院。术后内镜显示鼻腔和颅底愈合良好（图 20-25），随访 8 年，MRI 扫描没有发现复发或肿瘤残留（图 20-25）。

病例 2

患者为老年女性，主诉记忆力减退和头痛。前颅底可见巨大的脑膜瘤并明显向鼻内扩展（图 20-26）。注意肿瘤内部的钙化、鼻内和颅内肿瘤信号区别以及颅内肿瘤周围有明显的脑水肿（图 20-26）。

该患者手术先行双侧上颌窦开放及蝶窦、筛窦开放，在鼻窦开放的同时行肿瘤减容。持续肿瘤减容直到显露正常的颅底位置。内镜下行额窦钻孔开放，暴露额窦后壁，切除肿瘤前缘前方的骨质。仔细操作行肿瘤内部减容，去除大部分肿瘤，保留肿瘤外包膜。完成减容后，确定肿瘤与额叶之间的界限，将肿瘤与蛛网膜仔细分离。在解剖分离区域用脑棉片保护，确保在同一解剖平面上进行操作，同时防止脑组织遭受无意损伤的潜在风险。用可吸引双极电凝（Integra）切断肿瘤的所有滋养动脉和静脉。将肿瘤逐渐移入鼻腔，直至完全切除。用温热的乳酸林格液冲洗术腔，并电凝所有出血血管。颅底缺损修复采用前述的方法，以两层阔筋膜进行修复：第一层作为内衬层，第二层作为覆盖层。然后放置纤维蛋白胶和明胶海绵，再用 BIPP 纱条填塞鼻腔。同样进行此手术时，临床上还未应用带蒂鼻中隔黏膜瓣。术后 7d 取出鼻腔填塞。此患者没有使用腰大池引流，但如果发生脑脊液漏，则需要置入引流管。

病例 3

患者为中年男性，主诉视觉障碍，头痛和非正常的欣快感。此患者诊断为颅底中线嗅沟脑膜瘤，与第二例患者类似，但肿瘤体积更大，而鼻腔、鼻窦未受累（图 20-27）。

此脑膜瘤可有多种切除方法。最常见的手术切除方式是双冠状切口进路或翼点入路[13-14]。双冠入路可以提供良好的双侧径路，但会明显地牵拉额叶。手术操作后部会遇到重要的血管结构[13-14]。翼点入路[15-16]更快捷，只需牵拉同侧额叶，不需要牵拉对侧额叶，比双冠入路更具优势。但对于双侧肿瘤侵袭的患者，翼点入路是否能充分暴露对侧病变尚存争议。此外，翼点入路可以在手术后期再处理颅底血管。内镜经鼻入路具有一个明显优势，就是对肿瘤的主要滋养动

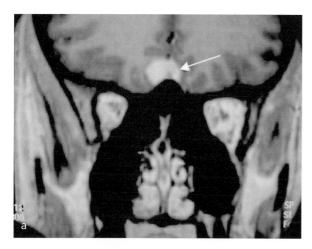
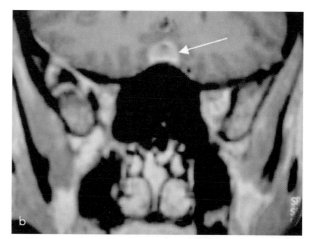
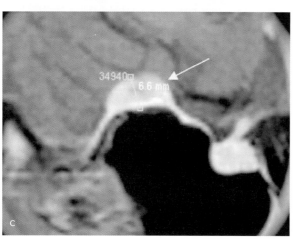
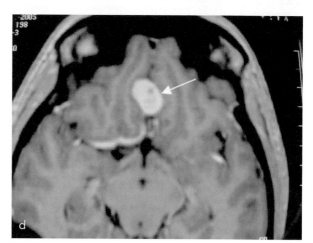

图 20-24 冠状位 MRI，白色箭头指示脑膜瘤（a、b）。矢状位 MRI 扫描（c）显示蝶窦顶壁向上拱起，其上为脑膜瘤（白色箭头）。轴位 MRI（d）示脑膜瘤挤入双侧大脑半球之间

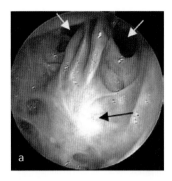
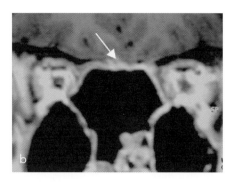
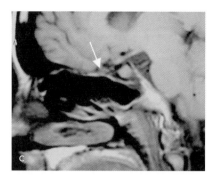

图 20-25 内镜图片中的黑色箭头指示颅底重建区域（a），注意前部两个额窦开口（白色箭头）；冠状位 MRI 扫描（b）和矢状位 MRI 扫描（c）中白色箭头指示颅底重建区和术前肿瘤位置

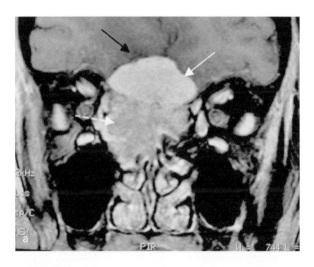
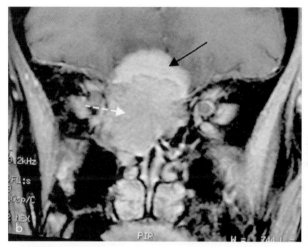
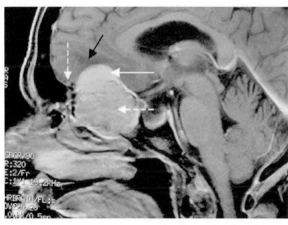
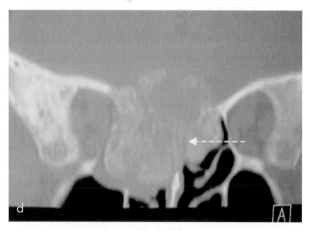

图 20-26 在冠状位 MRI 扫描（a、b）和矢状位 MRI 扫描（c）中，显示了肿瘤的两种不同信号。肿瘤软组织用白色实线箭头指示，钙化部分用白色虚线箭头指示。在冠状位 CT（d）中，肿瘤钙化部分清晰可见（白色虚线箭头）。黑色实线箭头显示脑水肿（a、c）。图 c 显示了肿瘤与额窦后壁的密切关系（白色虚线箭头），提示前部截骨应该通过额窦后壁

脉——筛前动脉和筛后动脉，可以在肿瘤切除开始前进行结扎。并且，内镜操作还可以去除受肿瘤侵犯的硬脑膜和附着骨质。因此，内镜下切除理论上可以减少肿瘤的复发率[7]。内镜经鼻入路的另一个显著优势是完全没有大脑的牵拉。内镜入路的劣势是需要术者能够在内镜下控制好动脉和静脉出血。因此，通过血

管造影评估肿瘤瘤体和肿瘤表面的动脉血供，即"果皮"效应非常重要。如果肿瘤血供非常丰富，那么内镜手术切除可能不合适。另外，在血管造影过程中可以栓塞来自颈外动脉的任何主要滋养血管，例如脑膜中动脉。

影像导航系统对此类患者的手术是必不可少的，因为它能透过颅底结构"看到"肿瘤，引导术者切除前部骨质后可以直达邻近肿瘤的位置。准确的骨质切除能够帮助术者识别肿瘤外表面和正常脑组织之间的解剖平面，在保留肿瘤外膜的同时对肿瘤进行减容，帮助术者从蛛网膜和脑组织层面分离肿瘤外膜。切除肿瘤的标准方案是先行双侧上颌窦开放、蝶窦、筛窦开放和额窦钻孔开放术。识别筛前动脉和筛后动脉，结扎或烧灼，然后切断。用金刚石磨钻磨除后部骨质，金刚石磨钻或 Kerrison 咬骨钳去除筛凹区外侧骨质。在切断前颅底与大脑镰及鸡冠之间的纤维连接后，将前颅底拉入鼻腔并切除，暴露肿瘤基底。由内向外切除大部分肿瘤，使肿瘤向内塌陷至关重要。如果肿瘤质软，可以用颅底吸引切割器（Integra）或 2.7mm 吸引切割器进行切除。使用吸引切割器在颅腔内操作必须非常小心，因为它在切除软组织时速度很快。调节吸引控制器，最大限度地减少吸入切割区域的组织数量。此外，刀头的摆动速度应低于 1000r/min，并且在使用过程中应保持整个刀头在可视状态下操作。刀头通常朝向上方使用，在内镜下能够看到刀头开口，当过多组织被吸入或被切除的肿瘤中包含血管时可以马上停止吸切。第二种切除肿瘤的方式是使用带吸引的双极电凝，用双极钳住肿瘤内的纤维条索，

轻柔地牵引。双极电凝可以进一步缩小肿瘤，使肿瘤向内塌陷。新型的超声吸引器配备鼻内镜操作器械（Cusa 和 Sonapet），也能够切除肿瘤内容，在肿瘤内部（如脑膜瘤）存在骨质时这种方式尤为适用。当肿瘤减容到只剩较薄的肿瘤外壳时，需要术者明辨蛛网膜和大脑之间的手术界面。应用可塑性探针、可吸引剥离子与脑棉片从脑组织中剥离肿瘤。双极电凝处理不能从肿瘤表面移除的血管。在本例患者，手术进程相对轻松，但有一支较大的肿瘤静脉发生撕裂出血，这支静脉汇入下矢状窦。用 Ugar 夹控制住静脉窦出血，后续的手术过程平稳顺利。如果没有两位外科医生同时在颅腔内操作，手术是不可能完成的。使用内衬和覆盖筋膜移植物进行颅底重建，置入纤维蛋白胶、明胶海绵和 BIPP 纱条填塞鼻腔。术后 1 周取出填塞物。术后 MRI 扫描显示肿瘤被完全切除（图 20-28）。

【结论】

经鼻内镜颅内手术是令人振奋的、新兴的颅底外科技术。然而，这需要鼻科与神经外科医生均接受高质量的培训，具备高水平的内镜手术操作技能。鼻科和神经外科共同组建颅底团队是保证手术顺利完成的前提。团队可以通过积累内镜经鼻垂体肿瘤切除手术方面的经验，来磨练他们的内镜手术操作技巧。随着团队水平提高，可以有选择地做一些较小的颅内肿瘤切除手术。病例选择和术前准备对于手术成功与否至关重要，团队应始终选择成功率最高、并发症发生率最低的病例进行手术。内镜经鼻颅底手术有一个最重要的优势，就是建立一个

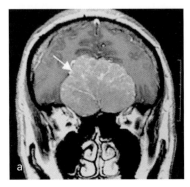
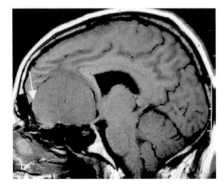
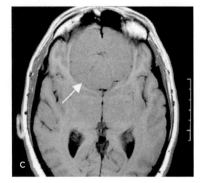

图 20-27 冠状位（a）、旁矢状位（b）和轴位（c）MRI 扫描
肿瘤以白色箭头标示，注意肿瘤与额窦后壁的接近程度（b）。

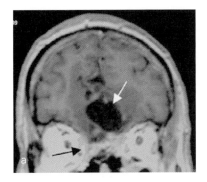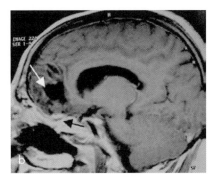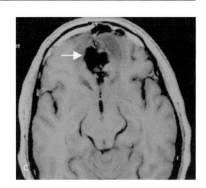

图 20-28 术后 MRI 扫描：冠状位（a）、矢状位（b）和轴位（c）
肿瘤切除区域用白色箭头标示，重建的颅底用黑色箭头标示。

能让两个外科医生同时进行操作的手术入路。双人四手操作具有巨大的优势，两个人可以通过牵引协助切除肿瘤和处理相关并发症（如发生明显出血）。内镜颅底肿瘤切除术在恶性肿瘤治疗中的确切作用尚不清楚，但内镜手术在该领域可能会发挥越来越大的作用。无论如何，相关解剖学知识是非常重要的，不可替代。本章（和本书）详细地介绍了有关的外科解剖学知识。外科医生还需要通过多次尸头解剖训练，才能进一步加强对该区域解剖学知识的广泛而深入的理解与掌握。

参考文献

1. Howard DJ, Lund VJ, Wei WI. Craniofacial resection for tumors of the nasal cavity and paranasal sinuses: a 25-year experience. Head Neck 2006;28(10):867–873

2. Batra PS, Citardi MJ, Worley S, Lee J, Lanza DC. Resection of anterior skull base tumors: comparison of combined traditional and endoscopic techniques. Am J Rhinol 2005;19(5):521–528

3. Castelnuovo PG, Belli E, Bignami M, Battaglia P, Sberze F, Tomei G. Endoscopic nasal and anterior craniotomy resection for malignant nasoethmoid tumors involving the anterior skull base. Skull Base 2006;16(1):15–18

4. Leong JL, Citardi MJ, Batra PS. Reconstruction of skull base defects after minimally invasive endoscopic resection of anterior skull base neoplasms. Am J Rhinol 2006;20(5):476–482

5. Buchmann L, Larsen C, Pollack A, Tawfik O, Sykes K, Hoover LA. Endoscopic techniques in resection of anterior skull base/paranasal sinus malignancies. Laryngoscope 2006;116(10):1749–1754

6. Snyderman CH, Kassam AB. Endoscopic techniques for pathology of the anterior cranial fossa and ventral skull base. J Am Coll Surg 2006;202(3):563

7. Hernesniemi J, Dashti R, Lehecka M, et al. Microneurosurgical management of anterior communicating artery aneurysms. Surg Neurol 2008;70(1):8–28, discussion 29

8. Uzün I, Gürdal E, Cakmak YO, Ozdogmus O, Cavdar S. A reminder of the anatomy of the recurrent artery of heubner. Cent Eur Neurosurg 2009;70(1):36–38

9. Pieper DR, Al-Mefty O, Hanada Y, Buechner D. Hyperostosis associated with meningioma of the cranial base: secondary changes or tumor invasion. Neurosurgery 1999;44(4):742–746, discussion 746–747

10. Zanation AM, Thorp BD, Parmar P, Harvey RJ. Reconstructive options for endoscopic skull base surgery. Otolaryngol Clin North Am 2011;44(5):1201–1222

11. Jardeleza C, Seiberling K, Floreani S, Wormald PJ. Surgical outcomes of endoscopic management of adenocarcinoma of the sinonasal cavity. Rhinology 2009;47(4):354–361

12. Hadad G, Bassagasteguy L, Carrau RL, et al. A novel reconstructive technique after endoscopic expanded endonasal approaches: vascular pedicle nasoseptal flap. Laryngoscope 2006;116(10):1882–1886

13. Hentschel SJ, DeMonte F. Olfactory groove meningiomas. Neurosurg Focus 2003;14(6):e4

14. Spektor S, Valarezo J, Fliss DM, et al. Olfactory groove meningiomas from neurosurgical and ear, nose, and throat perspectives: approaches, techniques, and outcomes. Neurosurgery 2005; 57(4, Suppl):268–280, discussion 268–280

15. Turazzi S, Cristofori L, Gambin R, Bricolo A. The pterional approach for the microsurgical removal of olfactory groove meningiomas. Neurosurgery 1999;44(4):821–825, discussion 825–826

16. Babu R, Barton A, Kasoff SS. Resection of olfactory groove meningiomas: technical note revisited. Surg Neurol 1995;44(6):567–572

21 内镜颅颈交界区域手术

【前言】

颅颈交界区（craniocervical junction，CCJ）手术很复杂，由于其位于鼻咽部后方，传统的手术进路难以到达。传统手术进路是经口径路[1]，置入开口器，开口牵拉舌根。此外，根据手术进路的需要，切开软腭，切除部分硬腭。这种手术径路的缺点：需要术前或术后气管切开来保证呼吸道畅通，手术区域易被口腔细菌污染，潜在软腭功能障碍影响吞咽和发音，术后需要鼻饲饮食[2]。

内镜手术可以避免这些问题，此手术径路避开吞咽功能区域，术后水肿较轻，不影响气道通畅，而且避免口腔细菌的污染[3]。

【病理】

该手术进路可以用于解决多种疾病。

类风湿性关节炎

影响 CCJ 最常见疾病是类风湿性关节炎，伴有类风湿性血管翳形成的患者中，血管翳炎症导致韧带松弛，骨质侵蚀，齿突失去支撑，齿突直接压迫或颈椎半脱位压迫脑干引起症状。

先天性疾病

许多先天性齿突畸形、颅底凹陷综合征和颅骨异常，都可以影响颅颈交界区。自硬腭背面至枕骨基底做连线（McGregor 线），若齿突顶点超过此线 4.5mm 以上视为颅底凹陷[2]。

脊索瘤

脊索瘤发生于斜坡和上颈椎，起源于残留的脊索组织，是运动脊柱中最常见的肿瘤[2]。脊索瘤很少发生转移，但可以局部侵袭导致骨质破坏和神经系统受累，完整切除并配合术后质子束放疗，可以获得最好的长期生存率。

鼻咽癌

鼻咽癌患者首选放疗，通常治疗效果良好。少数经过多疗程放疗失败的患者，若肿瘤侵袭颅颈交界区域，需要挽救性手术治疗。此外，多疗程放疗可以导致此区域放射性骨坏死，相应的需要外科清创。

【解剖】

颅颈交界区是由上段颈椎（C_1 和 C_2）和颅底（枕骨）构成，其中枕骨与 C_1 形成关节。C_1（寰椎）没有椎体和棘突，这使得寰椎与颅底之间可以活动，超过一半以上的头部轴位转动都是通过寰椎协调完成的[4]。寰椎是通过其两侧厚的侧块与枕髁形成关节。原本寰椎椎体所对应的位置由枢椎的齿突替代，齿突通过齿突尖韧带和翼状韧带固定于斜坡。颅颈交界区大多数手术需要暴露和切除齿突，

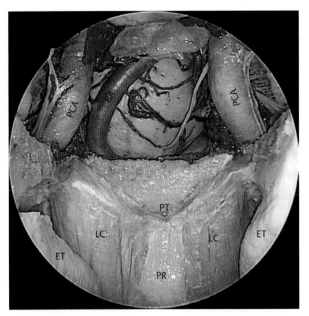

图21-1 解剖显示去除黏膜和咽基底筋膜,切除斜坡中段以暴露脑桥,头长肌(LC)广泛附着于蝶窦底壁(标本中已经切除),可见咽中缝(PR)与枕骨咽结节(PT)相连

ET:咽鼓管;BA:基底动脉;PCA:斜坡旁颈内动脉。

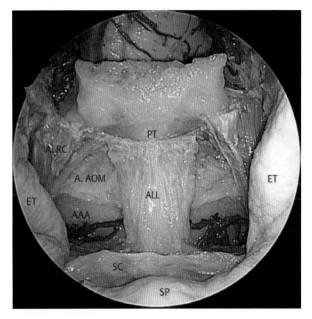

图21-2 解剖显示切除头长肌后,可显露前纵韧带(ALL)、前寰枕膜(A.AOM)、头前直肌(A.RC)。注意上缩肌止于软腭平面

AAA:寰椎前弓;ET:咽鼓管;PT:咽结节。

理解其韧带连接和层次是很重要的。经前方径路进入此区域时,首先看到鼻咽部黏膜,随后是咽基底筋膜、头长肌和更下方的颈长肌、寰 - 枕膜、前纵韧带、寰枕韧带、寰弓(前弓)和齿突(图21-1~图21-4)。齿突尖韧带和翼状韧带可以确保齿突稳定地连接到枕骨/斜坡(图21-5),交叉韧带(垂直与水平)位于齿突的后方,可以防止齿突向后脱位(图21-6)。类风湿性血管翳常常会影响交叉韧带,并因相关炎症使韧带强度减弱。在交叉韧带的后方有覆膜(图21-5)。图21-5显示在交叉韧带的后方,为了清晰地看到交叉韧带,需要切除部分覆膜。为暴露齿突尖韧带和翼状韧带,切除交叉韧带上方的部分结构。在矢状面从前到后可以观察此区域复杂的结构。

接近颅内,低位脑干以及低位脑神经就会显露出来。延髓椎体面向斜坡,舌下神经从延髓上部发出。然后一系列神经根汇聚在位于枕髁上方的舌下神经管(图21-6、图21-7)。副神经在颅内部的神经根与迷走神经相连(图21-6),它的脊髓部分起源于延髓下部和脊髓上部的一系列神经根,是唯一

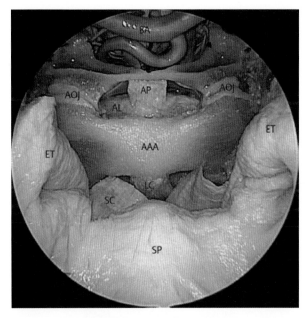

图21-3 解剖显示切除前寰枕膜、前纵韧带、头长肌、头前直肌,暴露寰枕关节(AOJ)囊,关节囊打开可显露关节面,分离上缩肌可显示颈长肌附着处,齿突尖韧带(AP)和翼状韧(AL)带清晰可见

SP:软腭;ET:咽鼓管;AAA:寰椎前弓;BA:基底动脉。

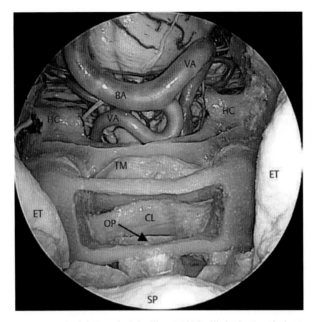

图 21-4 解剖显示齿突韧带和翼状韧带去除后，齿突已被磨除（OP）。可见坚厚的交叉韧带（CL）的横向部分。其后面是覆膜（TM）

ET：咽鼓管；SP：软腭；HC：舌下神经管；VA：椎动脉；BA：基底动脉。

通过枕骨大孔的脑神经。椎动脉经颈椎横突孔进入颈椎上区，经枕髁后方在延髓前汇合形成基底动脉（图 21-8、图 21-9）。椎基底动脉交界处通常位于脑桥延髓交界处（图 21-8）。椎动脉的主要分支是小脑后下动脉（posteroinferior cerebellarartery，PICA）（图 21-6）。

【术前准备】

患者术前应进行 CT 扫描和增强 MRI 扫描，这样可以准确识别软组织、骨性结构和血管。CT 和 MRI 结果在影像导航系统上相融合（图 21-10），使用转换键可以在同一图像上的骨窗和软窗之间切换。增强 MRI 扫描还可以准确地识别血管系统，因此通过手术进路设计可以使损伤血管的风险降到最低。寰椎前弓和齿突的切除范围依据术前的影像学扫描结果而定，考虑是否需要颅颈交界区固定，以及术前还是在术后固定。需要手术缺损重建的病例，大腿备皮以便于术中取脂肪和筋膜。

【齿突的内镜手术入路】

第一步是确定斜坡的切除范围。对于脊索瘤向下生长至寰椎的患者，可能需要将垂体窝底部的斜坡切除至寰椎弓根部。（图 21-8）如果针对齿突内陷，可能不需要开放蝶窦，并且只局限于鼻咽部切除。为了最大限度地扩大入路，可以外移或切除下鼻甲。为了改善术后愈合，可以做带蒂的鼻中隔黏膜瓣置于术野外的开放的上颌窦内。如果切除区域范围较广，可以使用双侧带蒂中隔黏膜瓣。中隔后部切除时，若仅做一侧中隔黏膜瓣，中隔后部的对侧黏膜可向前返折，覆盖带蒂中隔黏膜瓣的供区，前端缝合固定。

应用影像导航标识颈动脉系统，确保它们不在

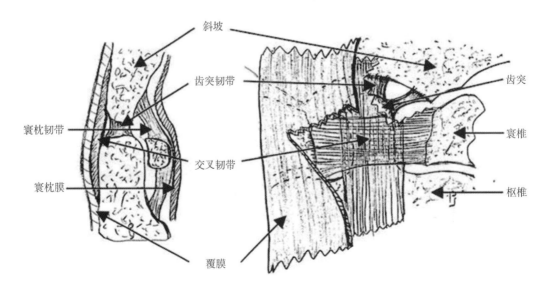

图 21-5 通过矢状面观察颅颈交界区结构（左图），部分切除交叉韧带和覆膜显示其深层结构（右图）

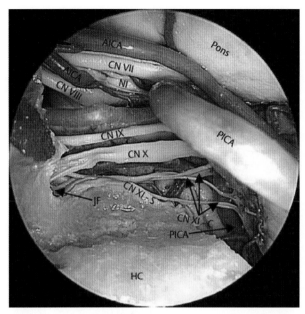

图 21-6 从桥小脑角区舌下神经管（HC）上方拍摄的标本解剖图片，可以看到与前庭耳蜗神经（CN Ⅷ）、面神经（CN Ⅶ）、中间神经（NI）并行的小脑前下动脉（AICA）。还可以看到后下小脑动脉（PICA）在迷走神经（CN Ⅹ）与副神经的脊髓和颅内段（CN ⅩⅠ-S，CN ⅩⅠ-C）之间穿行

Pons：脑桥。

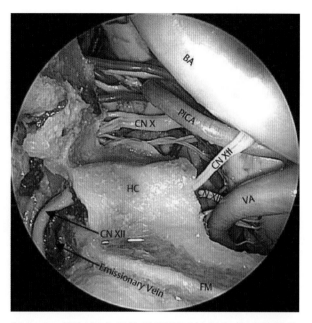

图 21-7 解剖标本图片显示舌下神经与伴随的静脉（Emissionary Vein）离开舌下神经孔，此静脉沟通颈内静脉和基底丛

HC：舌下神经管；CN Ⅻ：舌下神经和神经根；FM：枕骨大孔；VA：椎动脉；PICA：小脑后下动脉；BA；基底动脉；CN Ⅹ：迷走神经。

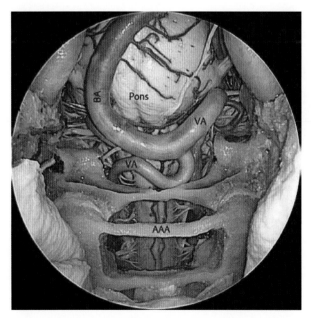

图 21-8 标本中去除覆膜和齿突，磨除寰椎前弓中部，露出上颈部脊髓，清晰显露 C1 和 C2 脊神经

AAA：寰椎前弓；VA：椎动脉；BA；基底动脉。

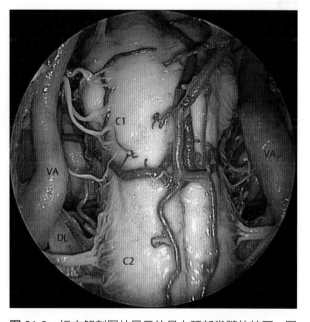

图 21-9 标本解剖图片显示的是上颈部脊髓的特写。图像清晰显示 C_1 和 C_2 神经根，齿状韧带（DL）和穿入枕骨大孔的椎动脉（VA）

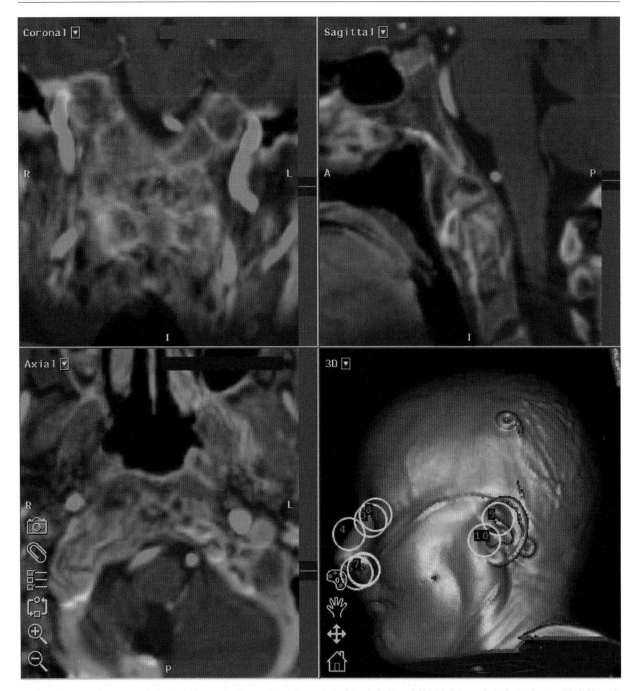

图 21-10 CT/MRI 融合成像从冠状面、矢状面、轴面显示肿瘤（红点）位于斜坡基底部，邻近颅颈交界区的寰椎和齿突。血管增强扫描有助于清晰识别大血管

手术区域。此外，借助影像导航识别斜坡、寰椎前弓和枢椎锥体。寰椎弓是经鼻入路到达的最尾侧区域。如果有必要增加尾侧的暴露，可以磨除硬腭的后上缘，但要切记保留硬腭下口腔黏膜的完整性。下一步是去除这些部位的黏膜和头长肌，直至暴露前纵韧带和环枕膜，侧方以远至咽鼓管为界，（它通常位于颈动脉的内侧）。尽量不翻瓣，因为翻瓣

比较困难，且会遮挡手术路径。取而代之的是应用等离子或者单极电凝去除这些部位组织直至环枕膜，暴露寰椎和齿突。应用高速钻头磨除前弓骨质至侧块，这有利于增加齿突的暴露。开始行齿突切除时，通过切除齿突韧带得以暴露齿突上缘。切记不要损伤硬脑膜。遵循自上而下的顺序，应用高速钻头缓慢磨除齿突中心，保留其后方呈蛋壳样。然

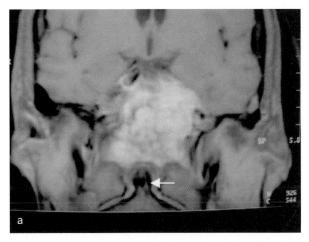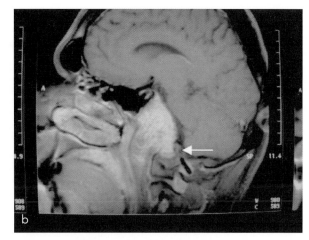

图 21-11　一个巨大斜坡脊索瘤累及整个斜坡并向下侵犯颅颈交界区，邻近寰椎和齿突（白色箭头）

后小心解剖蛋壳样骨质，使其游离于齿突韧带和交叉韧带。去除过程中，对碎骨片施加牵引力，以此缓解硬脑膜受压。去除覆膜表面的骨片及任何相关的类风湿性血管翳。在一些患者中，血管翳会造成压迫，为了确保完整的减压，血管翳应当被去除，直至暴露出搏动的硬脑膜。缺损表面覆盖带蒂的中隔黏膜瓣，黏膜瓣的周边被覆一层 Surgicel（Ethicon，Somerville，NJ）和纤维蛋白胶，无需其他填塞。

此区域的其他病变也可以解决。一些斜坡处脊索瘤位于颅颈交界区，手术入路与以上描述的相似（图 21-10）。这个病例的脊索瘤位于在斜坡下端，累及寰椎弓并向外延伸至枕髁。图 21-11 可见一个更大的脊索瘤从垂体底部一直延伸到寰椎，达寰椎和齿突上部。这个患者需要充分暴露斜坡，暴露颅颈交界区确保完全切除肿瘤。

【关键点】

1. 颅颈交界区可以发生多种病变。

2. CT 和 MRI 影像学检查对于评估病变、血管及制订手术径路非常重要。

3. 需要在手术前做出决定，选择术前还是术后固定颈椎。

4. 鼻中隔后端切除术前要做带蒂鼻中隔黏膜瓣。

5. 寰椎弓和齿突前所有软组织和韧带需要全部切除。

6. 用高速钻磨除寰椎前弓和齿突，充分切除前注意寰椎弓后壁骨壳的处理。

参考文献

1. Hadley MN, Spetzler RF, Sonntag VK. The transoral approach to the superior cervical spine. A review of 53 cases of extradural cervicomedullary compression. J Neurosurg 1989;71(1):16–23

2. Wu JC, Mummaneni PV, El-Sayed IH. Diseases of the odontoid and craniovertebral junction with management by endoscopic approaches. Otolaryngol Clin North Am 2011;44(5):1029–1042

3. Kassam AB, Snyderman C, Gardner P, Carrau R, Spiro R. The expanded endonasal approach: a fully endoscopic transnasal approach and resection of the odontoid process: technical case report. Neurosurgery 2005;57(1, Suppl)E213, discussion E213

4. Cardosa ACC, Brock R, Martins C, de Alancastro LP, Rhoton AL. Microendoscopic anatomy of the craniocervical Junction. In: Stamm A, ed. Transnasal endoscopic skull base and brain surgery. Thieme New York; 2011

22 内镜手术中颈内动脉及大血管损伤

【前言】

ESS 手术中颈内动脉（internal carotid artery，ICA）损伤的发生率非常低，文献报道中仅有 29 例[1]。然而，ICA 损伤在内镜颅底手术中较为常见，其中在垂体手术中发生率约为 5%，在鞍旁和后颅窝手术中发生率更高[1]。当颅底肿瘤累及颈内动脉时，术者是否具备控制和修复大血管损伤的能力，是影响内镜手术治疗肿瘤的限制因素之一。大血管损伤导致的后果是严重的、有可能被低估的，其死亡率是 15%，永久性并发症发生率是 26%[1]。肿瘤明显累及大血管在过去被认为是内镜手术的相对禁忌证。然而，通过开展术中血管破裂处理的动物模拟训练教程[2]，我们在技术上取得一些进步，能够帮助颅底团队处理类似的病例。

【高风险患者】

曾接受过放射治疗，或患有功能性垂体瘤的患者都属于高风险病例，尤其是患有催乳素瘤和生长激素分泌瘤的患者。肢端肥大症患者有时会存在颈内动脉扩张，肿瘤会接触或包裹动脉血管[3]。任何肿瘤，包括脑膜瘤、脊索瘤和颅咽管瘤，当肿瘤临近或包裹颈动脉时，术者切除肿瘤时都会面临巨大风险。

【处理】

外科术野

大血管损伤是内镜手术过程中可能会遇到的最具有挑战性的问题。高流量和高压力的血流会迅速模糊内镜镜头，医生无法清晰的观察术野[4]。如果术者不能看清术野，则无法进行安全操作。如果没有助手的熟练配合，术者更不可能看清术野和有效的止血操作。如果两名医生配合操作，一名医生控制出血并保持内镜视野清晰，另一名医生便能够在清晰的术野中进行有效的止血操作[4]。术野控制有几个原则。首先，需要两个大管径（10~12French，译者注：3French=1mm）吸引器；其次，如果有条件，应该配置内镜镜头清洁系统，一旦内镜被污染，可以立即冲洗内镜镜头，这样就不需要将内镜反复移出操作术野。首先要明确经哪一侧鼻孔放置内镜。通常大部分血液会流向一侧鼻腔[4]（图 22-1）。

经过评估后，将内镜置于出血侧鼻腔的对侧。助手应将吸引器放在血流汹涌的一侧，同时主刀医生将内镜和第二个吸引器放在对侧鼻腔下方。主刀医生移开带蒂的鼻中隔黏膜瓣并清除鼻腔内的血液。我们发现如果仅使用一个吸引器，浮动的黏膜瓣容易被吸入并堵住吸引器，无法保持术野清晰。如果术者把黏膜瓣向后推入鼻咽部，助手可直接将

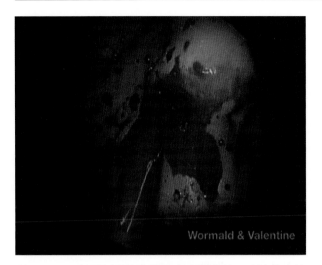

图 22-1　可以看到血流主要来自右侧鼻腔，应该将内镜置于左侧鼻腔下方，以避免血液快速污染内镜镜头

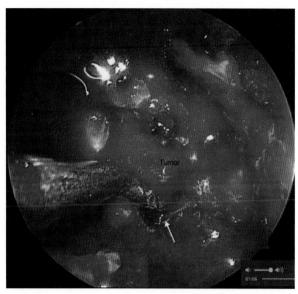

图 22-2　该图显示了一个巨大的后颅窝脑膜瘤（Tumor），大管径吸引器放置于出血的椎动脉上方，白色箭头指示血流。吸引器悬于受损血管上方，吸除所有血液以保持术野清晰

大管径吸引器放到出血血管区域进行吸引，得以保持清晰的术野，有利于术者进行有效的止血操作（图 22-2）。在图 22-2 中，患者患有巨大的后颅窝脑膜瘤，左侧椎动脉被肿瘤推向右侧并被肿瘤部分包裹。用 Sonopet（Stryker；Kalamazoo，MI）切除肿瘤时，损伤到椎动脉导致出血。注意如何将吸引管直接放置在出血血管上方（白色箭头）并吸除所有血液，同时将肌肉移植物填压在血管表面。

出血时如果将内镜和吸引器置于同一侧鼻腔，血流通常会迅速污染内镜，导致术野一片模糊（图22-3）。

止血

肌肉填压

过去，在这种危急时刻，术者的第一反应是试图压迫出血血管来达到止血目的。Raymond 等[5] 回顾了 12 例术中发生颈内动脉损伤的病例。12 例患者中，有 8 例因为鼻腔填塞压迫止血导致 ICA 完全闭塞，4 例出现 ICA 狭窄，有 1 例患者大脑中动脉

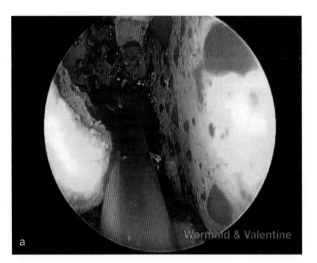
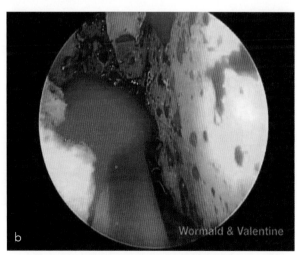

图 22-3　将吸引器和内镜放置在同一侧鼻腔，血液被吸引器吸除（a）。吸引器吸引血液时，内镜镜头被污染，术野清晰度受到影响（b）

及 ICA 部分闭塞。该学者得出结论，过度填塞压迫可导致患者的高致残率和死亡率[1]。在颅底手术中，手术区域经常有大范围的脑组织和重要的血管暴露，如 Wills 环的基底和脑干穿支。在这种情况下，填塞压迫会明显增加患者的死亡率和致残率，因此填塞压迫操作只能针对出血血管，而不是对整个术野进行填塞压迫。我们团队研发了颈动脉损伤的动物模型，评估处理严重血管损伤时常用的各种材料：包括氧化纤维素、凝血酶 - 明胶基质和挤压的肌肉片。Valentine 等[2] 研究显示，唯一有效的止血材料是肌肉片，在所有术中出血的病例中应用肌肉片均实现了成功止血。应用其他材料在动物出血模型中不能实现有效止血。用于止血的肌肉通常取自大腿（通常在颅底手术病例中，预先准备阔筋膜移植物）或胸锁乳突肌。取 2cm×1.5cm×1cm 大小的肌肉，在两个金属托盘之间挤压。术者使用 Blakesley 钳将挤压平整的肌肉片放置于出血血管。Blakesley 钳夹持肌肉片时钳口不能完全闭死，应该保持钳口能夹住折叠的肌肉片即可。如果 Blakesley 钳口处于完全闭死状态，则很难在不移动肌肉片的情况下从受损血管区域移走（图 22-4）。我们从一些病例中发现，用 Blakesley 钳将肌肉放置在血管

损伤位置时，如果钳口处于闭死状态，想要顺利地移走 Blakesley 钳而不导致血管再出血是几乎不可能的。在术者准备放置肌肉片时，助手应该用大管径吸引器持续地将血流吸除来保证术野清晰。

吸引器需要放在血管损伤部位的正上方。如果吸引器离血管壁太近会影响术者操作，如果距离太远，则不能从血管损伤区域吸除所有血液，进而影响术野的清晰度。以上操作技术已经在我们的学习班课程中讲授[6]，应用颈内动脉损伤的绵羊动物模型与鼻模型相结合来模拟术中这种极具挑战性的困境时，应当如何保持术野清晰，如何放置肌肉片来有效止血。这些课程能够帮助学员理解相关手术操作技巧，帮助他们有效地处理这种危情，从而给患者带来更好的治疗效果。

直接血管修复

在受损血管解剖比较充分、未被骨质包裹且位于容易到达的区域的情况下，术者可以直接修复受损血管。我们与 Integra 公司共同研发了一系列内镜血管钳，可以在内镜手术中使用（图 22-5）。血管钳可以从侧面夹住破损血管，在缝合过程中可保持血管血流通畅（图 22-5）。AnastoClip 装置（LeMaitre

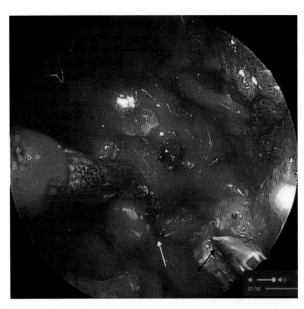

图 22-4 与图 22-2 来自同一个患者，吸引器悬浮在受损血管上方（白色箭头）。Blakesley 钳夹持肌肉贴片（M）靠近受损血管。Blakesley 钳处于夹闭状态时（黑色箭头），完成止血后，很难做到移走钳子而不移动肌肉片

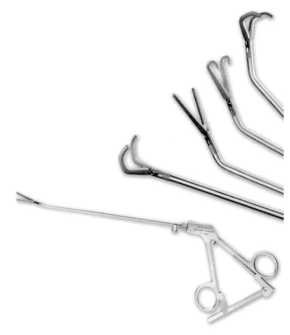

图 22-5 显示我们与 Integra 共同开发的一系列血管钳、夹持器和缝合钳，用于处理内镜颅底手术中的血管损伤

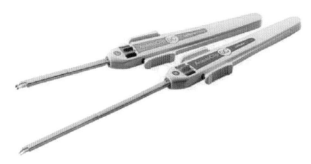

图 22-6　受损血管壁用血管钳或动脉瘤夹止血后，用 AnastoClip 装置（LeMaitre Vascular）进行血管缝合（图片由 LeMaltre Vascular 提供）

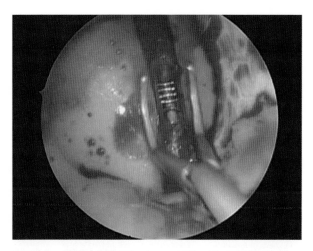

图 22-8　移除血管钳后，AnastoClips 已成功修复血管，并且保持血管血流通畅

Vascular Inc；Burlington，MA）是一种快速血管缝合器械（图 22-6），它可以在不穿透血管壁的情况下，外翻缝合受损血管的边缘（图 22-7）。这些血管夹需要沿着受损血管壁紧紧地排列在一起。近来，我们开发了一种较长的内镜操作手术器械（15cm），便于在内镜颅底手术中使用。我们还可以应用动脉瘤夹代替放置在受损血管部位的血管钳（图 22-8）。一旦动脉瘤夹放置到位，就可以用 Anasto Clips 在血管壁上进行最终缝合（图 22-9）。如果受损血管完全位于颅内，那么使用动脉瘤夹是处理血管损伤的最佳方式。这些操作对技术水平的要求很高，术者应该先在动物模型上进行练习，再临床应用于患者。Laws 等[7] 描述了血管损伤的直接修复过程，但同样强调要做到这一点需要熟练的技术、合适的器械、丰富的经验和良好的培训。

血管内技术

在一些患者，术中可能无法实现有效止血，应立即将患者转到血管介入科，植入支架、球囊或弹簧圈进行止血。支架植入术是首选技术，但出血部位如果在颈内动脉海绵窦段的前膝部时，操作可能非常困难。支架脱位向远端移位可能阻塞眼动脉，导致失明。理想情况下，应该对清醒状态的患者进行球囊闭塞试验，以明确是否具备充分的侧支循环灌注而不会导致神经功能损伤。球囊闭塞试验（balloon occlusion test，BOT）通常进行 30min，如

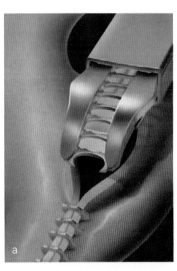
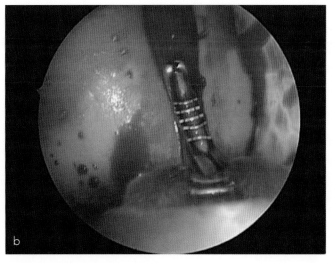

图 22-7　图 a 显示了 AnastoClips 如何将受损血管壁边缘外翻缝合（图片由 LeMaltre Vascular 提供）；受损血管壁边缘用血管钳固定后，灌注血流仍可以通过血管，再放置 AnastoClips 并紧密排列（b）

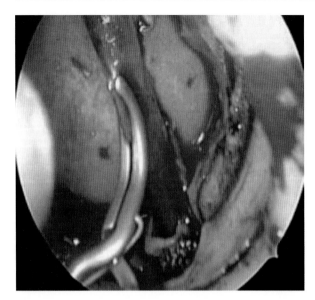

图 22-9　将动脉瘤夹置于颈内动脉损伤部位。虽然管腔变窄，但仍有血管灌注

果没有神经系统症状，可以闭塞血管。在尚未有效控制出血的紧急情况下，无法进行栓塞试验，而血管闭塞技术可能是挽救患者生命的唯一方法。此外，支架植入术后 30d 内发生卒中的风险为 4%[8]。支架植入后需要长达 3 个月的抗血小板治疗[9]。

【术后并发症】

实现有效止血并完成手术后，应直接把患者转到血管介入科进行血管造影。评估受损血管修复效果，必要时进一步行血管介入治疗。最常见的术后并发症是假性动脉瘤，它发生在 60% 的患者中[1]。当血管壁全层受到损伤，血液流入血管壁外的囊状空间，就可以形成假性动脉瘤。动脉瘤通常在术后 6 周内形成，甚至可以在几年后形成。如果术后即刻血管造影显示是正常的，则将患者转至重症监测病房进行监测，直到取出术腔填塞。通常在 1 周后复查血管造影，如果依然正常，则在第 6 周、3 个月和 1 年时分别再次复查血管造影。如果造影显示有假性动脉瘤形成，则行支架置入治疗，如果不可

行，则需要用弹簧圈或球囊封闭动脉瘤开口或阻断血管来治疗。弹簧圈封闭动脉瘤开口可以导致更高的并发症发生率，因为假性动脉瘤没有能支撑弹簧圈的血管壁，有可能发生血管瘤破裂[10]。但是对于未能通过球囊闭塞试验、颅外 / 颅内颈内动脉搭桥手术并发症发生率高的患者，弹簧圈封闭动脉瘤开口是唯一的选择。另一个术后主要并发症是颈内动脉海绵窦瘘（carotid-cavernous sinus fistula，CCF），发生在颈内动脉破损和海绵窦之间。其血管内治疗方式与假性动脉瘤相同。在这种情况下，可以采用可释放球囊封闭瘘管，同时保持血管通畅。

【大血管损伤处理的培训】

大血管损伤是内镜外科医生需要面对的重大课题。应用真实动物模型培训严重并发症的处理能力，是一个重大进步。阿德莱德大学每年开设两次内镜手术技术学习班，鼓励全世界颅底团队的医生（耳鼻咽喉科和神经外科医生）参加，学习内镜外科手术术野控制、肌肉组织片使用以及直接血管缝合技术（www.adelaidesinussurgery.com）。

参考文献

1. Valentine R, Wormald PJ. Carotid artery injury following endonasal surgery. Am Clin N Am 2011; 44(5): 1059–79
2. Valentine R, Boase S, Jervis-Bardy J, Cabral DD, Robinson S, Wormald PJ. The efficacy of hemostatic techniques in the sheep model of carotid artery injury. Int Forum Allergy Rhinol 2011;1(2):118–122
3. Hatam A, Greitz T. Ectasia of cerebral arteries in acromegaly. Acta Radiol Diagn (Stockh) 1972;12(4):410–418
4. Valentine R, Wormald PJ. Controlling the surgical field during a large endoscopic vascular injury. Laryngoscope 2011;121(3):562–566
5. Raymond J, Hardy J, Czepko R, Roy D. Arterial injuries in transsphenoidal surgery for pituitary adenoma; the role of angiography and endovascular treatment. AJNR Am J Neuroradiol 1997;18(4):655–665
6. Valentine R, Padhye V, Wormald PJ. Simulation training for vascular emergencies in endoscopic sinus and skull base surgery. Otolaryngol Clin North Am 2016;49(3):877–887
7. Laws ER Jr. Vascular complications of transsphenoidal surgery. Pituitary 1999;2(2):163–170
8. Wholey MH, Wholey MH, Jarmolowski CR, Eles G, Levy D, Buecthel J. Endovascular stents for carotid artery occlusive disease. J Endovasc Surg 1997;4(4):326–338
9. Leung GK, Auyeung KM, Lui WM, Fan YW. Emergency placement of a self-expandable covered stent for carotid artery injury during transsphenoidal surgery. Br J Neurosurg 2006;20(1):55–57
10. Higashida RT, Halbach VV, Dowd CF, Barnwell SL, Hieshima GB. Intracranial aneurysms: interventional neurovascular treatment with detachable balloons—results in 215 cases. Radiology 1991;178(3):663–670

附录 视频简介及链接

视频 1 下鼻甲成形术

这个患者存在鼻塞症状，并已进行过鼻中隔矫正术。在下鼻甲头端进行浸润麻醉，用动力系统在下鼻甲头端开窗并暴露下鼻甲骨。用动力系统沿下鼻甲下缘及侧缘切除黏膜组织，彻底暴露下鼻甲骨。分离内侧下鼻甲黏膜瓣，应用剥离子分离骨膜，可以见到下鼻甲血管从骨管中穿出。现在分离外侧黏膜瓣，可以在骨管内发现下鼻甲动脉的下侧缘支，如果下鼻甲静脉未能从骨管中游离则常需要离断。下鼻甲骨游离后，可以被完整去除。现在再次回到鼻腔内分开两侧黏膜瓣，能发现两条主要静脉，先用双极电凝下外侧血管，随后再次电凝较粗大的下鼻甲上中血管。一旦完成这两条静脉的电凝，可以有效止血。将翻起的内侧面黏膜复位成形下鼻甲，放置一块可吸收性止血纱布覆盖创面，手术操作到此结束。

视频 2 下鼻甲头端骨质切除术

这个患者存在鼻塞症状。内镜下可以看到左侧鼻腔的下鼻甲前端肥大，并阻塞鼻瓣区。已预先完成了鼻中隔矫正术。从上颌窦自然窦口开始至骨性梨状孔做切口，掀起下鼻甲头端黏膜瓣，下鼻甲垂直段的黏膜较易剥离，剥离内侧及外侧黏膜瓣，从前向后切除下鼻甲骨，此操作与之前所述的下鼻甲成形术相似。于梨状孔后方开始切除下鼻甲头部前端，移除下鼻甲骨头端可以有效改善内鼻瓣区。一旦暴露鼻泪管处，可从骨管中游离鼻泪管，暴露鼻泪管后壁。通过移除骨管后壁，使鼻泪管游离，现在清除下鼻甲骨后，复位下鼻甲黏膜瓣，可

以看到内鼻瓣区有明显改善。将先前翻起的下鼻甲头部及前端的黏膜瓣复位，并缝合固定。

视频 3 鼻中隔成形术 1

将鼻内镜置入右侧鼻腔，可看到鼻中隔上部偏曲，这个阻塞邻近中鼻甲区域。在左侧鼻腔用球刀行 Killian切口，用剥离子向后分离鼻中隔黏膜瓣，可见到软骨与骨的连接处，进一步向下分离连接处是必要的。可以看到鼻中隔软骨过长，因此需要将鼻中隔软骨切除 2~3mm。用剥离子在中隔软骨游离缘上方 2~3mm 处行水平切口，将切口下方的软骨移除，这可以使中隔软骨恢复垂直。找到中隔软骨与骨性鼻中隔连接处，使其两者完整分离。将肥厚偏曲的骨性鼻中隔去除，用咬骨钳去除小部分骨质，这可以预防鼻中隔与颅底连接处产生扭矩。移除骨性鼻中隔肥厚偏曲部分后，明显增加与右侧中鼻甲之间的空间。再次检查右侧鼻腔及矫正后垂直的鼻中隔，内镜下可以看到鼻腔内的所有区域。

视频 4 鼻中隔成形术 2

此患者存在鼻塞症状，左侧鼻腔可以看到鼻中隔明显偏曲成棘突，凸向中鼻道。先进行浸润麻醉，右侧鼻腔可见上颌骨鼻嵴偏曲成棘。用刀在中隔软骨前方行弧形切口，在此切口上用剥离子在软骨膜下分离黏膜瓣，正确识别和分离软骨膜下层非常重要。进一步分离鼻中隔与上颌骨鼻嵴连接处黏膜，下一步识别骨性鼻中隔，行切口后从两侧游离黏膜瓣。一旦骨性鼻中隔部分完全确认，并充分游离后，可完全去除其骨性结构。当我们到达引起

症状的骨棘位置时，进一步向后分离两侧的黏膜瓣，之后可将骨棘移除。而后看见上颌骨鼻嵴向右侧鼻腔明显偏曲。小心地确认分离平面对于保护黏膜瓣非常重要，分离上颌骨鼻嵴后可见其移除。此后可见鼻中隔在左右两侧鼻腔内都处于垂直状态，而且两侧黏膜瓣都没有撕裂。用手术刀在一侧黏膜下端行横形切口以预防术后血肿形成。缝合线将两侧鼻中隔黏膜瓣缝合以预防血液聚积。最后一针缝合鼻中隔前端切口，缝合最后带上一小块皮肤，打结固定在右侧鼻腔。要告知患者不要自行剪断线结。此时已完成对患者中隔的矫正。

视频 5　上颌窦中鼻道开放术 1

将左侧中鼻甲向中线内移，可以看到筛泡有息肉样变。用镰状刀在中鼻甲插入处的下方做一水平切口。反张钳伸入中鼻道，在钩突游离缘后方，连续咬除钩突骨质。用直角球形探针将钩突与左侧鼻腔外侧壁附着处骨折。用 Blakesley45°上翘咬切钳顶住鼻腔外侧壁，向上颌骨额突用力，将钩突中部从鼻腔外侧壁切除。可以辨认出钩突上缘、下缘、前缘，可以看到这是其插入左侧的鼻腔外侧壁处。辨认钩突水平部的切缘，用球形探针将钩突水平部骨质与内侧面黏膜分离。此处可用球形探针将一足突样骨质分离，然后用 Blakesley 45°上翘咬切钳去掉这块骨质，随后用吸引切割器去除钩突水平部的游离缘。这样钩突水平部的边缘就显露得更清晰了。上颌窦自然口不能被清楚地观察到，还可能由于有息肉而变小，由于黏膜息肉样变，使得上颌窦自然口变小而不能清楚地观察到，以咬切钳向后扩大上颌窦自然口。70°内镜观察上颌窦内部。

视频 6　上颌窦中鼻道开放术 2

用镰状刀在中鼻甲于右侧鼻腔附着处的下方做一水平切口。反张钳水平伸入钩突后方（向前咬切），然后用一双头直角球形探针骨折钩突与鼻腔外侧壁连接处。用 Blakesley 咬切钳去除钩突中部。分离钩突的水平部骨质，这一操作是在黏膜下层完成的，可以看见上颌窦自然口，最终引流通道

在自然口的后方。黏膜被仔细小心地修剪整齐。注意血流是沿着最终引流通道，血的流动是沿黏膜清除的方向，沿着共同引流通道流向鼻咽部。这条引流通道要得到保护。

视频 7　上颌窦中鼻道开放术 3

请看左侧中鼻道，注意用球刀切除气化的中鼻甲的外侧部分，然后用吸引切割器去除多余的中鼻甲黏膜。用镰状刀在（钩突）靠上位置做一水平切口，反张钳在（钩突）靠下位置做水平咬切口。用 Blakesley 45°上翘咬切钳骨折和去除钩突骨质。去除钩突水平部骨质，见上颌窦自然口。用黏膜咬切钳扩大后囟，吸引切割器切除窦口下缘黏膜后，可以看到上颌窦下壁黏膜下囊肿，用弯头吸引器清除。现在用生理盐水冲洗上颌窦窦腔，以去除剩余的黏膜上的脓液，上颌窦手术就完成了。

视频 8　泡状中鼻甲

右侧泡状中鼻甲被视为一个宽阔的中鼻甲，球状手术刀纵向垂直从前继而向下切开中鼻甲，确保完全进入泡状中鼻甲内。从前向后、从上至下切除至泡状中鼻甲至后端附着处，筛窦钳咬除附着处黏膜，清除外侧板，保留内侧板稳定中鼻甲结构。

视频 9　鼻丘气房

此患者表现为左侧单一鼻丘气房，如箭头所示，我们从三维重建中显示其引流通道内侧一个鼻丘气房。手术在左侧鼻腔进行，行钩突切除术后，用 30°内镜观察鼻丘气房，额窦引流通道位于这个气房内侧。用刀做前穹窿瓣切口，Freer 吸引剥离子掀起黏膜瓣，黏膜瓣与中鼻甲穹窿部相连。用镰状刀分离，把黏膜瓣推到中鼻甲和鼻中隔之间，这样可以避免在操作时黏膜瓣进入术野。用 Hajek Koeffler 咬骨钳切除鼻丘气房前壁，可以看到鼻丘内侧壁挤压额窦引流通道，把它向外侧骨折，额窦口得以显露。为了定位清楚，再次把气房壁内移骨

折，然后去除鼻丘内侧壁和顶壁的骨片。此时，鼻丘气房顶壁有残留，用小刮匙予以去除，这时可以看到整个额窦。将前穹隆黏膜瓣翻卷覆盖在中鼻甲和暴露的骨缘上。

视频 10　后组筛窦开放术 1

筛泡和后组筛窦开放术：在进行后组筛窦开放手术前，需要进行影像三维解剖重建和手术计划制订。在CT 中确认上鼻甲（黄色箭头）、上鼻道（绿色箭头），气化到蝶窦上方的筛气房（红色箭头），也展示了后组筛窦的积木模型。为开放右侧筛泡，将探针由筛泡内侧进入，向外侧旋转进入自然窦口，在拉向前方时，骨折筛泡内壁和前壁，吸引切割器将骨折区域的筛泡前内壁切除，保留引流通道。为确认中鼻甲基板水平部，将吸引切割器沿中鼻甲下方慢慢滑向中鼻甲后端，在沿中鼻甲基板水平部向前移行至垂直部，在此用吸引切割器穿透中鼻甲基板，继续在水平方向上扩大开放，暴露上鼻道和上鼻甲前缘。然后根据 CT 辨认手术开放的位置，将后组筛窦各气房依次开放，并确认后颅底和蝶筛气房。清理颅底时，可以看到筛动脉处于蝶上筛房前方，如吸引切割器指示。视神经处于蝶上筛房外侧壁。吸引器沿着眶纸板走行探查，眶纸板向后延至眶尖和视神经管。开放蝶窦时，蝶窦口位于上鼻甲内侧，经中鼻道将上鼻甲轻轻外移，吸引切割器去除上鼻甲的下 1/3 部分，暴露并观察蝶筛隐窝，此患者在蝶筛隐窝处未观察到蝶窦自然口，可将吸引切割器经后组筛窦放至鼻咽部，定位后鼻孔骨缘，用 Freer 剥离子在距离后鼻孔骨缘上方的蝶窦前壁穿刺，一旦进入蝶窦，则左右旋转，扩大造孔，用吸引切割器和 Kerrison 咬骨钳进一步扩大蝶窦前壁的造口，并与后组筛窦连通，清除蝶窦内息肉病变。

视频 11　后组筛窦开放术 2

后组筛窦和蝶窦开放术（左）：此患者的 CT 片中，黄色箭头显示上鼻甲，绿色箭头显示上鼻道，这是重要解剖标志。同时，三维重建模型

中，有气化到蝶窦上方的 Onodi 气房，在术前认识这一点是很重要的，可以清楚地看到筛泡。向右弯曲的探针由筛泡内侧探查，向外侧骨折筛泡，吸引切割器切除筛泡前壁，显露中鼻甲基板。识别基板水平部和垂直部交界区域，由此穿透中鼻甲基板进入上鼻道。开放上鼻道可以看到上鼻甲和基板，切除上鼻道息肉，清理上鼻甲及其相邻的气房。后面见内下方的一个大气房，这个气房是 CT 所示的Onodi 气房，另外一部分后筛气房处于其前上。探查蝶窦开口，触压蝶窦前壁，在上鼻甲上 1/3 和下1/3 交界处，用吸引切割器开放蝶窦，去除与蝶窦前壁移行的上鼻甲下部。用咬切钳去除剩余蝶窦前壁。此过程中注意防止视神经损伤，确保每次咬切只去除一小部分。最后用蝶窦咬骨钳和吸引切割器向下去除蝶窦前壁。此处容易导致鼻后动脉分支出血，用双极吸引电凝止血。接下来处理颅底的残余气房间隔，从蝶窦开始，向前用吸引剥离子骨折气房壁，再用吸引切割器切除。两个位于筛前动脉后方的小气房被打开，最后一个气房从颅底剥离，45° 钳清除外侧壁上的骨折碎片。吸引切割器沿着颅底清理残余气房，它能够准确去除黏膜，防止黏膜撕脱。现在从后筛到额窦之间的颅底已经清理干净了，再次检查术腔。

视频 12　后组筛窦开放术 3

后组筛窦和蝶窦开放术（左）：后组筛窦开放时最重要的标志是上鼻甲区域，上鼻甲及上鼻道是进入后筛的通道，后组筛窦可以气化到蝶窦上方。筛泡已经切除，辨别中鼻甲基板，在中鼻甲基板水平部和垂直部交界切开，进入上鼻道，看到上鼻甲。打开后组筛窦，看到颅底的骨板。用吸引切割器外移上鼻甲可以看到蝶窦开口，其位于上鼻甲上 2/3 和下 1/3 交界。扩大蝶窦口，先水平再向上打开，显露蝶窦。用蝶窦咬骨钳去除残余蝶窦前壁，检查蝶窦和颅底。检查颅底，用吸引剥离子骨折残余气房，吸引切割器去除碎片。发现残余的眶上气房，用吸引剥离子开放。去除临近颅底和额隐窝的气房。骨片需要分离并移除，颅底和额隐窝的黏膜需要保留。前穹隆黏膜瓣复位，确保局部没有

骨质暴露。全部筛窦开放后，可以看到额窦、光滑的颅底和蝶窦。

视频 13　尖牙窝钻孔 1

鼻息肉充满左侧鼻腔。为了行尖牙窝穿刺，在 0°内镜下，用软组织撑牵开上唇。做颊龈沟切口，用吸引剥离子掀起软组织，牙槽神经和血管分支随着软组织掀起。在瞳孔中线的外侧操作，导引器放置在瞳孔中线与鼻底水平线相交处，做大约 5mm 圆形钻孔，借此进入上颌窦。70°内镜观察开放的上颌窦口，吸引切割器清除窦内的息肉病变。用吸引切割器的直钻头切除息肉，注意可以看到息肉之间稠厚的黏液，这些黏液具有难以抽吸的特点，通过中鼻道鼻窦开放予以处理是很难或者不可能的。首先用吸引切割器去除病变，为了进一步拓宽视野，在 70°内镜下，可以处理上颌窦内侧壁和前壁的病变。随着切除的进行，所有息肉被切除了，注意骨质并没有裸露，黏膜下面的基底膜是保留的。窦内隐窝区域处理比较复杂，最后对泪前隐窝区域也进行了探查。通过犬齿窝钻孔术，复查的黏膜病变得到了处理。

视频 14　尖牙窝钻孔 2

右侧中鼻道可见息肉，行钩突切除术，先用镰状刀在上端做水平切口，再用反张钳行下部切口，钩突分离后，以 45°筛窦钳去除钩突，显露鼻腔外侧壁，辨认上颌窦自然口，可见窦内充满息肉和黏液。

在颊龈沟处做黏膜切口，用吸引剥离子分离软组织。钻孔位置由瞳孔中线和鼻底连线来确定。尖牙窝钻引导器固定，做 5mm 钻孔。吸引切割器由此进入上颌窦，将息肉切除。可见息肉起源于内侧壁，向外侧生长。切除息肉时，注意保留基底膜，这有助于术后黏膜恢复和重建正常的黏膜清除功能。刀头容易到达窦底，然后清除内侧壁病变，接下来清除前壁和外侧壁病变。彻底清除息肉和黏液，利于术后恢复。

视频 15　尖牙窝钻孔 3

右中鼻道可见息肉，留取息肉做病理检查。用镰状刀和反张钳行切口，45°Blakesley 咬切钳去除钩突。显露上颌窦口，清除窦口息肉后可以看到窦内情况。清除窦口息肉后，见整个窦内充满息肉和稠厚的黏液。在引导器指引下，刀片做小切口，自骨膜层面分离黏膜。置入钻头引导器，在上颌窦前壁用 5mm 钻头钻孔，清理钻孔周围的骨质。用直钻伸入上颌窦，将窦口扩大。只有扩大窦口提供视野，息肉才能够切除。在切除息肉时，不要有骨面暴露。吸引切割器能够处理前壁和远外侧壁的息肉，用弯吸引器清理上颌窦，手术完成。

视频 16　上颌窦口扩大开放术

这个患者既往曾行鼻部手术，可以看到上颌窦下半部分隔形成黏液囊肿。手术开始先浸润麻醉鼻底和下鼻甲黏膜，然后用弯钳钳夹下鼻甲形成一条压迹，沿此线剪除部分下鼻甲，显露上颌窦内侧壁。把切除的部分下鼻甲向后推，从鼻腔外侧壁去除。下鼻甲后端血管出血需要电凝处理。进一步用吸引切割器和反张钳缩短下鼻甲，以显露上颌窦内侧壁。用尖头单极电凝做黏膜切口，前后各一，形成鼻底黏膜瓣，这个黏膜瓣保护骨质去除后的创面，有利于良好的修复。上颌窦内侧壁的薄骨予以去除，用吸引刮匙继续掀起黏膜瓣，吸引刮匙能够保持术野清晰。这里可以看到黏膜囊肿中的黏液，黏液囊肿与上颌窦之间的分隔需要去除，以免再次形成囊肿。黏液清除干净后，需要切除上颌窦和囊肿之间的分隔，用吸引切割器充分开放囊肿，使之与上颌窦有良好的沟通。可以用吸引切割器的单向模式去除囊壁骨质。复位黏膜瓣保护创面，用双极充血止血，简单填压。

视频 17　微创钻孔术

在左侧额窦放置额钉前，首先浸润麻醉左侧眉头处皮肤，用刀片切开皮肤，并用尖剪适当扩大切口。将钻头引导器旋转置入切口内，左手固定。用 1mm 钻头钻孔过程中需要保持钻头低温，温度过高可灼伤骨质及皮肤。钻孔完成后，导入探针，拔出引导器，将额钉沿探针导入额窦并固定。从额钉口注入荧光素和生理盐水混合液，冲洗额窦，鼻腔内可见脓液伴随荧光素和生理盐水混合液自额窦内流出。

视频 18　鼻丘上气房 1

这个病例左侧有一个鼻丘气房和一个小的鼻丘上气房，阻塞了额窦的引流。这在矢状位 CT 上显示更为清楚，在冠状位 CT 上以箭头表示。矢状位 CT 更清楚地显示了鼻丘气房、鼻丘上气房和筛泡间的关系。做中鼻甲前穹窿黏膜瓣以暴露额隐窝，黏膜瓣被置于中鼻甲和鼻中隔之间，蝶窦咬骨钳切除鼻丘气房前壁，吸引刮匙切除鼻丘气房的顶壁。此时，鼻丘上气房以及其内侧的额窦口清晰可见。骨折鼻丘上气房内侧壁，并以额窦钳切除骨片。额窦口的开放达到了最大。开放筛泡，清除额窦口附近的颅底，这样就可以经扩大的额窦口看到额窦内。注意保护好的额窦口周围黏膜可以减少术后瘢痕的形成。复位中鼻甲前穹窿黏膜瓣。术后录像显示，额窦口清晰可见，开放良好，无瘢痕形成。

视频 19　鼻丘上气房 2

这个病例左侧有单一大的鼻丘气房阻塞了额窦引流。鼻丘上气房位于鼻丘气房的上方，后方是一个大的筛泡。在冠状位片子上，以箭头标记了鼻丘气房。鼻丘上气房位于鼻丘气房的上方，这在矢状位 CT 上也能够分辨出来。它们的后面是一个大的筛泡气房。为了辨认额窦引流通道，在轴位 CT 上标记出来。做中鼻甲前穹窿黏膜瓣以暴露额隐窝，黏膜瓣被置于中鼻甲和鼻中隔之间，蝶窦咬骨钳切除鼻丘气房前壁，吸引刮匙探查确认鼻丘气房内侧的额窦引流通道，骨折鼻丘气房的顶壁，这样可以看到鼻丘气房上方的鼻丘上气房。吸引切割器清除额窦口周围骨片，彻底切除鼻丘上气房，则额窦口充分暴露。开放筛泡上气房，切除额隐窝内的所有气房，最大限度地开放额窦口。注意，额窦

及额窦口周围的黏膜要给予充分保留，这样能够保证愈合更完好。复位前穹窿黏膜瓣。在术后录像中可以看到愈合、开放良好的额窦口。

视频 20　鼻丘上气房 3

这个病例有一个大的鼻丘上气房。黄色箭头指示鼻丘气房，绿色箭头指示鼻丘上气房。我们在三个方向的 CT 片上都可以看到这个鼻丘上气房。我们可以看到，这个鼻丘上气房阻塞了额窦的引流，并将额窦引流通道推向前内侧。术中在左侧鼻腔做中鼻甲穹窿黏膜瓣，吸引剥离子掀开黏膜瓣并将其置于中鼻甲和鼻中隔之间。注意鼻丘气房前壁部分有缺损，镰状刀游离挡在进路前的皮瓣。蝶窦咬骨钳切除鼻丘气房前壁，可以看到钩突和鼻丘气房向上延续的部分。吸引剥离子由钩突后方导入并骨折骨质，吸引切割器切除钩突和鼻丘气房顶壁。探查额窦引流通道，吸引剥离子骨折鼻丘上气房的后壁，骨折后用吸引切割器清除其后壁。继续向上清除则可以看到颅底，以吸引剥离子将超过颅底水平的鼻丘上气房后壁骨折，使得吸引切割器能够更高效地切除鼻丘上气房的后壁，此时颅底更清晰地暴露出来。去除鼻丘上气房前壁暴露额窦引流通道。探针伸入探查额窦自然引流通道。注意这是在鼻丘上气房内侧面的通路。探针沿着额窦自然引流通道骨折鼻丘上气房挡在引流通道处的前壁。在去除了前壁靠下的部分以后，额窦探针再次伸入继续骨折前壁骨质，注意横向操作。额窦钳去除多余骨片，尽量多地保留黏膜。这一步去除骨质，在额窦口要保留尽量多的黏膜组织。可以清楚地看到额窦和额窦引流通路。恢复中鼻甲穹隆黏膜瓣。

视频 21　鼻丘上气房 4

这个病例中右侧有一个大的鼻丘气房和一个鼻丘上气房，黄色箭头指示鼻丘气房，绿色箭头指示鼻丘上气房。在矢状位 CT 上可以清晰看到箭头所指示的这两个气房。在冠状位 CT 上可见位于内侧的额窦引流通道。左侧鼻腔术中所见，用球刀在中鼻甲前穹窿的上方大约 8mm 做前穹窿黏膜瓣，

吸引剥离子掀起黏膜瓣。注意中鼻甲前穹隆的软组织，要将这部分切断，然后将黏膜瓣置于中鼻甲和鼻中隔之间，否则当鼻丘气房开放后，术中黏膜瓣会被推向术野。用蝶窦咬骨钳完全去除鼻丘气房前壁。用刮匙去除钩突向上延伸的部分和鼻丘气房的内侧壁。吸引切割器进一步切除残余的鼻丘气房直至其顶壁。刮匙刮除顶壁后即可看到鼻丘上气房，在鼻丘上气房内侧可以看到额窦口和额窦引流通道。刮匙沿着引流通道导入，骨折鼻丘上气房顶壁，暴露额窦口。这些气房是筛泡气房向上延续直到颅底，这些气房在额窦口的后面。切除前壁开放这些气房，用额窦钳切除这些气房，近距离观察可见还有 2mm 的残余骨壁，继续用额窦钳切除悬挂在颅底的骨壁。完全清除额窦口处引流通道的所有障碍。中甲前穹隆黏膜瓣回位覆盖裸露的骨面，以减少这里术后瘢痕形成。

视频 22　鼻丘上额气房 1

这个病例中有一个大的左侧的鼻丘上额气房，几乎占据了整个额窦隐窝，并显著向上延伸到额窦中。如箭头所示，在冠状位和矢状位 CT 上都 可以看到，还可以看到有鼻丘气房和中鼻甲气化。矢状位 CT 上还可以看到较大的筛泡气房向额窦口突出。轴位 CT 可见前内侧的额窦引流通道被大的鼻丘上额气房挤压。接下来在中鼻甲前穹隆的上方做前穹隆黏膜瓣，用蝶窦咬骨钳完全去除鼻丘气房前壁。刮匙经鼻丘气房顶壁的内侧和后方导入，向前骨折并切除鼻丘气房顶壁。一旦鼻丘气房被切除，则可见大的开放的鼻丘上额气房突入额窦。下一步，辨认前内侧的十分狭窄的额窦引流通道。在这个平面，额窦口和鼻丘上额气房很容易混淆。以探针导入额窦口和鼻丘上额气房内侧壁之间，一旦额窦引流通道确认后，额窦即可被完全开放。骨折鼻丘上额气房的内侧壁及顶壁，额窦钳去除残余的鼻丘上额气房的内侧壁和顶壁。继续切除所有鼻丘上额气房的各个骨壁。注意额窦口被黏膜很好地覆盖，这样可以减少术后的瘢痕狭窄。复位黏膜瓣。术后录像显示，额窦口清晰可见，愈合良好，额窦引流通畅。

这个病例中有一个大的右侧的鼻丘上额气房，图中黄色箭头所指。同时我们还可以看到绿色箭头所指示的鼻丘气房。红色箭头指示被推向内侧的额窦引流通道。在中鼻甲前穹隆做前穹隆黏膜瓣，吸引剥离子掀起黏膜瓣。用蝶窦咬骨钳去除鼻丘气房前壁，同时也去除了鼻丘上额气房的底壁，暴露鼻丘上额气房黏膜，可见鼻丘上气房黏膜息肉样变。去除了息肉样的黏膜后，可以看到鼻丘上额气房。刮匙去除鼻丘上额气房的内侧壁，为了清晰地显示额窦引流通道，吸引切割器切除筛泡气房的前壁，开放筛泡上气房，在其顶壁，可以看到颅底，这样（额窦口的）后界就有了明确的标志。现在，用吸引刮匙暴露内侧的引流通道。为了追踪十分狭窄的引流通道，以额窦探针沿引流通道导入到额窦内。以探针骨折鼻丘上额气房的内侧壁，额窦钳去除骨壁。额窦引流通道向上延续的部分清晰可见。额窦探针沿引流通道导入，骨折鼻丘上额气房，额窦钳去除残余骨壁，用带角度的吸引切割器切除黏膜，现在可以看到额窦。还有一部分鼻丘上额气房顶壁残余。调整额窦探针的角度，以骨折残余的鼻丘上额气房骨壁，并以额窦钳去除这些骨片。额窦钳去除筛泡上气房向上延续的骨壁。吸引切割器彻底切除残余的黏膜，以充分暴露额窦口。可见筛前动脉位于筛泡上气房的后缘。额窦口清晰可见，其周围黏膜保护良好，复位中鼻甲前穹隆黏膜瓣。注意中鼻甲保持了一定的稳定性。

视频 23　鼻丘上额气房 2

这个病例左侧有一个大的鼻丘上额气房，如图中黄色箭头指示。绿色箭头指示鼻丘气房。当我们回顾轴位 CT 时，可以看到额窦引流通道被鼻丘上额气房推向内侧。3D 重建展示了解剖结构。术中在左侧鼻腔，用球刀在中鼻甲前穹隆的上方大约 8mm 做前穹隆黏膜瓣，吸引剥离子掀开黏膜瓣，直到暴露中鼻甲前缘骨质。将黏膜瓣置于中鼻甲和鼻中隔之间。蝶窦咬骨钳切除鼻丘气房前壁，吸引切割器切除软组织，暴露鼻丘气房顶壁。吸引刮匙去除鼻丘气房顶壁，可以看到三个气房进入额窦。吸引刮匙沿着鼻丘上额气房导入到内侧的引流通道，在气房周围活黏骨折鼻丘上气房的内侧壁和顶壁。额窦钳仔细切除残余的鼻丘上额气房骨壁。进一步骨折鼻丘上额气房，暴露额窦，可以看到额窦顶壁存在一个小的中隔，这可以作为经额窦口充分开放额窦的标志。额窦口周围的黏膜保护良好。

视频 24　额窦中隔气房

这个病例有一个右侧的额窦中隔气房，阻塞了右侧额窦引流，如黄色箭头所示。我们可以看到粉色箭头指示的是狭窄的额窦引流通道。用球刀在中鼻甲前穹窿的上方做前穹窿黏膜瓣，吸引剥离子掀起黏膜瓣，为确保黏膜瓣能翻向后方，需要仔细切断其附着在中鼻甲根部的软组织。蝶窦咬骨钳切除鼻丘气房前壁。吸引刮匙放在鼻丘气房内以确认鼻丘气房后壁，将吸引刮匙放到鼻丘气房的后壁的后面，然后向前骨折。注意这个气房与筛泡气房的上壁相延续，吸引切割器切除骨折后的气房。同时切除鼻丘气房顶壁，暴露额隐窝。额窦吸引刮匙确认残余的额窦中隔气房和额窦引流通道。切除额窦引流通道和筛泡上气房间的间隔。接下来，试图骨折额窦引流通道和额窦中隔气房的间隔，注意这个间隔骨化明显，阻力很大，难以骨折。这个间隔骨质太厚很难用额窦钳切除。在去除额窦与额窦中隔气房中间的骨质后，额窦口仍然很窄。这个病例做了额窦微创钻孔术，取眉端做穿刺点，直达额窦前壁的骨面，放置引导器，在钻孔时冲洗导引器以使其冷却，避免灼伤额窦。放置导丝，再通过导丝放置套管，经套管以荧光剂灌洗额窦，可以明显看到额窦中隔气房左侧的狭窄的额窦口。留置套管到术后3d，以免额窦口再次狭窄。复位中鼻甲前穹窿黏膜瓣。

视频 25　鼻丘上气房 5

这个病例有鼻丘气房和鼻丘上气房，黄色箭头指示鼻丘气房，绿色箭头指示鼻丘上气房。在轴位 CT 上可见红色箭头指示的额窦引流通道。左侧鼻腔术中所见，用球刀在中鼻甲前穹窿做黏膜瓣，吸引剥离子掀起黏膜瓣，然后将黏膜瓣置于中鼻甲和鼻中隔之间。用蝶窦咬骨钳完全去除鼻丘气

房前壁。吸引切割器切除气房内的息肉。用吸引刮匙探到鼻丘气房的后面，向前将鼻丘气房的后壁和顶壁骨折，用吸引切割器清除，这样就暴露了鼻丘上气房。引流通道位于鼻丘上气房的内侧，吸引刮匙沿着引流通道导入，骨折鼻丘上气房的内侧壁和顶壁，去除鼻丘上气房顶壁，暴露额窦口。为了进一步暴露额窦口，切除筛泡气房辨认筛泡上气房。吸引刮匙由后向前骨折筛泡上气房的前壁，进一步暴露了额窦口，吸引切割器切除额窦口周围的息肉。现在额窦口十分清楚，中鼻甲前穹窿黏膜瓣回位覆盖裸露的骨面以减少这部分的术后瘢痕形成。

视频 26　鼻丘上额气房，筛泡上额气房

这个病例有大的鼻丘上额气房和筛泡上额气房。十字中心指示小的鼻丘气房，粉色箭头指示筛泡上额气房，十字中心指示鼻丘上额气房，引流通道在其内侧。用球刀在中鼻甲前穹窿的上方做前穹窿黏膜瓣，吸引剥离子掀开黏膜瓣，辨认中鼻甲前缘，切开其表面黏膜。蝶窦咬骨钳切除鼻丘气房前壁，吸引切割器切除小的鼻丘气房。吸引刮匙切除鼻丘气房顶壁，这样显露了鼻丘上额气房，可以看到前内侧的额窦引流通道。吸引刮匙导入引流通道，骨折鼻丘上额气房，切除鼻丘上额气房即可看到额窦。额窦口依然被阻挡，开放筛泡上额气房，可以看到其后面的颅底。现在鼻丘上额气房的后壁已被骨折，可以清楚地看到筛泡上额气房和鼻丘上额气房。骨折筛泡上额气房的顶壁，并用额窦钳切除。现在额窦口暴露良好。可以看到筛前动脉，切除筛泡上气房，复位中鼻甲前穹窿黏膜瓣。

视频 27　额窦钻孔开放术 1

该患者表现为双侧额窦闷胀感。可以看到一个大的鼻丘上气房，黄色箭头指示阻塞额隐窝。从矢状位可看出，额窦引流通道非常狭窄。局部浸润注射后行鼻中隔黏膜切口，内镜下掀起黏膜。右侧鼻腔后部可见息肉，可以看到颅底。在左侧鼻腔，用吸引切割器切除中鼻甲粘连区域和周围黏膜，做中隔开窗，其后缘在中鼻甲前方，大小约

2cm×2cm，去除左侧对应区域的中隔黏膜，然后是右侧中隔黏膜。中隔开窗下缘的水平能够使得器械通过右侧鼻腔进入左侧鼻腔中鼻甲的下方。在双侧额窦放置额钉，可以用荧光素盐水冲洗额窦，在术中正确辨别额窦口位置。先冲洗左侧，然后是右侧。用吸引切割器从右侧鼻腔通过中隔开窗进入左侧鼻腔，用磨钻沿着中鼻甲穹窿部向上磨除，直到能看到荧光素盐水流出。在此过程中，间断的冲洗能够帮助确定额窦的位置。进入额窦后，接下来行右侧操作，器械从左侧鼻腔通过中隔开窗进入右侧鼻腔，同样用磨钻磨除中鼻甲前穹窿部骨质。向上并尽量向外磨除，此过程中会暴露小部分皮肤，为操作的外侧界限。继续向上磨除，辨别额窦底位置，此时更换为30°内镜和弯钻，两侧交替磨除额窦底壁。将额窦中隔磨除，两侧额窦沟通。尽量向前磨除额鼻嵴，使之达到额窦前壁平面，进入额窦时不受阻挡，可以看到鼻丘上气房，从上面将其骨折并清除。吸引切割器处理额窦后壁，额窦后壁突起削低到颅底水平，影像导航有助于指示颅底位置。这有助于建立大的额窦前后径，形成大的卵圆形额窦引流通道。

视频 28 额窦钻孔开放术 2

如黄色箭头指示，这个患者的左侧额窦充满高密度影。鼻丘气房阻塞左侧额隐窝。三维重建可以显示这个气房与其他结构的关系，轴位上可见额窦引流通道狭窄，窦内为病变占据。进入筛窦，可以看到双侧筛窦病变比较轻。改良 Lothrop 手术的第一步是做鼻中隔开窗，去除高位鼻中隔、上颌骨额突和中鼻甲前穹窿上方的黏膜。然后右侧同样处理，扩大鼻中隔开窗，使得器械能从一侧鼻腔通过鼻中隔开窗到达另一侧中鼻甲。手术早期做额窦微钻孔术，钻孔过程中注意冲洗，术中用荧光素盐水冲洗帮助确定窦口位置。做改良 Lothrop 手术，先通过中隔开窗，用切削钻在左侧中鼻甲下方磨除骨质。先外侧磨骨到皮肤，此时按压可以看到，此为操作的外侧界限。然后向上磨除骨质，操作的后界是额隐窝的前壁。此过程是在 0° 镜和切削钻头下操作，注意主要向上磨除，不涉及向内侧的操

作，此时只有一个狭窄的额窦引流通道。探查这个狭窄的引流通道，向外侧延伸。在右侧重复同一过程，操作和前面一样，暴露一部分眶骨膜，荧光色冲洗指示切除的方向，再次注意此过程为向上方的操作，没有向内侧操作。进入额窦后，开始向额窦中隔操作，此中隔偏向左侧。右侧额窦口向左侧推压，中隔挤压左侧额窦开口。导航系统用于确定嗅窝位置，位置确认后，削低"Frontal T"，此过程中需要探查双侧嗅神经位置。我们可以看到距离嗅神经还有几毫米的距离，可以继续削低"Frontal T"，然后用导航再次确认嗅窝位置。当削低到嗅神经水平后，改用 30° 内镜和 40° 钻头，在额窦内去除额鼻嵴和窦中隔。此时获得了最大的额窦前后径，达到 18mm。最后把中鼻甲和鼻中隔缝合，手术完成。

视频 29 额窦钻孔开放术与带蒂瓣 1

此患者既往行手术治疗。手术开始是清理所有术腔，这是蝶窦，这是颅底。清除蝶窦和筛窦的残余气房。接下来，我们做鼻中隔开窗，鼻中隔开窗以中鼻甲为前、后界标志。此区域可见黏膜粘连，取游离黏膜备用。用刀片在中隔软骨部后部做切口，取出后形成开窗。开窗形成进入对侧的通道，这里我们在前方的黏膜瓣做一个蒂，第一个切口在对侧操作，第二个切口在同侧操作，然后用吸引刮匙掀起黏膜瓣。注意在骨膜层面操作，向前翻转，否则磨钻使用时会损伤。从右侧鼻腔进入左侧鼻腔操作，第一个标志就是暴露外侧面皮肤和眶骨膜。暴露之后，我们就知道了操作的外侧界限，接下来向上操作。当我们接近嗅区时，停止向内侧磨除，这使得我们能够保持在"Frontal T"上方操作。接下来在右侧操作，同样是暴露外侧界限皮肤，然后向上操作到额窦底壁。然后在嗅区上方操作，使得两侧融合。在此范围内操作，探查嗅神经，用吸引刮匙探查，继续削低"Frontal T"骨质到嗅神经水平。接下来处理额窦前壁，在 30° 镜下操作，磨除处理额窦前壁，使得骨质平滑过渡到鼻腔。我们可以测量额窦口，左右可达 25mm，前后可达 20mm。血管电凝处理后，我们可以将带蒂黏膜瓣复位到覆盖在窦口区域，游离黏膜瓣放在带蒂

黏膜瓣之间，覆盖残余的裸露骨质。黏膜瓣下面用凝胶支持。术后可见窦内修复良好，筛窦和蝶窦恢复良好。患者诉鼻部症状解决了。

视频 30 额窦钻孔开放术与带蒂瓣 2

此患者曾行多次手术。从 CT 来看，可见左侧额窦引流通道狭窄。轴位上红色箭头指示双侧额窦引流通道缩窄。首先检查筛窦和蝶窦，确认窦内没有病变。做额窦微钻孔术放置额钉，钻孔过程中注意冲洗，防止热损伤。用荧光素盐水冲洗，可见脓液伴随盐水冲洗从额窦口排出。接下来做中隔开窗，开窗后缘以中鼻甲为界，下缘以能够通过并处理对侧中鼻甲穿窿部为标志，前缘以能够看到中鼻甲穿窿部为要求。现在我们获取了两个游离黏膜瓣，并能够通过开窗进入对侧鼻腔。做蒂在前部的黏膜瓣，黏膜瓣在中鼻甲头端上方获取，用刀片做切口，第一刀在同侧操作，第二刀在对侧操作，然后用吸引刮匙掀起黏膜瓣。从右侧鼻腔进入左侧鼻腔进行骨质磨除，第一个标志就是暴露外侧面皮肤，为操作的外侧界限。接下来向上操作，经过额钉注射的荧光素盐水可以指示磨除的标志，嗅神经是我们向上磨除进入额窦底壁的内侧界限。接下来在右侧重复这一操作，首先向外侧磨除暴露皮肤标志，然后向上到达额窦底壁，进而向内侧磨除，我们发现额鼻嵴很厚，需要磨除很多的骨质。颅底向前的隆起需要看清楚，我们首先暴露嗅神经。向后推开黏膜显露嗅神经，这是"Frontal T"的标志，需要削低其至嗅神经水平。在完成上述操作后，我们更换 30°内镜和弯钻头进行额窦前壁的磨消，这就能够从鼻腔没有障碍地直视额窦。接下来是止血和测量窦口。将两个带蒂黏膜瓣复位，游离黏膜瓣覆盖在两者之间，用凝胶支撑黏膜瓣。术后见额窦后壁黏膜稍肿，恢复良好，筛窦和蝶窦恢复良好。

视频 31 鼻部脑膜脑膨出

这是一个颅面切除手术导致的脑膜脑膨出病例，可看到左侧鼻腔息肉样肿物。可见肿物位于中鼻甲内侧，来源于颅底。用吸引切割器切除肿物

直至追溯到颅底，接近颅底时必须小心，需要注意膨出组织的供血血管。此时可以用双极电凝处理基底区域，电凝止血同时收缩膨出的组织。仔细分离膨出区域周围的黏膜，沿着缺损区域边缘分离膨出组织与硬膜。仔细辨别并电凝膨出区域的血管，以免在塞入脂肪过程中引起出血。用双极电凝使基底部收缩。从右侧鼻腔中鼻甲获取游离黏膜瓣，用于覆盖颅底缺损区域。将脂肪块塞入缺损区域封堵，再将小块脂肪块塞入，以防止颅内面的损伤。当脂肪放置好后，将缝线轻柔地拉出，脂肪会紧贴颅内面，产生水密封性。游离黏膜瓣穿过缝线，覆盖缺损区域及脂肪，之后用纤维蛋白胶覆盖，填压明胶海绵。经鞘注入荧光素盐水，确认没有脑脊液漏出。鼻腔不用填塞。

视频 32 前颅底脑膜瘤

这个患者存在一个前颅底小的脑膜瘤，如黄色箭头显示，这是从矢状位显示。左侧切口行鼻中隔成形术，然后行钩突切除术，接下来行筛窦开放术，注意 Onodi 气房和视神经。然后做中鼻甲前穿窿瓣，清理额隐窝，开放额窦。于右侧重复上述步骤，钩突切除中鼻甲穿窿板，开放额窦，显露颅底，切除鼻中隔后上部分。通过导航确定肿瘤位置，然后应用 DCR 磨钻和 Karrison 咬骨钳，去除肿瘤下方及其周围的颅底骨质。脑膜瘤附着于脑膜，充分暴露正常硬膜，连同周围正常硬膜切除是重要的。可以看到硬膜区域搏动。暴露的硬膜比较紧张，不适合用剪刀，选用刀片切开。先切开前部硬膜，然后切开侧方硬膜，继续牵拉后部硬膜。通过牵拉硬膜，可以看到肿瘤紧密附着于硬膜，能够平稳地予以分离。小部分肿瘤可能与周围组织粘连，在切除前可以用双极电凝予以分离。通过分离与血管处理将肿瘤逐渐拖入鼻腔。注意到肿瘤后部还没有被分离，可用显微剪刀切断，双极电凝硬膜边缘。修复缺损区域，用脂肪和筋膜塞入颅内面内置，再用第二层筋膜外置，覆盖缺损及边缘 5mm 范围，然后用鼻腔填塞物，如胶原蛋白胶、明胶海绵、碘仿纱条填塞。半年后，可看到颅底区域光滑，MRI 扫描显示没有肿瘤复发。

视频 33 脑脊液漏修补 1

此患者表现为右侧鼻腔间歇性水样涕，病史持续 10 年。注意围绕嗅神经区域的硬膜向下膨隆，术中可见染色后的脑脊液从邻近筛板的区域漏出。用镰状刀扩大该缺损区域硬膜，显露颅底缺损区域，测量缺损大小。于左侧鼻腔获取黏膜瓣，用探针将黄色脂肪塞通过缺损填入颅内，每次仅塞入少量脂肪，这样可以防止探针进入颅内太深。轻柔地将脂肪塞入颅内后，轻轻地回拉缝线，使得脂肪紧贴颅内面，增加密封性。将黏膜覆盖在表面，填压明胶海绵。

视频 34 脑脊液漏修补 2

此患者表现为 10 年的右侧鼻腔脑脊液漏。CT 冠状位可见嗅神经区域周围膨隆，软组织窗和矢状位也很明显。用镰状刀、反张咬骨钳、45°咬切钳切除钩突，用探针移除钩突尾端骨质，暴露上颌窦口。球刀做中鼻甲穿窿黏膜瓣，显露额窦口。开放筛窦，显露上鼻甲，注意蝶窦及床突旁段颈内动脉。探查嗅裂，可见搏动性漏点，有荧光素染色的脑脊液漏出。进入这个区域，需要用咬切钳去除上鼻甲，显露颅底。去除上鼻甲时，可以看到黄色的硬膜暴露，这是因为荧光素染色的原因。切除中鼻甲从而更好地暴露术野，从而能够更从容地到达漏口区域。用镰状刀切开硬脑膜，可见染色后的脑脊液流出，双极电凝止血。探查缺损边缘到骨面，看到缺损区域邻近脑组织，这很显然不适合脂肪塞填塞。首先分离脑组织与颅底之间的界面，完成后，将筋膜轻柔塞入缺损区域，筋膜明显大于缺损区域，内置法修补漏口。再用取自中鼻甲的游离黏膜覆盖缺损区域，确认没有脑脊液漏。同样，我们用凝胶和明胶海绵覆盖修补区域，不用鼻腔填塞。

视频 35 垂体手术 1

这个患者有一个巨大的垂体瘤，瘤体明显侵犯鞍上。切除上鼻甲，辨认并扩大蝶窦口，切除中隔后部黏膜。内镜和吸引切割器进入左侧鼻腔，切除上鼻甲并广泛开大蝶窦口。切除中隔后部 1cm 的黏膜和骨质，切除蝶窦间隔，用咬切钳向下去除蝶窦前壁，这对于创造良好的视野暴露垂体窝非常重要。剥开垂体前壁黏膜。磨薄垂体前壁的骨质并用剥离子切开，用 Kerrison 咬钳咬除垂体前壁骨质。两个医生同时在鼻腔操作，一人用 Kerrison 咬钳咬除前壁骨质，另一人随时吸除术野出血。双极电凝硬脑膜，用镰状刀十字切开。取部分垂体瘤组织送病理。环形刮匙去除肿瘤主体。剩下的瘤体紧贴在鞍膈上，使用环形刮匙将肿瘤从鞍膈上切除，这时可以在角度内镜直视下将肿瘤切除。其中一位术中时刻保证术野清晰。用脑棉填入垂体窝，这样可以将鞍膈向上抬起，从而暴露下垂的鞍膈和海绵窦之间的缝隙，并切除该区域残余的肿瘤。可以看见在右侧海绵窦和鞍膈之间残余的小块肿瘤，并将其切除。观察鞍膈无肿物残留，用速即纱填塞垂体窝，并用纤维蛋白胶封闭，复位中鼻甲。

视频 36 垂体手术 2

这个患者有一个非常巨大的垂体瘤。注意瘤体已侵犯鞍上，进入并压迫第三脑室。在右侧鼻腔，内移中鼻甲，切除上鼻甲。辨认蝶窦前壁，并向下扩大，避免损伤后鼻孔。这时经常会发生出血，使用带吸引的双极电凝很容易控制出血。在蝶窦内辨认垂体前壁。在左侧鼻腔进行操作，内移中鼻甲，切除上鼻甲。开放蝶窦前壁，在进一步向下切除蝶窦前壁之前，从右侧鼻腔磨除中隔后部 1cm 的黏膜和骨质，并进一步向下切除蝶窦前壁。在左侧鼻腔重复上述操作，直到从两侧鼻腔都能充分暴露垂体窝，便于两个术者同时操作。去除蝶嘴和蝶窦间隔。应用显微剪分离垂体窝前壁的黏膜，将黏膜分离到两侧，用于在手术最后重建垂体前壁。黏膜将复位在垂体窝前面，然后用纤维蛋白胶封闭。垂体表面的骨质菲薄，很容易用剥离子切开，再用 Kerrison 咬钳去除。注意两个术者是如何配合同时操作的，其中一人保证术区没有血并将 Kerrison 咬钳上的碎骨片取出。充分暴露硬脑膜后，切开硬脑膜，制作蒂在下方的硬膜瓣，与传统的十字切口相比，这种切口可以更好地暴露上方和外侧区域。应注意不要切得太靠外，以免伤及海绵窦。切开水肿的垂体，肿瘤组织送病理，用带吸引器的刮匙进行瘤体减容。先向下再向外侧切除，传统的环形刮匙用于切除比邻海绵窦的外侧肿瘤。在充分向下、向外侧减压之后，就可以继续切除侵犯鞍膈的肿瘤。这时可以体现可调节角度的器械和角度内镜的优势。器械可以将角度调节向上，在内镜的上方操作。在直视下无法看清肿瘤侵犯鞍膈上的部分，小心地游离侵入隔上的巨大肿瘤，可调节角度的钩针轻柔地将鞍膈下拉，从而可以切除鞍膈上残余的肿瘤。在此操作中可以看到脑脊液漏出，然而鞍膈上没有找到明确的漏口。牵拉鞍膈，同时吸除隔上的残余肿瘤。

彻底切除肿瘤后，重建垂体前壁。用自体筋膜覆盖鞍膈，事先保留的黏膜盖在筋膜上，纤维蛋白胶封闭。明胶海绵覆盖纤维蛋白胶，最后填入纱条，以支撑筋膜。

视频 37　斜坡脊索瘤 1

该患者患有斜坡脊索瘤，如核磁所见，瘤体从后颅窝破坏斜坡后壁侵入蝶窦。为了暴露斜坡，尽可能开放双侧蝶窦。先开放左侧蝶窦，使用咬切钳切除蝶窦前壁和相邻的鼻中隔后部。然后处理右侧蝶窦，修剪上鼻甲，开放蝶窦。同样，磨低蝶窦前壁，切除鼻中隔后部。切除蝶窦间隔，暴露垂体窝。在这例患者的蝶窦内可以清楚地显示垂体。在垂体下方可以见到明显向前突出的斜坡。切开黏膜，暴露硬脑膜。颈内动脉是重要的解剖标志，通过有角度的金刚砂钻暴露。两个术者合作，松解脊索瘤。借助吸引器保持术野清晰，分离瘤体外侧界。肿瘤的质地相当坚韧，切除过程中会有一些静脉性出血。然而，需要注意的是紧靠瘤体进行切除，以免伤及脑干。分离出瘤体外侧壁后，再分离其顶部，然后通过吸引和牵拉，可以使瘤体进入蝶窦上部。此时，瘤体大部分已经被游离出来，可以牵拉瘤体，吸引瘤体周围，慢慢切除瘤体的后部和下部。注意可调颅底剥离子和吸引器是如何配合将肿瘤剥离入蝶窦。处理瘤体切除后的静脉性出血，

将速即纱覆盖在脑干上。使用自体脂肪封闭颅底缺损，然后注入纤维蛋白胶，再填入更多脂肪填塞蝶窦。术后早期患者恢复良好，但是一周后，出现脑脊液鼻漏。患者一个月后再次手术。可以见到脑脊液经脂肪渗出，使用阔筋膜或阔筋膜加脂肪植入能够提供更为可靠的颅底重建。取出脂肪和残留的速即纱后，可以显露后颅窝。

可以见到基底动脉、颅底和植入体之间有黏连，需要将其切断，以免接下来的操作伤及颅底。将其切断后可以清晰显示小脑上动脉和左侧动眼神经。先在缺损处填入一小块脂肪，再放入一大块阔筋膜，注入纤维蛋白胶，然后再填入脂肪和纤维蛋白胶。该患者此后未再出现脑脊液漏。

视频 38　斜坡脊索瘤 2

这是一例巨大的斜坡脊索瘤，MRI 扫描可见肿瘤范围从斜坡延伸至蝶窦。从 CT 扫描上可见骨质侵犯延展至整个斜坡，并延伸到颅内与基底动脉相邻。两人操作进行扩大的蝶窦切除术，切除蝶窦前壁和鼻中隔后部，磨除双侧蝶窦和蝶窦底壁，暴露蝶窦后壁。金刚钻磨除蝶窦后壁骨质，磨除右侧海绵窦表面的骨质时损伤了海绵窦而出血，这些出血是可控的，应用止血材料填塞止血。扩大磨除蝶窦底壁和外侧壁骨质，使用有角度的内镜可以更好地看到下方的视野，充分扩大颅底的术野，使肿瘤能够充分暴露，去除残余的斜坡骨质，使用剥离子和探针剥离肿瘤，肿瘤与硬脑膜粘连紧密，两人操作，一人钳夹拖拽肿瘤，一人仔细分离，旋转着将肿瘤整块取出。根据 MRI 扫描检查术腔边缘，以确保无残余肿瘤，使用吸引器清理残留的肿瘤组织。术腔缺损处覆盖阔筋膜，然后表面喷黏合胶，填塞蛋白海绵。

视频 39　软骨肉瘤

这是一例患有鼻腔鼻窦巨大软骨肉瘤的患者。左侧是患者的 CT 影像，相对的右侧是 MRI 影像。这张是轴位 MRI 影像，可见肿瘤明显挤压左眼脂肪和眼肌向侧方。肿瘤充满了整个鼻腔，

首先用吸引切割器将肿瘤减容，肿瘤非常韧，在鼻腔检查前切除大块肿瘤，保证手术操作视野。在手术之前，最重要的是要制订手术计划。用吸引剥离子自肿瘤顶部开始沿边缘开始向下剥离，外侧到达眶筋膜。去除大部分眶纸板，肿瘤与眶筋膜难以分离，要仔细辨别肿瘤组织。吸引切割器清除肿瘤，开放筛窦，可以清晰地看到眶筋膜与颅底的连接处及动脉。分离粘连在眶筋膜上的肿瘤至底部，因粘连比较紧密，可以用剪刀剪去肿瘤，肿瘤延续至上颌窦内壁，吸引切割器切除，这样就完全切除了外侧壁的肿瘤。鼻腔顶部可见硬脑膜、筛前动脉和筛后动脉。用吸引器和尖锐的针头检查术腔，清理残留的粘连在眶筋膜上的肿瘤和上部的部分眶板。术腔可见额窦、硬脑膜、筛前动脉暴露，填塞胶原蛋白海绵。

视频 40　咽鼓管肿瘤

这位患者患有左侧咽鼓管肿瘤，肿瘤从咽鼓管向鼻咽部突出。我们可以看到 CT 和 MRI 图像的区别，右侧的图像是二者的融合像，为手术切除提供解剖标志。

第一步是局部浸润麻醉左侧蝶腭孔和下鼻甲。行鼻中隔矫正，切除鼻中隔后部骨质。在肿瘤侧鼻中隔后部做横切口，以便器械能从对侧鼻腔进入术区。切除左侧下鼻甲，以反张咬钳切除钩突，开放左上颌窦。进一步扩大开放上颌窦，识别蝶腭动脉，剥除上颌窦后壁黏膜。金刚钻磨除上颌窦后壁骨质，暴露腭降动脉，电凝此血管，可见翼突内侧板。金刚钻磨除翼突内侧板，暴露翼内肌。由于翼内肌附近有多处静脉丛的存在，切除部分翼内肌时，出血较多可用低温等离子刀控制出血。用组织剪在鼻咽部锐性分离咽鼓管。射频消融切除翼内肌中部，暴露咽鼓管软骨部。沿咽鼓管软骨部分离，直达颅底。用颅底弯组织剪剥离此部。当咽鼓管从颅底分离时，可见咽鼓管软骨。向内牵引咽鼓管，可见肿瘤突出至咽旁间隙。最后一步是做咽鼓管后部切口，先以等离子刀切开，再以组织剪完成锐性切除。该步骤完成后，将咽鼓管自鼻咽部推入口腔，从患者口中取出切除的咽鼓管。肿物病理检查

显示为黏液表皮样癌，边界清楚，切缘阴性。术区无肿瘤残余，术区填充流体明胶。

视频 41　鼻腔泪囊造孔术 1

左侧中鼻甲内移，自中鼻甲前穹窿后上方约 10mm 处做水平切口，向前至上颌骨额突水平，向下做垂直切口，至中鼻甲中下水平做横切口，直至钩突水平。以 Freer 吸引剥离子分离并掀起黏膜瓣，紧贴骨面缓慢游离并注意确认泪骨位置。用小圆刀将泪骨从泪囊后下切除。切除泪骨后，以 Hajek Koffler 咬钳向前将上颌骨额突的下部去除，以 Koffler 咬钳的尖端将泪囊轻轻推开，向前向上咬除上颌骨额突骨质，暴露泪囊前下部并直至咬不动为止。以金刚砂磨钻连接电动吸引切割器，继续向上磨除上颌骨额突直至黏膜上方切口水平，骨质切除以整个泪囊完全暴露为止。用泪点扩张器扩张下泪小点，将 Bowman 泪道探针置入泪囊。当探针在泪囊内上下移动时，内镜下可观察到探针尖在泪囊壁内运动，以此确定探针位于泪囊中。通过泪囊壁看到探针尖端后，以茅状刀在尽可能靠后的位置穿透泪囊壁做一垂直切口，上下切开，以获取尽可能大的前黏膜瓣。用小镰刀在前黏膜瓣上做上、下减张切口，翻转前黏膜瓣，泪囊壁平铺在暴露的上颌骨额突骨质上。以颅底器械专用的软组织剪在后黏膜瓣上做上、下减张切口，翻转后黏膜瓣，泪囊壁平铺在鼻腔外侧壁上，前、后黏膜瓣翻转后，完全泪囊造袋术。用儿童型直 Blakesley 咬钳修剪黏膜瓣，制作上、下两条相同厚度的黏膜瓣覆盖在泪囊造袋后上、下方裸露骨质表面。切除鼻腔黏膜瓣中间多余部分，将泪囊前、后黏膜瓣翻转后的边缘与鼻腔黏膜瓣上、后、下缘基本接合。泪囊和鼻腔相邻的黏膜瓣之间应一期愈合，从而尽量减少肉芽和瘢痕形成。扩张泪小点并经上、下泪小点置入泪道硅胶扩张管，内镜直视下从泪囊造袋口导出；沿双硅胶管滑动置入硅胶环，松动内眦部硅胶管以确保其在内眦部形成环形，且不至于张力太紧。然后在硅胶环后方的硅胶扩张管上放置两个舌形夹用于固定硅胶扩张管以防脱落。穿过双硅胶扩张管，将一块类方形、中央带孔的明胶海绵沿扩张管表面滑

入术腔；并将明胶海绵轻轻从黏膜瓣上挑起，适当调整黏膜瓣位置勿使移位，放置明胶海绵回位，剪掉多余的硅胶扩张管，术毕。

视频 42　鼻腔泪囊造孔术 2

将球刀置入右侧鼻腔，第一切口位于中鼻甲前穹窿上方约 8mm 处，向前做水平切口直至上颌骨额突水平转向下做垂直切口，至中鼻甲中部水平转向后做水平切口至钩突水平；沿该切口向后分离。分离是采用 Freer 吸引剥离子分离并掀起黏膜瓣，在中鼻甲水平，暴露泪骨，用小圆刀从前到后将软的泪骨从泪囊后下剥除。以 Hajek Koffler 咬钳从前向后咬除上颌骨额突骨质，以 Koffler 咬钳的尖端将泪囊轻轻推开，勿损伤泪囊，暴露泪囊前下部并直至咬不动为止。用泪点扩张器扩张下泪小点，将发光的 Bowman 泪道探针置入泪囊，鼻腔内确定泪囊位置。以带角度的金刚砂磨钻连接电动吸引切割器，磨除中鼻甲穹窿部所有骨质直至整个泪囊完全暴露；金刚磨钻头轻轻接触泪囊壁不会引起泪囊损伤，但明显压在泪囊上操作会造成损伤。再次置入泪道探针，内镜下移动探针并确认泪囊内探针尖端的位置，以茅状刀在尽可能靠后的位置穿透泪囊壁做一垂直切口，以获取尽可能大的前黏膜瓣。内镜下可见探针经泪总管自由出入。用小镰刀在前黏膜瓣上做上、下减张切口，翻转前黏膜瓣，泪囊壁平铺在暴露的上颌骨额突骨质上；以颅底器械专用的软组织剪在后黏膜瓣上做上、下减张切口，翻转后黏膜瓣，泪囊后壁平铺在鼻腔外侧壁上；以小镰刀切开鼻丘黏膜前壁，翻转鼻丘黏膜瓣与翻转的泪囊后黏膜瓣对位。用儿童型直 Blakesley 咬钳修剪黏膜瓣，制作上、下两条相同厚度的黏膜瓣覆盖在泪囊造袋后上、下方裸露骨质表面。切除鼻腔黏膜瓣中间多余部分，将泪囊前、后黏膜瓣翻转后的边缘与鼻腔黏膜瓣上、后、下缘基本接合，勿堵塞泪道开口；泪囊和鼻腔相邻的黏膜瓣之间应一期愈合，从而尽量减少肉芽和瘢痕形成。扩张泪小点并经上、下泪小点置入泪道硅胶扩张管，内镜直视下从泪囊造袋口导出；沿双硅胶管滑动置入硅胶环，松动内眦部硅胶管以确保其在内眦部形成环形，且不至于张力太紧。然后在硅胶环后方的硅胶扩张管上放置两个舌形夹用于固定硅胶扩张管以防脱落。穿过双硅胶扩张管，将一块类方形、中央带孔的明胶海绵沿扩张管表面滑入术腔；并将明胶海绵轻轻从黏膜瓣上挑起，适当调整黏膜瓣位置勿使移位，放置明胶海绵回位，剪掉多余的硅胶扩张管，术毕。

视频 43　鼻腔泪囊造孔术 3

该例患者右侧鼻腔的 DCR 手术。我们可以看到鼻中隔高位右偏，影响视野及操作。我们采用鼻中隔黏膜左侧 Killian 切口切开鼻中隔黏膜，沿骨质连接处切除、减张中隔骨质；切除高位偏曲的中隔骨质，此时可见右侧 DCR 区视野豁然开朗。以球刀做常规的 DCR 切口，用 Freer 吸引剥离子沿骨面剥离黏膜瓣，向后暴露上颌骨额突直至钩突水平；以小圆刀切除泪骨暴露泪囊前下部；以 Hajek Koffler 咬钳咬除上颌骨额突骨质直至难以为继（注意保护泪囊）；以接于动力系统的 15° 角金刚砂磨钻磨除泪囊表面的骨质，彻底暴露泪囊；开放鼻丘气房作为参考标志。经下泪小点置入泪道探针，内镜下移动探针并确定探针在泪囊的位置后，以茅状刀在尽可能靠后的位置穿透泪囊壁做一垂直切口并扩大切开。通过内镜下可见探针经泪总管自由出入。用小镰刀在前黏膜瓣上做上、下减张切口，翻转前黏膜瓣，泪囊壁平铺在暴露的上颌骨额突骨质上；以软组织剪在后黏膜瓣上做上、下减张切口，翻转后黏膜瓣，泪囊后壁平铺在鼻腔外侧壁上；以小镰刀切开鼻丘黏膜前壁，翻转鼻丘黏膜瓣与翻转的泪囊后黏膜瓣对位。用儿童型直 Blakesley 咬钳修剪黏膜瓣，制作上、下两条合适宽度的黏膜瓣覆盖在泪囊造袋后上、下方裸露骨质表面；切除鼻腔黏膜瓣中间多余部分，将泪囊前、后黏膜瓣翻转后的边缘与鼻腔黏膜瓣上、后、下缘基本接合，勿堵塞泪道开口。将一块类方形明胶海绵置入术腔；将明胶海绵轻轻从黏膜瓣上挑起，适当调整黏膜瓣位置勿使移位，放置明胶海绵回位，术毕。

视频 44 再次鼻腔泪囊造孔术 1

该患者曾行左侧 DCR 手术。内镜下可见左侧鼻腔外侧壁上次 DCR 手术形成的瘢痕组织。首先是骨质上黏膜下注射，以期分离黏膜组织。之后在上次 DCR 形成的骨窗缘外骨质表面做黏膜切口；一旦黏膜切口完成，用 Freer 吸引剥离子在前次骨窗的前、上、下分离黏膜瓣，掀起黏膜瓣继续用手术刀（球刀）向后分离直至瘢痕泪囊后缘；用手术刀锐性分离很重要，因为黏膜与其下方的泪囊之间存在纤维组织黏连。一旦黏膜瓣完全掀起，我们以小圆刀切除骨窗内残余骨质，暴露部分泪囊。然后以 Hajek Koffler 咬钳咬除残余的上颌骨额突骨质，注意每次咬除骨质时应松弛咬钳以免损伤泪囊，每次咬除时亦要向后轻推泪囊以避免咬中泪囊。当咬钳去除骨质困难时，可以采用连接于吸引切割器的 15°角金刚砂磨钻磨除残余骨质直至暴露整个瘢痕泪囊。在该过程中，鼻丘气房往往被开放。此时我们用泪点扩张器扩张下泪小点，将 Bowman 泪道探针置入泪囊。内镜下确定探针在泪囊中的位置，此时应注意泪囊壁增厚明显对位置判断有影响。支起探针，以茅状刀在尽可能靠后的位置穿透泪囊壁做一垂直切口，此时茅状刀应全长插入，上下切开后会发现因前次手术泪囊壁明显增厚。有时我们能发现泪囊内结石，需去除。用小镰刀在前黏膜瓣上做上、下减张切口，翻转前黏膜瓣，泪囊壁平铺在暴露的上颌骨额突骨质上。以颅底器械专用的软组织剪在后黏膜瓣上做上、下减张切口，翻转后黏膜瓣，泪囊壁平铺在鼻腔外侧壁上，前、后黏膜瓣翻转后，完成泪囊造袋术。注意前下方的孔洞是上颌窦自然口位置。当泪囊造袋术完成后，我们仔细对位泪囊黏膜瓣和鼻腔黏膜瓣。为此，我们应用儿童型直 Blakesley 咬钳修剪黏膜瓣，制作上、下两条相同厚度的黏膜瓣覆盖在泪囊造袋后上、下方裸露的骨质表面。切除鼻腔黏膜瓣中间多余部分，将泪囊前、后黏膜瓣翻转后的边缘与鼻腔黏膜瓣上、后、下缘基本接合。泪囊和鼻腔相邻的黏膜瓣之间应一期愈合，从而尽量减少肉芽和瘢痕形成。扩张泪小点并经上、下泪小点置入泪

道硅胶扩张管，内镜直视下从泪囊造袋口导出。沿双硅胶管滑动置入硅胶环，松动内眦部硅胶管以确保其内眦部形成环形，且不至于张力太紧。然后在硅胶环后方的硅胶扩张管上放置两个舌形夹用于固定硅胶扩张管以防脱落。穿过双硅胶扩张管，将一块类方形、中央带孔的明胶海绵沿扩张管表面滑入术腔；并将明胶海绵轻轻从黏膜瓣上挑起，适当调整黏膜瓣位置勿使移位，放置明胶海绵回位，剪掉多余的硅胶扩张管，术毕。

视频 45 再次鼻腔泪囊造孔术 2

该患者左侧鼻腔曾行 DCR 手术。内镜下可见左侧鼻腔外侧壁上次 DCR 手术形成的瘢痕组织。首先是骨质表面黏膜下注射，以期分离黏膜组织，之后在上次 DCR 形成的骨窗缘外骨质表面做黏膜切口。一旦黏膜切口完成，用 Freer 吸引剥离子在前次骨窗的前、上、下分离黏膜瓣直至瘢痕泪囊，继续用手术刀（球刀）向后分离直至瘢痕泪囊后缘。用手术刀锐性分离很重要，因为黏膜与其下方的泪囊之间存在纤维组织黏连。一旦黏膜瓣完全掀起，以小圆刀探查并切除残余泪骨。然后以 Hajek Koffler 咬钳咬除残余的上颌骨额突骨质，扩大泪囊造袋术的骨窗开口，为患者的预后创造良好条件。当咬钳去除骨质困难时，可以采用连接于吸引切割器的 15°角金刚砂磨钻磨除残余骨质直至暴露整个瘢痕泪囊。在该过程中，位于后上方的鼻丘气房往往被开放，此标志在所有的 DCR 患者中非常重要。此时我们用泪点扩张器扩张下泪小点，将 Bowman 泪道探针置入泪囊。内镜下可见探针从泪囊中伸出——此开放之泪囊应来自以球刀分离瘢痕部泪囊时造成。我们依然用探针挑起残余泪囊壁，以茅状刀在尽可能靠后位置上下扩大切开泪囊内壁。用小镰刀在前黏膜瓣上做上、下减张切口，翻转前黏膜瓣，泪囊壁平铺在暴露的上颌骨额突骨质上。以颅底器械专用的软组织剪在后黏膜瓣上做上、下减张切口，翻转后黏膜瓣，去除多余的瘢痕泪囊壁，将后瓣泪囊壁平铺在鼻腔外侧壁上，其上与鼻丘黏膜对位贴敷，前、后黏膜瓣翻转后，完成泪囊造袋术。当泪囊造袋术完成后，我们仔细对位

泪囊黏膜瓣和鼻腔黏膜瓣。为此，我们应用儿童型直 Blakesley 咬钳修剪黏膜瓣，制作上、下两条相同厚度的黏膜瓣覆盖在泪囊造袋后上、下方裸露骨质表面。切除鼻腔黏膜瓣中间多余部分，将泪囊前、后黏膜瓣翻转后的边缘与鼻腔黏膜瓣上、后、下缘基本接合。泪囊和鼻腔相邻的黏膜瓣之间应一期愈合，从而尽量减少肉芽和瘢痕形成。扩张泪小点并经上、下泪小点置入泪道硅胶扩张管，内镜直视下从泪囊造袋口导出。沿双硅胶管滑动置入硅胶环，松动内眦部硅胶管以确保其在内眦部形成环形，且不至于张力太紧。然后在硅胶环后方的硅胶扩张管上放置两个舌形夹用于固定硅胶扩张管以防脱落。穿过双硅胶扩张管，将一块类方形、中央带孔的明胶海绵沿扩张管表面滑入术腔，并将明胶海绵轻轻从黏膜瓣上挑起，适当调整黏膜瓣位置勿使移位，放置明胶海绵回位，剪掉多余的硅胶扩张管，术毕。

视频 46　再次鼻腔泪囊造孔术 3

该患者左侧鼻腔曾行 DCR 手术。左侧鼻腔外侧壁和中鼻甲之间可见瘢痕组织形成，切口和以往 DCR 手术相似。然而需要强调的是，垂直切口和上切口必须位于前次手术骨窗的前部和上部，意即切口必须位于骨面上。剥离子向后剥离黏膜瓣，当遇到瘢痕特别是泪囊瘢痕部分分离时，根据术前计划及建议，采用锐性剥离。以小圆刀探查泪骨区并切除残余泪骨，以 Hajek Koffler 咬钳咬除残余的上颌骨额突骨质直至难以咬除。以金刚砂磨钻磨除泪囊表面的所有骨质以充分暴露泪囊，像初次 DCR 手术一样开放鼻丘气房作为重要的参考标志。泪道探针探查泪囊，支起以茅状刀在其尽可能靠后的位置切开形成较大前黏膜瓣，切口上至泪囊上缘、下至泪囊下缘。此时可见增厚的、瘢痕增生的泪囊黏膜，必要时部分去除瘢痕增生的泪囊黏膜。小镰刀上下切开前黏膜瓣向前覆盖上颌骨额突骨表面，以颅底器械专用的软组织剪在后黏膜瓣上做上、下减张切口形成向后翻转的后黏膜瓣覆于鼻腔外侧壁，完成泪囊造袋术。用儿童型直 Blakesley 咬钳修剪黏膜瓣，制作上、下两条相同厚度的黏膜

瓣覆盖在泪囊造袋后上、下方裸露骨质表面。切除鼻腔黏膜瓣中间多余部分，将泪囊前、后黏膜瓣翻转后的边缘与鼻腔黏膜瓣上、后、下缘基本接合，以促一期愈合，避免瘢痕再次形成。扩张泪小点并经上、下泪小点置入泪道硅胶扩张管，内镜直视下从泪囊造袋口导出，沿双硅胶管滑动置入硅胶环，松动内眦部硅胶管以确保其在内眦部形成环形，且不至于张力太紧。然后在硅胶环后方的硅胶扩张管上放置两个舌形夹用于固定硅胶扩张管以防脱落。穿过双硅胶扩张管，将一块类方形、中央带孔的明胶海绵沿扩张管表面滑入术腔，并将明胶海绵轻轻从黏膜瓣上挑起，适当调整黏膜瓣位置勿使移位，放置明胶海绵回位，剪掉多余的硅胶扩张管，术毕。

视频 47　眶部脓肿

将左侧鼻腔中鼻甲骨折内移，应用咬切钳通过骨折及咬切的方式去除钩突骨质及黏膜。应用弯头吸引器确认上颌窦口并应用吸引切割器扩大上颌窦窦口，清除上颌窦内的脓性分泌物。掀起中鼻甲穹窿部的黏膜瓣后进行额隐窝区域的解剖。掀起黏膜瓣后可暴露黏膜下血管。应用蝶窦咬骨钳咬除前壁后开放这部分气房。确认底壁和后壁，吸引切割器去除气房中的息肉。将息肉清除干净后再处理底壁的气房，这时我们可以看到额筛气房而引流通道位于其内侧。吸引器沿着引流通道向外侧骨折切除所见气房，吸引切割器清除残余气房，可以看到脓性分泌物由额窦中流出。弯头吸引器进入额窦将窦内的脓性分泌物吸出，额窦口清晰可见。完成上述操作后，应用吸引器剥离子剥离眶纸板骨质暴露眶骨膜。一定注意保持眶骨膜的完整性。吸引器轻柔地向外推压并进入脓肿实现引流。脓肿由内侧部分和外侧部分组成，外侧脓肿首先引流清除，调整吸引器弯曲角度后进入脓肿的外侧部分，通过吸引及按压眼球将外侧部分的脓肿引流清除。完成上述引流后，将之前的黏膜瓣回覆并将引流管轻柔地放置于脓腔前侧。引流管可以留置 24 ~ 48h。手术最后检查患者的瞳孔及眼球突出程度。

视频 48　眶减压术

如图中 CT 所示，此例 Graves 病患者表现出明显的眼肌肥大及眼球突出。将中鼻甲向内侧移位，应用黏膜刀在钩突上方做切口，反张钳咬除钩突骨质及黏膜，额窦探针骨折钩突与鼻腔外侧壁的骨质连接，黏膜咬切钳切除钩突和后囟。中鼻甲前穹窿部掀起鼻腔外侧壁黏膜瓣，咬骨钳开放鼻丘气房。筛窦刮匙继续清除残余气房后确认额窦口。吸引切割器切除筛窦气房后确认上鼻甲。前组筛房切除后进入蝶窦。继续清除颅底的残余气房后，切除最上鼻甲。扩大蝶窦开口，确认泪骨和眶纸板的结合处。剥离子剥离眶壁骨质，保持眶骨膜的完整。眶壁骨质的切除向上达颅底，向下至蝶窦。继续切除骨质达眶底壁，切除眶底壁后部骨质至眶下神经。可以清楚看到眶下神经进入上颌窦顶壁。这时就完成了眶纸板及眶下壁的切除。黏膜刀切开眶骨膜，并使用黏膜钳清除眶骨膜形成眶脂肪的脱垂，但需要保证上颌窦口引流不受影响。

患者 Graves 病伴有眼球突出、眼肌肥大增生及眶尖拥挤的情况在 CT 及 MRI 上清楚地显示。眼球突出后眼睑无法完全闭合。将中鼻甲向中线移位，反张咬骨钳切除钩突后看到上颌窦自然开口。直的黏膜咬切钳扩大上颌窦自然开口，吸引切割器清除窦口残余黏膜向后达中鼻甲根部。完成中鼻甲前穹窿的黏膜瓣。蝶窦咬骨钳咬除骨质开放鼻丘气房。可变角度的刮匙骨折鼻丘气房顶壁。残余的黏膜应用吸引切割器清除。巨大的鼻丘气房切除后可在额窦引流通道中看到 I 型鼻丘上气房。应用刮匙沿着额窦引流通道向上进入额窦，骨折清除 T1 气房。清除残余的黏膜后进行后组筛窦的切除，随后在中鼻甲基板水平和垂直部连接处破入后组筛窦，切除部分最上鼻甲，暴露蝶窦口。向下及向外扩大蝶窦口。此时，我们完成了蝶窦开放及额窦区域的处理，开始进行眶减压的操作。应用剥离子掀起泪骨后方的眶纸板骨质，操作过程中需要小心谨慎，不要撕裂眶骨膜，眶骨膜的破裂会影响手术视野。眶纸板的骨质可以切除至颅底的位置，但是额窦口下方 1cm 的骨质需要保留。眶底的骨质去除至眶下神

经。此例患者需要充分的眶减压，因为患者的眶尖骨质较厚。应用磨钻打磨眶尖骨质帮助完成眶减压，可见到眶骨膜下眶尖处的血管走行。应用电凝止血处理血管处骨膜，先做一个小切口，然后在眶骨膜下方和上方切开眶骨膜，保留其中走行的大血管。眶骨膜上方的切口沿着颅底骨质一直向上延伸到额窦口下方保留的眶纸板骨质的范围。下方的切口需要以手术刀锐性切开。完整切除眶骨膜不留残余，这样就可以获得最大限度的减压及眼球回缩效果。眼球及表面的脂肪向鼻腔膨出，在下部可以看到下斜肌。吸引器处理上部的脂肪组织，确保额窦引流口和下方的蝶窦口不被堵塞。最后，将先前的黏膜瓣复位。

视频 49　视神经减压术

这是一个外伤性的视神经病变患者，视神经周围的眶尖及颅底等均有多发骨折。手术从钩突切除术开始。用镰状刀从钩突的后上部将其完整切除，然后以 45° 咬钳咬开筛泡。三块碎骨片自骨折的鼻腔外侧壁取出，从水平方向的视角上完成中鼻道开窗术。自切除筛窦气房将中鼻甲向中隔侧推压，切除鼻丘气房进而打开筛窦内气房。术中常可见筛窦气房内有陈旧性积血及筛房的骨折痕迹。筛窦气房内骨折严重，术中见骨质活动、大量积血以及破碎的组织。蝶窦前方上鼻甲的下 1/3 部骨质应切除，以利于暴露蝶窦。当后组筛窦清理干净后，用骨钻去除眶尖上纸样板的骨质。用 Freer 剥离器去除纸样板以暴露下方的眶骨膜。配合带灌洗的金刚钻磨薄眶尖和蝶窦连接处的厚骨片，以进入颅底。现在可以看到颅底骨质是活动的，用吸引器去除纸样板和眶骨膜之间的积血。现在，我们能够看到眶尖部视神经骨管是完整的。用剥离器纵向剥离视神经骨管表面的薄骨质，以镰状刀去除视神经表面的骨膜，注意去除骨膜要保持连续性。在内镜下可以清楚地观察并保证完全切开视神经管表面的骨膜，以使视神经表面不再有压力。切口将延续至眶尖后部的眶骨膜并有眶脂肪的脱出。通过在视野中看到脱出的眶脂肪，我们认为已经成功完成了视神经的减压。如视神经肿胀明显，可用小镰状刀切开

视神经鞘膜。

视频 50 鼻咽血管纤维瘤

本例患者可见右侧颞下窝巨大鼻咽血管纤维瘤。对比患者 CT 和 MRI，粉色箭头指示上颌骨后壁受累，黄色箭头指示翼管受累。相比于 CT，MRI 更能清楚显示颞下窝受累范围。冠状位影像学图像可见右侧翼管内肿瘤血供动脉走行情况。内镜下见肿瘤前端位于右侧鼻腔中鼻甲后下方。手指触摸定位腭大孔，行局部神经阻滞麻醉。然后行鼻中隔偏曲矫正术，保留前段全部分鼻中隔软骨，去除后部偏曲的骨质，以扩大右侧鼻腔术野。接下来行钩突切除及中鼻道开窗，可见肿瘤破坏上颌窦后壁，突入窦腔内。为扩大术野范围，先行前穹窿黏膜瓣，开放前组筛房及额隐窝，此处可见额窦口前方引流通道，然后继续开放后组筛房。可见肿瘤自蝶窦底壁突入窦腔。为进一步暴露肿瘤，将中鼻甲下半部分切除。在进行肿瘤切除前还需行上颌窦内侧壁切除。骨折并切除下鼻甲，切开上颌窦内侧壁至鼻底黏膜，保护鼻泪管，分离并切除下鼻甲后段及鼻腔外侧壁。至此，通往肿瘤切除的手术路径便已完成。接下来先移除鼻腔内的肿瘤，低温射频等离子刀将肿瘤从鼻中隔及鼻咽部分离下来，使用低温射频等离子刀的好处在于可以减少出血。为方便助手配合，自中隔内侧后方行横行切口，助手可经此使用吸引器吸血。低温等离子刀对颞下窝区域的肿瘤表面进行切除，此时不幸切断上颌动脉，以低温等离子刀止血欠佳。在这一情况下，如无助手协助吸引器吸血保证术野清晰，术者将很难进行进一步操作。首先要减少出血动脉出血，可以筛窦钳钳夹夹闭血管，如无效，需以血管夹夹闭止血。出血基本停止，双极电凝控制剩余小出血点。然后切断上颌动脉，切除颞下窝内肿瘤，这一操作过程中，要注意沿肿瘤表面切除，然后将肿瘤自颞下窝缓慢移除。肿瘤内侧界为翼管，切除翼管内肿瘤，并注意控制出血。一旦肿瘤全部分离，可将其推至鼻咽部，并与鼻咽顶后壁内侧的残余连接处分离，再将肿瘤推入口腔后取出，测量大小。仔细检查颞下窝区域有无肿瘤残留，绝大多数肿瘤残留和复发的位

置为翼管，所以开放翼管非常重要。本例患者翼管走形位于上颌动脉后方，明确翼管内及其周围骨质无肿瘤残余。检查结束后，我们很高兴地看到肿瘤已被完整切除。手术最后行鼻腔泪囊吻合术。将止血材料涂于术腔创面，缝合中隔切口。

视频 51 泪前进路切除鼻咽血管纤维瘤手术

本例患者可见左侧上颌窦内巨大鼻咽血管纤维瘤。肿瘤充满窦腔，向前膨胀生长挤压整个上颌窦前壁。手术首先切除钩突，自上颌窦口可见部分肿物，将肿瘤顶部与窦壁分离，然后于鼻腔外侧壁下鼻甲附着处前端黏膜纵行切开，上部切口向后延伸至上颌窦口后缘，下鼻甲黏膜瓣向下翻转。用骨凿行下鼻道开窗，去除鼻腔外侧壁前端骨质，自前方暴露上颌窦，然后分离显露鼻泪管，进一步去除鼻腔外侧壁骨质，更好地暴露上颌窦内肿瘤。我们可以看到巨大的鼻咽血管纤维瘤占据整个窦腔。切除并取出鼻腔肿物，测量可见肿瘤直径约 5cm。最后回位下鼻甲黏膜瓣并缝合切口。

视频 52 上颌窦内侧壁切除鼻咽血管纤维瘤手术

导航 CT 中显示为鼻咽血管纤维瘤，它是累及翼腭窝和颞下窝最常见的良性肿瘤。此肿瘤通常起源于蝶腭孔，向翼腭窝侵犯，CT 可见鼻咽血管纤维瘤鼻腔部分也较大，并累及邻近鼻窦。在手术之前，我们第一步先行肿瘤供血血管的栓塞，显著降低肿瘤血供，增加术中能见度。我们采取翼腭窝和颞下窝肿瘤内镜下切除的"双术者技术"。手术开始时，于肿瘤对侧鼻中隔行对侧鼻前庭黏膜半贯穿切口，采用标准的鼻中隔成形术式，掀起中隔软骨表面的黏膜，保留中隔软骨，切除大部分后端的骨性中隔。于需要进入的点，横切口切开对侧中隔黏膜，使得手术器械可以经过对侧鼻孔，经 Freer 切口、中隔到达对侧鼻腔的肿瘤区域。切除钩突和行扩大的中鼻道上颌窦开放术，上颌窦口向后开放至上颌窦后壁水平。切除内侧壁时，需要将下鼻甲前端夹碎并向内旋转骨折，远离鼻腔外侧壁。使用

下鼻甲剪沿着已夹碎的下鼻甲前端剪至下鼻甲鼻腔外侧壁附着处。用手术刀自眶下经已切开的下鼻甲至鼻底做黏膜切口，此切口沿鼻底水平向后至下鼻甲后端，再垂直转向上至上颌窦扩大的窦口后缘。用锋利的骨凿沿黏膜切口将切口下骨质切除。切除肿瘤时，第二术者向前牵引肿瘤，帮助第一术者连续将肿瘤分离切除。第二术者的牵引还有助于第一术者在切断肿瘤供血血管前，确认并夹闭或烧灼供血血管。使用双极吸引电凝钳充分止血后，将保留的上颌窦后壁黏膜复位。中隔黏膜横切口和采用Freer连续缝合方式进行缝合。

视频 53　颞下窝肿瘤

此部分介绍的是翼腭窝和颞下窝的肿瘤。上颌骨内侧壁切除径路也为切除翼腭窝和颞下窝其他肿瘤提供了必需的空间。上颌窦内侧壁切除术

后，术者获得足够空间，在内镜下切除整个上颌窦后壁，随后彻底清除深部肿瘤。于肿瘤对侧鼻中隔行对侧鼻前庭黏膜半贯穿切口，采用标准的鼻中隔成形术式，掀起中隔软骨表面的黏膜，保留中隔软骨，切除大部分后端的骨性中隔。于需要进入的点，横切口切开对侧中隔黏膜，使得手术器械可以经过对侧鼻孔，经 Freer 切口、中隔到达对侧鼻腔的肿瘤区域。切除钩突和行扩大的中鼻道上颌窦开放术，上颌窦口向后开放至上颌窦后壁水平。使用钳和吸引切割器刀头，先在前端找到肿瘤和鼻腔外侧壁之间的连接处，用 Freer 可调式吸引剥离子分离出肿瘤前端正常黏膜，先将肿瘤部分切除，获得足够操作空间，在肿瘤前缘处建立起很好的手术平面，将肿瘤与硬膜和眶骨膜完整剥离，再行内镜下上颌骨内侧切除术，从侧面暴露肿瘤，最终实现肿瘤的完整切除。使用双极电凝钳充分止血后，将保留的上颌窦后壁黏膜复位，术腔明胶海绵填塞。

视频 54　蝶腭动脉结扎 1

第一步是经口行腭大管阻滞麻醉，沿硬腭中线和齿列间中点，在平第二磨牙处找到腭大孔。通常是通过触诊确定位于牙列和中线之间的腭大

管位置。注射后硬腭黏膜变白。下一步是确定后囟、后囟与腭骨的连接处。在腭骨表面、后囟后部做"U"形切口。用 Freer 吸引剥离子掀起下鼻甲上方的黏膜瓣，可以看到小血管穿出。刮除上颌骨筛嵴的骨质，进一步确定动脉。一旦找到确定的血管，就可以使用双极电凝和血管夹来处理。在第二个病例中，将 Freer 吸引剥离子置于右侧鼻腔中鼻甲下方，通过触诊找到后囟，沿着骨面切开黏膜。吸引剥离子掀起黏膜瓣，并从下鼻甲上方开始剥离，找到蝶腭孔及穿出的血管。分离血管周围组织直到血管清晰可见。吸引器持续吸引，暴露术野，用内镜血管夹钳辅助夹闭血管夹，待血管夹辅助钳的尖端顶到蝶骨前壁时，再夹闭血管夹。最后复位黏膜瓣，填塞明胶海绵固定。

视频 55　蝶腭动脉结扎 2

这个患者表现为反复的鼻出血，经过烧灼和填塞没有效果。第一步是浸润注射，然后使用镰状刀确定后囟和腭骨的连接处，并做一个纵行切口

直到下鼻甲。使用 Freer 吸引剥离子掀起黏膜瓣，并向下方分离，可以看到血管丛蝶腭孔穿出。继续向上分离，可以看到少许翼腭窝内的脂肪组织。我们暴露出鼻后动脉，准备将其电凝。蝶腭动脉分出鼻后动脉，此处要注意分辨。这时就可以很容易地电凝或者切断，并且将黏膜复位。

视频 56　翼管神经切断术

用弯头吸引器触碰以确定后囟及切口位置，切口位于后囟与腭骨的移行部位。用镰状刀在腭骨表面做"U"形切口。用 Freer 吸引剥离子掀起黏

膜瓣，注意保持在下鼻甲骨面上方分离。继续分离可以看到蝶腭动脉穿出，然后用双极电凝切断血管，用颅底剪刀切断。咬除腭骨筛突，进一步暴露蝶腭孔。鼻后动脉从蝶腭孔后方穿出，将其电凝，解剖并暴露蝶窦前壁。掀起蝶窦前壁黏膜，蝶窦咬骨钳扩大蝶窦开口，可以看到蝶窦内部。去除形成蝶腭孔后缘的骨质，可以看到穿行于蝶窦表面的咽血管和神经进入腭鞘管，其非常容易与翼管神经混

涌。清晰暴露后，予以电凝。注意到腭鞘管位于翼管内侧的蝶窦底壁，内镜进入蝶窦观察确认翼管位置。确定翼管，用颅底剪刀切断翼管神经，伴随的血管予以电凝，保持清晰视野。解剖翼管下壁，分离周围组织，辨认神经分支，予以双极电凝。最后复位黏膜瓣，放一片明胶海绵填压黏膜瓣。

视频 57 左侧泡状中鼻甲切除术

本例患者双侧巨大泡状中鼻甲，影响中鼻道引流。做鼻窦手术时，通常先切除泡甲。Freer 吸引剥离子伸入中鼻道探查泡甲长度，手术刀在泡甲前端切开，向后切开泡甲下部，再转而向上，切除泡甲上端附着处。然后将泡甲内侧壁向下推移，显露其后端附着点，直接以筛窦钳切除。这样便可在保留其内侧壁的基础上很好地切除泡甲。术后影像清晰，可见创面愈合后的中鼻甲形态良好。

视频 58 左侧中鼻道上颌窦开放术

本例患者 CT 显示双侧巨大泡甲，向外挤压钩突并压迫中鼻道，极大地影响上颌窦引流，需行切除。泡甲切除后，镰状刀切除钩突上部，将反张咬钳伸入钩突游离缘后方，多次操作咬除局部钩突，最后咬切时应倾斜45°操作，避免损伤鼻泪管。弯头探针骨折上颌骨额突部分骨质，然后45°筛窦钳完整切除钩突。钩突切除后，45°内镜下观察残余的钩突下后部，分离去除其中骨质。吸引器、反张咬钳伸入上颌窦自然口切除窦口黏膜，筛窦咬钳去除剩余组织。观察窦腔可见数个小的黏膜下囊肿，清除后冲洗上颌窦。下面是术后复查时鼻内镜检查图像，可见泡甲切除后局部恢复良好，同时上颌窦口开放良好。

视频 59 左侧鼻丘气房与鼻丘上气房 1

本例患者 CT 图像上黄色箭头指示鼻丘气房，绿色箭头指示鼻丘上气房。从冠状位和矢状位 CT 上我们可以看到这两个气房的连接方式。轴位 CT 上十字坐标定位的是额窦前内侧引流通道。三

个不同维度的 CT 片相结合可帮助我们建立中线引流和各气房之间连接方式的三维立体解剖图像。下面是左侧鼻腔的手术示例。首先以手术刀做一前穹隆黏膜瓣。最开始的切口落脚点位于中鼻甲上方8mm 处，Freer 吸引剥离子将黏膜瓣翻起并置于中鼻甲和鼻中隔间的缝隙中。注意此处鼻丘气房前壁可见缺损。镰状刀将黏膜瓣剩余的连接组织分离，避免其术中自缝隙内反复脱出。Hajek Koeffler 咬骨钳咬除鼻丘气房前壁，显露筛泡和鼻丘气房向上方延续的部分。将可弯曲吸引刮匙置于筛泡上部残缘后方，正确的做法是，先骨折骨质，再切除筛泡及鼻丘顶壁。现在吸引刮匙置入的位置很可能就是额窦引流通道。吸引刮匙骨折鼻丘上气房后壁，并进一步将其切除，向上方继续操作即可显露颅底。将颅底上方的气房后壁骨质继续骨折，吸引切割器便可继续清理鼻丘上气房后壁，从而更清晰地暴露颅底。吸引切割器继续切除鼻丘上气房前壁。用额窦探针探查额窦引流通道，逐步向外侧推挤骨折鼻丘上气房前壁骨质，即可显露额窦口。去除鼻丘气房前壁下部后，以吸引刮匙骨折剩余前壁骨质。注意此时用力方向应向外侧。为尽可能减少对额窦口区域组织的损伤，长颈咬钳去除骨质碎片时，应尽可能多地保留黏膜。至此，额窦口充分显露，额窦引流通道通畅。最后将前穹隆黏膜瓣复位。

视频 60 左侧鼻丘气房与鼻丘上气房 2

本例患者可见鼻丘上气房及额窦间隔气房。CT 上红色十字定位的位置即为鼻丘气房，粉色箭头指示鼻丘上气房，绿色箭头指示额窦间隔气房；轴位 CT 上粉色箭头指示左侧额窦引流通道。先行前穹隆黏膜瓣 Freer 吸引剥离子分离黏膜，显露鼻丘气房前壁。Hajek Koeffler 咬骨钳咬除前壁骨质，开放鼻丘气房。扩大咬除鼻丘气房前壁和上颌骨额突部分骨质，即可充分显露整个鼻丘气房。吸引切割器向前骨折鼻丘气房顶壁骨质，切除骨质碎片及黏膜后，可见一小的鼻丘上气房。我们已知额窦引流通道靠外侧，并且位于鼻丘上气房正上方。同样，吸引切割器向前骨折并去除鼻丘上气房顶壁。清除残余骨质，吸引切割器沿引流通道向上伸

入额窦口内。继续切除筛泡顶端残缘，便于进一步清理并显露额窦间隔气房。开放额窦间隔气房需联合应用刮匙和吸引切割器。可以很清晰地看见额窦间隔气房将额窦引流通道向外侧推挤。向上骨折分隔额窦间隔气房和额窦口的骨壁，并用长颈钳取出碎片。同时开放筛泡上气房，去除此气房前壁和额窦间隔气房外侧骨壁，便可观察到整个额窦口。去除周围骨质，保留黏膜，以避免额窦口黏膜撕脱。至此额窦口显露良好。将前穹窿黏膜瓣恢复原位。

视频 61　左侧鼻丘上额气房

本例 CT 图像上十字光标定位处为鼻丘气房，粉色箭头指示鼻丘上气房，白色箭头指示鼻丘上额气房，额窦引流通道位于鼻丘上额气房内侧。手术首先做一前穹窿黏膜瓣，以 Freer 吸引剥离子翻卷黏膜瓣，并用手术刀分离黏膜瓣与骨壁连接未切开处，便于将黏膜瓣置于中隔和中鼻甲之间。Hajek Koeffler 咬骨钳咬除鼻丘气房前壁，吸引切割器去除气房内息肉样变组织，显露鼻丘气房顶壁。继续开放筛泡，即可观察到鼻丘气房周围引流通道。我们可以看到引流通道位于鼻丘气房的后内侧。沿引流通道向上探入，向外及向前骨折鼻丘气房顶壁，清除碎片组织，便可保留鼻丘上气房。继续向上探入鼻丘上气房，随后可定位鼻丘上额气房和其周围的额窦前内侧的引流通道。至此这三个气房便已开放，骨折骨性间隔骨壁并清除碎片组织，充分暴露并辨认各气房，便于进一步彻底开放额窦口。辨认筛泡上气房，开放并去除前壁。此时额窦口便已充分开放，且周边组织清理干净，向后可见颅底，干净清晰，手术保留额窦口剩余黏膜，术毕。最后将前穹窿黏膜瓣复位，覆于中鼻甲前穹隆创面。

视频 62　左侧后组筛窦切除术和蝶窦开放术

在 CT 影像首先需要寻找的标志为上鼻甲与上鼻道，矢状位能看清后筛的结构，可见两个呈上下关系的气房，同冠状位看到的一样。其后还可见蝶窦，其标志就是完整的骨性后鼻孔。术中开放筛泡，然后在中鼻甲基板的内下方进入，此时可见

上鼻甲前部。清理周围气房，切除上鼻甲下部，进入并扩大蝶窦开口。蝶窦开放后，可以进一步开放后筛气房，定位颅底。筛前动脉被多个气房覆盖，根据 CT 可以分析筛前动脉走行和颅底的关系。轻柔的骨折并清除这些气房，能够辨别筛前动脉，此过程中注意保护它。清除这些气房及气房间的骨性间隔，可以清楚地看到颅底的筛前动脉。术后复诊可以看到额窦口、后筛、蝶窦和外侧眶板恢复良好。

视频 63　左侧后组筛窦切除术与蝶窦解剖

这个患者表现为后筛和蝶窦高密度影。第一个需要关注的结构是箭头所指的上鼻甲和上鼻道，冠状位上可见 2 个明显的、呈上下关系的后筛气房，如箭头所示。旁矢状位片显示上述气房的相对位置。冠状位的另外一个标志为骨性分隔，它标志的后筛转为蝶窦。左侧蝶窦发育较小，为非优势侧。后筛开放从切除筛泡开始，之后，辨别中鼻甲基板垂直部与水平部交界，切除水平部，这样可以看到上鼻道。切除下 1/3 上鼻甲，进入下面一个后筛气房，还可以进入蝶窦。需要清除筛前动脉周围的气房，注意气房清除之前先要骨折，这样可以保证安全而不损伤血管。术后复诊可见额窦口通畅，后筛与蝶窦清晰可见，上皮化良好。

视频 64　额窦钻孔开放术治疗真菌性疾病

此患者表现为全组鼻窦密度增高影，粉色箭头指示狭窄的额窦引流通道。鼻窦内充满息肉和黏液，既往手术经历和矢状位扫描提示鼻窦和鼻腔内会有大量息肉，双侧狭窄额窦内会有大量的黏液。第一步收集黏液做培养和病理，息肉也要做病理。这些完成后，去除息肉，辨别正常解剖结构。用吸引切割器去除嗅裂和筛窦息肉，切除中鼻甲，这是一个重要的标志。为了去除上颌窦病变，需要做尖牙窝穿刺术。做唇龈沟钻孔后，吸引切割器进入上颌窦，清除息肉，去除黏液，扩大窦口，冲洗窦腔。这些完成后，继续清理颅底，然后探查额窦。第一步，我们做鼻中隔开窗，去除部分中隔软骨，以便于从一侧鼻腔能够窥清另一侧鼻腔。下一

步做额窦微钻孔术，在眉毛内侧做切口，额窦钻孔时注意降低温度，防止损伤骨和皮肤。冲洗额窦会看到荧光素染色的生理盐水，随之大量脓液被冲洗出来，稠厚的黏液从额窦中被清除，这样可以增加手术过程中的安全性。骨质磨除操作可以从一侧鼻腔穿过鼻中隔开窗到对侧鼻腔。钻头先向外侧磨除，暴露出小部分皮肤作为外侧界标志。进入狭窄的额窦后，在另一侧重复此操作。应用弯钻头继续磨除额窦底和上颌骨额突的额嘴。然后继续磨除额窦间隔，形成共同引流通道，扩大窦口直到露出皮肤。接下来将探查嗅神经，用导航确认颅底，削低"Frontal T"到第一组嗅神经水平，获取额窦最大的前后径。使得额窦充分开放，可以从鼻腔没有阻碍地进入额窦。用吸引器头测量额窦引流通道，前后径 17mm，左右径 20mm。充分冲洗窦腔，彻底去除黏液。将游离黏膜瓣贴附于额窦前壁，促进术后上皮化修复。术后复查内镜见窦口区域少量瘢痕条索，但额窦恢复良好。

视频 65　泪囊肿瘤

这是一例泪囊未分化癌，在 CT 水平位与冠状位上可以看到。肿瘤占据泪囊，并侵及鼻泪管。肿瘤从矢状位上更为直观，DCG 显示左侧泪液通道正常，右侧泪道阻塞。手术从左侧鼻腔开始，鼻中隔矫正术去除棘突。矫正完成后，进入右侧鼻腔手术。内镜检查见肿瘤来自鼻泪管，肿瘤切除从鼻甲上方的新切口开始。切口向下达到下鼻甲，向后分离到鼻泪管。当剥离到鼻泪管后，应用 DCR 磨钻磨除骨质暴露泪囊和鼻泪管，直到暴露泪囊和鼻泪管壁，用可吸引剥离子游离泪囊和鼻泪管。当下部附着较紧密时，可以用刀离断。下部游离后，附着区域为内眦区域。这时手术转为外进路，切开皮肤，辨别泪囊结构。用探针探查，到达泪囊末端。将粘连处予以分解，直至完全游离，最后从鼻腔整块切除。进一步清理手术区域，临近肿瘤区域的组织彻底清除，缝合中隔切口。术后内镜复查，在放射治疗之后，鼻腔外侧壁的泪总管的开口良好。没有肿瘤复发，泪液引流良好。患者在过去的三年中未见肿瘤复发。

视频 66　左侧额窦内翻性乳头状瘤：额窦钻孔开放术

从冠状位 CT 上可见左侧额窦密度增高，患者曾行额窦乳头瘤手术，从 MRI 可见复发肿瘤位于额隐窝和额窦内。内镜检查可见乳头瘤位于左侧，手术从正常的一侧开始，摇门法行钩突切除术。在中鼻甲前穿隆部获取黏膜瓣，用于覆盖肿瘤切除后的额窦创面。做中隔开窗，开窗在中鼻甲前方约 2cm，上至鼻顶。双侧都这样操作，左侧将中鼻甲穿隆部黏膜去除。完成右侧手术，显露蝶窦口，清理额隐窝区域黏膜，因为手术过程中磨除骨质，需要去除黏膜。接下来切除左侧中鼻甲，即使 CT 上显示蝶窦口开放良好，也要确认有无乳头瘤存在，术中见蝶窦内没有肿瘤。接下来探查后筛，明确肿瘤后界。手术中肿瘤区域的黏膜都要去除，包括眶板和颅底，每一片受累骨质都要磨除。用吸引刮匙剥离黏膜，DCR 磨钻切除骨质。术中没有肿瘤累及的眶板需要保留。筛前动脉区域很重要，需要磨除受累骨质，其周围的黏膜都需要去除。在确认筛窦区域黏膜去除干净后，返回到蝶窦开始，仔细检查颅底区域受累黏膜是否去除完全，包括筛前动脉周围。

现在开始额窦钻孔开放术，钻头放在左侧上颌骨额突，将外侧骨质磨掉，直到暴露出一小部分皮肤，提示到达了外侧界。做额窦微钻孔术，额窦钻孔时注意降低温度，防止损伤骨和皮肤，冲洗额钉会看到荧光素染色的生理盐水，这样可以提示手术操作后界。切削钻继续去除前方和侧方的骨质，包括额窦口周围额窦底壁。转到左侧鼻腔操作，先显露外侧皮肤作为界限，向上磨除额窦底。随着磨除进行，进入额窦，可以看到肿瘤在额窦后部。磨除额窦间隔，双侧额窦融合。此时形成"Frontal T"，由鼻中隔和中鼻甲汇聚而成。暴露第一组嗅丝，导航可以帮助确认，继续削低"Frontal T"到第一嗅丝水平。继续磨除额窦前壁，使得额窦更加宽敞。随后掀起黏膜，要求去除额窦内所有受累黏膜。此时，使用吸引刮匙去除额窦内所有乳头瘤区域的黏膜。最后，磨除所有受累骨质，确保所有隐窝内的黏膜清除干净。需要小心，不要去除眶骨膜和硬膜，因为此肿瘤比较表浅，去除黏膜就足够。再次检查术腔，从蝶窦沿着颅底到额窦，可以清楚地看到每个区域都很干净。可以用探针头端测量额窦引流通道，约 5 个球形头端的大小。将前面保留，游离黏膜，贴附额窦前壁或者后壁，防止术后瘢痕增生、粘连。术后复查内镜发现，窦内恢复良好。

视频 67　包裹颈内动脉的斜坡脊索瘤

此病例是一个很大的斜坡脊索瘤，显示左侧颈内动脉被包裹并有海绵窦侵犯。手术从获取以鼻后动脉为蒂的左侧鼻中隔黏膜瓣开始。下一步去除中鼻甲，做扩大中鼻道上颌窦开窗。将鼻中隔黏膜瓣向后分离、旋转，放置于鼻咽部或者上颌窦。鼻中隔对侧黏膜转到左侧并缝合固定。建立一个宽敞的通道后，将肿物表面的骨质予以去除，肿物附近骨质受到侵蚀而薄弱，去除骨质的过程中注意将骨片小心掀起，以避免动脉和包膜的损伤。下一步是清晰辨别右侧颈内动脉，看清标志后，开始进行肿瘤包膜内减容，从中央区域进行吸引，逐渐暴露左侧颈内动脉。继续减容直到肿瘤后部，可以看到其后面的脑干，可以放置棉片防止损伤，接下来用同样方法切除右外侧肿瘤。切除下部肿瘤时可见到椎动脉。上部肿瘤继续用吸除的方法切除。辨认颈内动脉，自前方进入海绵窦。将颈内动脉内移，切除侵入海绵窦内的肿瘤。将颈内动脉前移暴露其后部的肿瘤组织，可以清楚地看到海绵窦后部的肿瘤，这时硬膜可以提供一个清晰界面。包绕第六脑神经的肿瘤被仔细清除。在重建时，首先放置脂肪和筋膜移植物。放置第一层后，将黏膜瓣旋转覆盖在缺损区域，再用速即纱和蛋白胶予以封闭。最后填塞蛋白海绵和纱条加压固定。

视频 68　鞍结节脑膜瘤

从患者的影像学资料可以看出，患者中颅窝左侧有一巨大的鞍结节脑膜瘤，肿瘤向上挤压左侧大脑中动脉，第一分支和第二分支受压移位。
手术先由左侧鼻腔进入，切开钩突，开放筛窦并暴露前颅底，以双极电凝切断筛前动脉。同样的手术方式处理右侧鼻腔。由左侧切开鼻中隔黏膜，并切除中隔骨质直至蝶窦前壁，以扩大手术操作区。切除

蝶窦及前颅底骨质、鸡冠；磨薄颅底骨质，以蝶窦咬骨钳彻底去除残余骨质。暴露鞍结节区硬脑膜。用剪刀剪开硬脑膜，暴露肿瘤。先切除肿瘤左半部分，再切除右半部分，最后分离与左侧大脑中动脉紧密相邻的肿瘤，保护动脉的同时彻底切除肿瘤。当肿瘤完全切除后，中颅底的脑组织和相关结构都清晰可见。以取好的筋膜覆盖在脑组织表面，中隔黏膜瓣紧密地覆盖术区，防止脑脊液鼻窦的发生。最后填塞止血材料，使用蛋白胶，并以碘仿纱条填塞鼻腔。

视频 69　嗅神经母细胞瘤切除

这个患者表现为鼻塞。核磁扫描可见一个大的嗅神经母细胞瘤明显侵犯前颅窝。从内镜来看，可以看到肿瘤占据整个左侧鼻腔，表面光滑。入路：鼻中隔矫正手术从右侧鼻腔切口，去除明显偏曲的骨性中隔，做鼻中隔黏膜瓣。然后，做全组鼻窦开放术。先从减容鼻内肿瘤开始，我们发现这是一个处理前颅底肿瘤的好方法。扩大窦口，鼻中隔后部矫正，将左侧鼻中隔后部黏膜瓣旋转到对侧并缝合固定。现在切除临近颅底区域的上部鼻中隔，行额窦钻孔开放术，暴露颅底。用金刚石磨钻暴露筛前、筛后动脉电凝处理，行前颅底骨质切除。暴露硬膜后进行硬膜切开，钳夹提起后，将硬膜与周围正常组织切开分离，直至受累硬膜周边游离。可以观察肿瘤的位置、质地以及肿瘤与周围组织之间的操作平面。当肿瘤能够移动后，整个肿瘤能够被轻柔地从脑组织表面分离。应用双极电凝使肿瘤收缩，从肿瘤表面将血管仔细分离，尽可能保留血管，以保护脑组织的供血。这种方法可以整体切除肿瘤，不需要内部减容，切除过程中不会残留。肿瘤几乎完整游离，分离最后的粘连组织，可以从鼻腔内取出。我们来看缺损，缺损重建需要多层。首先是将速即纱（surgicel）放在脑组织表面，硬膜边缘止血。内置胶原蛋白基质（Duragen），这是非常重要的一层。然后是外置一层胶原蛋白基质，铺一片钛网支撑颅内对鼻腔面的压力，然后再铺一层 Duragen。接下来是鼻中隔黏膜瓣覆盖，纤维蛋白胶喷洒在表面，然后用速即纱填压。在鼻腔内放置碘仿软膏纱条填塞，加压以防止脑脊液漏。术后检查见肿瘤完整切除，鼻腔内光滑。

索引